Johannes Ludwig Emil Robert von Hanstein

# Botanische Abhandlungen aus dem Gebiet der Morphologie und Physiologie

Johannes Ludwig Emil Robert von Hanstein

**Botanische Abhandlungen aus dem Gebiet der Morphologie und Physiologie**

ISBN/EAN: 9783742812049

Hergestellt in Europa, USA, Kanada, Australien, Japan

Cover: Foto ©Lupo / pixelio.de

Manufactured and distributed by brebook publishing software
(www.brebook.com)

Johannes Ludwig Emil Robert von Hanstein

**Botanische Abhandlungen aus dem Gebiet der Morphologie und Physiologie**

# BOTANISCHE ABHANDLUNGEN

## AUS DEM GEBIET

## DER MORPHOLOGIE UND PHYSIOLOGIE.

HERAUSGEGEBEN

VON

Dr. JOHANNES HANSTEIN,

PROFESSOR DER BOTANIK AN DER UNIVERSITÄT BONN.

**ZWEITER BAND.**

**ERSTES HEFT.**

Die Blüthen-Entwicklung der Piperaceen
von Dr. Fr. Schmitz.

**BONN,**

BEI ADOLPH MARCUS.

1872.

# DIE

# BLÜTHEN-ENTWICKLUNG

DER

## PIPERACEEN.

VON

### DR. FR. SCHMITZ.

MIT 5 LITHOGRAPHIRTEN TAFELN.

**BONN,**
BEI ADOLPH MARCUS.
1872.

# Die Blüthen - Entwicklung
## der Piperaceen.

Durch die Untersuchungen Hansteins[1]) über den Bau des Vegetationspunktes der Angiospermen war in dem anscheinend ordnungslosen Meristeme ein wohlgeordnetes System von Einzelgeweben nachgewiesen worden. Dadurch ward es erst möglich, auch die Veränderungen des Meristemes in der fortschreitenden Entwicklung der Sprossspitze, bei der Anlage seitlicher Ausgliederungen und innerer Differenzirungen, genauer zu verfolgen. Vor allem musste die Lehre von der Entwicklung der Blüthen daraus grossen Gewinn ziehen. Während nämlich bis dahin die Beobachtung der Blüthenentwicklung bei dem ersten Erscheinen der Zellgewebs-Höcker stehen bleiben musste, war nun ein Schritt weiter, die Beobachtung der einzelnen Vorgänge im Zellgewebe selbst, ermöglicht worden und die Aussicht eröffnet, so mancherlei Streitfragen, an denen die Blüthenmorphologie ja besonders reich ist, einer endgültigen Entscheidung näher zu bringen.

Von diesen Gesichtspunkten aus sind die nachfolgenden Untersuchungen unternommen worden. Die ausserordentlich geringe Grösse aller Theile der Blüthe der *Piperaceen*, sowie die entsprechend geringe Anzahl der Zellen liess von vorn herein hier eine geringere Schwierigkeit erwarten, gesetzmässige Veränderungen im Zellgewebe bei der Anlage der einzelnen Blüthentheile zu erkennen. Andererseits aber mussten auch die bisherigen unsicheren Angaben über den Bau der Blüthen in den verschiedenen Gruppen der Familie zu genauerer Untersuchung anregen.

Eine vorläufige Mittheilung über die Entwicklung der Blüthe von *Peperomia* sowie über die morphologische Deutung der Samenknospe

---

1) Hanstein, die Scheitelzellgruppe im Vegetationspunkte der Phanerogamen. Bonn 1868.

2

Die Blüthen-Entwicklung der Piperaceen.

erschien im August 1869 in den Sitzungsberichten der Niederrheinischen Gesellsch. f. Natur- und Heilkunde zu Bonn [1]). Vollendet und abgeschlossen aber wurden die nachfolgenden Beobachtungen erst einige Zeit später. Die Schwierigkeit, günstiges Material der verschiedenen Species aus den verschiedenen botanischen Gärten herbeizuschaffen, verursachte diese Verzögerung. Dann aber zog mich der Ausbruch des Krieges im Juli 1870 [2]) völlig von den fast beendigten Untersuchungen ab und gestattete mir erst fünf Vierteljahr später, im Herbste 1871, die gewonnenen Resultate in der vorliegenden Form zusammenzustellen.

Der Blüthenbau der *Piperaceen* ist bisher noch kaum der Gegenstand eingehenderer Beobachtungen gewesen. Die Angaben der Autoren über diesen Punkt sind fast sämmtlich ganz unsicher und zweifelhaft. Nur die einzige Gattung *Peperomia* R. et P. ist genauer untersucht, ihr Blüthenbau sicher festgestellt worden. Alle übrigen Gattungen der Familie aber sind hinsichtlich ihres Blüthenbaues entweder noch kaum bekannt, oder aber die Angaben darüber so mannigfaltig und widersprechend [3]), dass sie wenigstens einer jeden Sicherheit entbehren. Die Entwicklung der Blüthen irgend einer Species der Familie aber ist meines Wissens noch niemals genauer untersucht worden [4]).

1) Sitzung vom 2. August. Abgedruckt in der Bot. Zeitung 1870. p. 40.

2) Dessen Folgen auch ausserdem noch den Beginn des Druckes vom 2. Bande dieser Abhandlungen verzögerte. Der Herausgeber.

3) Während die meisten Autoren doch darin wenigstens übereinstimmen, dass jede einzelne Blüthe aus Staubgefässen und Fruchtknoten bestehe (abgesehen natürlich von den eingeschlechtigen Formen), findet sich in Achille Richard, Nouveaux éléments de Botanique 10. Aufl. (besorgt durch Ch. Martins) Paris 1870 p. 144 folgende Angabe über die Blüthe der *Piperaceen*: Les chatons se composent de fleurs mâles et de fleurs femelles, mélangées sans ordre et souvent entremêlées d'écailles. Chaque étamine, qui est à deux loges, représente pour nous une fleur mâle et chaque pistil une fleur femelle. Assez souvent les étamines se groupent autour du pistil en nombre très-variable et semblent alors constituer autant de fleurs hermaphrodites qu'il y a d'écailles.

4) Vergl. jedoch unten am Ende die Nachschrift.

Der Blüthenstand aller *Piperaceen*[1]) ist ein ährenförmiger. An einer mehr oder minder dicken fleischigen Kolbenspindel stehen in ausserordentlicher Menge sehr kleine Deckblättchen und in den Achseln derselben ebenso kleine meist sitzende Blüthen. Beide, sowohl Deckblätter als Blüthen zeigen nun bei den verschiedenen Gattungen der Familie eine verschiedene Gestalt und Entwicklung. Im Folgenden sollen diese einzelnen Formen einzeln zur Sprache kommen, soweit es mir möglich war, mir geeignetes Material aus den verschiedenen Gattungen zur Untersuchung der Blüthenentwicklung zu verschaffen.

Werfen wir zuerst einen Blick auf die Kolbenspindel[2]) selbst. Nach der Anlage der obersten Laubblätter erhebt sich der bisher fast unthätige flache Vegetationspunkt plötzlich in beschleunigtem Wachsthum zu einem steilen Kegel, der rasch die Gestalt eines schlanken, cylindrischen Zäpfchens mit abgerundeter Spitze annimmt. Erst ziemlich weit unterhalb der eigentlichen Kolbenspitze beginnt das Hervortreten der ersten Blattanlagen, die in sehr grosser Anzahl und rascher Folge ringsum über die Oberfläche derselben sich erheben. Der anatomische Bau dieser Kolbenspitze (Taf. 1, Fig. 2 und 3) stimmt dabei völlig mit der allgemeinen Regel überein, die zuerst Hanstein für sämmtliche Angiospermen aufgestellt hat. Ein centrales Plerom (pl) setzt sich scharf und deutlich gegen ein umhüllendes, zwei Zellenlagen mächtiges Periblem (pe) ab, das Ganze aber umhüllt dann wieder eine einheitliche Epidermis (Dermatogen). Aus dem Plerom geht der centrale Gewebekörper der Kolbenspindel hervor, das Dermatogen setzt sich als einheitliche Oberhaut über alle Theile des Blüthenkolbens fort, die beiden Zellenlagen des Periblems aber erzeugen aus sich

---

1) Ich folge in der Begrenzung und Eintheilung der Familie, sowie in der Benennung der Gattungen noch durchaus dem System, das Miquel zuletzt in dem kleinen Aufsatze »De Piperaceis Novae Hollandiae« (Medded. der Kon. Akad. van Wetenschapp. Afd. Natuurk. 2de Reeks. Deel II. 1866) aufgestellt hat. Cas. de Candolle vereinigt in der Bearbeitung der *Piperaceen* im 16. Bande des Prodromus die *Saururae* Rich. mit den *Piperaceen* und vertheilt diese letzteren nur auf 4 Gattungen: *Piper, Chavica, Verhuellia, Peperomia.* An einem anderen Orte gedenke ich auf diese Punkte etwas näher einzugehen.

2) Ausführlicheres über Bau und Entwicklung dieser Kolbenspindel findet sich in meiner Inaugural-Dissertation: Das Fibrovasalsystem im Blüthenkolben der *Piperaceen.* Bonn 1871.

das Gewebe der Rinde und die Masse der seitlichen Ausgliederungen. Schon kurz unterhalb des Vegetations-Scheitels spaltet sich die innere Periblem-Lage (pe$_2$) in zwei Zellenlagen. Weiter abwärts wiederholt sich derselbe Vorgang noch ein oder mehrere Male, bis schliesslich ein mehr oder minder unregelmässiges Theilungsverfahren diese Zellenlagen erfasst und sie so zur echten „primären" Rinde sich entwickeln lässt. Zur Bildung dieser primären Rinde aber trägt die äussere Periblem-Lage (pe$_1$) fast gar nichts bei. Sie bleibt vom Vegetationsscheitel an stets einfach und vermehrt ihre Zellen ausschliesslich durch Flächentheilung. In ihr aber beginnt weiterhin die Anlage der seitlichen Ausgliederungen des Blüthenkolbens, der Deckblätter und ihrer Achselblüthen.

Die weitere Entwicklung des Pleroms und der inneren Periblemlage zum Markkörper und der Rinde der Kolbenspindel ist bereits anderwärts ausführlich besprochen worden. Nur das eine verdient noch hervorgehoben zu werden, dass im Inneren des Pleroms das Fibrovasalsystem des Kolbens als ein System stammeigener Stränge angelegt wird, an die späterhin die einzelnen Blattspurstränge der Deckblätter seitlich sich ansetzen. Hier sind es die Neubildungen jener äusseren Periblem-Lage, die ausführlicher in ihrer Entwicklung geschildert werden sollen.

Und zwar sollen hier zuerst die Deckblätter, dann die Blüthen selbst je nach der verschiedenen Gestaltung zur Sprache kommen, die sie in den einzelnen Gattungen der Familie gewinnen.

## 1. Entwicklung der Deckblätter.

Schon bei der ersten Anlage der Blüthendeckblätter zeigt sich zwischen den beiden grossen Hauptabtheilungen der Familie, den *Peperomieae* und den *Pipereae*, eine durchgreifende Verschiedenheit, die auch fernerhin in dem ganzen Entwicklungsgang des Blüthenkolbens stets hervortritt.

Bei den *Peperomieen* geht die Entwicklung stets gleichmässig vor sich, allmählich von unten nach oben fortschreitend, so dass an demselben Kolben unten bereits weit vorgeschrittene Blüthen sich finden, während oben erst die ersten Zelltheilungen zur Bildung der Deckblätter auftreten. Bei den *Pipereen* dagegen sind fast stets die obersten Brakteen und Blüthen ebenso weit entwickelt als die untersten. Bei diesen zeigt ein medianer Längsschnitt des Blüthenkolbens fast stets nur ein und dasselbe Entwicklungsstadium der Auszweigungen, bei jenen dagegen immer eine längere Reihe der verschiedensten Zustände.

Die erste Anlage des einzelnen Deckblattes erfolgt nun durchaus in derselben Weise, wie nach Hanstein's Angaben alle seitlichen Ausgliederungen der Angiospermen entstehen, durch Neubildung im Periblem.

Verfolgt man auf dem radialen Längsschnitt des Blüthenkolbens (Taf. 1, Fig. 2, 3) vom Scheitel des Vegetationskegels an abwärts die beiden Zellenlagen des Periblems, so sieht man die innere derselben (pe₂) durch ein- oder mehrmalige Spaltung eine ziemlich dicke Rinde bilden, deren Zellen noch ziemlich regelmässig in Längsreihen geordnet sind. Die äussere Periblem-Lage (pe₁) dagegen behält stets ihre Gestalt als einfache Zellenlage bei, in ihr vermehren sich die Zellen ausschliesslich durch Flächentheilung. Plötzlich aber tritt Neubildung ein. Eine kreisförmige Scheibe von Zellen dieser Schicht, im Längsschnitt sowohl als auch im Querschnitt c. 3—5 Zellen stark (Taf. 1 Fig. 2 I, 3 I), streckt sich senkrecht zur Kolbenoberfläche und theilt sich alsdann derselben parallel (Taf. 1 Fig. 2 II, 3 II). Die Anzahl dieser Zellen ist keineswegs constant. Ebensowenig aber lässt sich stets eine bestimmte Reihenfolge in dem Auftreten jener Scheidewand in den einzelnen Zellen beobachten, wenn auch im allgemeinen die mittleren Zellen denen des Randes um ein geringes vorauszueilen pflegen.

Diese Zelltheilung ist die erste sichtbare Anlage des entstehenden Blattes, das sich nun rasch weiter entwickelt. Die Zellen der beiden Lagen strecken sich abermals senkrecht zur Kolbenoberfläche und theilen sich derselben parallel. Bei dieser zweiten Theilung aber sind die Zellen der Mitte bereits um ein beträchtliches vorausgeeilt und zeigen weit eher die Theilungswände als die Zellen des Randes. Zugleich wächst die Anzahl dieser Zellen auch durch wiederholte Flächentheilung, ohne dass aber diese Flächentheilung nach einer bestimmten Regel mit der Spaltung abwechselte. So entsteht schliesslich aus der runden einfachen Zellscheibe ein nach aussen halbkugeliger, nach innen abgeplatteter Zellkörper (Taf. 1 Fig. 4, 5, Taf. 2 Fig. 11, Taf. 3 Fig. 14, Taf. 4 Fig. 1).

Mit dieser Neubildung in der äussersten Periblemlage geht nun Hand in Hand eine Neubildung der Epidermis. Schon durch die erste Streckung der Periblem-Zellen ward das Dermatogen lokal aufgetrieben und zur Ausdehnung in Richtung der Fläche veranlasst. Je weiter dann das Wachsthum jenes Zellenkörpers fortschreitet, um so häufiger wird in der Epidermis die Flächentheilung und Streckung der Zellen in Richtung der Fläche, so dass stets die Ausbildung der Oberhaut mit der Ausbildung der jungen Blattanlage gleichen Schritt hält.

Zugleich wird die junge Blattanlage nach aussen über der Oberfläche des Kolbens sichtbar. Anfangs kaum zu erkennen zeigt sich hier eine schwache Erhebung, die bald höher wird und zu einem deutlichen halbkugeligen Höcker heranwächst. Eine Gruppe von Zellen der äusseren Periblem-Schicht also bildet das Blatt aus sich hervor. Die Epidermis folgt zwar stets dem neu auftretenden Zelltheilungs-Streben, doch sie folgt demselben mehr passiv. Sie dehnt sich nur aus, um auch die ganze Oberfläche des neu entstehenden Phyllomes als einfache Oberhaut zu überziehen, trägt aber niemals zum Aufbau dieses Phyllomes direct bei.

Ebensowenig thut dieses das Rindengewebe, das unmittelbar unterhalb jener Periblemscheibe liegt. Es strecken sich zwar auch hier zuweilen einzelne Zellen namentlich der äussersten Zellenlagen senkrecht zur Kolbenoberfläche und theilen sich derselben parallel, ganz analog den Zellen jener Periblem-Scheibe (z. B. Taf. 3 Fig. 14). Doch mit dieser ein- höchstens zweimaligen Theilung hat es dann auch sein Bewenden. Zudem tritt diese Neubildung in der äussersten Rindenlage sehr häufig erst sehr spät, wenn das junge Blatt bereits eine beträchtliche Grösse erreicht hat, oft auch überhaupt nicht ein. Von einem Antheil derselben an dem Aufbau des Blattes kann somit wohl nimmer die Rede sein.

Bis hierher stimmt der Entwicklungsgang der Deckblätter bei allen untersuchten Formen der Familie völlig überein. Nun aber beginnen sich die jungen Blattanlagen bei den verschiedenen Gattungen in verschiedener Weise weiter zu entwickeln.

## Peperomia.

(Taf. 1 und 2 Fig. 1—10.)

Betrachten wir hier zunächst die Gruppe der *Peperomieen*, die vor den *Pipereen* sich sehr vortheilhaft durch die geringere Anzahl der Zellen auszeichnet, aus denen die einzelnen Sprosstheile aufgebaut werden. Als Beispiel wähle ich *Peperomia ionophylla* Griseb.[1]).

Jener kleine halbkugelige Höcker, der das jüngste Stadium des Deckblattes darstellt, wächst rasch zu einem kurzen cylindrischen Zäpfchen heran. Die Zellen desselben strecken sich hauptsächlich in der Längsrichtung dieses Zäpfchens und theilen sich senkrecht dazu, ohne dass Längstheilung derselben ausgeschlossen wäre. Dann beginnen am äusseren Ende des Zäpfchens die Zellen der oberen Seite sich weit beträchtlicher auszudehnen und zu vermehren als die Zellen der unteren Seite. Dadurch tritt bald an der Spitze des Zäpfchens nach oben, nach der Kolbenspitze zu, ein vorspringender Rand hervor und neigt sich mehr und mehr über die Blattachsel hin (Taf. 1 Fig. 5—7).

Zu dieser Zeit etwa tritt in der jungen Blattanlage die erste Differenzirung des Blattspurstranges ein. Bisher waren die Zellen des Blatt-Inneren ebenso wie die benachbarten Zellen der Rinde noch rein parenchymatisch (Taf. 1 Fig. 5). Nun tritt in einem Zellstrange, der die Mitte der jungen Blattanlage mit dem nächsten stammeigenen Fibrovasalstrang auf dem kürzesten Wege verbindet, wiederholt Längstheilung ein und erzeugt so eine Reihe langgestreckter, prosenchymatischer Zellen, den Procambium-Strang der Blattspur (Taf. 1 Fig. 6, 7). Dabei schreitet diese Theilung von innen, von der Ansatzstelle an den stammeigenen Strang aus nach aussen hin fort bis in das Gewebe des jungen Zäpfchens hinein; in diesem Zäpfchen selbst aber verläuft der Procambiumstrang genau in der Mediane nahe unter der Oberseite.

Dass die Bildung dieses Procambium-Stranges an der Ansatzstelle an das stammeigene Bündel beginnt und von da aus durch die Rinde in das junge Blatt hinein fortschreitet, ist kaum zweifellos festzustellen.

---

1) Die einzelnen Species, die in der folgenden Darstellung namentlich aufgeführt werden, sind (mit Ausnahme von *Artanthe recurva* Miq.) durch Vergleich mit den Exemplaren der Göttinger Herbarien bestimmt worden, wofür ich H. Prof. Griesbach, sowie meinem Freunde Dr. Reinke zu grossem Danke verpflichtet bin.

Die ersten Zelltheilungen in dem Rindengewebe, die zur Bildung dieses Stranges dienen, sind von den sonstigen Zelltheilungen dieses Gewebes nicht zu unterscheiden. Die Hauptwachsthumsrichtung der Zellen ist hier parallel der Längsachse des Kolbens, die Haupttheilungsrichtung senkrecht dazu. Durch dieselbe Zelltheilungsrichtung geschieht aber auch die erste Anlage des Procambium-Stranges. Viel leichter zu entscheiden ist die Frage für die junge Blattanlage selbst. Hier ist die Hauptwachsthumsrichtung der Zellen parallel der Längsachse des Zäpfchens, die Haupttheilungsrichtung senkrecht dazu. Die erste Anlage des Procambium-Stranges aber geschieht durch Theilung parallel der Längsachse des Zäpfchens. So werden denn auch hier die Procambium-Zellen schon sehr bald nach der ersten Zelltheilung als solche von dem umgebenden Parenchym sich unterscheiden lassen, was in der Rinde erst viel später der Fall sein kann. Für das Blatt selbst lässt sich daher leicht konstatiren, dass die Bildung des Procambium-Stranges von der Ansatzstelle zur Spitze fortschreitet. Dass dies aber auch für den unteren Theil des Blattspurstranges, soweit er innerhalb der Rinde gelegen ist, gilt, dass mithin die Entwicklung dieses Blattspurstranges in seiner ganzen Ausdehnung von unten nach oben fortschreitet, das glaube ich mit Sicherheit daraus schliessen zu dürfen, dass, sobald die ersten Procambium-Zellen an der Ansatzstelle des Blattes sichtbar werden, stets ein Strang in derselben Richtung gestreckter Zellen bis zum nächsten stammeigenen Strang sich verfolgen lässt, mithin schon vorher sich entsprechend getheilt haben muss.

Die Methode, die N a e g e l i [1]) in seinen klassischen Untersuchungen über die Entstehung der Fibrovasal-Stränge der Phanerogamen befolgt hat, nach der Reihenfolge des Sichtbarwerdens der Spiralfaser in den ersten Gefässzellen die Reihenfolge der Bildung der betreffenden Fibrovasalmassen zu bestimmen, scheint mir hier keine genaue Entscheidung abgeben zu können. Denn dass vielfach das Auftreten der Spiralfaser genau Hand in Hand geht mit dem Alter der Zellen — eine Beobachtung, die N a e g e l i als das Resultat zahlreicher Untersuchungen hinstellt —, das berechtigt noch keineswegs zu dem

1) N a e g e l i, Beiträge z. w. Bot. Heft I. Das Wachsthum des Stammes und der Wurzel bei den Gefässpflanzen und die Anordnung der Gefäss-Stränge im Stengel (1858).

Schlusse, dass dies Verhältniss immer auch bei den nicht untersuchten Pflanzen stattfinde. So lange diese Frage in einem bestimmten Falle aber nicht entschieden ist, so lange wird die genannte Methode niemals si c h e r e Resultate gewähren. So lange bleibt vielmehr nur die Beobachtung der ersten Zelltheilungen übrig, welche die Bildung des Procambiumstranges einleiten, um über die Entstehungsweise dieses Stranges entscheiden zu können. Freilich stösst dieser Weg oft auf sehr grosse und kaum zu bewältigende[1]) Schwierigkeiten, wie z. B. hier bei der vorliegenden Frage.

Doch, kehren wir wieder zur jungen Blattanlage zurück. Zur Zeit des ersten Auftretens des Procambiumstranges bestand derselbe aus einem kurzen Zäpfchen, das nach oben umgebogen war. Nun beginnt sowohl auf der unteren Seite dieses Zäpfchens (Taf. 1 Fig. 7) als auch rechts und links an demselben ein lebhaftes Wachsthum und Vermehrung der Zellen des Blattinneren, dem die Epidermiszellen durch vermehrte Flächentheilung nachkommen. Dadurch tritt auf der unteren Seite des Blättchens ein mehr und mehr vorspringender Rand hervor, der auf die rechte und linke Seite übergreift und nach oben hin an den übergebogenen oberen Rand sich anschliesst. Das ganze Blatt erlangt somit die Gestalt eines runden kurzgestielten Schildchens.

Von nun an ändert sich die allgemeine Gestalt des Deckblattes nicht mehr, nur die einzelnen Theile dehnen sich noch beträchtlich aus, bis die definitive Grösse erreicht ist. Das entwickelte Deckblatt (Taf. 1 Fig. 8, Taf. 2 Fig. 9, 10) bildet somit ein rundes Schildchen, das in einen kurzen cylindrischen Stiel mit stets kreisförmigem Querschnitt sich verschmälert.

Ganz denselben Entwicklungsgang wie die Deckblätter der *Pep. ionophylla* zeigen sämmtliche *Peperomien*, die mir zur Untersuchung kamen[2]). Kleinere Abweichungen, die natürlich auch hier nicht fehlen

---

1) Vergl. auch N a e g e l i und S c h w e n d e n e r, das Mikroskop (1867) p. 625: »Das Cambium selbst zu verfolgen, ist in der grossen Mehrzahl der Fälle unmöglich«.

2) Die Angabe von Cas. de Candolle (Mémoire sur la famille des Pipéracées p. 7), dass den Brakteen der Gattung *Peperomia* kein Blattspurstrang zukomme, habe ich bereits in meiner Dissertation: Das Fibrovasalsystem etc. p. 15 Anm. 2 für alle Formen, die ich untersuchen konnte, in Abrede gestellt.

können, sind von geringer Bedeutung. So ist bei einzelnen Species z. B. *Luschnathiana* h. Berol. der schildförmige Aussentheil im Verhältniss zum Stiele weit beträchtlicher entwickelt als bei *P. ionophylla*. Bei anderen Arten z. B. *P. valantoides* Miq. tritt die Entwicklung dieses Schildes gar sehr zurück hinter der Ausbildung des Stieles, der hier ausserordentlich dick erscheint und kaum nach aussen durch den vorspringenden Rand von dem Schilde unterschieden werden kann.

Alle *Peperomien* aber stimmen, soweit ich dieselben untersuchen konnte, darin überein, dass der Querschnitt ihres Deckblattstieles stets eine kreisförmige Gestalt besitzt, während dagegen alle *Pipereen*, die ich bis jetzt untersucht, mögen ihre Brakteen denen der *Peperomien* sonst noch so ähnlich sein, stets einen mehr oder weniger dreikantigen Querschnitt des Deckblattstieles darbieten.

## Piper.

(Taf. 4 Fig. 10—14, Taf. 5 Fig. 1.)

An die schildförmige Gestalt des Deckblattes der *Peperomien* schliesst sich zunächst das ebenfalls schildförmige Deckblatt der grossen Gattung *Piper* Miq. an. Leider konnte von der grossen Zahl der Arten dieser Gattung nur eine einzige Species, *Piper nigrum* L.[1]), genauer untersucht werden und auch von dieser nur der männliche Blüthenkolben.

Bei dem ersten Hervortreten über die Kolbenoberfläche erscheint die junge Blattanlage als kleiner halbkugeliger Höcker, der in seinem Umriss schnell eine elliptische Gestalt annimmt. Rasch erhebt sich dieser Höcker immer höher, und zugleich eilen auch hier wie bei *Peperomia* die Zellen der Oberseite durch intensives Wachsthum denen der Unterseite bedeutend voraus (Taf. 4 Fig. 10). Dadurch wölbt sich auch hier ein oberer Rand mehr und mehr über die Blattachsel hin, in der nun bereits die erste Anlage der Achselblüthe auftritt (Taf. 4 Fig. 11). Der Stiel dieser Blattanlage aber wird gleichzeitig mehr und mehr dreikantig, so dass der Querschnitt desselben, der anfangs rund war, dann elliptisch wurde, nun immer deutlicher die Gestalt

---

1) Aus den bot. Gärten zu Heidelberg, Giessen und Marburg.

eines gleichschenkligen Dreiecks darbietet, dessen Basis der Blattachsel zugewandt ist.

Auf diesem Entwicklungsstadium etwa beginnt die Bildung des Blattspurstranges, die hier ganz in derselben Weise wie bei *Peperomia* erfolgt. Wie dort, so setzt auch hier der Fibrovasalstrang an einen zunächst gelegenen stammeigenen Strang an und verläuft von hier aus nach der Ansatzstelle des Blattes hin und in der Mediane desselben dann aufwärts, stets auch hier nahe unter der Oberseite (Taf. 4 Fig. 11 pr).

Auch weiterhin noch zeigt sich die Uebereinstimmung mit *Peperomia*. So wächst auch hier auf der unteren Seite der jungen Blattanlage, ebenso wie rechts und links ein ziemlich breiter Rand hervor, der mit dem oberen vorspringenden Rande sich verbindet und so dem ganzen Blatte eine schildförmige Gestalt verleiht. Doch springt hier auf dem medianen Längsschnitt noch lange der obere Rand weit beträchtlicher vor als der untere; und auch dadurch unterscheidet sich die Schildgestalt der Bractee von *Piper* auf diesem Entwicklungsstadium deutlich von *Peperomia*, dass dort die Schildplatte kreisförmig, hier aber rautenförmig ist, dort der Stiel des Schildes kreisrund, hier dagegen deutlich dreikantig.

Die fernere Entwicklung der jungen Blattanlage geht Hand in Hand mit der ferneren Streckung der Kolbenspindel. Der vorspringende Rand vergrössert sich nur wenig, um so beträchtlicher aber ist die Ausdehnung in die Dicke, die der Stiel des Schildes erlangt. Durch die bedeutende Ausdehnung der Kolbenspindel sowohl in die Länge als auch in die Dicke wird die Ansatzfläche des Deckblattes bedeutend vergrössert. Ganz gleichmässig damit vergrössert sich auch der Querschnitt des Deckblattstieles. So zeigt die fertige Braktee eine sehr eigenthümliche Form. Auf einem sehr niedrigen, dicken, dreikantigen Zäpfchen liegt eine rautenförmige Schildplatte auf, die nach drei Seiten hin nur mit einem schmalen Rande vorspringt und nur nach oben über die Blattachsel hin ein wenig weiter hervorragt (Taf. 5 Fig. 1 Medianer Längsschnitt).

## Enckea.

(Taf. 2 Fig. 11—17. Taf. 3 Fig. 1—6.)

Wesentlich verschieden von den bisher genannten Gattungen ist die ganze Entwicklungsweise der Deckblätter bei den übrigen näher untersuchten Blüthenformen.

Ich schliesse hier zunächst die Gattung *Enckea* Kunth an, von der ich mehrere Species genauer untersuchen konnte, die aber alle in der Bildung der Brakteen durchaus übereinstimmen. Als Beispiel für die folgende Darstellung diene *E. Amalago* Grs.

Der kleine halbkugelige Blatthöcker (Taf. 2 Fig. 11), der auch hier der allgemeinen Regel entsprechend aus einer Zellscheibe des Periblems hervorgegangen ist, nimmt auch hier sehr bald einen elliptischen Umriss an und erhebt sich schnell zu einem ziemlich grossen Zäpfchen. Auch hier wird durch bedeutende Vermehrung der Zellen der Blattoberseite ein oberer Rand vorgeschoben, der sich bald kapuzenförmig über die Blattachsel hinwölbt (Taf. 2 Fig. 12, 13).

Eine besondere Vermehrung der Zellen der Unterseite des Blattes wie bei *Peperomia* und *Piper* unterbleibt jedoch hier völlig. Dagegen tritt hier auf der Unterseite die Epidermis selbstständig neubildend auf. Die Zellen derselben erzeugen durch Hervorstülpen (Fig. 12 tr) und wiederholtes Abschnüren auf dieser Seite sehr zahlreiche lange Haare, die namentlich da, wo das ganze Zäpfchen nach oben umbiegt, einen dichten, nach rückwärts spreizenden Schopf darstellen. Auf der oberen Blattseite treten die Haare nur in sehr geringer Anzahl hervor, auf der Aussenfläche des Zäpfchens aber niemals, auch nicht im ferneren Verlaufe der Entwicklung. Durch dieses kapuzenförmige Uebergreifen der oberen Blattränder und das dichte Haargeflecht werden die Zwischenräume zwischen den einzelnen Deckblättern gegen die Umgebung fast vollständig abgeschlossen und gewähren den hervorsprossenden jungen Blüthen einen durchaus sicheren Schutz. Was bei *Peperomia* und *Piper* das Zusammenschliessen und Uebereinandergreifen der schildförmigen Bracteen bewirkte, wird somit hier, wo es nicht zur Entwicklung solcher Schilder kommt, ebenso vollständig wie dort durch andere Mittel erreicht.

Gleichzeitig haben auf diesem Entwicklungsstadium die einzelnen Deckblätter den ovalen Querschnitt ihres unteren Theiles, des Stieles, bereits mit einem mehr dreiseitigen vertauscht. Ebenso hat auch die Bildung des Blattspur-Procambiumstranges bereits begonnen, und zwar ganz in derselben Weise wie bei *Peperomia* (Taf. 2 Fig. 12). Einer genaueren Darstellung bedarf es somit hier weiter nicht.

Wenden wir uns vielmehr sogleich zur ferneren Ausbildung der allgemeinen Gestalt des Deckblattes. Dieselbe beschränkt sich fernerhin ausschliesslich auf die Vergrösserung der bereits angelegten einzelnen Theile (Taf. 3 Fig. 7). Durch die stets zunehmende Ausdehnung der Kolbenspindel in die Länge und Dicke, an der die Ansatzflächen der Bracteen jedoch kaum Antheil nehmen, rücken die einzelnen Deckblätter immer weiter auseinander. Der übergebogene Rand der einzelnen Blättchen verlängert sich mehr und mehr und nimmt zugleich beträchtlich in die Dicke zu. Gleichzeitig streckt sich auch der Stiel der Blattschuppe mehr und mehr in die Länge. So wird natürlich auch der Raum für die junge Achselblüthe immer grösser und gestattet dieser ein stetig zunehmendes Wachsthum. Noch immer aber bleibt dieselbe von der jetzt völlig kapuzenförmigen Deckschuppe vollständig eingehüllt und bedeckt.

Endlich bedarf es dieses Schutzes nicht mehr. Die Blüthe hat alle ihre einzelnen Theile fertig angelegt und dehnt sich nun nur noch aus. Zu diesem Zeitpunkte hört das Wachsthum auch in dem Deckblatte allmählich auf, nur der Stiel streckt sich noch bedeutend. Zur Zeit der Geschlechtsreife der Blüthe aber ist auch in diesem alle neubildende Thätigkeit erloschen. Dann steht die Deckschuppe als ein dünnes schmales Blättchen mit übergebogener Spitze, bedeckt mit zahlreichen langen Haaren (Taf. 3 Fig. 6) mitten unter den dichtgedrängten Einzelblüthen, kaum bemerkbar zwischen den zahlreichen Staubgefässen, die an Länge demselben völlig gleichkommen.

## Artanthe. Ottonia. Pothomorphe.

(Taf. 3 Fig. 9—22, Taf. 4 Fig. 1—9, Taf. 5 Fig. 2—14.)

Der letzte Typus der Deckblattbildung, der hier noch zu betrachten bleibt, umfasst die artenreiche Gattung *Artanthe* Miq. und einige kleinere Gattungen, die sich an jene anschliessen. Am ausgeprägtesten und reinsten aber zeigte sich dieser Typus bei *Ottonia laeta* Kunth [1]), auf die desshalb hier zunächst näher eingegangen werden soll.

Die erste Anlage des Deckblattes erfolgt ganz nach der allgemeinen Regel aus dem Periblem. Sehr bald nimmt dann auch hier der halbkugelige Blatthöcker einen elliptischen Umriss an und erhebt sich allmählich zu einem ziemlich hohen cylindrischen Zäpfchen. Das innere Gewebe dieses Zäpfchens besteht dabei aus einer Anzahl einfacher Zellstränge, die auf der Kolbenoberfläche senkrecht stehen. Bald aber eilen die mittleren dieser Stränge ihren Genossen voraus; sie spalten sich am äusseren Ende wiederholt und nehmen an Ausdehnung in die Dicke zu, so dass dadurch der äussere Theil des Zäpfchens bald an Dicke den inneren übertrifft (Taf 5 Fig. 5). Bei der grossen Anzahl und sehr dicht gedrängten Stellung der Zäpfchen müssen nun sehr bald die dickeren äusseren Theile sich berühren und bei noch weiter gehendem Dickenwachsthum einander drängen und abplatten. Die Gestalt dieser äusseren Hälften wird dadurch fast regelmässig sechskantig, während der innere dünnere Theil immer deutlicher einen dreiseitigen Querschnitt annimmt. So bleiben zwischen diesen dreikantigen Stielen kleine Räume für die Entstehung der Blüthen frei, die durch jenen dichten äusseren Verschluss gegen äussere Einflüsse vollständig abgeschlossen und geschützt sind.

Allmählich streckt sich die Kolbenspindel in die Länge, die einzelnen Zäpfchen rücken dadurch auseinander, der Verschluss derselben wird gelockert. Da beginnt nun die Oberseite der Deckschuppe anzuschwellen und sich allmählich über die Blattachsel hinzuwölben. Ein breiter Querwulst tritt in der Mitte der Oberseite hervor und entwickelt sich rasch zu einem schützenden dachartigen Rande, der über die junge Blüthenanlage sich hinwölbt und so dem ganzen Deckblatte eine fast kapuzenförmige Gestalt verleiht (Taf. 5 Fig. 11, 12). In diesem Stadium zeigt das Deckblatt der *Ottonia* eine grosse Aehnlichkeit mit dem von *Enckea*, die Art und Weise, wie diese Gestalt in beiden Fällen zu Stande kommt, ist aber eine ganz verschiedene.

Schon vorher gleich beim ersten Auftreten jenes vorspringenden Wulstes der Blattoberseite hat auch hier die Bildung des Blattspurstranges begonnen, ganz in derselben Weise wie bei *Peperomia*. Wie

---

1) Aus dem bot. Garten zu Berlin.

dort so läuft auch hier der spätere Fibrovasalstrang von dem zunächst
gelegenen stammeigenen Strange nach der Ansatzstelle des Deckblattes hin und in der Medinne desselben dann aufwärts bis in die Spitze
des vorspringenden Randes hinein.

Während aber bei *Enckea* die kapuzenförmige Gestalt des Deckblattes stets beibehalten wird, geht sie hier bei *Ottonia* rasch wieder
verloren. Durch ein stärkeres Wachsthum und Dehnung der Zellen
der Blattoberseite unterhalb jenes vorspringenden Randes wird das
ganze Deckblatt zurückgebogen. Der bis dahin dachartig nach vorne
abfallende Rand wird aufgerichtet und der Kolbenoberfläche parallel
gestellt. Die ursprüngliche Aussenfläche des kurzen Zäpfchens aber
biegt sich nach hinten und springt nun als ein dicker Wulst nach
unten vor (Taf. 5 Fig. 13). Das ganze Deckblatt zeigt nun ungefähr
die Gestalt eines kleinen Schildchens, das auf einem ziemlich dicken,
drei- bis vierkantigen Stiele aufsitzt und in seiner äusseren Gestalt
sehr an die Deckblätter von *Piper* erinnert. Die ganze Entwicklungsweise aber entfernt beide Deckblattformen weit von einander.

Damit hat die Entwicklung des Deckblattes ihr Ende erreicht.
Der Stiel des Schildchens streckt sich zwar noch beträchtlich in die
Länge und lässt zahlreiche lange Haare aus der Epidermis hervorsprossen, eine weitergehende Veränderung der Gestalt aber unterbleibt
nun völlig. —

Ganz dieselbe Entwicklungsweise des Deckblattes wie bei *Ottonia laeta* findet sich nun in der ganzen Gruppe der *Artanthe* und der
verwandten Gattungen in mehr oder minder vollständiger Ausbildung
wieder. Sehr nahe kommt der genannten Species in der Deckblattbildung *Artanthe recurva* Miq. (in sched.) [1]. Doch bleibt hier vor allen der
vorspringende Rand der Blattoberseite bedeutend kürzer als dort. Bei
der Rückwärtskrümmung des ganzen Deckblattes muss denn auch die
schildförmige Gestalt desselben weit weniger deutlich entwickelt sein,
das Schildchen selbst weit weniger gegen den Stiel sich absetzen, als
dies bei *Ottonia* der Fall ist. Um so zahlreicher wird aber hier bei
*A. recurva* Miq. das Auftreten langer Haare, die zuerst auf der Unter-

---

1) Aus den bot. Gärten zu Bonn und Berlin. Die Pflanze ward von dem
leider inzwischen verstorbenen Prof. Miquel selbst nach den Exemplaren seines
eigenen Herbariums bestimmt.

seite, dann auch auf der Oberseite des Deckblattes in Menge hervorsprossen, die Aussenfläche des Schildchens aber stets völlig frei lassen
(Taf. 3 Fig. 14, 15, 21, 22). —

Eine noch weit grössere Abweichung von *Ottonia* zeigt dann die
Deckblattbildung bei *Artanthe Jamaicensis* Griseb.

Hier erhebt sich jener Wall der Blattoberseite nur zu einer sehr
geringen Höhe und bleibt vor allem viel zu niedrig, um dem ganzen
Deckblatte bei dessen Rückwärtskrümmung eine schildförmige Gestalt
zu verleihen. Das ganze Deckblatt erscheint hier vielmehr als ein
schmales lineales Zäpfchen, dessen äusserer oberer Theil keulenförmig
angeschwollen ist (Taf. 3 Fig. 9, 11).

Bei der geringen Höhe, zu der sich hier jener Wall der Blattoberseite erhebt, muss natürlich auch der Verschluss der einzelnen
Zäpfchen bei der Längsstreckung des ganzen Kolbens sehr bald ein
höchst unvollständiger werden. Ein sicherer Abschluss der einzelnen
Blüthen nach aussen während ihres Entwicklungsganges wird aber auch
hier bewirkt und zwar durch die zahlreichen langen Haare, die zuerst
auf der Unterseite, dann bei der Rückwärtskrümmung des ganzen
Zäpfchens auch auf der Oberseite in Menge hervortreten. Durch das
dichte Geflecht dieser Haare wird so auch hier das erreicht, was bei
*Ottonia* das feste Zusammenschliessen der einzelnen Deckblättchen
selbst bewirkt. —

Noch weit einfacher gestaltet sich schliesslich die Deckblattbildung der Gattung *Pothomorphe* Miq. (Taf. 4 Fig. 1, 2). Hier unterbleibt nicht nur völlig das Zusammenschliessen der einzelnen Zäpfchen,
sondern es bleibt auch hier jener vorspringende Querwulst der Oberseite
so niedrig, dass von einem Schutze der Blattachsel durch denselben
nicht im mindesten die Rede sein kann. Um so massenhafter aber ist
dafür hier das Auftreten jener langen Haare (tr), die hier ausschliesslich durch ihr dichtes Geflecht einen Abschluss der jungen Blüthen
nach aussen bewirken.

---

Damit ist die Anzahl der genauer untersuchten Blüthenformen
erschöpft. Ueberblicken wir noch einmal die vorhergehende Darstellung, so lassen sich deutlich vier verschiedene Typen der Deckblattbildung unterscheiden, die sich um die vier grossen Genera *Peperomia*,

*Piper*, *Enckea* und *Artanthe* gruppiren. Wenn auch z. B. die schildförmige Gestalt des entwickelten Deckblattes in mehreren dieser Typen
wiederkehrt oder in dem Typus der *Artanthe* scheinbar sehr verschiedene Formen vereinigt sind, so verbindet doch die ganze Entwicklungsweise von der ersten Anlage bis zur fertigen Ausbildung sämmtliche
untersuchten Formen deutlich zu diesen vier wohl unterschiedenen
Gruppen.

Diese vier Typen aber besitzen noch eine weit allgemeinere Bedeutung. Alle Formen der Deckblätter, die ich bisher an Herbarienexemplaren untersuchen konnte, lassen sich sämmtlich einem dieser
vier Typen unterordnen. Dieselbe Form der Deckblattbildung wie
sämmtliche *Peperomien* zeigen auch die Arten der Gattung *Verhuellia*
Miq. Auf die Deckblätter von *Piper nigrum* lassen sich alle die mannigfaltigen Formen der Bracteen zurückführen, die in der formenrei-
chen Gattung *Piper* Miq. sich vorfinden. An *Enckea* schliesst sich auf's
innigste die Gattung *Callianira* Miq. an. Und endlich können die
obengenannten Arten von *Ottonia*, *Artanthe* und *Pothomorphe* als Norm
dienen für die sämmtlichen, so zahlreichen Species dieser drei Gattungen.

Somit zeigt sich schon hier bei der Bildung der Deckblätter eine
Eintheilung der ganzen Familie in vier verschiedene Gruppen angedeutet; eine Eintheilung, die sich bei der Darstellung des Entwicklungsganges der Blüthen noch viel schärfer und natürlicher heraus-
stellen wird.

## 2. Entwicklung der Blüthen.

Die erste Anlage der einzelnen Blüthe erfolgt ebenso wie die
erste Anlage der Deckblätter in allen untersuchten Formen der Familie in derselben Weise.

Wie oben dargethan, entstehen an dem jungen Blüthenkolben die
Brakteen in zahlloser Menge und dichtgedrängt aus einzelnen Zellen-
gruppen der äusseren Periblem-Schichte (Taf. 1 Fig. 1). Zwischen
diesen einzelnen Brakteen bleiben dabei nur sehr geringe Massen jener
Periblem-Schichte übrig, die unverändert die Gestalt einer einfachen
Zellenlage beibehalten. Ein Längsschnitt durch zwei über einander

stehende Bracteen zeigt nur eine sehr geringe Anzahl ungetheilter
Periblemzellen dieser äusseren Schichte zwischen den Blattanlagen
(z. B. Taf. 1 Fig. 7). Eine solche kleine Scheibe von Periblem-Zellen
oberhalb einer jungen Blattanlage gibt nun der Blüthe den Ursprung.

Das erste Auftreten dieser Blüthe wird erst sichtbar, wenn die
zunächst stehenden Bracteen schon eine beträchtliche Grösse erreicht
haben[1]). Alsdann strecken sich die Zellen jener kleinen Periblem-
Scheibe senkrecht zur Kolbenoberfläche und theilen sich derselben
parallel (Taf. 1 Fig. 7, 9, 10, Taf. 2 Fig. 12, Taf. 3 Fig. 15, Taf. 4
Fig. 3, 10, Taf. 5 Fig. 5). Jene Scheibe spaltet sich somit in eine
äussere und eine innere Lage. Eine bestimmte Reihenfolge der einzelnen Zellen bei dieser Theilung ist aber nicht zu beobachten, ebensowenig wie bei der ersten Theilung zur Anlage des Blattes.

Oben bei der Darstellung der ersten Anlage des Blattes war bereits
darauf hingewiesen worden, dass sehr häufig neben der Neubildung in
der äusseren Periblem-Lage eine Neubildung in dem darunter gelegenen
Rindengewebe eintrete. Diese Neubildung erfasst auch die Rindenzellen
unterhalb der Scheibe noch ungetheilter Periblem-Zellen, die der Blüthe
den Ursprung geben (z. B. Taf. 4 Fig. 1). Ja häufig tritt grade hier
eine besonders thätige Neubildung auf. . Doch unterbleibt hier auch
häufig jede Neubildung gänzlich, häufig tritt sie auch erst ein, wenn
die betreffende Blüthe bereits sehr weit entwickelt ist. In jedem
Falle aber nimmt sie an der Bildung der Masse dieser Blüthe nicht
den geringsten Antheil. Diese Aufgabe fällt vielmehr ausschliesslich
jener Gruppe von Periblem-Zellen der äusseren Schichte zu.

Die erste sichtbare Neubildung in dieser Periblem-Scheibe bestand
also in der Spaltung in eine äussere und eine innere Lage. In der

---

1) Der Blüthenkolben der Piperaceen gehört somit zu denjenigen Sprossen,
die sich dem Verzweigungsgesetze Hofmeister's (Allg. Morphologie der Gewächse p. 411), das zuerst Pringsheim (Bot. Zeitung 1853 p. 609) angedeutet
hat, nicht fügen. Die Zahl solcher Ausnahmefälle jenes Gesetzes ist überhaupt
sehr gross (cf. P. Magnus, Beiträge zur Kenntniss der Gattung Najas 1870,
p. 27 Anm. und Sachs, Lehrbuch etc. 2. Aufl. 1870, p. 152), vielleicht grösser
als die Anzahl der gesetzmässigen Fälle, die darum jedoch keineswegs ganz
fehlen (vgl. Rohrbach, Beiträge zur Kenntniss einiger Hydrocharideen 1871
p. 11 ff. 53 ff.). Weder der eine noch der andere Fall darf somit als allge-
meines Gesetz oder Regel aufgestellt werden.

äusseren tritt zunächst Spaltung der Zellen d. h. Theilung parallel
der Aussenfläche nicht mehr ein, dieselben vermehren sich vielmehr
ganz ausschliesslich durch Flächentheilung. Die Zellen der inneren
Lage aber strecken sich abermals senkrecht zur Aussenfläche und
spalten sich abermals. Und hier nun eilen die mittleren Zellen der
Gruppe den äusseren bereits deutlich und entschieden voraus (Taf. 1
Fig. 11, Taf. 2 Fig. 13, Taf. 3 Fig. 9, Taf. 4 Fig. 2, 11).

Die gleiche Theilungsweise setzt sich noch eine Weile fort, die
Tochterzellen der inneren Lage vermehren sich durch abwechselnde
Spaltung und Flächentheilung, die der äusseren Lage dagegen ausschliesslich durch Flächentheilung. In der auflagernden Epidermis
geht indess Hand in Hand damit eine reichliche Flächentheilung.
Dadurch dehnt sich die Epidermis aus und vermag so stets als eine
einheitliche Oberhaut die hervortretenden Zellenkörper zu bekleiden.

Dieser Zellenkörper, der von aussen als ein halbkugeliger Höcker
erscheinen muss, bildet nun die junge Blüthe. In ihm sind alle Gewebetheile einer Vegetations-Spitze bereits differenzirt. Die Epidermis
der Kolbenspindel hat sich nur lokal ausgedehnt und ist so zum Dermatogen des Achselsprosses geworden. Jene Gruppe von Periblem-
zellen aber hat durch die erste Spaltung die beiden inneren differenten
Gewebe des Meristem-Körpers gebildet. Die äussere Lage bildet fortan
das Periblem, die innere Lage dagegen das Plerom, in dem eine einzige bestimmte Theilungsweise nicht ausschliesslich vorherrscht.

Diese letztere Differenzirung in Plerom und Periblem lässt sich
von nun an auf dem Scheitel des Blüthen-Meristemes stets deutlich
erkennen. Stets zieht sich unter dem Dermatogen eine deutliche einfache Zellenlage, das Periblem, hin. Doch schon sehr nahe am Vegetations-Scheitel wird diese Differenzirung undeutlich. Eine spätere
Differenzirung des Stengeltheiles der Blüthe in Rinde und centralen
Gewebekörper kann ja bei den völlig sitzenden Blüthen nicht wohl
stattfinden. So lässt sich auch schon erwarten, dass die Differenzirung
in Plerom und Periblem nicht von langer Dauer sein wird. Dazu
kommt auch noch, dass unmittelbar am Vegetations-Scheitel die Phyllome der Blüthe hervortreten. Auch dies muss natürlich die Grenze
von Plerom und Periblem rasch verwischen. Im Scheitel des Vege-
tationspunctes aber lässt sich dieselbe stets deutlich erkennen.

## Entwicklung der Blüthe von Peperomia.

(Taf. 1 und 2 Fig. 1—10.)

Bis hierher stimmt der Entwicklungsgang der Blüthen bei allen untersuchten Formen überein. Von nun an entwickeln sich die einzelnen Blüthen in verschiedener Weise.

Betrachten wir hier zunächst ausführlicher die Entwicklung der Blüthe von *Peperomia* und zwar speciell *P. ionophylla* Grs., die ja schon oben als Beispiel gedient hat.

Verfolgt man einen tangentialen Längsschnitt eines noch sehr jungen Blüthenkolbens von der Spitze an abwärts, so lassen sich alle Veränderungen in der jungen Blüthenanlage auf das Bequemste beobachten. Zuerst erscheint in der Achsel des Deckblattes ein kleiner, halbkugeliger Höcker. Dann dehnt sich dieser Höcker in die Breite aus, sein Grundriss wird elliptisch. Dann treten auf beiden Seiten desselben schräg nach vorne zwei kleine Höcker hervor (Taf. 2 Fig. 6), die sich rasch zu kleinen cylindrischen Zäpfchen verlängern (Fig. 7). Diese Zäpfchen strecken sich in die Länge und zeigen bald eine deutliche Differenzirung in einen äusseren dicker angeschwollenen und in einen unteren kurzen und dünneren Theil: die junge Staubblattanlage differenzirt sich in Staubbeutel und Staubfaden (Fig. 8). In dem ersteren entstehen dann zwei Staubfächer.

Unterdessen blieb der kleine flache Höcker in der Mitte der beiden hervortretenden Zäpfchen, der Vegetationspunkt des Blüthensprosses, lange Zeit fast unthätig. Dann erhebt sich allmählich rings um den Vegetationsscheitel selbst ein immer deutlicher hervortretender Ringwall (Taf. 2 Fig. 8), der anfangs nach allen Seiten fast gleich hoch erscheint. Dieser Ringwall wächst ziemlich rasch zu beträchtlicher Höhe heran und schliesst bald nach oben zusammen, in seinem Inneren eine enge Höhlung zurücklassend, auf deren Grund der Scheitel des Vegetations-Punktes noch unverändert bleibt. Zugleich tritt immer deutlicher eine Ungleichheit der verschiedenen Seiten dieses Ringwalles hervor, die hintere Seite überragt die vordere mehr und mehr und bildet sich schliesslich zu einer langen Spitze aus, die von dem zusammenschliessenden oberen Rande des Ringwalles nach hinten sich erstreckt (Taf. 2 Fig. 9). Der Fruchtknoten wird somit, um mit dem Ausdruck der beschreibenden Systematik zu reden, ovoideum, apice attenuatum.

Aus dem Grunde der Fruchtknotenhöhle aber erhebt sich nun ganz genau central ein kegelförmiger Höcker, der in raschem Wachsthum bald eine eiförmige Gestalt annimmt: der Kern der Samenknospe. Von unten nach oben umwächst eine ringförmige Hülle, das einzige Integument, den Knospenkern und schliesst oben bis auf eine enge Oeffnung fest zusammen (Taf. 2 Fig. 10).

Auf der Vorderseite jener kleinen Oeffnung aber, welche der zusammenschliessende obere Rand des Fruchtknotens noch frei gelassen hat, tritt nun ein dichter Strauss von Narbenpapillen hervor. — Damit hat die Blüthe ihre vollkommene Ausbildung gewonnen. Ihre fertige Gestalt (Taf. 2 Fig. 9 und 10) lässt sich also kurz beschreiben mit den Worten: Staubblätter 2, diagonal [1]) nach vorne gestellt; Staubbeutel zweifächerig; Fruchtknoten sitzend, eiförmig, nach hinten in eine Spitze ausgezogen, vorne mit einer sitzenden Narbe versehen; Samenknospe aufrecht, in der Basis des Fruchtknotens aufsitzend; Integument einfach. —

Wie aber lassen sich alle diese Vorgänge »als Resultate der an den einzelnen Zellen vor sich gehenden Veränderungen erklären« ? [2])

Um diese Frage sicher beantworten zu können, muss man stets über die Orientirung der beobachteten Zellenmasse völlig sicher sein. Eine solche Sicherheit aber ist nur möglich bei dem medianen Längsschnitt der Blüthe, der zugleich durch die Mediane des Deckblattes geht. Alle anderen Schnitte können niemals eine zweifellose Sicherheit gewähren. So lassen sich denn auch die Vorgänge im Zellgewebe des Blüthen-Meristems bei der Anlage der Phyllome nur dann unzweifelhaft ermitteln, wenn diese Phyllome median gestellt sind. Das ist aber hier bei den beiden diagonal nach vorne gestellten Staubblättern nicht der Fall.

Gleichwohl aber glaube ich mit Bestimmtheit behaupten zu können, dass die erste Anlage des Staubblattes in nichts von der Bildungsweise der Staubblätter abweicht, die bei *Enckea*, *Artanthe* etc. (vergl. unten) die regelmässige ist. Auch hier wird durch lokale Wucherung einer Gruppe von Periblem-Zellen die Epidermis aufgetrieben und zu reich-

---

1) Vgl. Sachs, Lehrbuch etc. p. 493.
2) Schleiden, Grundzüge der wissenschaftlichen Botanik. 3. Auflage 1849. p. 148.

licher Flächentheilung veranlasst. Dadurch erhebt sich über die Aussenfläche des kleinen Blüthenhöckers jederseits ein kleines Zäpfchen,
die erste Anlage des Staubblattes. Durch wiederholte Streckung der
Zellen in der Längsrichtung dieses Zäpfchens und Theilung senkrecht
dazu nimmt die Grösse dieses Zäpfchens allmählich zu. Bald aber
beginnt im äusseren Theile desselben neben der fortdauernden Fäche-
rung der einzelnen Zellreihen immer reichlicher Spaltung dieser Zellreihen einzutreten. Dadurch dehnt sich die äussere obere Hälfte
bedeutend in die Dicke aus und setzt sich immer schärfer gegen die
sehr kurze untere Hälfte ab.

Allmählich wird in diesem äusseren Theile die Zelltheilung noch
unregelmässiger, ja endlich verschwindet jede bestimmte Ordnung
ausser in einer einfachen Zellenlage, die unmittelbar unter der Epidermis verläuft, sowie in einer Zellenwand, welche in der Median-Ebene
des Staubblattes den ganzen äusseren Zapfentheil durchsetzt. Dadurch
entstehen zwei ganz unregelmässige Zellenmassen von eiförmiger Gestalt, deren längste Ausdehnung von der Oberseite der Staubblattanlage zur Unterseite sich erstreckt, also senkrecht auf der Blattfläche
steht. Diese Zellenmassen entwickeln sich zum Pollen, jene Zellenlage
unterhalb der Epidermis aber, sowie jene Zellenwand in der Mediane
des Staubblattes bilden sich um zur Wandung der beiden Staubfächer.
Der äussere Zapfentheil wird somit zum zweifächerigen Staubbeutel,
dessen Fächer jedoch nicht parallel der Längsrichtung des Filamentes,
sondern senkrecht dazu und zugleich senkrecht zur Blattfläche gestellt sind.

Gleichzeitig wird auch jener untere Theil des Zäpfchens durch
fortgesetzte Reihentheilung seiner Zellen mehr und mehr in die Länge
gestreckt und zu einem kurzen Stiel des Staubbeutels, einem kurzen
Filamente, ausgebildet. Doch beginnt diese Streckung erst, wenn der
äussere Theil, der Staubbeutel, bereits weit vorgeschritten ist in der
Anlage der Pollen-Mutterzellen, so dass auch hier, wie ja in den meisten
Fällen der Angiospermen, der bereits deutlich differenzirte Staubbeutel
zuerst fast sitzend erscheint, erst später scheinbar das Filament desselben nachwächst.

In dem Gewebe dieses unteren Staubblatttheiles, des Filamentes,
tritt unterdess, und zwar schon ziemlich früh, eine innere Differenzirung ein, es bildet sich ein Procambium-Strang in demselben aus. Wie

im vorigen Abschnitte dargethan, verläuft jeder Blattspurstrang des Deckblattes von der Ansatzstelle desselben quer durch die Kolbenspindel hindurch nach dem nächsten stammeigenen Strange hin, um fast unter rechtem Winkel an diesen anzusetzen. Mit diesem Blattspurstrang tritt nun das Fibrovasalsystem der Blüthe in Verbindung und zwar folgendermassen (Taf. 2 Fig. 10). Zur Zeit, wenn eben die Differenzirung des Staubblattes in einen äusseren und inneren Theil beginnt, diffenzirt sich eine Zellreihe, die von der Mitte des Blattspurstranges, soweit derselbe der Kolbenspindel angehört, nach dem Vegetationspuncte der Blüthe hin sich erstreckt, durch wiederholte Längstheilung der Zellen zu einem Procambium-Strang, dessen Bildung auch hier von unten nach oben fortschreitet. Kurz unterhalb des Vegetationspunktes hört diese Längstheilung plötzlich auf und ergreift nun zwei Zellenreihen fast gleichzeitig, die von diesem Punkte aus in die jungen Staubblattzäpfchen hinein bis unmittelbar an die Staubbeutel sich erstrecken, und verwandelt auch hier diese Zellreihen zu Procambium-Strängen. Das ganze Fibrovasalsystem, das aus diesen Procambium-Strängen hervorgeht, entsteht demnach durch einen einzelnen Strang mit »Spitzenwachsthum, der sich in zwei ebenfalls an der Spitze fortwachsende Stränge gabelt.« — —

Von diesem ganzen Entwicklungsgang der Staubblätter lässt der mediane Längsschnitt der Blüthe nichts erkennen. Er zeigt stets, auch wenn die beiden Staubblattanlagen bereits zu kleinen Zäpfchen sich entwickelt haben, denselben einfachen Bau des Meristemes, wie er oben dargethan wurde. Unter der einfachen Epidermis umhüllt stets eine einfache Periblem-Lage das wenigzellige Plerom (Taf. 1 Fig. 11). In dem letzteren wechseln Spaltung und Reihentheilung der Zellen in unregelmässiger Weise ab, im Periblem dagegen tritt nur Flächentheilung auf. Doch ist die gesammte Thätigkeit hier ausserordentlich gering, während die jungen Staubblattanlagen sich rasch entwickeln.

Schliesslich tritt auch hier im Vegetationspunkt der Blüthe neue Thätigkeit auf. In einzelnen Zellen des Periblems, dessen Zellenmasse bisher nur durch Flächentheilung sich vermehrte, tritt Spaltung ein. Ein Kranz von Periblem-Zellen zunächst dem Vegetations-Scheitel streckt sich senkrecht zur Aussenfläche und theilt sich dieser parallel (Taf. 1 Fig. 12). Welche Zelle dieses Ringes den übrigen vorauseilen und zuerst sich theilen, darüber lässt sich jedoch eine allgemein gültige Regel nicht auf-

stellen, vielmehr tritt diese Neubildung durchaus unregelmässig
und ziemlich gleichzeitig in allen Zellen jenes Ringes auf. So wird
mithin jener Ringwall der Fruchtknotenwandung auch bei seiner allerersten Bildung überall fast gleichzeitig am Vegetationspunkte sichtbar.

Vor der ebengenannten Spaltung der Periblemzellen aber wird
auf dem medianen Längsschnitt niemals irgend eine Zelltheilung ausser
Flächentheilung im Periblem sichtbar. In der Medianebene der Blüthe
ist mithin die erste Neubildung des Periblems die Fruchtknotenwandung. In der Mitte jenes Ringes von Periblem-Zellen, auf dem Scheitel
des Vegetationspunktes selbst aber bleiben stets noch einige, meist
2—3 Periblem-Zellen unverändert, die sich auch fernerhin nur durch
Flächentheilung vermehren (Taf. 1 Fig. 12 a, 13 a).

Durch dieses Wachsthum der Zellen jenes Periblem-Ringes wird
nun die auflagernde Epidermis aufgetrieben und zu reichlicher Flächentheilung veranlasst. In den Zellen jenes Ringes aber wechselt Reihentheilung anfangs mit Allwärtstheilung ab, bis endlich die Reihentheilung
bedeutend das Uebergewicht erlangt. So erhebt sich um den Vegetationsscheitel herum ein stets höher aufsteigender Ringwall (Taf. 2 Fig. 1
und 2). Bald aber zeigt dieser Ringwall auf den verschiedenen Seiten
der Blüthe eine verschiedene Ausbildung. Während derselbe nämlich
auf der vorderen Seite der Blüthe meist 3—4 Zellen stark ist, bleibt
er auf der hinteren Seite stets nur 2—3 Zellenlagen dick und ersetzt
hier durch schnelles Wachsthum in die Höhe das stärkere Dickenwachsthum der vorderen Seite. So ragt bald die hintere Seite des
Walles beträchtlich über die vordere empor und zieht sich mehr und
mehr in eine weit hervortretende Spitze aus.

Auf dieser Entwicklungsstufe des Fruchtknotens beginnt die Bildung der Fibrovasal-Stränge. Von jenem Gabelpunkte der beiden
Staubblattstränge aus entwickelt sich ein Procambiumstrang erst direkt
nach dem Vegetationspunkte der Blüthe hin und biegt dann in die
vordere Seite der Fruchtknotenwandung ein (Taf. 2 Fig. 1 und 2), um
hier genau in der Mediane der Blüthe aufwärts zu verlaufen. Anfangs
nur kurz streckt sich dieser Strang, je höher der Fruchtknoten sich
erhebt, desto mehr in die Länge, stets in seinem »Spitzenwachsthum«
gleichmässig mit dem Wachsthum des Fruchtknotens fortschreitend.

Dieser letztere wölbt sich nach oben, je höher er sich erhebt,
desto mehr über dem Vegetations-Scheitel zusammen, wozu besonders

ein mehr und mehr zunehmendes Dickenwachsthum des oberen Theiles
beiträgt, ein Dickenwachsthum, das dabei wieder auf der vorderen
Seite der Blüthe weit beträchtlicher ist als auf der hinteren Seite. —
Bisher war in der Mitte des jungen Fruchtknotens der eigentliche
Sprossscheitel ganz unthätig geblieben. Nur wenige Flächentheilungen
in der Epidermis und im Periblem und entsprechende unregelmässige
Theilungen im Plerom erbreiterten die kleine Scheitelfläche. Nun
ändert sich dies Verhältniss. Die Zellen des Periblemes ebensowohl,
als auch die obersten Zellen des Pleroms strecken sich senkrecht zur
Scheitelfläche und theilen sich derselben parallel (Taf. 2 Fig. 2 und 3).
In beiden Geweben wiederholt sich dieser Vorgang dann rasch, am
schnellsten aber in den Zellen, die grade die Mitte jener kleinen
Scheitelfläche einnehmen. Die Epidermis, durch die Streckung der
inneren Zellen aufgetrieben, vergrössert ihre Fläche durch reichliche
Flächentheilung. Dadurch erhebt sich also hier auf dem Scheitel des
Vegetations-Punktes ein ziemlich hoher Kegel, in dessen Innerem
jedoch die alte Differenzirung der Vegetations-Spitze in Periblem
und Plerom ein Ende erreicht hat. Beide Gewebe tragen, wie schon
bemerkt, zur Bildung der Masse jenes Höckers bei, ihre bisherige
scharfe Sonderung aber geht dabei völlig verloren, eine neue Sonderung aber tritt nicht ein. So unterscheidet sich denn dieser neuge-
bildete Höcker von dem normalen Vegetations-Kegel nur durch den
Mangel der inneren Differenzirung, die in dem letzteren regelmässig
vorhanden ist. Gleichwohl aber möchte ich kein Bedenken tragen,
diesen Höcker für die Vegetations-Spitze selbst zu erklären, die sich
nach der Anlage eines Phyllom-Kreises zu neuer Thätigkeit wieder
erhebt.

Dass aber dennoch dieser Höcker nicht mehr gleichwerthig dem
normalen Vegetations-Kegel ist, dass diese Spitze des Blüthensprosses
im Begriff ist, durch Metamorphose ein neues Gebilde zu erzeugen,
darauf deutet schon das Verschwinden der inneren Differenzirung, das
zeigt vollständig deutlich die weitere Entwicklung. Keineswegs nämlich lässt dieser Höcker jetzt wie ein normaler Vegetations-Kegel Phyllome seitlich aus sich hervorsprossen, im Gegentheil, der Höcker selbst
wird zur Samenknospe.

Dies letztere geschieht nun in folgender Weise.

In raschem Wachsthum erhebt sich jener Höcker zu einem steilen Kegel, indem die Zellen desselben sich reichlich durch Reihentheilung und Spaltung einzelner Reihen vermehren (Taf. 2 Fig. 4). Sehr bald tritt dann diese Vermehrung der Zellen im oberen Theile des Kegels mehr zurück als im unteren. Statt dessen aber tritt hier in dem oberen Theile immer deutlicher eine einzelne Zelle hervor (Taf. 2 Fig. 5e), die bald alle ihre Schwesterzellen an Grösse übertrifft. Anfangs völlig gleichwerthig den umgebenden Zellen, drängt sie bald alle anderen zur Seite und erscheint schliesslich nach aussen nur von der Epidermis und einer einfachen Zellenlage umhüllt. Diese Zelle wird zum Embryosack.

Zur Zeit etwa, wenn zuerst diese Embryosack-Zelle in der Masse der übrigen Zellen sichtbar wird, beginnt eine neue Thätigkeit in dem Gewebe, das bisher noch stets ohne Veränderung geblieben war, in der Epidermis. Etwa in der halben Höhe des Kegels, nur wenig tiefer als die stets deutlicher hervortretende Embryosack-Zelle, beginnt ein Ring von Epidermis-Zellen sich über die Oberfläche des Kegels hervorzustülpen (Taf. 2 Fig. 4). Auf dem Längsschnitt sind es jederseits zwei Zellen, die sich gemeinsam hervorstülpen und abschnüren. Die abgeschnürten Zellen strecken sich wieder und theilen sich abermals, und so wiederholt sich derselbe Vorgang noch oftmals. Dadurch entsteht eine ringförmige Falte der Epidermis, durchweg zwei Zellen stark. Zugleich ist die untere Zellenlage in der Entwicklung der oberen stets voraus und bewirkt so, dass die ganze ringförmige Hautfalte nach oben sich wendet und mehr und mehr über die Spitze des Knospenkernes sich zusammenneigt (Taf. 2 Fig. 5). Diese Epidermis-Falte aber ist nichts anderes als das einzige Integument, das bei *Peperomia* den Knospenkern umhüllt.

Gleichzeitig mit dem Integumente schreitet auch der Knospenkern selbst in seiner Entwicklung rasch vorwärts. Der Theil jenes steilen Kegels, der oberhalb der Insertion des Integuments gelegen ist, wächst beträchtlich sowohl in die Länge als auch in die Dicke. Zur Ausdehnung in der letzteren Richtung trägt besonders die stets an Grösse zunehmende Embryosack-Zelle bei, nicht minder aber auch die Zellen jener einfachen Zellenlage zwischen Embryosack und Epidermis (Taf. 2 Fig. 5). Diese letzteren spalten sich nämlich mehrmals und bilden so um den Embryosack eine regelmässige, 4 Zellen starke Lage radial angeordneter Zellen. Die Ausdehnung des Knospenkernes in die Länge aber bewirkt besonders der Theil des Kerngewebes, der unterhalb des Embryosackes gelegen ist. Hier vermehren sich die Zellen bedeutend durch Allwärtstheilung und bewirken so eine beträchtliche Vergrösserung dieses unteren Theiles, der Embryosack aber, der anfangs fast central im Knospenkern lag, rückt dadurch mehr und mehr in den oberen Theil des letzteren.

Unterdessen hat auch in dem unteren Theile des ursprünglichen Kegels unterhalb der Insertion des Integumentes ein beträchtliches Wachsthum der Zellen stattgefunden, das jedoch weit mehr eine Längsstreckung dieses Theiles als eine Dickenzunahme desselben bewirkte. So entstand hier ein kurzer Stiel der Samenknospe, ein kurzer grader Funiculus. In diesen Funiculus hinein »wächst« dann ein Procambium-Strang bis zur Höhe der Insertion des Integumentes (Taf. 2 Fig. 10). Und zwar setzt derselbe nach unten an den Punkt des oben genannten Fruchtknotenstranges an, da dieser von seiner Richtung grade nach der Vegetations-Spitze hin abbiegt in die Fruchtknotenwandung hinein. Auch dieser Procambiumstrang wird allmählich zu einem echten Fibrovasal-Strang, dessen Zellen jedoch bei der geringen Dehnung, der diese Gewebetheile fernerhin noch unterworfen sind, sämmtlich sehr kurz bleiben.

Werfen wir nun noch einen Blick auf die fertige Gestalt des Fruchtknotens zur Zeit der Geschlechtsreife (Taf. 2 Fig. 10).

Die Wandung des Fruchtknotens hat sich entsprechend dem Dickenwachsthum der Samenknospe mehr und mehr ausgedehnt, die Fruchtknotenhöhle ist bedeutend weiter geworden. Zugleich hat die Wandung selbst beträchtlich in die Dicke zugenommen, vor allem auf der vorderen Seite der Blüthe. Die hintere Seite dagegen hat, wie von Anfang an, so auch fernerhin bedeutend mehr sich in die Länge gestreckt und ragt nun als eine lang ausgezogene Spitze hervor. Doch auch hier ist Dickenzunahme keineswegs ausgeblieben, namentlich in der Mitte dieser hinteren Seite, die nun mit dem oberen dicken Rande der vorderen, rechten und linken Seite so dicht zusammenschliesst, dass nur noch ein sehr enger Gang in die Fruchtknotenhöhlung hineinführt, ein Gang, dessen Oberhautzellen durch reichliche Sekretion zu einem »leitenden Gewebe« sich ausgebildet haben. Am äusseren Ende dieses Ganges, auf der vorderen Seite der Blüthe haben sich die Zellen der Epidermis in Gestalt kurzer dicker Haare hervorgestülpt und bil-

den so hier einen dichten Busch von Narbenpapillen. Die Narbe ist
somit vollständig sitzend. — In der Wandung des Fruchtknotens selbst
endigt jener Fibrovasalstrang des Fruchtknotens, der stets gleichmässig
mit dem Wachsthum desselben sich vergrösserte, nunmehr kurz unterhalb der Narbe blind. Kurz vorher aber gibt er nach beiden Seiten
je einen Ast ab, die im Inneren des oberen Fruchtknotenrandes ver-
laufend auf der hinteren Seite wieder zusammenschliessen und hier
dann vereint noch eine Strecke in die lang ausgezogene Spitze hinein
verlaufen.

In der Höhlung dieses Fruchtknotens sitzt genau in der Mitte
der Grundfläche die aufrechte Samenknospe von regelmässig eiförmiger
Gestalt, von einem einzigen Integument umhüllt. Das letztere, in
seinem unteren Theil stets nur zwei Zellenlagen stark, wird auf der
Spitze des Knospenkernes durch Spaltung der äusseren Lage drei
Zellen stark und bildet dadurch eine kurze enge Mikropyle. Im
Inneren des Knospenkernes aber hat der sehr grosse Embryosack
nunmehr seine Geschlechtsreife erlangt.

Damit hat die Blüthe selbst ihre volle Ausbildung erreicht. Mit
wenigen Worten aber bedarf es hier noch eines Blickes auf die Veränderungen, die inzwischen an der Kolbenspindel vorgegangen sind.
Sobald sich die Blüthe ihrer vollständigen Ausbildung nähert, beginnt
die Kolbenspindel plötzlich bedeutend sich in die Länge zu strecken,
eine Streckung, die deutlich von unten nach oben am Kolben fortschreitet. Dadurch werden die einzelnen Blüthen, die bisher fast dicht
gedrängt die Kolbenspindel umstanden, weiter aus einander gerückt.
Doch bald setzen die bereits verholzenden Fibrovasal-Stränge der ferneren Längsstreckung ein Ziel. Sie sind es auch, die eine gleichmässige Streckung der ganzen Kolbenspindel unmöglich machen, die durch
ihr Zusammenhalten ein Auseinanderrücken der einzelnen Blüthe und
ihres Tragblattes verhindern, während die weniger enge untereinander
verbundenen Blüthen weiter auseinander gerückt werden. Dieser so
beschränkten Längsstreckung folgt eine Ausdehnung der Kolbenspindel
in die Dicke. Aber auch hier setzen die verholzten Fibrovasal-Stränge
nur zu bald ein Ziel. Zwischen denselben freilich schwillt die Kolbenspindel beträchtlich auf, die Blätter und Blüthen dagegen, die durch
Fibrovasal-Stränge mit dem centralen Strangsystem in Verbindung

stehen, werden durch diese festgehalten und kommen so allmählich
in einzelne Vertiefungen der Kolbenoberfläche zu stehen. So vor allem
die einzelnen Blüthen, die hier gleichsam in kleine Gruben eingesenkt
erscheinen, nicht minder aber auch die Tragblätter, die hier ebenfalls
in kleine gesonderte Gruben eingesenkt sind (Taf. 2 Fig. 10).

Mit der obigen Darstellung des Entwicklungsganges der Blüthen
von *Peperomia ionophylla* stimmen nun sämmtliche untersuchten Species,
deren Zahl an 30 beträgt, im allgemeinen wohl überein. Wenn auch
häufig aus Mangel an dem erforderlichen Materiale die ganze Entwicklung nicht bis ins einzelne genau verfolgt werden konnte, so liess
sich doch an allen beobachteten Species mit Sicherheit feststellen, dass
die Abweichungen von dem Entwicklungsgange der *Pep. ionophylla*
keine so scharf begrenzten oder so durchgreifenden sind, dass durch
dieselben eine generische Verschiedenheit der verschiedenen Formen
begründet würde. Im Gegentheil, die zahlreichen Mittelformen, welche
die unter einander oft recht verschiedenen extremen Formen verbinden,
lassen Miquel's Verfahren durchaus gerechtfertigt erscheinen, da er
die früher von ihm aufgestellten Gattungen *Acrocarpidium* und *Eras-
mia* wieder mit *Peperomia* zu einem Genus vereinigte [1].

Die meisten Abweichungen von der obigen Darstellung bietet die
Gestalt des entwickelten Fruchtknotens. Schon bei *P. ionophylla* fand
sich die hintere Seite desselben in eine lange Spitze ausgezogen. Bei
einzelnen Species wird diese Spitze verhältnissmässig noch weit länger
(*P. stenocarpa Rgl.*, *incana Dietr.*). Bei anderen nimmt die Länge
derselben mehr und mehr ab; endlich schwindet dieselbe ganz (*P. Luschnathiana h. berol.*). Ja bei einzelnen Species überragt sogar der vordere Rand den hinteren bedeutend (*P. pellucida H. B. K.*, *valantoides
Miq.*). Bei einzelnen Arten ist der Fruchtknoten wie bei *P. ionophylla*
eiförmig, bei anderen kantig, mehr oder weniger durch partielle Verdickung der Wandung unregelmässig (*P. incana Dietr.*). Häufig ist
derselbe von oben abgeplattet, ja bisweilen springt sogar der Rand
dieser abgeplatteten Fläche als deutliche Kante vor (*P. glabella Dietr.*).
Kurzum, in der Gestalt des Fruchtknotens zeigen sich die mannigfal-
tigsten Verschiedenheiten, die bei der Entwicklung desselben zur

1) Miquel, De Piperaceis Novae Hollandiae p. 3.

Frucht nur noch grösser werden und so ein treffliches Hülfsmittel für
die systematische Unterscheidung der Arten an die Hand geben.

In dem allgemeinen Gange der Entwicklung aber stimmen alle
untersuchten Formen überein. Die Anzahl, Gestalt und Ausbildung
der Staubblätter ist bei allen Arten ganz dieselbe. Bei allen entsteht
der Fruchtknoten als ein einfacher Ringwall unmittelbar unterhalb des
Vegetations-Scheitels; bei allen entsteht die Narbe auf der vorderen
Seite der Blüthe; bei allen endlich verläuft der einzige Fibrovasal-
strang ebenfalls auf dieser Seite bis unmittelbar unter die Narbe und
umschliesst hier in Gestalt eines Ringes die obere Oeffnung des Fruchtknotens. Ganz übereinstimmend bei allen *Peperomien* ist ferner die
Anlage und Ausbildung der Samenknospe, die überall genau central
in der Mitte der Fruchtknotenhöhlung hervorsprosst. Ebenso lässt
sich auch bei allen Species die Entstehung des einzigen Integumentes
aus der Oberhaut deutlich nachweisen. Die Dicke dieses Integumentes
ist zwar bei verschiedenen Arten eine verschiedene, zumal auf der
Spitze des Knospenkernes, sein Ursprung aber ist stets unzweifelhaft
die Epidermis.

Um so mannigfaltiger aber ist die Gestalt der Kolbenspindel zur
Blüthezeit. Schon die mehr oder minder bedeutende Streckung derselben bei verschiedenen Arten, wodurch die einzelnen Blüthen mehr
oder weniger weit von einander entfernt werden, verändert den Habitus
des ganzen Blüthenstandes bedeutend. Noch weit mehr Unterschiede
aber bietet die mannigfaltig wechselnde Dicke der Kolbenspindel. Bei
*P. ionophylla* waren die einzelnen Blüthen sowohl, als auch die einzelnen
Tragblätter in einzelne Grübchen der Kolbenoberfläche eingesenkt. Bei
anderen Species geht diese Trennung von Tragblatt und Achselblüthe noch
weiter, die Grübchen rücken weiter auseinander und werden sogar noch
tiefer. Bei anderen Species unterbleibt zwischen Tragblatt und Achselblüthe die Anschwellung der Kolbenspindel, beide werden daher in eine
gemeinsame mehr oder minder tiefe Grube eingesenkt. Ja bisweilen wird
die Grube so tief oder vielmehr die schwammige Anschwellung zwischen
den Blüthen so hoch, dass die Blüthen selbst tief eingesenkt erscheinen,
ja sogar durch ein dichtes Haargeflecht, das auf der Höhe der Anschwellung hervorsprosst, fast ganz verdeckt werden (*P. valantoides*).
Bei anderen Arten dagegen bleibt die Anschwellung der Kolbenspindel
sehr schwach oder unterbleibt selbst gänzlich. Wo aber immer jene

Anschwellung auftritt, da ist dieselbe auf eine massenhafte Wucherung des Rindenparenchyms zurückzuführen, die fast stets von dem
Auftreten zahlreicher mehr oder minder weiter Luftlücken begleitet ist.

## Werth der Blüthentheile.

Schliessen wir nun zunächst an die Darstellung des Entwicklungsganges der Blüthe von *Peperomia* einige Worte über den morphologischen Werth der einzelnen Blüthentheile.

Die Blüthe besteht, wie wir gesehen, aus zwei Staubgefässen und
einem Fruchtknoten mit einer einzigen aufrechten Samenknospe. Von
einem Perigon ist keine Spur vorhanden. Die allerersten Neubildungen,
die aus der Masse des Blüthenmeristemes hervorsprossen, sind vielmehr die beiden diagonal nach vorne gestellten Staubblätter. Nicht
der geringste Höcker tritt vor der Anlage dieser beiden Stamina an
dem jungen Blüthenmeristem hervor, der als Perigon gedeutet werden
könnte. Ebensowenig aber tritt im Inneren dieses Meristemes irgend
eine Neubildung des Zellgewebes auf, die auf die Anlage seitlicher Ausgliederungen hindeutete. Die allererste Neubildung im Periblem erfolgt
vielmehr erst bei der Anlage der beiden diagonal gestellten Stamina,
in der Medianebene der Blüthe aber erst bei der Anlage der Fruchtknotenwandung. Daran lässt der mediane Blüthenlängsschnitt keinen
Zweifel. Die genaueste Beobachtung der einzelnen Vorgänge im Inneren des Zellgewebes stellt somit zweifellos fest, dass die ganze Blüthe
ausschliesslich aus den beiden Staubgefässen und dem Fruchtknoten
besteht, von irgend einem anderen Blüthentheile aber, der zwar angelegt würde, aber nicht zur Ausbildung käme, nicht die Rede sein kann.

Ueber den morphologischen Werth dieser beiden Staubblätter
kann nun wohl ein Zweifel durchaus nicht bestehen. Ihr ganzes
Verhältniss zur Blüthenachse weist ihnen unzweifelhaft den Werth von
Phyllomen zu [1].

---

1) Sachs bespricht in seinem Lehrbuch etc. 2. Aufl. p. 444 die Frage nach
dem morphologischen Werthe des Staubbeutels. Er betrachtet das Filament
sammt dem Connektiv als das eigentliche Blatt, die beiden Antherenhälften aber
als Anhängsel desselben. Dieser Ansicht gegenüber bespricht er auch die von
Cassini und Roeper aufgestellte, wonach jede Antherenhälfte eine »angeschwol-

Weniger einfach ist die Frage nach dem morphologischen Werthe
des Fruchtknotens. Auf dem Vegetations-Kegel, rings um den Scheitel
desselben erhebt sich ein Ringwall, eine Bildung des Periblems. Dieser
Ringwall erscheint als eine seitliche Ausbreitung der tragenden Blüthenachse, als ein unselbstständiger höriger Theil des ganzen Blüthensprosses[1]). Es darf ihm also wohl ohne Bedenken phyllomatische Bedeutung zugeschrieben werden.    Aus wie viel Phyllomen aber setzt
sich hier die Fruchtknotenwandung zusammen?

Das leichteste und einfachste Mittel zur Beantwortung dieser
Frage würden vergrünte Blüthen darbieten, in denen der geschlossene
Fruchtknoten sich in seine einzelnen vergrünten Carpidien aufgelöst
hat. Nur Schade, dass dieser indirekte Weg zur Bestimmung der Car-
pidien-Zahl ganz dem Zufall unterworfen ist, der bald solche Bildungen
unversehens in den Schoss wirft z. B. von *Cruciferen*, bald vorenthält,
wie mir hier bei *Peperomia.*

Zur direkten Bestimmung der Anzahl der Carpidien hat man
verschiedene Wege eingeschlagen.    Der einfachste und allein berechtigte Weg, die direkte Beobachtung der Entwicklungsgeschichte, ist
hier erfolglos, da gleich beim ersten Entstehen der Fruchtknoten als

---

lene« Seitenhälfte der Staubblatt-Lamina darstellt, das Connexiv aber die
Mittelrippe. »Uebrigens« sei »die morphologische Bedeutung der einzelnen Theile des Staubblattes noch nicht ganz sicher gestellt, da es an
genaueren entwicklungsgeschichtlichen Studien in dieser Richtung fehlt.« —
Und doch sind ja Stamina und Laubblätter nichts anderes als Phyllome, die zu
verschiedenen physiologischen Zwecken verschieden ausgestaltet, differenzirt
sind; keineswegs aber sind die Stamina metamorphosirte Laubblätter. Stamina
und Laubblätter sind nur äquivalent in ihrem Verhältniss zum ganzen Spross,
zur tragenden Achse. Wo diess Verhältniss nicht in Betracht kommt, da kann
auch von morphologischer Aequivalenz nicht mehr die Rede sein.    Dieser Fall
tritt aber doch sicher dann ein, wenn einzelne Theile beider Blattarten mit
einander verglichen werden. Was für einen Sinn hat dann die Frage nach dem
morphologischen Werthe des Staubbeutels?! — Entsteht aber gar das Stamen,
wie es ja mehrfach geschieht, durch Metamorphose der Sprossspitze, welcho
morphologische Bedeutung will man dann den einzelnen Theilen desselben zuschreiben?!

1) Vgl. Hanstein, die Entwicklung des Keimes der Monokotylen und
Dikotylen. Bonn 1870 p. 92.

ein gleich hoher Ringwall erscheint und auch die ersten Zelltheilungen
kein bestimmtes Resultat ergeben. Darnach kann der Fruchtknoten
ebensowohl ein einziges keulenförmiges Phyllom ohne differenzirte
Mediane sein, als eine Verbindung mehrerer Carpidien. — Man hat
zwar auch nach der Anzahl der Haupt-Fibrovasalstränge oder nach der
der Narben die Anzahl der Carpidien zu bestimmen gesucht. Doch
reichen diese beiden Merkmale niemals zu einer bestimmten zweifellosen
Entscheidung der Frage aus. Denn wenn auch in den allermeisten
Fällen einem einzelnen Carpidium nur ein medianer Hauptnerv und
eine einzige Narbe zukommt, so fehlt es doch keineswegs an Fällen,
wo dies nicht des Fall ist. Mittelnerv und Narbe sind zudem auch
keineswegs wesentliche Merkmale eines Carpidiums, deren Abwesenheit
die Deutung eines bestimmten Phyllomes als Carpidium nicht erlaubte.
Aus unwesentlichen Merkmalen eines Begriffes lässt sich aber niemals
mit Sicherheit auf den Begriff selbst ein Schluss ziehen. Beide Merkmale sind desshalb für sich allein durchaus unzureichend zur gültigen
Beantwortung der vorliegenden Frage, obwohl sie zu Vermuthungen
und Hypothesen wohl Anlass geben können.

Nur als eine Vermuthung, gegründet auf die Zahl und Stellung der Narbe und des Fibrovasalstranges, möchte ich deshalb auch
die Ansicht aussprechen, dass bei *Peperomia* der Fruchtknoten gebildet
werde durch ein einzelnes stengelumfassendes Carpidium, dessen Mediane an der Blüthe median nach vorne gerichtet ist.

Zur Stütze dieser Vermuthung über die Zahl der Carpidien aber
dient vielleicht die Beschreibung einer monströsen Blüthe, die Miquel[1])
in der Einleitung zur monographischen Bearbeitung der Familie gibt.
Er erwähnt dort nämlich einer Blüthe von *Pep. blanda*, »in quo stamen
utrinque in ovarium normale non nisi magnitudine paullo minore a
vero ovario diversum mutatum vidi«. Ein Staubblatt hat sich hier zu
einem normalen Fruchtknoten umgebildet: da liegt der Gedanke nahe,
dass auch der Fruchtknoten der regelmässigen Blüthe aus einem einzelnen Phyllom gebildet sei.

Welcher morphologische Werth muss nun der Samenknospe zu-

---

1) F. A. W. Miquel, Systema Piperacearum (1843—44) p. 24. Leider
gibt Miquel hier gar keine Auskunft über die Anwesenheit von Samenknospen
in den beiden seitlichen Fruchtknoten.

3

geschrieben werden? Diese Frage würde sich hier jetzt zunächst anschliessen. Doch soll dieselbe weiter unten am Schlusse der ganzen
Darstellung ausführlicher zur Sprache kommen. —

Hier bleibt nur noch übrig auf Grund der obigen Betrachtungen
das empirische[1]) Diagramm der *Peperomia*-Blüthe zu entwerfen. In
diesem Diagramm finden nur die Zahlen und Stellungsverhältnisse der
beobachteten Blüthentheile ihren Ausdruck.

Der thätsächlichen Beobachtung zufolge aber besteht die Blüthe
von *Peperomia* aus zwei Staubblättern, die diagonal nach vorne gestellt
sind, und einem Fruchtknoten, gebildet durch ein tutenförmiges Phyllom
(Taf. 1 Fig. 14). Ob dieses letztere einem einzigen, median und vorne
stehenden Carpidium entspricht oder einer Verbindung mehrerer Carpidien, darüber fehlt bis jetzt jede sichere Entscheidung.

### Entwicklung der Blüthe von Enckea.
(Taf. 2 Fig. 11—17. Taf. 3 Fig. 1—8.)

Noch weit mehr als die Arten der Gattung *Peperomia* zeigen die
Species von *Enckea*, soweit ich beobachten konnte, eine völlige Uebereinstimmung in dem Entwicklungsgang ihrer Blüthen. Der nachfolgenden Darstellung lege ich *E. Amalago* Griseb. zu Grunde, von welcher Species mir das reichlichste Material zur Verfügung stand[2]).

Das erste Stadium der Blüthe, das der Beobachtung nach aussen
sichtbar wird, zeigt auch hier bei *Enckea* in der Achsel des Tragblattes
einen kleinen fast halbkugeligen Höcker. Sehr schnell aber geht der
kreisförmige Umriss desselben in einen quer elliptischen, dann fast
nierenförmigen über. Allmählich springen nach beiden Seiten, etwas
schräg nach vorne, kleine Höcker hervor, die bald zu kurzen cylindrischen Zäpfchen werden (Taf. 3 Fig. 1). Beide Höcker werden fast
gleichzeitig sichtbar, doch lassen zahlreiche Ansichten einer verschieden
weit geförderten Gestalt genugsam erkennen, dass von einer absoluten
Gleichzeitigkeit in der Anlage beider nicht die Rede sein kann. —
Bald nach diesen beiden Zäpfchen, doch merklich später als dieselben,

---

1) Sachs, Lehrbuch etc. 2. Aufl. p. 495.
2) Aus den bot. Gärten zu Bonn, Berlin, Giessen und Frankfurt (Senken-
berg'sches Institut).

tritt auf der hinteren Seite der Blüthenanlage ebenfalls ein kleiner Höcker hervor, der ebenfalls rasch zu einem kleinen Zäpfchen heranwächst (Taf. 3 Fig. 2). Alle drei Zäpfchen sind deutlich auf gleicher Höhe an der Blüthenachse und mit gleichem Abstand von einander inserirt, wenn auch ihr Hervortreten keineswegs ein gleichzeitiges ist. Sie bilden also unzweifelhaft einen echten dreigliedrigen Wirtel, dessen Glieder jedoch succedan hervortreten. Alle drei Zäpfchen werden später zu Staubgefässen.

Bald nach der Anlage des hinteren Staubblattes tritt auf der Vorderseite der Blüthe genau median, etwas oberhalb der Insertion der beiden ältesten Stamina abermals ein kleiner Höcker hervor (Taf. 3 . Fig. 3).- Ihm folgt nach kurzer Unterbrechung ein zweiter[1]) und diesem dann fast unmittelbar ein dritter Höcker, die seitlich schräg nach hinten an der Blüthe gestellt sind (Taf. 3 Fig. 4). Auch diese drei Höcker nehmen rasch cylindrische Gestalt an und entwickeln sich später zu Staubblättern. Auch diese drei Höcker sind deutlich auf derselben Höhe an der Blüthenachse und in gleichem Abstande von einander inserirt. Die Insertion derselben aber fällt genau oberhalb der Mitte der Zwischenräume, die jene älteren drei Stamina zwischen sich lassen. Die drei letzteren Stamina bilden mithin ebenfalls einen succedanen dreigliedrigen Wirtel, der mit jenem ersteren Wirtel alternirt (Taf. 3 Fig. 4).

Diese sechs Stamina schreiten in ihrer Entwicklung nun mehr und mehr voran, während in der Mitte derselben der flache Vegetationspunkt längere Zeit unthätig bleibt und nur in die Breite sich ausdehnt. Zwischen den beiden dreigliedrigen Wirteln aber kommt auch nicht das geringste Internodium zur Ausbildung. Beide Wirtel erscheinen daher bald als ein einziger sechsgliedriger Wirtel, doch lassen frühere Entwicklungsstadien an ihrer wahren Stellung gar keinen Zweifel (vergl. Taf. 3 Fig. 4 mit Fig. 5 und 8).

Plötzlich treten genau vor den drei äusseren Staubblättern drei kleine Höckerchen durchaus gleichzeitig, unmittelbar unterhalb des Vegetationsscheitels hervor (Taf. 3 Fig. 5). Allmählich erheben sie

---

1) Dieses fünfte Staubblatt steht bald links, wie in Fig. 4 Taf. 3 und dem Diagramme Taf. 1 Fig. 15, bald rechts von der Medianebene der Blüthe.

sich höher, die Ringzone um den Vegetationsscheitel herum, auf der
diese Höckerchen aufsitzen, erhebt sich gleichzeitig und wächst ganz
gleichmässig immer höher empor. So entsteht rings um den Scheitel
der Vegetationsspitze ein Ringwall, dessen obere Kante von drei deutlichen Spitzen gekrönt ist. Allmählich wölbt sich dieser Ringwall nach
oben zusammen, der untere Theil baucht sich auf, jene drei Spitzen
strecken sich in die Länge zu langen dünnen Zipfeln, auf deren Vor-
derfläche zahlreiche Narbenpapillen hervorsprossen, und schlagen sich
rückwärts auseinander. Der Fruchtknoten hat seine fertige Gestalt
gewonnen (Taf. 3 Fig. 6). Innerhalb jenes Ringwalles aber erhebt sich
die Vegetationsspitze von neuem zu einem kegelförmigen Zäpfchen,
das bald eine eiförmige Gestalt annimmt. Von unten her umwachsen
dasselbe zwei Hüllen, die auf seiner Spitze bis auf eine enge Oeffnung
zusammenschliessen. So entsteht im Inneren des Fruchtknotens die
genau centrale Samenknospe mit ihren beiden Integumenten.

Verfolgen wir nun die Entwicklung der einzelnen Blüthentheile
etwas genauer bis auf die einzelnen Veränderungen des Zellgewebes.

Die erste Anlage des Blüthenmeristemes erfolgt ganz dem oben entwickelten allgemeinen Plane gemäss (Taf. 2 Fig. 12, 13). Dadurch entsteht auch hier ein kleiner, halbkugeliger Höcker. Der mediane Blüthenlängsschnitt zeigt auf diesem Entwicklungsstadium ein wenigzelliges
Plerom bedeckt von einer einfachen Periblemlage und einer ebenso
einfachen Epidermis (Taf. 2 Fig. 13). Dann entstehen seitlich schräg
nach vorne die beiden ersten Stamina: der mediane Blüthenlängsschnitt verändert in nichts seine bisherige Gestalt. Erst wenn diese
beiden ersten Stamina zu ziemlich ansehnlichen Höckern herangewachsen sind, beginnt auf der hinteren Seite der Blüthe Neubildung
im Periblem. Eine Gruppe von Periblemzellen spaltet sich der Oberfläche parallel (Taf. 2 Fig. 14) und beginnt nun sich sehr reichlich zu
theilen und zu strecken. Dadurch entsteht ein dicker Zellkörper, der
nach aussen als ein kleiner Höcker sichtbar werden muss. — Bald
darauf wiederholt sich derselbe Vorgang auch auf der vorderen Seite
des medianen Blüthenlängsschnittes. Auch hier entsteht durch Wucherung des Periblems ein kleiner Zellkörper, die erste Anlage des vorderen medianen Staubblattes. Und in derselben Weise geschieht auch
die erste Anlage der vier übrigen Staubblätter; bei allen entsteht
durch Neubildung des Periblems ein kleiner halbkugeliger Höcker.

Dieser Höcker entwickelt sich weiter zum fertigen Staubblatt. Die Entwicklung geht dabei ganz in derselben Weise vor sich wie oben bei *Peperomia*. Durch stärkeres Dickenwachsthum differenzirt sich ein oberer Theil des Zäpfchens von einem sehr kurzen unteren (Taf. 2 Fig. 15). In diesem oberen beginnt dann in vier Zellkomplexen ganz unregelmässige Zelltheilung, während das umgebende Zellgewebe die regelmässige Gestalt beibehält: 4 Staubfächer differenziren sich so im Inneren des Staubbeutels (vgl. Taf. 3 Fig. 19 von A. recurva). Und zwar liegen diese vier Fächer von ellipsoidischer Gestalt der Längsachse des Staubblattes parallel und zugleich zu je zweien auf jeder Seite der Medianebene, die beiden Fächer eines Paares einander weit mehr genähert als die beiden Paare unter einander. Dann beginnt in dem unteren Theile des Zäpfchens die Differenzirung eines Fibrovasalstranges ganz in derselben Weise wie bei Peperomia (Taf. 2 Fig. 15 pr); und schliesslich streckt sich dieser untere Theil zu einem kurzen Staubfaden, der sich nach oben in den dick anschwellenden, mehr oder weniger vierkantigen Staubbeutel erweitert (Taf. 3 Fig. 6).

In dieser Weise entwickeln sich sämmtliche 6 Staubblätter. Die fertige Gestalt jedoch zeigt die Glieder des äusseren Wirtels beträchtlich länger und dicker als die drei inneren Stamina (Taf. 3 Fig. 6). Auch stehen bei den inneren Staubblättern die Staubfächer weit mehr parallel der Längsachse des Filamentes als bei den äusseren, bei denen dieselben nach unten weit aus einander spreizen. So lässt auch die fertige Gestalt der Stamina die ursprüngliche Anordnung derselben in zwei dreigliedrige Wirtel deutlich erkennen.

Keineswegs aber ist dies auch mit dem Fibrovasalsystem dieses Andröceums der Fall. Ganz in derselben Weise wie bei *Peperomia* entstehen auch hier durch Differenzirung einzelner Zellreihen die Procambiums-Stränge. Etwa von der Mitte des Blattspurstranges der Bractee, soweit derselbe der Kolbenspindel angehört, wächst gegen den Vegetationspunkt der noch sehr jungen Blüthenanlage hin ein kurzer Strang und gabelt sich kurz unterhalb des Vegetationspunktes in zwei Aeste, die in die beiden Staubblätter einbiegen. Von diesem Gabelpunkte aus »sprossen« dann in die vier übrigen Staubblätter ebenfalls einzelne Stränge in derselben Reihenfolge, wie diese Staubblätter nach einander hervortreten. Die sechs Staubblattstränge entspringen somit sämmtlich demselben Punkte und lassen so nicht die geringste Spur von der Anordnung der Stamina in zwei dreigliedrige alternirende Wirtel erkennen. — Nach der ersten Anlage der Staubblätter im Periblem verharrt die Vegetations-Spitze selbst in der Mitte des inneren Staubblattwirtels eine Zeit lang fast unthätig als eine kleine, nach der Mitte ein wenig vertiefte Fläche. Nur einzelne Flächentheilung im Periblem und der Epidermis mit entsprechender Theilung im Plerom vergrössert allmählich diese Fläche, deren Mittelpunkt als der eigentliche Vegetationsscheitel, als Spitze der Blüthenachse anzusehen ist. Dann, wenn der letzte Staubblatthöcker bereits zu einem deutlichen Zäpfchen herangewachsen, tritt auch in der Vegetations-Fläche wieder Neubildung auf. An drei Stellen, genau vor den drei äusseren Staubblättern, beginnt dieselbe Neubildung im Periblem, die stets die Anlage von Phyllomen einzuleiten pflegt. Einzelne Periblemzellen strecken sich senkrecht zur Oberfläche und theilen sich derselben parallel. Diese Zelltheilung beginnt an jenen drei Stellen fast genau gleichzeitig, greift dann aber sehr schnell um sich und erfasst bald diejenigen Zellen des Periblems, die zwischen den drei Neubildungsheerden eine Verbindung herstellen (Taf. 2 Fig. 15). So entsteht sehr schnell ein geschlossener Ring von wucherndem Periblem, in dessen Mitte im Vegetations-Scheitel selbst eine Gruppe von Periblemzellen übrig bleibt, die an jener Theilung nicht den geringsten Antheil nehmen. Jener wuchernde Periblemring aber treibt die Epidermis auf, die durch reichliche Flächentheilung ihre Ausdehnung vergrössert, und erscheint bald nach aussen als ein Ringwall (Taf. 2 Fig. 16), der von drei Höckern gekrönt ist, entsprechend jenen drei Punkten, an denen die Neubildung im Periblem begonnen und zugleich auch eine grössere Massenentwicklung bewirkt hat.

Aus diesem Periblemringe geht dann die Wandung des Fruchtknotens hervor. Durch ein intensives Wachsthum und reichliche Theilung der Zellen erhebt sich dieser Ring immer höher und wölbt sich schliesslich über dem Vegetationsscheitel zusammen, ganz wie dies bei *Peperomia* geschieht; nur bleibt hier der heranwachsende Ringwall stets auf seiner oberen Kante von jenen drei Höckern gekrönt. Im Inneren dieses Walles differenziren sich dann einzelne Procambiumstränge, ganz wie bei *Peperomia*, von unten nach oben in der Bildung fortschreitend. Nur ist es hier nicht allein ein Strang, wie bei *Pepero-*

*mia*, sondern deren drei. Und zwar setzen diese drei Stränge an die Stränge des äusseren Staubblattwirtels an und verlaufen von dieser Ansatzstelle aus grade aufwärts durch die Fruchtknotenwandung hindurch stets genau in der Medianebene der ursprünglichen drei Höcker (Taf. 3 Fig. 6). —

Unterdessen hat am Vegetationsscheitel selbst wieder Neubildung begonnen. Beim Hervortreten jenes Ringwalles war in der Mitte desselben die Scheitelzellgruppe selbst unverändert geblieben und hatte seitdem nur durch wenige Flächentheilung in den Epidermis- und Periblemzellen und entsprechende unregelmässige Theilung im Plerom ihre Oberfläche vergrössert (Taf. 2 Fig. 16). Nun, nachdem jener Ringwall bereits eine beträchtliche Höhe erreicht hat, auch bereits Procambiumstränge in demselben aufzutreten beginnen, strecken sich plötzlich sowohl die Zellen des Periblems als auch die obersten des Pleroms senkrecht zur Aussenfläche und theilen sich beide derselben parallel (Taf. 2 Fig. 17). Dabei ist diese Streckung der Zellen in der Mitte der Scheitelfläche bedeutend grösser als weiter nach dem Rande derselben hin. Dadurch muss natürlich diese Mitte als ein mehr und mehr halbkugeliger Höcker sich erheben, der die auflagernde Epidermis auftreibt und zu reichlicher Flächentheilung veranlasst. So erhebt sich also der Vegetationspunkt der Blüthenachse abermals zu erneuter Thätigkeit als ein halbkugeliger Höcker. Doch hat die innere Differenzirung desselben in Periblem_ und Plerom durch das Auftreten jener Zelltheilungen vollständig ein Ende erreicht. Der Vegetationskegel besteht jetzt von der Epidermis abgesehen in seiner ganzen Masse aus einem einheitlichen gleichmässigen Gewebe. — Dieser Kegel wird nun zur Samenknospe.

Die Entwicklung derselben stimmt dabei ganz mit demselben Vorgange bei *Peperomia* überein. Wie dort, so nimmt auch hier der halbkugelige Höcker bald die Gestalt eines cylindrischen Zäpfchens an. Während nun aber bei *Peperomia* nur ein einziges Integument gebildet wird, entstehen hier deren zwei, zuerst ein inneres, dann unterhalb desselben ein zweites äusseres. Beide aber verdanken ihren Ursprung ausschliesslich den Zellen der Epidermis und entstehen ganz in derselben Weise, wie jenes einzige Integument von *Peperomia*. Beide sind daher auch bei ihrer ersten Entstehung gleichmässig nur zwei Zellenlagen dick. Die Zellen des zuerst entstandenen inneren|Integumentes spalten sich jedoch mehrfach, und so erscheint dieses bald beträchtlich dicker als das äussere Integument, ganz besonders aber auf der Spitze des Knospenkernes (vgl. Taf. 3 Fig. 18 von *Artanthe recurva*, Taf. 4 Fig. 7 von *Pothomorphe sidifolia*). An der Entstehung dieser beiden Integumente ausschliesslich aus der Epidermis lässt die Beobachtung der ersten Entwicklungsstadien auch nicht den geringsten Zweifel. Gleichwohl aber darf diese Neubildung der Epidermis keineswegs so aufgefasst werden, als ob dieselbe hier ganz unabhängig von dem übrigen Gewebe Neubildungen aus sich hervorsprossen lasse. Dagegen sprechen deutlich die mehr oder minder zahlreichen Zelltheilungen, die innerhalb jenes Epidermis-Ringes in den zunächst gelegenen Zellen des Grundgewebes auftreten und hier das Hervortreten eines niedrigen Ringwulstes bewirken, auf dem die Integumente gleichsam aufsitzen. Zur Ausbildung der Integumente selbst aber trägt diese Neubildung niemals bei; zudem tritt sie auch in verschiedenen Blüthen in sehr verschiedenem Masse auf und unterbleibt häufig vollständig; die Integumente selbst sind also rein als Bildung der Epidermis zu betrachten.

Nach dem Hervortreten der beiden Integumente entwickelt sich dann rasch der obere Theil des Zäpfchens zum Knospenkern, der untere zu einem kurzen Funikulus. In dem Knospenkerne entsteht dann der Embryosack, in dem Funikulus differenzirt sich ein kurzer Fibrovasalstrang (Taf. 3 Fig. 6). Alles dies aber erfolgt hier ganz in derselben Weise wie oben bei *Peperomia*, bedarf also keiner weiteren Darstellung.

Werfen wir hier nur noch einen Blick auf die Gestalt des Fruchtknotens zur Zeit der Blüthe (Taf. 3 Fig. 6).

Die ganze Form desselben ist zu dieser Zeit unregelmässig eiförmig, mehr oder weniger von der Seite her abgeplattet. In halber Höhe theilt eine ringförmige Einschnürung den Fruchtknoten in einen unteren kurz zapfenförmigen, behaarten Theil und in einen oberen unregelmässig halbkugeligen nackten Theil. Der letztere theilt sich nach oben in drei zurückgeschlagene kurze dicke Zipfel, die auf ihrer Oberseite mit zahlreichen kurzen Narbenpapillen bedeckt sind. Im Inneren der sehr dicken Fruchtknotenwandung verlaufen drei Fibrovasalstränge, entsprechend den drei Zipfeln der Narbe, genau vor den drei äusseren Staubblättern. Unmittelbar unter dem oberen Rande des Fruchtknotens schliessen diese Stränge dann zu einem Fibrovasalringe zusammen, ohne nach den drei Narben selbst sich noch fortzusetzen. — Aus dem Grunde der sehr engen Fruchtknotenhöhle erhebt sich genau central die Samenknospe auf einem kurzen dick angeschwollenen Funiculus. In diesen hinein verläuft bis zur Höhe der Insertion der beiden Integumente ein kurzer, sehr kleinzelliger Fibrovasal-Strang, der nach unten an den Blattspurstrang des dritten Staubblattes, grade wo dieser unter der Samenknospe herstreicht, ansetzt und von da grade aufwärts in den Funikulus hinein verläuft. Der Knospenkern selbst ist von einem dicken inneren und einem dünneren äusseren Integumente völlig eingehüllt und zeigt in seinem oberen Theile die grosse Embryosackzelle, die nunmehr zur Befruchtung reif ist. —

Ganz denselben Entwicklungsgang der Blüthe wie *E. Amalago* befolgen nun sämmtliche Species der Gattung *Enckea*, die ich untersuchen konnte. Eines näheren Eingehens auf andere Species bedarf es demnach hier nicht.

Wenden wir uns vielmehr direkt zur morphologischen Betrachtung der einzelnen Blüthentheile.

Auch hier wie bei *Peperomia* sind wieder jene beiden seitlich nach vorne gestellten Stamina die ersten Bildungen der jungen Blüthenanlage. Vorher tritt nicht die geringste Neubildung im Periblem, nicht die geringste Zelltheilung ein, die etwa als Andeutung eines Vorblattes oder Perigons betrachtet werden könnte. Perianthium nullum heisst es daher auch hier.

Die ersten Bildungen der jungen Blüthe sind also die Stamina. Dieselben stehen, wie die Beobachtung der ersten Anlagen darthut, in zwei alternirenden dreigliedrigen Wirteln. Das bestätigt auch die späterhin verschiedene Ausbildung der einzelnen Stamina. Dass dabei die sechs Staubblattstränge sämmtlich von demselben Punkte ausstrahlen, fällt natürlich gar nicht ins Gewicht und beweist nur, wie wenig Bedeutung den Fibrovasalsträngen bei der Entscheidung solcher morphologischen Fragen beigelegt werden kann. Die Entstehung der Glieder beider Wirtel ist ferner keineswegs gleichzeitig, beide Wirtel sind mithin succedan. Und zwar befolgen die sechs Stamina, wie die obige Darstellung lehrt, ganz dieselbe Reihenfolge der Entstehung, die bei dem $2 \times 3$ gliedrigen Perigon der Monokotylen so vielfach in Gebrauch ist: die drei ersten Stamina entstehen mit $^1/_3$ Divergenz, dann folgt das vierte mit $^1/_2 = \dfrac{1 + ^1/_2}{3}$ Divergenz, endlich das fünfte und sechste wieder mit $^1/_3$ Divergenz [1]).

Vergleicht man die Gestalt der Stamina mit denen von *Peperomia*, so findet man bei *Enckea* stets zwei Staubfächer auf jeder Seite der Medianebene, bei *Peperomia* nur ein solches, breiteres. Je ein Paar Staubfächer von *Enckea* entspricht mithin einem einzigen Staubfach von *Peperomia*, wie das auch Mittelbildungen und Uebergangsformen, die sich bei anderen *Piperaceen*, namentlich in der Gattung *Piper* häufig finden, unzweifelhaft beweisen.

Die morphologische Bedeutung der einzelnen Stamina aber kann wohl auch hier wie bei *Peperomia* keinem Zweifel unterliegen. Jedes einzelne Stamen besitzt eben den Werth eines einzelnen Phyllomes. —

Auf das Andröceum folgt dann an der Blüthenachse das Gynäceum. Dasselbe entsteht, wie oben dargethan, in Gestalt eines Ringwalles unterhalb des Vegetationsscheitels. Es verhält sich überhaupt in allen Dingen genau wie der Fruchtknoten von *Peperomia*. Wie jenem, so muss deshalb auch diesem phyllomatische Bedeutung zuerkannt werden.

Viel leichter als dort aber lässt sich hier die Frage nach der Anzahl der Phyllome beantworten, die zur Bildung des Fruchtknotens zusammentreten. Die Antwort gibt eben die Entwicklungsgeschichte. Drei Höcker erheben sich, schliessen zu einem Ring zusammen und entwickeln sich zum Fruchtknoten. Zur Bildung des Fruchtknotens treten somit drei Phyllome, drei Carpidien zusammen. Damit stimmt denn auch das Auftreten von drei Narben und drei Fibrovasalsträngen an denselben Stellen, da jene drei Höcker sich finden. Diese drei Carpidien aber stehen genau vor den drei äusseren Staubblättern, sie bilden somit einen dreigliedrigen Wirtel, der mit dem inneren Staubblattwirtel alternirt.

[1]) Vgl. Rohrbach, Ueber den Blüthenbau von Tropaeolum. Bot. Zeitung. 1869. p. 836 Anm.

Die ganze Blüthe baut sich somit (abgesehen von der später zu betrachtenden Samenknospe) aus drei alternirenden dreigliedrigen Wirteln auf. Die Glieder der beiden äusseren Wirtel werden zu Staubblättern, die des inneren Wirtels zu Carpidien. Die Glieder der beiden äusseren Wirtel lassen dabei noch eine bestimmte Reihenfolge in der Zeit ihres Auftretens erkennen. — Alle diese Verhältnisse müssen denn auch im empirischen Diagramme der Blüthe (Taf. 1 Fig. 15) ihren Ausdruck finden.

———— ——————

Zum Schlusse der ganzen Betrachtung der Blüthe von *Enckea* seien noch einige abweichende Bildungen erwähnt, die vielleicht nicht ohne Interesse sind.

Der erste Fall betrifft eine junge Blüthe von *E. Sieberi Miq.* Auf zwei regelmässige Staubblattwirtel folgte ein 5gliedriger Carpidienwirtel. Und zwar liess sich deutlich erkennen, dass zu den 3 Carpidien des normalen Fruchtknotens nach 2 Carpidien und zwar die hinteren Glieder eines folgenden inneren Carpidienwirtels hinzugetreten waren; von einem dritten vorderen Carpidium eines solchen inneren Wirtels aber war keine Spur zu entdecken. In der Mitte dieses 5gliedrigen Fruchtknotens war von der Anlage der Samenknospe noch nichts vorhanden.

An Stelle dieses fünfgliedrigen Fruchtknotens fand sich ferner in mehreren Blüthen einer nicht näher bestimmten Species von *Enckea* ein viergliedriger Fruchtknoten neben einem völlig regelmässigen Andröceum. Das hinzutretende vierte Carpidium hatte sich hier völlig in den dreigliedrigen Wirtel mit eingeschoben, der letztere erschien somit hier regelmässig viergliedrig. Die vier Carpidien selbst aber standen dann bald diagonal, bald ein Paar lateral, das andere median.

Etwas anderer Art sind einige weitere abnorme Bildungen, ebenfalls von *E. Sieberi*. Bisweilen war nämlich das sechste Staubblatt zum Carpidium anstatt zum Stamen geworden und mit in den Kreis des Fruchtknotens eingetreten. Die normalen drei Carpidien waren alle deutlich entwickelt, nur war das hintere durch den Eintritt des sechsten Staubblattes etwas zur Seite gedrängt. So bildete der Fruchtknoten denn einen fast regelmässig viergliedrigen Wirtel.

Ein einziges Mal fand sich bei derselben Species eine sehr interessante Abnormität. Der äussere Staubblattwirtel war ganz regelmässig ausgebildet, ebenso das vordere Staubblatt des inneren Wirtels. Die beiden hinteren Staubblätter dieses Wirtels aber waren zur Bildung des Fruchtknotens zu dem Carpidienwirtel hinzugetreten und zeigten völlig die Gestalt der Carpidien, nur in dem dicken Gewebe der Rückseite von beiden waren je zwei ganz regelmässige Staubfächer mit Pollen entwickelt. Die drei normalen Carpidien boten gar keine abweichende Struktur dar.

Sehr häufig fand sich ferner bei *E. Sieberi*, weniger häufig bei *E. Amalago* eine Abweichung von dem regelmässigen Bau des Andröceums. Das letzte sechste Staubblatt ward nämlich häufig zwar deutlich als Höcker angelegt, kam aber nicht weiter zur Entwicklung, abortirte; ebenso häufig aber war auch nicht die geringste Spur von demselben zu erkennen. Der Abort war dann ein so vollständiger, dass schon nach der Anlage der ersten einleitenden Zelltheilungen die fernere Ausbildung ganz unterblieb. Oder aber auch diese erste einleitende Zelltheilung unterblieb. Das Andröceum bestand dann nur aus fünf Staubblättern.

## Entwicklung der Blüthe von Artanthe, Ottonia und Pothomorphe.

(Taf. 3 Fig. 9—22, Taf. 4 Fig. 1—9, Taf. 5 Fig. 12—14.)

Die obige Darstellung der Blüthenentwicklung von *Enckea* kann nun als Ausgangspunkt dienen für die Darstellung aller übrigen Blüthenformen, die hier noch zu betrachten sind. Unterscheiden sich doch die Blüthen der Gruppe *Artanthe* von *Enckea* fast nur durch die wechselnde, schwankende Anzahl der Stamina, die Blüthen der Gruppe *Piper* dagegen durch mehr oder weniger vollständige Eingeschlechtigkeit der Blüthen. Bei den einzelnen Blüthenformen bedarf es mithin auch nicht mehr einer eingehenderen Darstellung, nur die besonderen Abweichungen einer jeden Form müssen specieller erörtert werden.

Zuerst sollen im Folgenden die Blüthen des Verwandtschaftskreises von *Artanthe* zur Sprache kommen. Da schliesst sich denn zunächst an *Enckea* eine Blüthenform an, deren Entwicklungsgang ich bei *Artanthe Jamaicensis Griseb.* genauer verfolgen konnte.

Der Blüthenbau dieser Species zeigt von *Enckea* den einen durchgreifenden Unterschied, dass hier die Entwicklung des fünften und sechsten Staubblattes von *Enckea* gänzlich unterbleibt. In allen übrigen Punkten stimmen beide Blüthenformen fast vollständig überein.

Ganz in derselben Weise als Neubildungen des Periblems und in derselben Reihenfolge wie bei *Enckea* entstehen auch hier die vier ersten Stamina (Taf. 3 Fig. 10 Staubblatt 3 und 4) und entwickeln sich ganz in derselben Weise wie dort zu fertigen Staubblättern. Die Anlage eines fünften und sechsten Stamens aber unterbleibt vollständig. Auch nicht den geringsten Höcker, ja sogar nicht die geringste Zelltheilung im Periblem, die etwa als Andeutung zweier solcher Stamina aufgefasst werden könnte, vermag selbst die genaueste Untersuchung aufzufinden. Zwei solche Stamina sind eben hier überhaupt nicht vorhanden, noch auch irgend ein Aequivalent oder eine Andeutung derselben.

Ganz übereinstimmend mit *Enckea* ist ferner die erste Anlage und die weitere Ausbildung des Fruchtknotens, sowie auch die erste Anlage und die weitere Entwicklung der Samenknospe. Es bedarf also auch hier keines weiteren Eingehens auf diese Verhältnisse.

Nur der fertigen Gestalt der Blüthe zur Zeit der Geschlechtsreife mögen noch einige Worte gewidmet werden. Das Andröceum besteht, wie gesagt, aus vier Staubblättern. Von diesen bilden deutlich die drei äusseren kräftiger entwickelten einen regelmässigen dreigliedrigen Wirtel. Das vierte median nach vorne stehende unterscheidet sich schon auf den ersten Blick durch seine weit schmächtigere Gestalt und geringere Grösse von jenen äusseren. — Der fertige Fruchtknoten unterscheidet sich von dem Fruchtknoten von *Enckea* vor allem durch die Gestalt der Narben. Während dort nämlich auf der Spitze des Fruchtknotens drei zurückgeschlagene lineale Narbenzipfel aufsitzen, haben sich hier jene drei ursprünglichen Höcker zu einem langen, tief dreigespaltenen Griffel entwickelt, dessen einzelne Schenkel an der Spitze sich aus einander schlagen und hier mit zahlreichen Narbenpapillen bedeckt sind (vgl. Taf. 3 Fig. 22 von A. recurva). Auch zeigt hier der Fruchtknoten nicht wie bei *Enckea* jene ringförmige Einschnürung an seiner Basis. — Um so vollständiger aber stimmt das ganze Fibrovasalsystem der Blüthe mit dem von *Enckea* überein; nur dass hier natürlich auch jene beiden Stränge des fünften und sechsten Staubblattes von *Enckea* völlig fehlen. Ebenso wie dort aber umgiebt auch hier

ein Fibrovasalring den oberen Rand des Fruchtknotens, in die Griffel-
schenkel selbst tritt nicht der geringste Strangtheil ein. —

Wie die ganze Blüthe, so muss schliesslich auch das empirische
Diagramm (Taf. 3 Fig. 12) derselben ganz mit dem von *Enckra* über-
einstimmen, nur dass eben die beiden hinteren Glieder des inneren
Staubblattwirtels hier ausfallen.

Auch hier mögen noch einige abnorme Blüthen erwähnt werden.

Mehrmals fand ich nämlich Blüthen, in denen das vierte, vordere
Staubblatt zwar deutlich als Höcker angelegt, aber nicht zur Ausbildung gekommen war, dasselbe also abortirte.   Bisweilen aber unterblieb auch die erste Anlage eines solchen Höckers, ja selbst die allererste Zelltheilung, wodurch die Bildung desselben sonst begonnen zu
werden pflegte.   Die genau mediane Stellung dieses Staubblattes gestattete, diese Frage mit der grössten Sicherheit zu entscheiden.   Von
Abort des vierten Staubblattes kann somit hier nicht mehr die Rede sein,
da ja überhaupt jede Neubildung unterblieb, mithin auch keine Neubildung misslingen, abortiren konnte.   Die ganze Blüthe bestand demnach aus einem dreigliedrigen Staubblattwirtel und einem genau superponirten dreigliedrigen Carpidienwirtel.

An die ebengeschilderte Blüthenform schliesse ich zunächst an
eine Form der Blüthe, die auf den ersten Blick sehr abweichend
erscheinen muss, die jedoch am besten hier sich anreihen wird.   Es
ist dies die Blüthe der Gattung *Ottonia Spr.* Genauer untersucht habe
ich aus dieser Gattung *O. (Carpunya Presl) laeta Knth*, von der
mir einige junge Blüthenkolben aus dem bot. Garten zu Berlin zu
Gebote standen.

Die erste Anlage der Blüthe geht hier wie bei allen *Piperaceen*
aus der äusseren Periblem-Schichte hervor.   Eine Gruppe von Periblem-Zellen in der Achsel des Tragblattes (Taf. 5 Fig. 5) spaltet sich
zu einer doppelten Lage und bildet so das Meristem des Blüthensprosses.   Soweit habe ich den Vorgang der ersten Anlage der Blüthe mit
voller Sicherheit ermitteln können.   Ob auch weiterhin die ferneren
Zelltheilungen nach demselben allgemeinen Modus, der sonst die ganze
Familie beherrscht, erfolgen, das wage ich mit Bestimmtheit nicht zu
behaupten.   Das äusserst kleinzellige Gewebe des Kolbens, sowie die

ausserordentlich reichliche Zelltheilung in der Rinde unterhalb der
jungen Blüthenanlage erschweren eine klare Einsicht in den ganzen
Vorgang der Zellbildung ausserordentlich; doch lässt sich mit Bestimmtheit behaupten, dass unterhalb der Epidermis stets eine einheitliche
Periblemlage die fast ebene Oberfläche des kaum sichtbar hervortretenden Blüthenmeristemes bedeckt.   Eine Ausnahme von der allgemeinen Regel ist also wohl auch hier nicht zu erwarten.

An diesem ausserordentlich flachen Blüthenhöcker treten nun
genau rechts und links von der Mediane zwei kleine Höcker fast gleichzeitig hervor und entwickeln sich rasch zu kleinen Zäpfchen.   Bald
darauf erscheinen auf der hinteren und vorderen Seite der Blüthe, also
mit den beiden ersten alternirend, näher dem Mittelpunkte der Vegetationsfläche zwei gleiche Höcker, die ebenfalls rasch zu kleinen
Zäpfchen heranwachsen (Taf. 5 Fig. 9).   Das Auftreten dieser beiden
Höcker ist jedoch keineswegs so gleichzeitig, wie dasjenige der beiden
vorhergehenden, vielmehr ist hier stets der hintere Höcker merklich,
wenn auch nicht sehr bedeutend voraus.   Diese 4 Zäpfchen entwickeln
sich dann zu Staubblättern, während in ihrer Mitte die Vegetationsfläche langsam sich vergrössert.   Zugleich erscheinen diese 4 Stamina
immer mehr auf gleicher Höhe an der Vegetationsfläche inserirt, sie
bilden scheinbar immer deutlicher einen viergliedrigen Wirtel (Taf. 5
Fig. 10, 14). — Plötzlich treten alternirend mit jenen vier jungen Staubblattanlagen vier kleine Höcker gleichzeitig über die Vegetationsfläche
hervor.   Rasch erhebt sich auch die gesammte Ringzone, auf der diese
vier Höcker aufsitzen, als ein deutlicher Ringwall, in dessen Mitte der
eigentliche Vegetationsscheitel, die Mitte der ganzen Vegetationsfläche,
unverändert bleibt.   Erst späterhin wenn jener Ringwall bereits nach
oben über den Vegetations-Scheitel sich zusammen zu neigen beginnt,
erhebt sich dieser von Neuem als kegelförmiges Zäpfchen und bildet
sich zum Knospenkern aus, während seine Oberhaut zwei Integumente
aus sich hervorsprossen lässt. —

Gehen wir etwas genauer auf die einzelnen Vorgänge im Zellgewebe ein, so zeigt deutlich der mediane Blüthenlängsschnitt, dass
auch hier wuchernde Periblem-Massen das Hervortreten der beiden
Staminal-Höcker bewirken; und zwar beginnt diese Neubildung des
Periblems zuerst auf der hinteren, dann erst auf der vorderen Seite
der Blüthe.   Sämmtliche Staubblatt-Höcker entwickeln sich dann zu

Staubblättern ganz in derselben Weise wie oben bei *Enckea*. In gleicher Weise wie dort bilden sich auch hier aus dem gleichartigen Zellgewebe Fibrovasalstränge hervor. Stets aber sind die beiden medianen Stamina hinter den beiden seitlichen bedeutend in der Entwicklung zurück und stehen auch schliesslich zur Blüthezeit diesen sowohl an Grösse · als auch an Dicke bedeutend nach. Ebenso bleibt aber auch das vordere Staubblatt hinter dem hinteren stets um eine Stufe in der Entwicklung zurück (Taf. 5 Fig. 6 und 7); doch ist hier der Unterschied lange nicht so bedeutend, wie zwischen dem medianen und lateralen Paare. —

Nach der Anlage der beiden medianen Staubblätter bleibt der Vegetations-Scheitel selbst eine Zeitlang unthätig oder beschränkt sich doch nur darauf, seine Fläche durch wiederholte Flächentheilung zu vergrössern. Der mediane Blüthenlängsschnitt zeigt demgemäss auch zwischen den beiden jungen Staubblattanlagen den Vegetationspunkt oder vielmehr die fast muldenartig eingesenkte Vegetationsfläche gebildet aus einer einfachen Epidermislage, unter der eine ebenso einfache deutliche Periblem-Lage herläuft (Taf. 5 Fig. 6). Plötzlich treten in diesem einheitlichen Periblem an den oben bezeichneten vier Punkten neue Bildungsheerde auf und bewirken hier lokale Wucherungen der Periblemzellen. Dieses Streben nach Neubildung greift rasch um sich und erfasst die kurzen Streifen Periblem, die jene vier Punkte unter einander verbinden. Diese erheben sich ebenfalls und bewirken so das Hervortreten eines Ringwalles (Taf. 5 Fig. 7), dessen oberer Rand von vier Höckern gekrönt ist. In der Mitte aber bleibt eine Gruppe von Zellen, die dem eigentlichen Vegetations-Scheitel entsprechen, unverändert. Diese Zellen theilen sich auch fürderhin nur durch Flächentheilung.

Durch intensives Wachsthum erhebt sich nun jener Ringwall rasch höher und wölbt sich über dem Vegetations-Scheitel zusammen. Die anfangs sehr kleine Fläche des letzteren vergrössert sich dabei allmählich. Plötzlich strecken sich dann die Zellen des Periblems sowohl, als auch die obersten Zellen des Pleroms senkrecht zur Aussenfläche und theilen sich derselben parallel (Taf. 5 Fig. 8), die so entstandenen Tochterzellen abermals u. s. f., ganz in derselben Weise wie oben bei *Peperomia*. Und so erhebt sich denn in der Tiefe der Fruchtknotenhöhlung die Vegetationsspitze von neuem als ein halbkugeliger Höcker, der jedoch von einer inneren Differenzirung in Plerom und Periblem nichts mehr erkennen lässt.

Dieser Höcker wird zur Samenknospe. Aus seiner Oberfläche sprossen zwei Integumente hervor und schliessen nach oben über dem Knospenkerne zusammen. Leider war es mir aus Mangel an dem geeigneten Materiale nicht möglich, bei der vorliegenden Species die Entwicklung der Samenknospe und ihrer Integumente eingehender zu verfolgen, ebensowenig wie ich über die fernere Ausbildung des Fruchtknotens genaueres festzustellen vermochte. Ich muss mich deshalb hier auf einige kurze Notizen über die Gestalt des Fibrovasal-Systemes der Blüthe beschränken (Taf. 5 Fig. 13). Aus dem Scheitel des Winkels, den der Blattspurstrang des Deckblattes mit dem stammeigenen Strange bildet, oft aber auch vom Blattspurstrang aus oder noch häufiger von dem stammeigenen Strange selbst aus verläuft ein kurzer Strang eine Strecke weit nach dem jungen Blüthen-Meristeme hin und spaltet sich dann in zwei Gabeläste, die je in eins der beiden seitlichen Staubblätter einbiegen. Später, nachdem auch das zweite Staubblattpaar sich weiter entwickelt hat, biegt von jenem Gabelpunkte aus ein dritter Strang in das hintere, bald darauf auch ein vierter Strang in das vordere Staubblatt ein. Nach einiger Zeit beginnt auch in der Wandung des Fruchtknotens die Anlage von Strängen. Bisweilen ist es wieder jener Gabelpunkt, von welchem aus vier Stränge, regelmässig alternirend mit den vier Staubblattsträngen, in die Fruchtknotenwandung hinein sich erstrecken und durch dieselben aufwärts nach jenen vier Höckern hin verlaufen. In den meisten Fällen aber senden die beiden medianen Staubblattstränge an der Stelle, wo sie unter jenem Ringwalle hinstreichen, nach zwei Seiten je einen Strang aus, der in einem Bogen in die Fruchtknotenwandung einbiegt und hier wieder gerade aufwärts nach dem betreffenden Höcker hin verläuft. Ob auch hier ein Fibrovasal-Ring späterhin die oberen Enden jener vier Stränge verbindet, und ob auch hier ein kurzer Strang in den Funiculus der Samenknospe eindringt, das war aus Mangel an den späteren Entwicklungsstadien nicht zu entscheiden. —

Welchen morphologischen Werth besitzen nun die einzelnen Theile der Blüthe?

Von einem Perigon findet sich auch hier bei *Ottonia*, ebenso wie bei allen *Piperaceen*, nicht die geringste Spur.

Die ersten Phyllome vielmehr, die an der Blüthenachse auftreten, sind Staubblätter. Und zwar entsteht von diesen zuerst ein Paar lateral, dann viel später und näher dem Vegetations-Scheitel ein zweites Paar median. Die beiden ersten treten fast gleichzeitig hervor, die beiden letzteren dagegen mit einem deutlichen, doch nicht sehr grossen Zeit-Intervall. Schon nach kurzer Zeit aber hat sich durch ungleichmässige Ausdehnung der Vegetations-Fläche das Stellungsverhältniss der beiden Paare so weit verschoben, dass jetzt sämmtliche vier Stamina auf gleicher Höhe und in gleicher Entfernung von einander und vom Vegetations-Scheitel zu stehen kommen. Immerhin aber bleibt das laterale Paar dem medianen in der Entwicklung stets voraus, ja noch die fertige Gestalt der Stamina lässt diesen Unterschied deutlich erkennen. Von den beiden Gliedern des medianen Paares aber ist das vordere stets, auch in seiner fertigen Gestalt hinter dem hinteren zurück. — Daraus ergibt sich denn der Bau des Andröceums von selbst. Auf einen äusseren zweigliedrigen lateralen Wirtel folgt alternirend ein ebenfalls zweigliedriger, medianer innerer Wirtel. Von diesen entsteht der äussere Wirtel simultan, der innere succedan. Beide Wirtel rücken schliesslich zu einem unechten viergliedrigen Wirtel zusammen.

Im Inneren dieses 2 × 2 gliedrigen Andröceums tritt dann alternirend der viergliedrige Carpidien-Wirtel hervor, dessen Glieder genau diagonal stehen (Taf. 5 Fig. 10).

Nach dieser Auffassungsweise bestände also die Blüthe aus zwei alternirenden zweigliedrigen Wirteln, deren äusserer lateral, der innere median steht, und einem darauf folgenden diagonal gestellten viergliedrigen Wirtel. Einfacher wäre natürlich die Annahme eines viergliedrigen Staubblatt-Wirtels, mit dem dann der Carpidien-Wirtel einfach alternirte. Doch widerspricht diese Annahme allzusehr den Thatsachen der Entwicklung und steht zudem auch keineswegs so vereinzelt da, wie schon ein einfacher Hinweis auf den Bau des Perigons der *Cruciferen* und so mancher anderen Familie beweist. —

An die oben geschilderte Blüthe von *Artanthe Jamaicensis* schliesst sich noch eine zweite Reihe von Blüthenformen an, von denen zunächst hier die Blüthe der *Artanthe recurva Miq.* [1]) und ihrer Verwandten erwähnt werden soll.

Die ganze Entwicklung der Blüthe stimmt hier bis auf einen Punkt völlig mit der oben geschilderten Blüthe von *A. Jamaicensis* überein. Der einzige Unterschied beider besteht nur darin, dass hier bei *A. recurva* das vierte Staubblatt völlig fehlt. Nicht der geringste Höcker, nicht die geringste Zelltheilung im Periblem tritt ein, die als erste Anlage eines solchen vierten Staubblattes aufgefasst werden könnte. Daran lässt die Beobachtung des medianen Blüthenlängsschnittes nicht den geringsten Zweifel. Die allererste Bildung, die auf der Vorderseite der Blüthe stattfindet, ist vielmehr der Ringwall des Fruchtknotens (Taf. 3 Fig. 16 und 17). Von einem solchen vierten Staubblatt kann somit hier überhaupt nicht die Rede sein, geschweige denn von dem Abort eines solchen.

Die ganze Blüthe baut sich mithin aus einem dreigliedrigen Staubblatt-Wirtel, dessen eines Glied median nach hinten steht, und einem dreigliedrigen, superponirten Carpidien-Wirtel auf (Taf. 5 Fig. 2).

Ein neues Beispiel also für das Auftreten superponirter Wirtel in einer Blüthe, bei denen von einem abortirenden Zwischenwirtel nicht die Spur vorhanden ist!

An *Artanthe recurva* schliesst sich sehr nahe die Blüthe der Gattung *Pothomorphe* an, die ich an drei Species genauer untersuchen konnte. Doch stimmen alle drei *P. sidifolia Miq.*, *P. umbellata Miq.* und *P. subpeltata* [2]) in ihrem ganzen Entwicklungsgang vollkommen überein.

Von allen bisher betrachteten Blüthenformen aber weichen sie insofern wesentlich ab, als hier die ganze Blüthe nur aus zwei seitlich schräg nach vorne stehenden Staubblättern und einem eiförmigen Fruchtknoten besteht, auf dessen Spitze drei kurze pfriemliche Narbenzipfel aufsitzen (Taf. 4 Fig. 9). Im übrigen aber stimmt die ganze Entwicklung der Blüthe, die Anlage und Ausbildung der Staubblätter, die Anlage und Ausbildung des Fruchtknotens, sowie der Samenknospe ganz mit den gleichen Bildungen von *Enckea* überein. Nur die fertige

---

1) Aus den bot. Gärten zu Bonn und Berlin.
2) Aus den bot. Gärten zu Berlin, Bonn, Halle, Marburg und Würzburg.

Gestalt des Fruchtknotens zeigt nicht jene ringförmige Einschnürung der *Enckea* (Taf. 4 Fig. 9); dagegen sind hier die Stamina unterhalb des Staubbeutels schwach eingeschnürt, ähnlich wie die Staubfäden von *Euphorbia, Alchemilla* u. a. Dann zeigt sich auch hier das Fibrovasalsystem der Blüthe entsprechend modificirt. Von dem Gabelpunkt der Staubblattstränge strahlen hier nur zwei Stränge in die beiden Stamina aus. An diese setzen dann in gewöhnlicher Weise die beiden seitlichen Fruchtknotenstränge an. Der dritte median nach hinten fallende Fruchtknotenstrang dagegen entspringt wieder von jenem Gabelpuncte, streicht unter der Samenknospe her und wendet sich dann aufwärts in die Fruchtknotenwandung nach dem hinteren Narbenzipfel hin, um hier mit den beiden anderen Strängen zur Bildung des Fibrovasalringes zusammenzuschliessen. An diesen dritten Fruchtknotenstrang setzt dann auch der kurze Strang an, der grade aufwärts in den Funiculus hinein verläuft.

Sehr einfach ergibt sich denn auch das empirische Diagramm von *Pothomorphe* (Taf. 5 Fig. 3). Die ganze Blüthe besteht nämlich aus zwei Staubblättern, die zu beiden Seiten schräg nach vorne gestellt sind, und einem dreigliedrigen Carpidien-Wirtel, von dem ein Glied median nach hinten gestellt ist, die beiden vorderen dagegen genau den beiden Staubblättern superponirt sind. —

Von dieser Blüthenform allein gibt M i q u e l in seinem Syst. Pip. p. 28 eine Darstellung des Diagramms. Darnach ist die Stellung des Carpidien-Wirtels jedoch grade die umgekehrte, das mediane Carpidium steht bei ihm nach vorne, und somit alternirt dieser Wirtel ganz regelmässig mit dem unvollständigen Wirtel der beiden Staubblätter. M i q u e l gibt nicht an, bei welcher Species dieser Bau der Blüthe der normale sei, doch ist er selbst nach seinen eigenen Worten nicht ganz von der unzweifelhaften Richtigkeit seines Diagramms überzeugt. Um somehr aber glaube ich auf Grund der Entwicklungsgeschichte dasselbe in Zweifel ziehen zu dürfen. Haben mir doch alle Blüthenformen mit drei Carpidien und nicht nur die vorliegende allein stets dieselbe Stellung des Carpidien-Wirtels ergeben, nämlich stets das mediane Carpidium nach hinten. M i q u e l's Angabe aber erklärt sich leicht dadurch, dass er allzu weit entwickelte Blüthenkolben und noch dazu Herbarienexemplare zur Ermittelung des Blüthenbaues verwendet hat. Und dabei ist es allerdings höchst schwierig, den richtigen Sachverhalt zu erkennen [1]).

## Entwicklung der Blüthe von Piper.

(Taf. 4 Fig. 10—14, Taf. 5 Fig. 1.)

Mit der zuletzt genannten Blüthenform ist der Verwandtschaftskreis der *Artanthe* erschöpft. Es bleibt jetzt noch die ebenso umfangreiche Gruppe der Gattung *Piper* Miq. näher zu betrachten. Leider stand mir aus dieser Gruppe jedoch nur die männliche Blüthe von *Piper nigrum* L. [2]) zur Verfügung.

Die erste Anlage der Blüthe geschieht ganz dem allgemeinen Modus entsprechend. Schon von Anfang an differenzirt sich deutlich eine einfache Periblem-Lage von dem Plerom (Taf. 4 Fig. 10 und 11). Aus diesem Periblem entstehen dann durch lokale Wucherung die einzelnen Staubblattanlagen ganz in derselben Weise, wie bei den schon beschriebenen Blüthenformen (Taf. 4 Fig. 12). Auch die Reihenfolge des Hervortretens der einzelnen Stamina ist ganz dieselbe wie bei *Enckea* und *Artanthe*. Zuerst erheben sich fast gleichzeitig zwei seitliche, schräg nach vorne gerichtete Höcker. Dann tritt median nach hinten ein dritter Höcker von genau derselben Gestalt hinzu, der mit jenen beiden einen regelmässigen dreigliedrigen Staubblattwirtel bildet. Damit ist 'aber alle Neubildung in der Vegetations-Spitze der Blüthe beendigt. Während jene drei Höcker sich zu vollständigen Staubgefässen entwickeln, dehnt sich der Vegetations-Punkt selbst nach längerer

---

1) Ebenso wie mit diesem genannten Diagramm Miquel's ist es fast durchgängig mit allen Blüthenanalysen, die sich in den verschiedenen systematischen Werken vorfinden. Fast alle Abbildungen von Blüthen aus der Abtheilung der *Pipereen*, die Miquel in den Illustrationes Piperacearum (Act. Leop. C. XXI. Suppl. 1846) sowie in Martius' Flora Brasiliensis (fasc. XI. 1852) gibt, Hooker in Seemann's Botany of the Voyage of H. M. S. Herald (London 1852—54), Schnitzlein (Iconographia fam. nat. Taf. 81), Cas. de Candolle (Mém. sur la fam. des Pipéracées 1866), Le Maout et Décaisne (Traité de Botanique. 1868) etc., fast alle diese Abbildungen sind Herbarienexemplaren entnommen, die schon weit über die eigentliche Blüthezeit hinaus waren, und sind desshalb zum grössten Theile unrichtig oder doch höchst unsicher und zweifelhaft.

2) Aus den bot. Gärten zu Giessen, Heidelberg und Marburg.

Unthätigkeit nur noch um ein geringes aus und erscheint schliesslich zur Blüthezeit als ein kleiner halbkugeliger Höcker in der Mitte der drei Staubgefässe (Taf. 5 Fig. 1).

Die Entwicklung der jungen Staubblattanlagen zu ihrer fertigen Gestalt erfolgt dabei in ganz analoger Weise wie bei *Enckea*. Ein oberer, dick angeschwollener Theil wird zum vierfächerigen Staubbeutel, ein sehr kurzer unterer Theil zum Filament (Taf. 4 Fig. 13, Taf. 5 Fig. 1). Dazu treten Procambium-Stränge ganz in derselben Weise, wie bei dem ebenfalls dreigliedrigen Andröceum von *Artanthe recurva*, in die jungen Staubblattanlagen ein. Der ganze Entwicklungsgang des Staubblattes weicht also durchaus nicht von *Enckea* ab, die fertige Gestalt desselben aber zeigt sich in beiden Gruppen sehr verschieden. Das reife Staubgefäss von *Piper* stellt nämlich ein kurzes dickes Zäpfchen dar (Taf. 5 Fig. 1), dessen oberer, nur wenig dickerer Theil sich kaum durch seine vierkantige Gestalt gegen den stielrunden unteren Theil absetzt. Staubbeutel und Filament erscheinen nach aussen kaum differenzirt, beide aber bleiben stets sehr kurz und dick.

Nach der Anlage des dritten medianen Staubblattes (Taf. 4 Fig. 12) bleibt der Vegetations-Punkt selbst einige Zeit fast unthätig. Dann beginnt in ihm wieder neue Thätigkeit zu erwachen. Durch wiederholte Flächentheilung vergrössert er sich mehr und mehr und erhebt sich sogar von Neuem. Zu einer seitlichen Neubildung aber kommt es nicht mehr. War bisher das Periblem stets scharf differenzirt gewesen und vermehrte die Zahl seiner Zellen ausschliesslich durch Flächentheilung, so tritt nun ganz unregelmässig in demselben Spaltung einzelner Zellen (Taf. 4 Fig. 13), ja sehr bald auch vollständige Allwärtstheilung ein, vor allem auf dem Scheitelpunkt selbst. Dadurch verschwindet natürlich die innere Differenzirung des Meristemes rasch, die ganze Zellmasse verliert jegliche regelmässige Struktur und wuchert nur noch kurze Zeit fort. Dann hört alle Thätigkeit im Vegetations-Punkte auf. Die Spitze der Blüthenachse abortirt vollständig.

Das empirische Diagramm der männlichen Blüthe von *Piper* ergibt sich mithin als höchst einfach (Taf. 4 Fig. 14). Die Blüthenachse erzeugt einen einzelnen dreigliedrigen Staubblatt-Wirtel, von dem ein Glied median nach hinten steht[1]) und abortirt alsdann. Von wei-

---

1) Die meisten Beschreibungen und Abbildungen (z. B. auch Miquel's

teren Blüthentheilen ist nichts vorhanden. Keine Spur einer Neubildung nach der Anlage dieses Staubblatt-Wirtels lässt die Annahme
eines Abortes weiterer Blüthenwirtel gerechtfertigt erscheinen. Nur
die Spitze der Blüthenachse selbst abortirt.

Sollen also die Thatsachen allein entscheiden, so kann weder von
Abort eines zweiten Staubblatt-Wirtels die Rede sein, noch von Abort
eines Carpidien-Wirtels. Den Thatschen zufolge ist die männliche Blüthe
von *Piper* nicht durch Abort, sondern von Anfang an eingeschlechtig.

## Rückblick auf die Blüthen-Entwicklung.

Mit der zuletzt genannten Species ist die Reihe der Blüthenformen,
die ich genauer untersuchen konnte, abgeschlossen. Die geographische
Verbreitung der *Piperaceen*, die nur wenig nach Norden über den
Aequator hinausgehen, in Europa ganz fehlen, sowie die geringe Anzahl der Formen, die in den Gewächshäusern der botanischen Gärten
zur Blüthe gelangen, bringt es mit sich, dass die Anzahl der genauer
untersuchten Formen eine so geringe ist im Vergleich zur Anzahl der
bekannten Species. So mussten nothgedrungen einzelne Blüthenformen
ganz unberücksichtigt bleiben, die morphologisch von nicht geringem
Interesse sind, wie die merkwürdigen Blüthen von *Muldera* Miq.
und a. m.

Ueberblicken wir aber die dargestellten Blüthenformen, so lassen
sich jene vier Typen, die schon oben bei der Entwicklung der Deckblätter hervortreten, deutlich wiedererkennen. Allen übrigen Blüthenformen steht zunächst die Gattung *Peperomia* unvermittelt gegenüber;
ihr eigenthümlich gebauter Fruchtknoten entfernt sie weit von allen
andern Blüthen. In *Enckea* zeigt sich dann der Blüthenbau der *Pipereen* in seiner regelmässigsten Ausbildung. In der Gruppe der *Artanthe*
bildet die wechselnde schwankende Zahl der Glieder des Andröceums

---

Syst. Pip.) der männlichen (und hormaphroditen) Blüthe von Piper nigrum L.
geben nur zwei seitliche Staubgefässe an. Unter der Bezeichnung P. nigrum L.
werden aber schon seit Linné so verschiedenartige Dinge zusammengefasst,
dass die Ordnung dieser Verwirrung eine höchst langwierige und mühsame
Arbeit erfordert. die ausserhalb Ostindiens, wo allein alle die zahllosen Varie-
täten zur Hand sind, nicht möglich sein dürfte.

ein charakteristisches Kennzeichen, das alle einzelnen Blüthenformen
vereinigt. Bei *Piper* endlich ist die eingeschlechtige Ausbildung der
Blüthe das hervorragendste Merkmal.

In diese vier Gruppen lassen sich nun sämmtliche Büthenformen
der Familie, die ich bis jetzt genauer nach Herbarienmaterial untersuchen konnte, vertheilen. An *Enckea* schliesst sich vollständig die
kleine Gattung *Callianira Miq.* an. Dieselben Blüthenformen wie bei
*Artanthe Jamaicensis* und *recurva* fanden sich ferner bei allen untersuchten Species der grossen Gattung *Artanthe Miq.* und werden vielleicht späterhin ein Hülfsmittel an die Hand geben, diese allzu umfangreiche Gattung in einzelne natürliche Gruppen zu zerlegen. Und
ebenso konnte ich bis jetzt alle Blüthenformen aus dem weiten Umfange
der Gattung *Piper Miq.* auf wenige Formen zurückführen, die mit der
beschriebenen männlichen Blüthe von *Piper nigrum* zu derselben
Gruppe gehören. Doch sind meine Beobachtungen in dieser Hinsicht
bis jetzt keineswegs abgeschlossen. —

Zur allgemeinen Morphologie der Blüthe geben jedoch die oben
geschilderten Blüthenformen noch Anlass zu einigen ausführlicheren
Bemerkungen.

Dahin gehört vor allem das gänzliche Fehlen einer jeden Blüthen-
hülle. Lässt auch die ausschliessliche Beobachtung der Höcker bei
der Entwicklung von Blüthen stets noch Zweifel an dem vollständigen
Fehlen einzelner Blüthentheile zu, so macht die genaue Beobachtung
der Vorgänge im Zellgewebe des Meristemes selbst alle solche Zweifel
unmöglich. Und diese genaue Beobachtung der einzelnen Veränderungen im Zellgewebe lässt, wie oben dargethan, von der Anlage eines
Perigons nicht das geringste erkennen. An der Blüthe der *Piperaceen*
fehlt also ein Perigon vollständig; die einzelne Blüthe besteht nur
aus Staubblättern und Fruchtknoten oder selbst nur dem einen von
beiden.

Dann aber zeigen auch diese *Piperaceen*-Blüthen, speciell die
Blüthen von *Peperomia*, *Pothomorphe* und *Artanthe Jamaicensis*, dass
in den einzelnen Wirteln der Blüthe einzelne Glieder vollständig fehlen
können, die nach der Analogie anderer Blüthen und der Stellung
der vorhandenen Glieder erwartet werden dürfen. So fehlt bei *Peperomia* und *Pothomorphe* ein drittes median nach hinten stehendes
Stamen, auf das die Stellung der beiden vorhandenen Stamina hin-

weist, vollständig; auch nicht die geringste Neubildung im Zellgewebe des Meristemes tritt ein, die als Aequivalent eines solchen Stamens gedeutet werden könnte. Ja selbst ganze Wirtel, die bei anderen Blüthenformen vorhanden sind, können fehlen, ohne dass die geringste Spur derselben aufzufinden wäre, wie dies die Blüthe von *Artanthe recurva* mit ihren beiden superponirten Wirteln zeigt.

Solche sogenannten Unregelmässigkeiten im Bau der Blüthen sind schon in anderen Familien zahlreich genug beobachtet worden. Doch hat man stets durch die willkürliche Annahme des Abortes einzelner Blüthentheile diese scheinbaren Ausnahmen mit den angeblichen Gesetzen des Blüthenbaues in Einklang zu bringen gesucht. Die blosse Beobachtung der Höcker bei der Entwicklung der Blüthen konnte diesen willkürlich angenommenen Abort freilich nicht mit Erfolg bekämpfen. War äusserlich von abortirenden Theilen nichts zu bemerken, so blieb immer noch die Möglichkeit offen, dass diese Theile im Inneren des Vegetations-Punktes angelegt würden aber nicht zur Ausbildung gelangten. Wird aber durch die Beobachtung des Zellgewebes nachgewiesen, dass solche abortirenden Theile auch nicht durch die geringste Neubildung von Zellen angelegt werden, so darf von Abort einzelner Blüthentheile nicht mehr die Rede sein[1]). Und dies glaube ich oben für die beschriebenen *Piperaceen*-Blüthen gethan zu haben. Hier bei den *Piperaceen* finden sich also unvollständige und selbst superponirte Wirtel, ohne dass Abort einzelner Glieder stattfände.

Ganz dieselben Betrachtungen lassen sich auch an die eingeschlechtige Blüthe von *Piper nigrum* anknüpfen. Die männliche Blüthe dieser Pflanze ist eingeschlechtig, aber nicht durch Abort des Fruchtknotens. Von einem solchen ist keine Spur vorhanden, noch weniger also kann derselbe abortiren. Der Vegetations-Punkt der Blüthe beschränkt sich eben nur auf die Anlage dreier Staubblätter und abortirt dann selbst.

Ganz etwas anderes freilich ist es, wenn man dem Worte Abort einen anderen Sinn beilegt, der ihm etymologisch nicht zukommt. Man redet von abortirenden Organen da, wo man nach der Analogie

---

1) Ein »Abort«, der »auch der genauesten Forschung entgeht« (vgl. Krafft, die normale und abnorme Metamorphose der Mayspflanze Wien 1870. p. 64) ist doch wohl kein Abort mehr; das ist eine einfache contradictio in adjecto.

verwandter Formen Organe erwartet hätte, die nicht vorhanden sind. Eine solche Bedeutung aber ist dem Worte.Abort eigentlich fremd. Wo Organe angelegt werden, aber fehlschlagen, da tritt Abort, Fehlgeburt, ein. Wo aber erwartete Organe nicht entstehen, da darf man nur von Nichtentstehen derselben — Ablast[1]), wie ich dies nennen möchte — reden, nicht von Abort. Beide Begriffe sind durchaus verschieden: Abort bezeichnet das Fehlschlagen angelegter Theile, Ablast das Ausbleiben jeder Neubildung, wo man dieselbe erwartet hätte — oder, im Sinne der Descendenztheorie, wo dieselbe bei den Vorfahren der vorliegenden Form vorhanden waren.

Wenden wir diese Betrachtungen auf die oben beschriebenen Blüthen der *Piperaceen* an, so kann man z. B. der Blüthe von *Artanthe recurva* einen ablastirenden Staubblatt-Wirtel, der Blüthe von *Piper nigrum* einen ablastirenden Fruchtknoten zuschreiben. Das sagt in Bezug auf die Thatsachen nichts weiter, als dass hier die Analogie der Blüthe von *Enckea* u. a. einen solchen Wirtel, einen Fruchtknoten hätte erwarten lassen, der aber vollständig fehlt. Solche thatsächliche Angaben allein aber haben für die morphologische Betrachtung der Blüthe einen Werth[2]).

## Morphologische Bedeutung der Samenknospe.

Bei der obigen Betrachtung der einzelnen Blüthenformen ist niemals von dem morphologischen Werthe der Samenknospe die Rede gewesen. Diese Frage soll nun noch etwas ausführlicher erörtert werden.

Wie die Darstellung der Entwicklungsgeschichte gezeigt hat, entsteht die Samenknospe bei allen Blüthenformen der *Piperaceen* in der-

---

1) ά-βλαστέω.

2) Vergl. zu der obigen Auseinandersetzung auch die Bemerkungen Pfeffer's (Zur Blüthen-Entwicklung der Primulaceen und Ampelideen in Pringsheim Jahrb. f. wiss. Botanik VIII p. 212 und 213), die derselbe an die superponirten Wirtel von Ampelopsis anknüpft, sowie die allgemeinen Erörterungen über den Abort in Sachs Lehrbuch der Botanik (II. Aufl.) p. 200, 451 u. 495.

selben Weise. Auf der mehr oder weniger flachen Spitze der Blüthenachse erhebt sich rings um den Mittelpunkt der Vegetationsfläche, den
Scheitel derselben, ein ringförmiger Wall, der zur Fruchtknotenwand
heranwächst. Nach einiger Zeit erhebt sich in der Mitte dieses Ringwalles genau central ein halbkugeliger Höcker. Dieselbe Zellenmasse,
die bis dahin den Vegetations-Scheitel einnahm, bildet die Masse dieses
Höckers. Dieser Höcker muss mithin auch als echte Vegetations-
Spitze betrachtet werden, die nach kurzer Ruhepause sich von Neuem
erhebt.

Dieser Höcker aber wird zur Samenknospe. Die frühere innere
Differenzirung geht verloren, die äussere Gestalt verändert sich vollständig: die Vegetations-Spitze wird durch besondere Differenzirung,
durch M e t a m o r p h ose zur Samenknospe.

Welchen morphologischen Werth besitzt nun diese
Samenknospe?

Unter den verschiedenen Ansichten, die schon seit langer Zeit
über die morphologische Bedeutung der Samenknospen aufgestellt sind,
haben zwei eine besonders allgemeine Verbreitung gewonnen. Die eine
erklärt die Samenknospe für eine echte Knospe d. h. einen unentwickelten verkürzten Spross, die andere Ansicht aber schreibt der Samenknospe stets phyllomatische Bedeutung zu.

Die erstere Anschauungsweise stützte sich vor allem auf solche
abnormen Blüthen, in denen die Samenknospe zu einem deutlichen
Spross ausgewachsen war. Doch hat Cramer [1]) durch sorgfältige
Prüfung und Kritik aller einzelnen Angaben der Litteratur das Vorkommen solcher durchwachsenen Samenknospen im höchsten Grade
unwahrscheinlich und zweifelhaft gemacht und dadurch jener Anschauungsweise, die in der Samenknospe eine wirkliche Knospe, einen unentwickelten Spross, sieht, die gewichtigste Stütze entzogen.

An die Stelle dieser älteren Anschauungsweise aber ist seit

---

1) Cf. Cramer, Bildungsabweichungen bei einigen wichtigeren Pflanzenfamilien und die morphologische Bedeutung des Pflanzeneies. Zürich 1864
p. 121—128; und Cramer, Ueber die morphologische Bedeutung des Pflanzeneies etc. Bot. Zeitung 1868 p. 241 ff. Auch die Fig. 11—14 stellen nur miss-
gestaltete Samenknospen von *Rumex scutatus* dar, aber keineswegs durchwachsene
Samenknospen.

Cramer's Untersuchungen vielfach die entgegengesetzte Ansicht getreten, den Knospenkern stets für eine »blosse Blattemergenz« [1], die damit »gleichfalls Blattnatur besitze«, zu erklären.

Abgesehen nun davon, dass aus dem blattbürtigen Ursprung einer Samenknospe über die morphologische Bedeutung derselben noch gar nichts, vor allem keine phyllomatische Bedeutung gefolgert werden kann, so sind auch noch nicht einmal alle Samenknospen blattbürtig. Bei vielen Familien freilich und grade bei solchen, die einen grossen Theil unserer einheimischen Gewächse umfassen, den *Cruciferen*, *Ranunculaceen*, *Papilionaceen*, *Liliaceen* etc. entsteht die Samenknospe allerdings unzweifelhaft als Neubildung der Carpidien. Ja selbst bei den *Compositen* ist, wie Cramer zuerst nachgewiesen, der Knospenkern durchaus blattbürtig. Die Vermuthung Cramer's, dass sich in derselben Weise wie hier auch alle übrigen Fälle würden erklären lassen, in denen scheinbar terminale Samenknospen vorkommen, ist jedoch durch die Beobachtung keineswegs bestätigt worden.

Die älteren Arbeiten über Blüthenentwicklung (wie Payer, Organogénie comparée de la fleur (1857), Hooker's Untersuchungen über Welwitschia (1863) etc.) können hier nicht in Betracht kommen, da bei diesen Arbeiten die in Rede stehende Frage noch nicht durch Cramer (1864) angeregt war. Zuerst nach dem Erscheinen der Cramer'schen Untersuchungen aber hat A. W. Eichler für die *Helosideae* [2]) nachgewiesen, dass hier die Spitze der Blüthenachse selbst zur Samenknospe wird. Dann ist dieselbe Entstehung der Samenknospe von mir für die *Piperaceen* behauptet worden in der vorläufigen Mittheilung über die vorliegende Arbeit [3]). Dasselbe geschah kurze Zeit darauf auch für die Gattung *Najas* durch P. Magnus ebenfalls

---

1) Cramer l. c. p. 127.

2) Eichler, Sur la structure de la fleur femelle de quelques Balanophorées (in Actes du congrès international de Botanique. Paris 1867.) p. 149; ferner Latrophytum, ein neues Balanophoreengeschlecht aus Brasilien (Bot. Zeitung 1868, p. 546) und Balanophoreae Brasilienses. München 1869 (Aus Martius' Flora Brasiliensis).

3) Sitzungsberichte der niederrh. Gesellsch. f. Natur- u. Heilkunde. Sitzung vom 2. August 1869; abgedruckt in der Bot. Zeitung 1870, p. 40.

in einer vorläufigen Mittheilung[1]). In der ausführlichen Darstellung
seiner Beobachtungen über *Najas*[2]) fügt Magnus auch die *Taxineae*
und *Gnetaceae* hinzu. Sachs schliesst sich in der zweiten Auflage seines
Lehrbuches (p. 474) ganz dieser Auffassungsweise der genannten Familien an und zieht zur Zahl derselben noch die *Chenopodeae*
und *Polygoneae* heran. Nach eigenen Beobachtungen kann ich hier
vor allem noch *Zea Mays* (alle Gramineae?) anführen. — Damit
aber ist die Anzahl der Familien mit terminaler Samenknospe sicher
noch nicht abgeschlossen, darauf deuten schon Payer's Abbildungen
genugsam hin. Doch bleibt bei allen eben nicht genannten Familien
immer noch die Frage unentschieden, ob die Samenknospen derselben
hierher zu den *Piperaceen* und *Najadaceen* zu rechnen seien oder aber
zu den *Compositen*.

Gleichwohl ist die Anzahl der Familien mit terminaler Samenknospe auch jetzt schon gross genug gegenüber den Familien mit
blattbürtigen Samenknospen, dass dieselben nicht mehr als blosse Ausnahme einer sonst allgemein gültigen Regel betrachtet werden können. —

So entsteht also die Samenknospe bald als Emergenz aus echten
Phyllomen, bald durch Umformung der Vegetations-Spitze: in beiden
Fällen kann das Verhältniss zum Sprossganzen d. i. die morphologische
Bedeutung derselben doch unmöglich dieselbe sein. Allgemein besitzt
die Samenknospe also nicht stets denselben morphologischen
Werth.

Zudem gibt es ja auch keinen einzigen Grund, der stets dieselbe
morphologische Bedeutung aller Samenknospen erforderte. Der Begriff
der Samenknospe verlangt ja nur einen Gewebekörper, der den Embryosack umschliesst, alles andere, alle Differenzirung in Knospenkern
und Integumente etc. ist für den Begriff der Samenknospe nebensächlich, unwesentlich. Der Embryosack aber ist nichts weiter als eine
einzelne Zelle, die zu bestimmtem physiologischem Zwecke bestimmt
differenzirt ist. Die physiologischen Aufgaben aber finden sich in der
Natur allgemein an die verschiedenartigsten morphologischen Gebilde
geknüpft. So fällt auch in der Blüthe der Angiospermen die Ausbil-

---

1) P Magnus, Zur Morphologie der Gattung Najas. Bot. Zeitung 1869,
p. 771 ff.

2) P. Magnus, Beiträge zur Kenntniss der Gattung Najas. Berlin 1870.

dung einer Embryosack-Zelle den verschiedenartigsten Gewebekörpern zu, die an sich in sehr verschiedenem Verhältniss zum Sprossganzen stehen d. i. den verschiedensten morphologischen Werth besitzen.

Bisweilen entsteht der Embryosack mitten im Gewebe des eingebogenen Fruchtblattes (*Crinum*). In sehr vielen anderen Fällen erhebt sich auf der Innenfläche des Carpidiums ein Zellenkomplex, in dessen Mitte eine einzelne Zelle zum Embryosack differenzirt wird; zumeist lässt dieser Zellencomplex dabei noch ein oder mehrere Integumente aus sich hervorsprossen (*Saurureae, Centradenia* etc.). Bisweilen gestaltet sich jene Zellenmasse zu einem reich verästelten Gebilde und entwickelt dann an der Spitze jedes einzelnen Aestchens im Inneren des Gewebes eine Embryosackzelle; äusserlich werden auch diese Enden mit Integumenten umhüllt (*Orchidaceae, Cytineae* etc.). In sehr vielen Fällen erhebt sich ferner auf einem Zipfel des Carpidiums die Zellenmasse, in deren Innerem der Embryosack entsteht; dieser Zipfel umwächst jene Zellenmasse dann als einziges Integument (*Labiatae* etc.), oder aber es tritt innerhalb dieses Integumentes aus dem Knospenkerne hervor noch ein zweites inneres Integument hinzu (*Liliaceae* etc.). Oder aber ein ganzes Phyllom wird der Träger jener Zellenmasse und umwallt dieselbe als einziges (*Compositae*[1]) oder als äusseres Integument (*Primulaceae*). Bei andern Pflanzen wird in der Zellenmasse der Vegetations-Spitze selbst eine einzelne Zelle zum Embryosack ausgebildet; der Vegetations-Kegel bleibt dabei äusserlich unverändert (*Helosideae*), oder er lässt aus sich noch ein oder mehrere Integumente hervorsprossen (*Piperaceae, Najadaceae* etc.). Endlich kann auch jegliche äussere Differenzirung einer Zellenmasse, eines Knospenkernes unterbleiben, eine beliebige Zelle des Blüthenbodens kann zum Embryosack werden (*Loranthaceae*).

So wird also der Embryosack an den verschiedensten Orten angelegt, sein Ursprung ist keineswegs an die Glieder einer bestimmten

---

1) Für die *Compositen* hat zuerst Cramer die seitliche Entstehung des Knospenkernes an der jungen Anlage des Samenblattes nachgewiesen. Koehne (Ueber Blüthenentwicklung bei den *Compositen* Berlin 1869, p. 65 ff.) bezweifelt diese Thatsache und ebenso nach ihm Magnus (Najas, p. 30 Anm.). Ebenso wie Sachs (Lehrbuch etc. p. 473) aber habe auch ich die Angaben Cramer's bei den Species, die ich darauf hin untersuchte, bestätigt gefunden.

morphologischen Kategorie gebunden. Dem entsprechend wird auch in jedem einzelnen Falle dem Zellkörper, in dem der Embryosack entsteht, der Samenknospe, eine verschiedene morphologische Bedeutung, ein verschiedenes Verhältniss zum Sprossganzen, zukommen. —

Hier in dem vorliegenden Falle der *Piperaceen* entsteht, wie oben dargethan, die Samenknospe durch besondere Differenzirung der Vegetations-Spitze selbst.

Eine laterale Ausgliederung der Spross-Spitze kann also diese Samenknospe niemals genannt werden, also auch niemals den morphologischen Werth eines Phylloms beanspruchen.

Es fragt sich nun, ob dieser terminalen Samenknospe der Werth einer wahren Knospe d. i. eines verkürzten Sprosses zugetheilt werden darf. In diesem Falle müsste der Knospenkern mit dem Funiculus die Sprossachse darstellen, die Integumente aber Phyllome dieser Achse sein, und, da ja der Knospenkern nur die Fortsetzung der Blüthenachse selbst sein könnte, so müssten die Integumente ebenso Phyllome dieser Blüthenachse sein wie die voraufgehenden Stamina und Carpidien.

Ein solcher Fall würde in der That eintreten, wenn nach der Anlage der Staubblätter und Carpidien (ein oder zwei) ringförmige Phyllome am Vegetations-Scheitel hervorsprossten und zu Integumenten sich entwickelten, während darnach in der Vegetations-Spitze selbst durch innere Differenzirung der Embryosack entstünde [1]). Dann würden die beiden Integumente ganz in demselben Verhältniss zur Blüthenachse stehen, wie die Stamina und Carpidien, also ebenfalls den Werth von Phyllomen der Blüthenachse besitzen, das Ganze, Knospenkern und Integumente, würde dann eine wirkliche Knospe bilden. Das ist aber hier keineswegs der Fall.

Die Bildung der Samenknospe geht hier vielmehr so vor sich, dass die Vegetations-Spitze direkt nach Anlage des Fruchtknotens eine Metamorphose erleidet: das bezeugt schon das Verschwinden der inneren Differenzirung. Dann aber sprossen an der metamorphosirten Stammspitze die Integumente und zwar in basipetaler Folge hervor.

---

1) Ob in dieser Weise bei irgend einer Familie die terminale Samenknospe gebildet wird, vermag ich nicht zu sagen, doch halte ich es nicht für unmöglich.

Die letzteren stehen somit zur Blüthenachse keineswegs in demselben Verhältniss wie die vorhergehenden Phyllome der Blüthe, können also auch nicht diesen gleichwerthig genannt werden. Mithin kann auch die ganze Samenknospe nicht als einfache Endknospe des Blüthensprosses betrachtet werden.

Ich kann nach alledem die Samenknospe der *Piperaceen* nicht anders deuten, denn als eine Neubildung von lediglich physiologischer Bedeutung, die nicht zu den Produkten der einfachen Ausgestaltung des Vegetations-Kegels zu zählen ist [1]). Darnach können denn auch die morphologischen Kategorien, in welche man die Theile eines ausgestalteten Sprossganzen anordnet, die Begriffe Kaulom, Phyllom und Trichom, auf die Samenknospe nicht mehr eine Anwendung finden. Knospenkern, Funiculus und Integumente sind bei den *Piperaceen* somit weder Kaulome, noch Phyllome, noch Trichome [2]), noch auch eine

---

1) Als solche äussere Ausgestaltungen lediglich von physiologischer Bedeutung, auf welche die Kategorien Blatt, Achse und Haar keine Anwendung finden können, betrachte ich nicht nur den vorliegenden Fall der terminalen Samenknospe, sondern auch die blattbürtigen Samenknospen von *Centradenia* u. ä., die Drüsen an den Blattstielen von *Ricinus* (Reissek, Bot. Zeitung 1853 p. 338 ff.) und *Prunus* etc., die Sporangien der *Polypodiaceen* etc., die Pollinarien der *Cycadaceen* u. s. f. Ganz gleichwerthig dieser äusseren Ausgestaltung tritt in anderen Fällen, auch lediglich zu physiologischem Zwecke, eine innere Differenzirung des Zellgewebes ein und bewirkt so die Bildung von Fibrovasalsträngen, Staubfächern und Pollen der Angiospermen, Embryosackzellen im Inneren des Fruchtblattes (*Crinum*) oder des Blüthenbodens (*Loranthaceae*) u. s. f. Alle diese Bildungen können nicht mit den Produkten der einfachen Ausgestaltung eines Sprosses in Kaulom, Phyllom und Trichom gleichgesetzt werden.

2) Durch diese Deutung der Samenknospe und der einzelnen Theile derselben erledigt sich auch eine Behauptung, die sich in dem vorläufigen Bericht über diese Arbeit findet. Dort nannte ich nämlich die Integumente auf Grund ihrer Entstehung aus der Epidermis Trichome: eine Erklärung, die mehrfach (z. B. bei Magnus, Najas etc. p. 38 Anm. 2) Widerspruch gefunden hat. So lange man die Definition des Begriffes Trichom als Epidermis-Auswuchs, die z. B. Sachs in der 2. Aufl. seines Lehrbuches gibt, beibehält, so lange müssen allerdings auch die Integumente der *Piperaceen* Trichome genannt werden. Diese Definition aber kann ich jetzt durchaus nicht mehr für angemessen halten. Damit fällt natürlich auch die Deutung der Integumente als Trichome.

Verbindung derselben, sondern lediglich Theile der Samenknospe, diese selbst aber ist nichts weiter als die metamorphosirte Vegetations-Spitze. —

Ein anderes ist es natürlich in anderen Fällen z. B. da, wo das Integument nicht als eine Bildung des Knospenkernes aufzufassen ist, wo dieser vielmehr auf dem Integumente entsteht, wie bei dem einzigen Integumente der *Compositen*, der *Labiaten* etc. dem äusseren Integumente der *Primulaceen*, *Liliaceen* etc. In solchen Fällen kann das Integument sehr wohl in demselben Verhältniss zur Blüthenachse stehen wie ein Carpidium oder selbst den Theil eines Carpidiums bilden. In beiden Fällen besitzt das Integument wirklich phyllomatische Bedeutung. Entsteht in solchen Fällen aus dem Knospenkern selbst noch ein zweites inneres Integument, so muss diesem die Bedeutung eines Phyllomes wieder durchaus abgesprochen werden[1]).

---

Zum Schlusse sei es mir noch erlaubt, meinem verehrten Lehrer, H. Professor Hanstein in Bonn, dem ich die erste Anregung zu den vorliegenden Untersuchungen verdanke, meinen innigsten Dank auszusprechen für die freundliche Hülfe, die er mir jeder Zeit bei meinen Arbeiten bewiesen hat. Ebenso sage ich auch allen den Herren, die mich durch Mittheilung von Untersuchungsmaterial aufs bereitwilligste unterstützt haben, meinen besten Dank.

---

1) Ich schrecke keineswegs davor zurück, den beiden Integumenten derselben Samenknospe verschiedenen morphologischen Werth d. h. ein verschiedenes Verhältniss zum Blüthenspross zuzuschreiben. Die Entstehung beider Integumente ist ja oft eine sehr verschiedene. Die gleiche physiologische Function beider Integumente aber kann niemals ein Grund sein, beide für morphologisch gleichwerthig zu erklären.

# Nachschrift.

Der Druck der vorliegenden Arbeit hat sich durch äussere Umstände längere Zeit, nachdem dieselbe abgeschlossen war, verzögert. Inzwischen ist im X. Bande der Adansonia ein Aufsatz von Baillon erschienen: sur la position des *Chloranthacées*, worin sich einige Angaben über die Entwicklung der *Piperaceen*-Blüthen vorfinden, die hier nicht unerwähnt bleiben dürfen. Baillon hat ausschliesslich die Entwicklung des Fruchtknotens verfolgt, ist dabei aber zu Resultaten gelangt, die von der obigen Darstellung sehr bedeutend abweichen.

L'étude organogénique des Pipérées, heisst es l. c. p. 139 ff., nous a fait voir . . . que leur ovule n'est pas exactement basilaire, mais un peu latéral, inséré très-près de la base, mais non à la base même de la loge. Cela tient à ce que le gynécée des Pipérées est formé d'une seule feuille carpellaire. Or, la feuille carpellaire et l'ovule, qui tient, par rapport à elle, la place d'un bourgeon axillaire, ne peuvent pas s'insérer sur leur support commun exactement à la même hauteur. L'insertion de la feuille se fait un peu plus bas que celle de l'ovule, lequel s'attache du côté où les bords de la feuille se rejoignent, c'est-à-dire en dedans, car la feuille carpellaire des Poivres est antérieure, superposée à la bractée florale. Dans plusieurs espèces cultivées de *Piper* et de *Peperomia*, nous avons vu cette feuille carpellaire se montrer sur le court réceptacle floral, comme un petit croissant à concavité postérieure. Souvent ce croissant, extrêmement arqué, avait ses deux extrémités presque contiguës, du côté postérieur de la fleur. Le plus ordinairement, l'enceinte ovarienne est, dès qu'elle est visible, circulaire et complète, mais plus épaisse dans ce cas au côté antérieur. L'ovule nait ensuite vers la base de la fente du carpelle; son nucelle s'élève, puis se garnit supérieurement d'une enveloppe au-dessus de laquelle son sommet demeure souvent très-visible. Il s'incline parfois vers le côté antérieur de l'ovaire; de sorte que l'ovule, parfaitement orthotrope et rectiligne dans certaines espèces, présente dans certaines autres (notamment dans le *Peperomia blanda* Hook.) un commencement d'anatropie qui porte le micropyle en haut et un peu en avant . . . . Quant à la paroi ovarienne des Pipérées, elle forme très-ordinairement un sac insymétrique; ce qui est dû à l'évolution unilatérale, par rapport au réceptacle floral, de l'unique feuille carpellaire qui la constitue. Dans les *Peperomia*, le stigmate n'occupe pas le sommet de figure de l'ovaire, mais il s'insère plus bas et plus en avant que lui. Un peu avant l'âge adulte, l'ouverture supérieure du gynécée est souvent dilatée et coupée très obliquement, de haut en bas et de dedans en dehors. Cette disposition indique l'inégal développement dans leurs diverses régions du bord et du sommet de la feuille carpellaire. Ce dernier peut même ne pas demeurer entier, mais bien se créneler, se lober, se partager d'une façon très-variable. Dans le *Piper nigrum*, par exemple, l'ovaire est surmonté d'un style très-court, bientôt partagé en trois ou quatre languettes stigmatifères, réfléchies sur le sommet de l'ovaire. Quelquefois même il y en a cinq ou six, ou davantage. Elles sont d'inégale épaisseur, et leur position n'a rien de constant, alors même que leur nombre ne varierait pas. Quand par exemple il y a trois languettes, on en voit en avant tantôt une seule, tantôt deux. Cela tient à ce que le gynécée n'est pas constitué, comme il pourrait sembler d'abord, par plusieurs feuilles carpellaires dont les sommets demeureraient libres, ainsi qu'il arrive dans les Polygonées, les Chénopodées, les Conifères, etc, types dans lesquels la placentation est tout-à-fait centrale, mais bien par une seule feuille inégalement découpée dans sa portion stylaire.

Die ganze Darstellung weicht, wie man sieht, beträchtlich von den Resultaten meiner eigenen Untersuchungen ab. Dem gegenüber kann ich aber nur auf meine obige Darstellung sowie auf die beigefügten Abbildungen verweisen, die vollständig genügen, die Angaben Baillon's zu berichtigen. Ich brauche desshalb hier nicht weiter auf alle Einzelheiten einzugehen. Nur das eine sei noch kurz hervorgehoben, dass bei den *Pipereen* das Gynäceum niemals aus einem einzelnen Fruchtblatt gebildet ist, das dem Tragblatt der Blüthe superponirt wäre, noch viel weniger aber die einzige Samenknospe der Blüthe auf diesem Fruchtblatt an der Commissur desselben (als Achselknospe?) entsteht. Diese Angaben werden durch die Beobachtung der Entwicklung entschieden widerlegt.

Fast genau dieselben Angaben über das Gynäceum der *Piperaceen*-Blüthe finden sich in Baillon's Monographie des *Pipéracées* et des *Urticacées* (Histoire des plantes tome III) wiederholt. Le gynécée, heisst es da p. 469 ff., se compose d'un ovaire [5] sessile, uniloculaire, atténué supérieurement en un style qui représente un très-court goulot

et se partage bientôt en trois, quatre, ou même en un plus grand
nombre de petites languettes inégales, réfléchies, stigmatifères. Dans
la loge ovarienne se voit un petit placenta presque basilaire [1]), qui
supporte un seul ovule . . . und dazu die Anmerkungen [2]) Il paraît
formé d'un seul carpelle; et si le sommet. du style est partagé en
plusieurs languettes, celles-ci semblent représenter des divisions d'une
seule et même feuille (voy. Adansonia, X, 140).    On observe çà et
là des fleurs à deux ou à un plus grand nombre de carpelles und
[1]) Mais un peu excentrique, et plus rapproché du côté postérieur de la
fleur. Dem entsprechend zeigt auch das Diagramm von *Piper nigrum*
das Gynäceum gebildet aus einem einzelnen Fruchtblatt, das an seiner
Commissur eine einzelne Samenknospe trägt. — Auch diese Angaben
bedürfen hier keiner ausführlicheren Erörterung, auch sie finden ebenso
wie die Darstellung desselben Autors in der A dansonia ihre vollständige Erledigung und Berichtigung in den obigen ausführlichen
Mittheilungen über die Entwicklung der *Piperaceen*-Blüthe. —

Anderweitige Beobachtungen über die Blüthen der *Piperaceen* aus
neuerer Zeit sind mir nicht bekannt geworden. —

Eine andere Frage aber ist, seitdem die obige Darstellung nie-
dergeschrieben wurde, vielfach nach verschiedenen Seiten hin- und
her besprochen worden: es ist das die Frage nach der morphologischen
Bedeutung der Samenknospe. An Betrachtungen über diese Frage ist
die botanische Literatur des letzten Jahres ziemlich reich. Doch sollte
es hier bei der Darstellung der Blüthenentwicklung der *Piperaceen*
nicht die Aufgabe sein, die morphologische Bedeutung der Samenknospe
im Allgemeinen eingehender zu untersuchen und die mannigfaltigen
Ansichten der verschiedenen Autoren über diese Frage ausführlicher
zu erörtern, hier handelte es sich vielmehr nur darum, die eigene
Auffassung der Samenknospe der *Piperaceen* zu begründen und zu
rechtfertigen. Das glaube ich aber oben in dem Abschnitt über die
morphologische Bedeutung der Samenknospe in ausreichender Weise
gethan zu haben, so dass es nicht mehr nöthig sein wird, hier ausführlicher darauf zurückzukommen, auch nachdem inzwischen die allgemeine Frage von verschiedenen Seiten abermals eine sehr verschiedene Beantwortung gefunden hat.

Strassburg i. E. im August 1872.

# Erklärung der Abbildungen.

Es bedeutet in sämmtlichen Figuren: ep Epidermis, pe Periblem, pe₁ äussere, pe₂ innere Periblemschicht, pl Plerom, pr Procambium, se parenchymatische Zellen von bedeutender Grösse, die mit einem dunkelen ölartigen Inhalte erfüllt sind und bei allen *Piperaceen* sehr häufig und in allen Theilen der Pflanze sich vorfinden. ◂▸ gibt bei den medianen Blüthenlängsschnitten die Richtung von der vorderen nach der hinteren Seite der Blüthe an.

## Tafel I.

### Peperomia ionophylla Griseb.

Fig. 1. Spitze eines jungen Blüthenkolbens mit den eben hervortretenden Anlagen der Blüthendeckblätter.

Fig. 2. Längsschnitt durch die Spitze eines solchen Blüthenkolbens. Bei I und II die erste Anlage der Deckblätter: bei I strecken sich einzelne Zellen der äusseren Periblemschicht senkrecht zur Kolbenoberfläche, bei II ist die erste Zelltheilung bereits eingetreten. (Die Figur ist aus mehreren einzelnen zusammengesetzt.)

### Peperomia pellucida H. B. K.

Fig. 3. Ein analoger Längsschnitt wie Fig. 2. Der Blüthenkolben ist bei der vorliegenden Species viel schlanker als bei der vorigen: der Pleromkörper bleibt viel dünner, die innere Periblemschicht spaltet sich weit später und weniger häufig als bei jener. Bei I und II ebenfalls die ersten Anlagen von Deckblättern.

Fig. 4—7. Deckblätter in verschiedenen Stadien der Entwicklung im medianen Längsschnitt. In Fig. 6 das erste Auftreten des Procambiums des Blattspurstranges; unterhalb des Blattes hat sich eine Zelle der äusseren Periblemschicht tangential getheilt: die erste Anlage der Achselblüthe des nächstniederen Deckblattes. In Fig. 7 hat auch die Anlage der Achselblüthe des Deckblattes selbst durch tangentiale Zelltheilungen im Periblem begonnen. tr Kurzes Kopfhaar mit einer Stielzelle und einer secernirenden Endzelle, wie solche bei allen Arten von *Peperomia* sehr häufig sind.

Fig. 8. Medianer Längsschnitt durch ein entwickeltes Deckblatt (vgl. Taf. 2 Fig. 10).

Fig. 9—11.  Erste Anlage der Blüthe in der Medianebene des Deckblattes.
In Fig. 9 und 10 hat sich eine Gruppe von Periblemzellen der
äusseren Schicht tangential in zwei Lagen gespalten, während auch
in der unterliegenden Rinde neue Zelltheilung eintritt; in Fig. 11
beginnt die untere jener beiden Lagen von neuem tangential sich
zu theilen.

Fig. 12 u. 13.  Mediane Blüthenlängsschnitte mit der ersten Anlage der
Fruchtknotenwandung durch Neubildung im Periblem.  Auf dem
Scheitel des Vegetationspunktes bleiben einzelne Periblem-Zellen
a von der Neubildung unberührt.

# Diagramme.

Fig. 14.  Empirisches Diagramm der Gattung Peperomia.

Fig. 15.  Empirisches Diagramm der Gattung Enckea.

## Tafel 2.
## Peperomia ionophylla Griseb.
(Fortsetzung.)

Fig. 1—3.  Mediane Blüthenlängsschnitte.  Fig. 1 u. 2.  Entwicklung der
Fruchtknotenwandung, in welcher bereits der Procambium-Strang
angelegt wird.  In Fig. 2 hat sich bereits eine Periblem-Zelle auf
dem Vegetations-Scheitel gespalten.  In Fig. 3 erste Entstehung der
Samenknospe.

Fig. 4.  Radialer Längsschnitt einer jungen Samenknospe, an der so eben
die Anlage des Integumentes aus einem Ring von Epidermis-Zellen
beginnt.

Fig. 5.  Desgl.  Das Integument hat sich weiter entwickelt; in der Mitte
des Knospenkernes wird bereits die Embryosack-Zelle sichtbar.

Fig. 6—9.  Entwicklung der Blüthe, von oben gesehen.  Fig. 6.  Erstes
Auftreten der beiden Staubblätter.  Fig. 7.  Ferneres Entwicklungs-
stadium.  Fig. 8.  Erstes Hervortreten der Fruchtknotenwandung.
Fig. 9.  Fertige Blüthe.

Fig. 10.  Medianer Längsschnitt durch eine entwickelte Blüthe.  a lokale
Wucherung des Rindengewebes der Kolbenspindel.

### Enckea Amalago Griseb.

Fig. 11.  Medianer Längsschnitt eines jungen Deckblattes, das erst als
halbkugeliger kleiner Höcker sichtbar ist.

Fig. 12.  Ferneres Entwicklungsstadium des Deckblattes, das bereits die
erste Anlage des Procambium-Stranges zeigt.  In der Achsel des

Deckblattes entsteht durch Spaltung mehrerer Zellen der äusseren
Periblemschicht die erste Anlage der Achselblüthe. tr Einzelne
Epidermis-Zellen wachsen zu vielzelligen Fadenhaaren aus.

Fig. 13. Ferneres Entwicklungsstadium. Das Meristem der Achselblüthe
hat sich deutlich in Plerom und Periblem differenzirt.

Fig. 14—17. Mediane Längsschnitte durch die Blüthe. Fig. 14 Erste
Zelltheilung im Periblem, die zur Bildung des hinteren Staubblattes
führt. Fig. 15. Die beiden medianen Staubblätter sind median
durchschnitten; im Periblem beginnt die Anlage des Ringwalles,
der zur Fruchtknotenwandung wird. Fig. 16. Die Fruchtknotenwandung hat sich bereits deutlich erhoben. Fig. 17. Erste Anlage
der Samenknospe.

# Tafel 3.
## Enckea Amalago Griseb.
### (Fortsetzung.)

Fig. 1—5. Entwicklung der Blüthe, von oben gesehen.

Fig. 6. Medianer Längsschnitt der entwickelten Blüthe.

Fig. 7. Desgl. von einer noch sehr jungen Blüthe, in der die Anlage der
Samenknospe noch nicht begonnen hat.

Fig. 8. Grundriss (Querschnitt) einer entwickelten Blüthe.

## Artanthe Jamaicensis Griseb.

Fig. 9. Medianer Längsschnitt durch ein junges Deckblatt und dessen
Achselknospe. In dem Deckblatt ist der Procambiumstrang bereits
deutlich entwickelt. tr lange Haare. Die Achselknospe zeigt Periblem und Plerom bereits differenzirt.

Fig. 10. Medianer Längsschnitt einer jungen Blüthe. Das mediane hintere Stamen I ist bereits zu einem kleinen Zäpfchen entwickelt, das
mediane vordere II wird soeben durch Zelltheilung im Periblem
angelegt.

Fig. 11. Medianer Längsschnitt eines Deckblattes kurz vor der Blüthezeit.

Fig. 12. Empirisches Diagramm von *Art. Jamaicensis.*

## Artanthe recurva Miq.

Fig. 13. Junge Blüthe von oben gesehen, zur Zeit des ersten Hervortretens des Fruchtknotenwalles. Die drei Staubfäden durchschnitten.

Fig. 14. Medianer Längsschnitt eines jungen Deckblatt-Höckers, kurz
nach der ersten Anlage desselben in der äusseren Periblem-
Schicht (pe₁).

Fig. 15.  Ferneres Entwicklungsstadium.  In der Achsel des Deckblattes
haben sich einzelne Zellen der äusseren Periblemschicht gespalten:
erste Anlage der Achselblüthe.

Fig. 16.  Medianer Längsschnitt einer jungen Blüthe.  Das hintere Stamen
I ist zu einem kurzen Zäpfchen herangewachsen.  Bei II beginnt
durch Zelltheilung im Periblem die erste Anlage des Fruchtknotens.

Fig. 17.  Ferneres Entwicklungsstadium.  Ein Procambiumstrang ps tritt
bereits in das hintere Stamen I ein.  Der Ringwall des Fruchtknotens erhebt sich, während in der Mitte desselben einzelne Periblem-Zellen c, c ungetheilt bleiben.

Fig. 18.  Längsschnitt einer jungen Samenknospe mit den beiden Integumenten, die aus der Epidermis entspringen.  e Embryosack-Zelle,
z Zellenlage um den Embryosack, die sich bereits zu spalten
begonnen hat.

Fig. 19.  Querschnitt eines jungen Staubbeutels.  Zellgruppen, nach aussen
nur von der Epidermis und einer Zellenlage umhüllt, werden zu
Pollen-Mutterzellen.  Die einzelne Zellenlage s spaltet sich dann
in mehrere, aus denen die Wandung des Staubfaches hervorgeht.

Fig. 20.  Medianer Längsschnitt eines jungen Deckblattes mit Achselblüthe (Fig. 17), um das Hervortreten des Randes der Blattoberseite
zu zeigen.

Fig. 21.  Grundriss (Querschnitt) einer entwickelten Blüthe.

Fig. 22.  Längsschnitt derselben Blüthe zur Zeit der Verstäubung.

## Tafel 4.

### Pothomorphe sidifolia Miq.

Fig. 1 u. 2.  Mediane Längsschnitte durch das Deckblatt und dessen
Achselblüthe.  In Fig. 1 ist das Deckblatt ein kleiner halbkugeliger
Höcker, dessen Ursprung aus der äusseren Periblem-Schicht pe₁ noch
sichtbar ist; bei pr beginnt die Anlage des Procambium-Stranges.
In Fig. 2 tritt der obere Rand und die zahlreichen Haare tr bereits
hervor. — In Fig. 1 hat sich eine Zelle a der äusseren Periblem-
Schicht gespalten: erste Anlage der Blüthe.  In Fig. 2 ist das
Blüthen-Meristem bereits in Plerom und Periblem differenzirt.

Fig. 3.  Erste Anlage der Blüthe (im Längsschnitt) durch Spaltung einer
Anzahl von Zellen der äusseren Periblem-Schicht.  Auch in der
Rinde pe₂ tritt Zelltheilung ein.

Fig. 4 u. 5.  Mediane Längsschnitte junger Blüthen.  Fig. 4 zeigt die
erste Anlage des Fruchtknotens durch Zelltheilung im Periblem auf
beiden Seiten der Vegetations-Spitze a, während auf der Spitze

selbst die Periblem-Zellen pe ungetheilt bleiben. In Fig. 5 ist der
Ringwall zu beträchtlicher Höhe entwickelt; pe ungetheilte Periblemzellen der Vegetations-Spitze.

Fig. 6.  Erste Anlage der Samenknospe im medianen Blüthenlängsschnitt.
Fig. 7.  Längsschnitt einer jungen Samenknospe mit dem ersten Hervor-
treten der beiden Integumente.
Fig. 8.  Grundriss (Querschnitt) einer entwickelten Blüthe.
Fig. 9.  Längsschnitt derselben zur Blüthezeit.

### Piper nigrum L. (männliche Blüthe).

Fig. 10 u. 11.  Mediane Längsschnitte von Deckblatt und Achselblüthe in
sehr jungen Entwicklungsstadien. In Fig. 10 erste Zelltheilung im
Periblem zur Anlage der Blüthe. In Fig. 11 ist das Blüthenmeristem in Periblem und Plerom bereits differenzirt.
Fig. 12.  Medianer Längsschnitt einer Blüthe. I das seitliche Staubblatt,
bereits zu einem kurzen Zäpfchen entwickelt; II erste Anlage des
medianen Staubblattes durch Zelltheilung im Periblem.
Fig. 13.  Ferneres Entwicklungsstadium. Das mediane Staubblatt zeigt
die Anlage der Staubfächer. Im Vegetationspunkt selbst ganz
unregelmässige Zelltheilung.
Fig. 14.  Empirisches Diagramm.


## Taf. 5.
### Piper nigrum L.
#### (Fortsetzung.)

Fig. 1.  Längsschnitt einer entwickelten männlichen Blüthe.

### Diagramme.

Fig. 2.  Empirisches Diagramm von Artanthe recurva Miq.
Fig. 3.  Empirisches Diagramm der Gattung Pothomorphe Miq.

### Fig. 4—14. Ottonia laeta Kunth.

Fig. 4.  Empirisches Diagramm.
Fig. 5.  Medianer Längsschnitt eines jungen Deckblattes. In der Achsel
desselben hat eine Zelle a der äusseren Periblem Schicht pe, sich
gespalten: die erste Anlage der Achselblüthe.
Fig. 6 u. 7.  Mediane Blüthen-Längsschnitte. I das hintere, II das vordere mediane Staubblatt. In Fig. 7 erste Anlage des Fruchtknotens
durch Neubildung im Periblem zu beiden Seiten des Vegetations-
punktes.

Fig. 8.  Desgl.  Erste Anlage der Samenknospe durch Zelltheilung im
   Plerom und Periblem.

Fig. 9 u. 10.  Entwicklung der Blüthe, von oben gesehen.  Fig. 9  Anlage der Staubblatthöcker.  Fig. 10 Anlage des Fruchtknotens.

Fig. 11—13.  Mediane Längsschnitte durch Deckblatt und Achselblüthe
   in verschiedenen Entwicklungsstadien.

Fig. 14.  Grundriss (Querschnitt) der Blüthe.

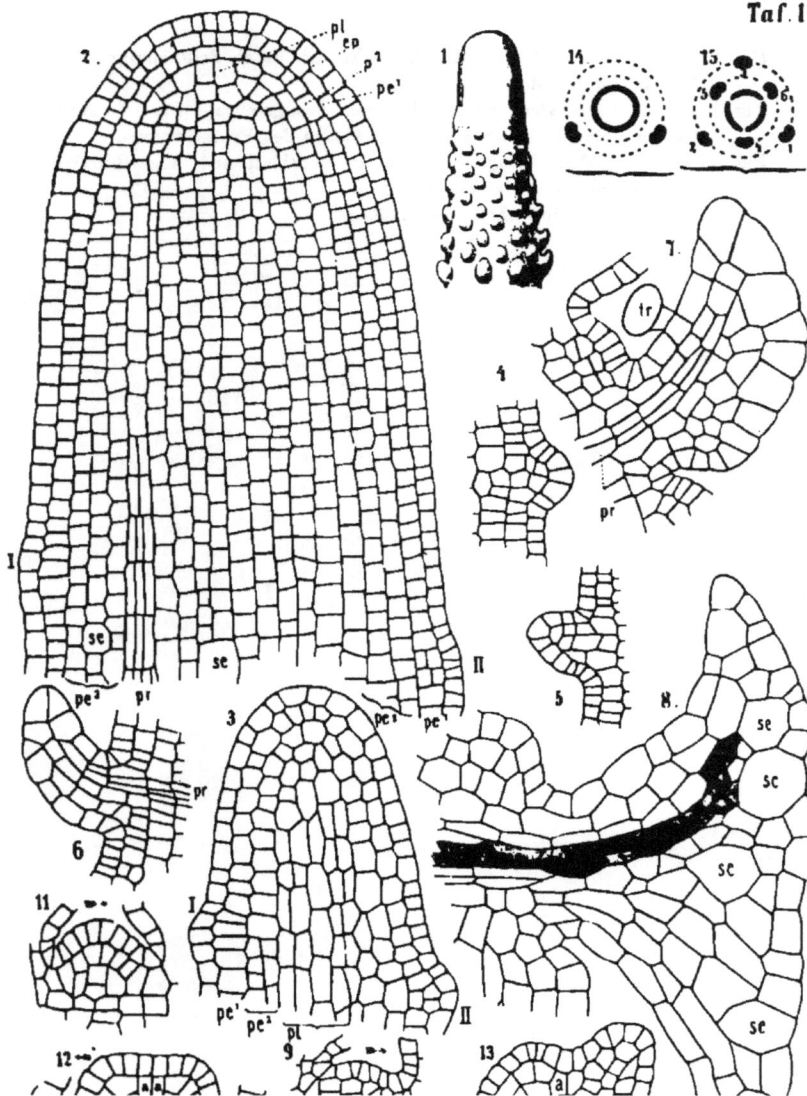

Taf. 1

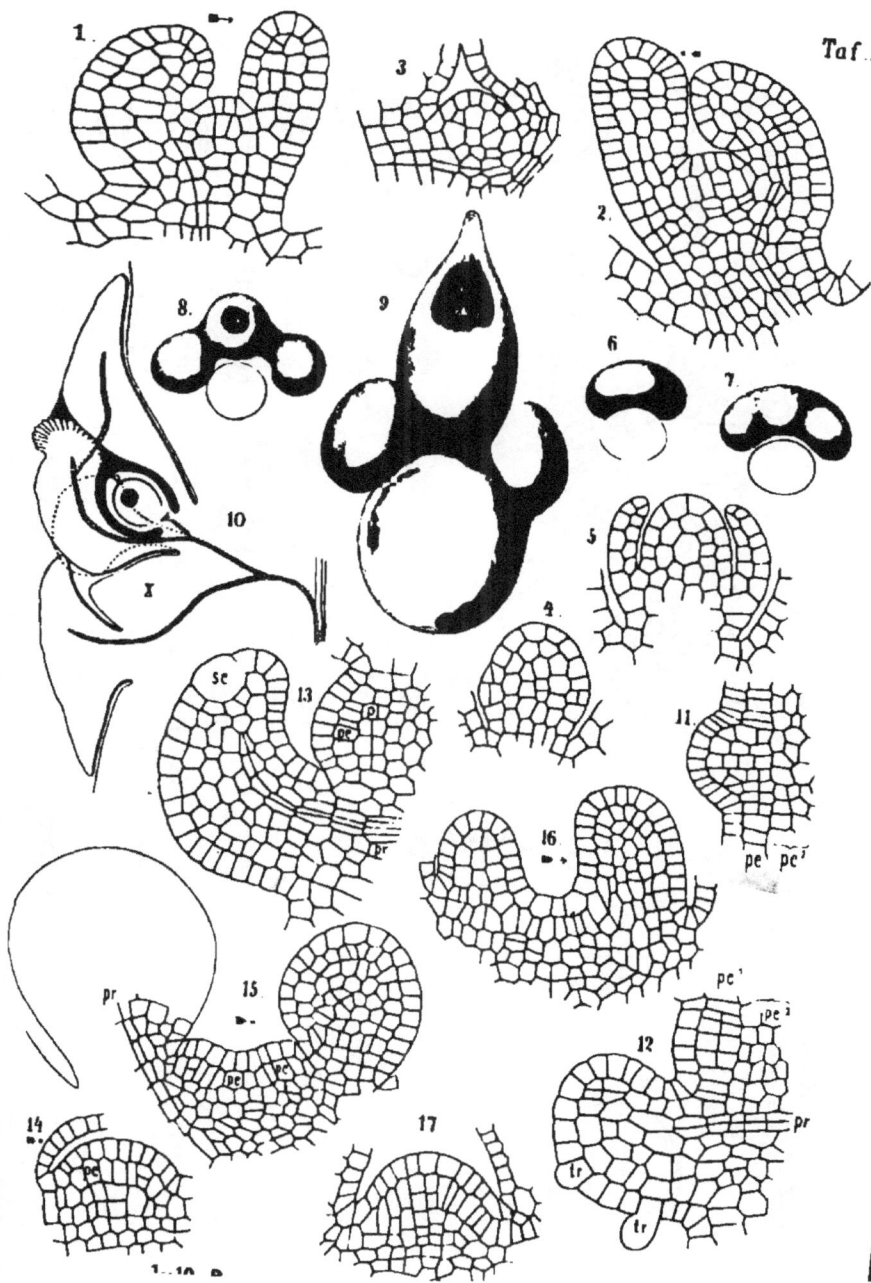

Taf. 2.

Taf. 3.

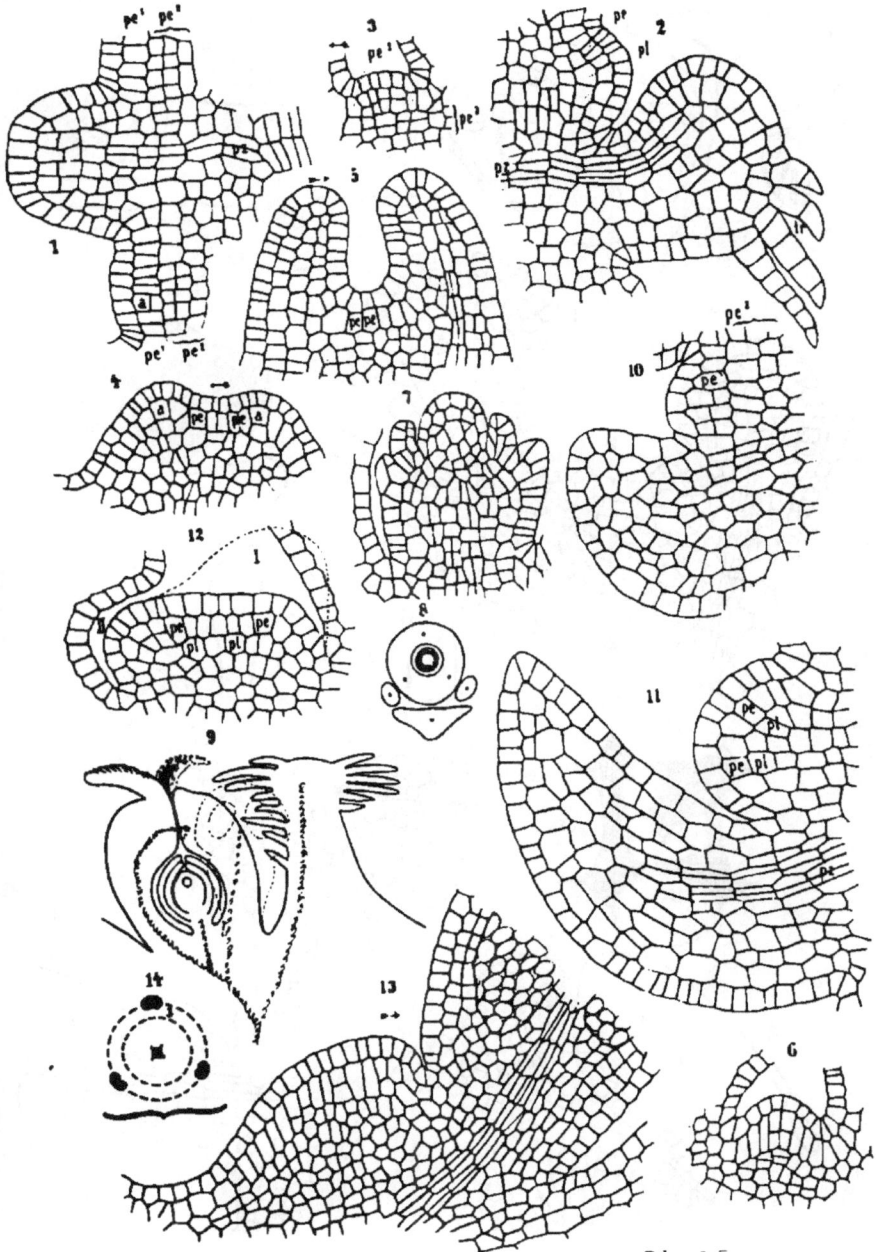

Taf. 4.

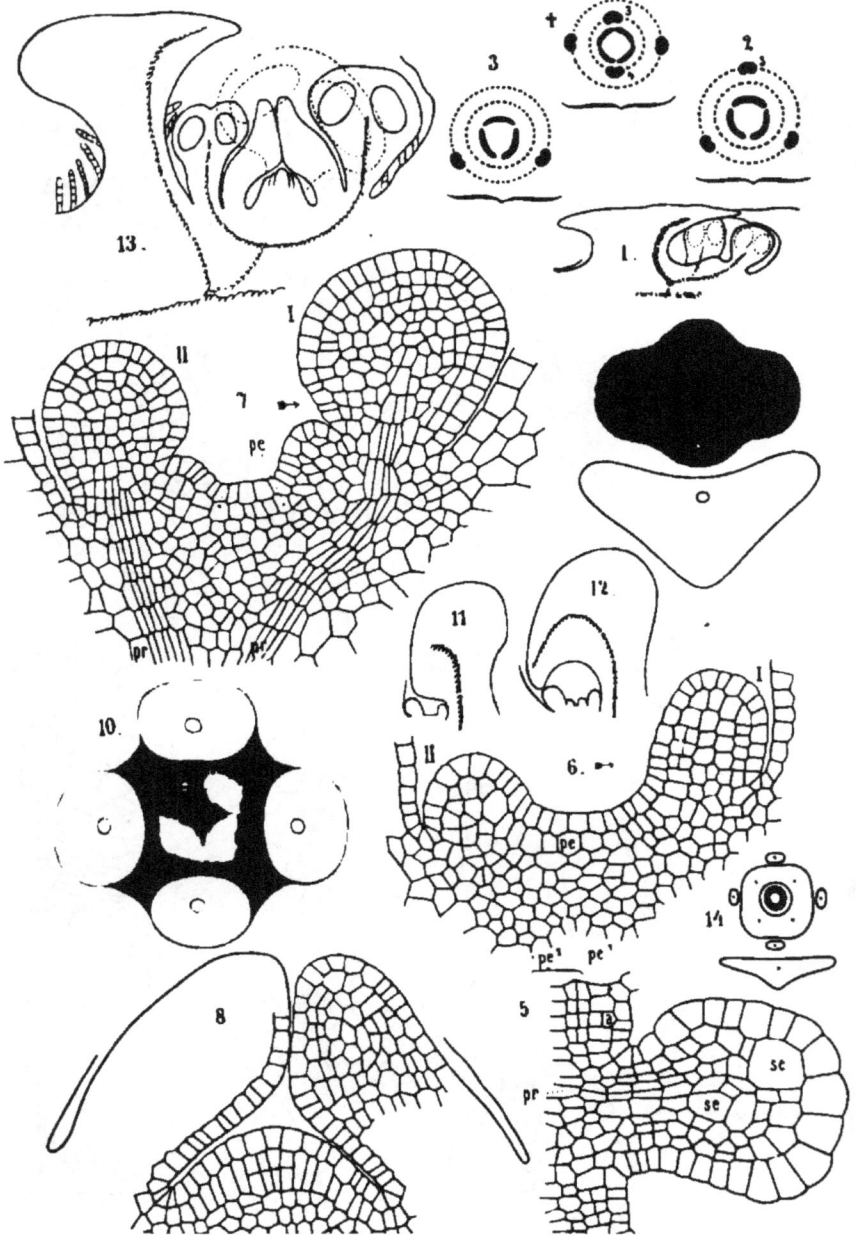

Taf. 5.

# BOTANISCHE ABHANDLUNGEN

## AUS DEM GEBIET

## DER MORPHOLOGE UND PHYSIOLOGIE.

HERAUSGEGEBEN

VON

### Dr. JOHANNES HANSTEIN,

PROFESSOR DER BOTANIK AN DER UNIVERSITÄT BONN.

**ZWEITER BAND.**
**ZWEITES HEFT.**

Untersuchungen über Pollen bildende Phyllome und Kaulome
von Dr. Eug. Warming.

BONN,
BEI ADOLPH MARCUS.
1873.

# BOTANISCHE ABHANDLUNGEN

AUS DEM GEBIET

## DER MORPHOLOGIE UND PHYSIOLOGIE.

HERAUSGEGEBEN

VON

### Dr. JOHANNES HANSTEIN,

PROFESSOR DER BOTANIK AN DER UNIVERSITÄT BONN.

— .

## ZWEITER BAND.

### ZWEITES HEFT.

Untersuchungen über Pollen bildende Phyllome und Kaulome
von Dr. Eug. Warming.

BONN,
BEI ADOLPH MARCUS.
1873.

# UNTERSUCHUNGEN

ÜBER

# POLLEN BILDENDE

# PHYLLOME UND KAULOME.

VON

## DR. EUG. WARMING,

DOCENTEN DER BOTANIK AN DER UNIVERSITÄT ZU KOPENHAGEN.

MIT 6 LITHOGRAPHIRTEN TAFELN.

BONN,

BEI ADOLPH MARCUS.

1873.

# Untersuchungen

über

# Pollen bildende Phyllome und Kaulome.

Der Zweck der vorliegenden Abhandlung ist, zur genaueren Kenntniss der Entstehung der Pollen-Urmutterzellen und der Ausbildung der Antherenwand einen Beitrag zu geben; alle diejenigen Zellbildungs-Processe, welche in inniger Beziehung zur Bildung der Pollen-Körner selbst stehen, und schon so oft Gegenstand der Untersuchung waren, sind dagegen hier unberücksichtigt geblieben.

Die hier publicirten Untersuchungen sind schon im Sommer 1871 angefangen, aber doch hauptsächlich im letzt verflossenen Sommer betrieben worden, bis ich dieselben Anfang September abbrechen musste, indem ich, durch äussere Verhältnisse verhindert, sie in verschiedenen Punkten nicht habe so weit führen können, wie es mir erwünscht war. Wenn ich diese Beobachtungen dennoch publicire, so geschieht es, weil ich einerseits schwerlich in der nächsten Zeit hinreichende Musse finden werde, um die Arbeit wieder aufzunehmen und weil ich andrerseits doch glaube, dass meine Resultate zahlreich genug und von so allgemeiner Bedeutung sind, dass ich es wagen darf, sie dem gelehrten Publikum vorzulegen. —

Die Abhandlung zerfällt in zwei Abschnitte, deren erster die Entwickelungsgeschichte der Staubblätter zum Object hat, der andere einige Staub entwickelnde Kaulome einer Betrachtung und einer Vergleichung mit den Staubblättern in Bezug auf die Zellenbildungsprocesse unterwirft.

## 1. Entwickelungs-Verhältnisse Pollen bildender Phyllome.

Indem ich zunächst mit meinen eigenen Untersuchungen anfange, beginne ich mit der Betrachtung der *Datura Stramonium*, weil diese wegen der Grösse ihrer Antheren und der Zellen derselben und wegen der übrigen klar hervortretenden ziemlich extremen Verhältnisse ein ungemein günstiges Object abgiebt, das ich allen denjenigen, welche sich Demonstrations-Präparate machen wollen, empfehlen kann.

### Datura Stramonium.
#### (Taf. I. Fig. 1—12.)

Selbst eine so weit entwickelte Anthere wie die Fig. 6, Taf. 1 abgebildete wird uns schon durch die blosse Betrachtung der Ordnung der Zellen den Entwickelungsgang der Bildung der Wand- und der Pollen-Urmutterzellen ziemlich deutlich und correct auffassen lassen. Gehen wir von der Oeffnungs-Naht (m) der Anthere aus. Unter der die ganze Anthere bekleidenden scharf begrenzten Epidermis-Schicht finden wir hier zwischen den Zellen a und b eine einfache erste Periblem-Schicht; nur zwei der Zellen haben sich tangential getheilt. Gehen wir aber von b aufwärts oder von a abwärts, so tritt es deutlich hervor, dass die folgenden Zellen dieser Schicht sich mehrmals besonders durch tangentiale Wände getheilt haben; einerseits lässt sich nämlich die alte innere Grenzlinie jener Schicht deutlich von der ungetheilten Partie derselben innerhalb der getheilten in genauester Continuität hinweg verfolgen bis zum Connexive hin, wo sie verwischt wird; andererseits liegen die durch die Theilungen entstandenen Zellen so regelmässig geordnet und so deutlich in radialen Reihen, den ursprünglichen Periblem-Zellen entsprechend, dass von den gröberen Zügen des Entwickelungsganges kein Zweifel übrig bleiben kann. Ferner zeigt sich, dass die in einer Periblem-Zelle aufgetretenen tangentialen Wände mit denen der Nachbarzellen dergestalt correspondiren, dass sie ziemlich genau fortlaufende, den Grenzlinien der einfachen Schicht parallele Linien bilden; besonders gilt dies für die Aussenwände der inneren grossen Zellen (p—p). Da sie nun aber auf Längsschnitten betrachtet (Fig. 5 u. 8) in derselben Beziehung zu einander stehen, so sehen

wir also die erste Periblem-Schicht an vier Stellen der Anthere mehrschichtig geworden. Es haben sich Zell-Schichten gebildet, die man
wohl **sekundäre Periblem-Schichten** nennen kann. Von diesen
zeichnet sich die innerste vor den anderen durch die Grösse und
die kubische Form ihrer Zellen sowohl, wie durch ihren Reichthum an Protoplasma, ihr stärkeres Lichtbrechungsvermögen und die
Quellung der Zellenwände deutlich aus. Sie ist daher durch stärkere
Zeichnung der Wände kenntlich gemacht. Von dieser Zellen-Schicht
stammen die Pollen-Zellen ab, und sie ist daher als Urmutterzellen-
Schicht des Pollens zu bezeichnen.

Was schon die Betrachtung dieses einen Querschnitts ergiebt,
stellt die Verfolgung der Entwickelung von den jüngsten zu den ältesten
Zuständen in ein noch weit klareres Licht.

In Fig. 2 ist die Hälfte des Querschnittes durch eine ganz junge
Anthere, etwa der in Fig. 1 abgebildeten ähnlich, dargestellt. In der
Mitte der Anthere beobachtet man schon den Fibrovasalstrang, f, durch
die kleineren Zellenräume erkennbar; zwei Periblem-Schichten decken
ihn oben und unten, von welchen besonders die erste scharf begrenzt
ist. Aber schon in diesem Stadium wird man an den vier Kanten
der jungen Anthere tangentiale Theilungen in den Zellen dieser Schicht
entdecken können; die Theilungswände (1—1) gehen ziemlich genau
durch die Mitte der Zellen und schliessen sich einander genau an, so
dass sie fortlaufende Linien bilden. Ausser diesen primären Theilungswänden sind aber noch andere zum Vorschein gekommen, und zwar
alle in den äussersten der primären Tochterzellen; einige sind tangential (2), andere radial, also jenen primären tangentialen senkrecht
aufgesetzt (r).

In Fig. 3—4 ist die Entwickelung um einen kleinen Schritt weiter
gekommen. Die primären tangentialen Theilungswände (1—1) lassen
sich leicht wieder finden; die in den äusseren Tochterzellen auftretenden (2—2) sind aber zahlreicher geworden, drei auf jeder Figur, und
eine radiale (r) in Fig. 12. Aber schon ist in Fig. 11 eine radiale
(r) höherer Ordnung hinzugekommen, welche die äusserste der beiden
durch die Wand 2 gebildeten Tochterzellen theilt. Die inneren primären Tochter-Zellen (p—p) sind sämmtlich ungetheilt.

Hätten wir statt der Querschnitte durch die Anthere Längsschnitte
untersucht, so würden wir ganz ähnliche denselben Entwickelungsgang

darstellende Bilder gesehen haben. Fig. 5 zeigt uns eine Partie eines
solchen Schnitts durch den basalen Theil einer Anthere, die auf demselben Entwickelungs-Stadium sich befindet, wie die in Fig. 3—4 abgebildeten: die am Grunde derselben scharf differenzirte und ungetheilte erste Periblem-Schicht wird höher hinauf, von n ab, getheilt.
Gleich am Anfang der getheilten Partie treffen wir die primären tangentialen Wände (1), genau die Periblem-Zellen halbirend, und wir
sehen, wie schon bemerkt, dass sie auf Längsschnitten wie auf Querschnitten einander entsprechen, so dass zwei wirkliche Schichten
gebildet worden sind. Ferner sehen wir in den äusseren der primären
Tochterzellen, dieselben sekundären tangentialen Theilungswände (2—2),
die wir an den Querschnitten beobachteten, hier und da auftreten; die
radialen (senkrechten) können wir selbstverständlich jetzt nicht sehen,
aber anstatt ihrer entdecken wir horizontale Theilungswände (h),
welche auf den Querschnitten nicht wahrnehmbar waren, und zwar
treten auch sie in den äusseren der primären Tochterzellen hervor.
In einer der inneren ist indessen doch eine ähnliche zum Vorschein
gekommen. Es ist also eine ächte Würfeltheilung, die in den äusseren primären Tochterzellen angefangen hat, bei der die tangentialen
Theilungen überwiegen, und dass diese auf die nämliche Weise fort-
gesetzt wird, zeigt das Folgende.

Die Querschnitte Fig. 6—7 und der im Entwickelungsgrad diesem
entsprechende Längsschnitt Fig. 8 lehren den nächsten Schritt der
Zellenbildung kennen. Die ganze Reihe tangentialer Theilungen zweiter Ordnung ist zum Vorschein gekommen, die der dritten fangen an,
indem wie vorher auch einzelne horizontale und radiale Theilungen
stattfinden. Die tangentialen treten fast alle in den äusseren der letztgebildeten Tochterzellen auf, sie halbirend, finden sich aber nur noch
hier und da. Die Schicht der Pollen-Urmutterzellen ist wesentlich
unverändert; da wir jedoch an Fig. 6 u. 8 tangentiale und an Fig. 6
(in der unteren Hälfte) radiale Wände entdecken können, und wir schon
oben an Fig. 5 eine horizontale beobachteten, so haben wir hier somit
alle drei Theilungswände, die in den Wandzellen auftreten, wieder-
gefunden, aber sehr sparsam.

Die tangentialen Wände dritter Ordnung kommen jetzt alle zum
Vorschein und schliessen sich mehr oder weniger genau zusammen,
so dass die entstandenen Tochterzellen Schichten bilden (Fig. 9), und

danach treten tangentiale Wände vierter Ordnung auf (Fig. 10), und zwar wieder in centrifugaler Folge. Zu gleicher Zeit fangen bedeutende Veränderungen an sich in der innersten der Wand-Schichten, der in Fig. 10 mit t—t bezeichneten, links vor den Pollen-Urmutterzellen liegenden Schicht, zu zeigen: ihre Zellen theilen sich durch horizontale und radiale Wände und werden mehr kubisch (schon in Fig. 8 u. 9 kommen Andeutungen hiervon zum Vorschein), und färben sich dann auch gelb. Dieselben Veränderungen erleiden aber auch alle die Zellen, welche an den anderen Seiten die Pollen-Urmutterzellen umgeben und welche nicht von der ersten Periblem-Schicht abstammen (die Zellen t—t rechts vor den Pollen-Zellen in Fig. 10). Dadurch werden die Pollen-Mutterzellen nach allen Richtungen hin von einer solchen einfachen Zellenschicht umgeben, welche Hülle später als eine Tapete die Wände des Faches bekleidet, doch nur auf kurze Zeit.

Wir erkennen diese Auskleidung an der Fig. 12 (einen Theil von Fig. 11 darstellend) in den mit t—t bezeichneten Zellen. Diese fangen jetzt an in radialer Richtung bedeutend zu schwellen und unregelmässiger zu werden: der erste Schritt zur Auflösung. Im Fache selbst liegen jetzt die Mutterzellen des Pollens von einander getrennt, und in Tetradenbildung begriffen. Wie wir gesehen haben, bleiben die Urmutterzellen fast alle ungetheilt, indem nur eine ganz unbedeutende Würfeltheilung Statt hat; wir werden somit annehmen müssen, dass jene durch die ersten Tangential-Theilungen von den Zellen der ersten Periblem-Schicht gebildeten inneren Tochterzellen fast alle direct zur Bildung der in Tetraden entstehenden Zellen schreiten.

Dieselbe Fig. 12 zeigt noch eine Vermehrung der Zellen der Wand, indem circa vier Schichten ausserhalb der Tapeten-Zellen gebildet sind, während die Fig. 10 nur drei aufzuweisen hat. Dass diese Zunahme durch Theilung vorzugsweise der äusseren letztgebildeten Tochterzellen geschieht, habe ich an mehreren Stellen deutlich gesehen; aber auch in den anderen Zellen treten Theilungen auf, und die grosse Regelmässigkeit und schichtenweise Anordnung der Wandzellen, welche besonders in den jüngeren Entwickelungszuständen zu sehen war, geht in der der Reife nahen Anthere zum Theil verloren.

Das Schicksal dieser Wandzellen ist folgendes. Nachdem die auskleidenden Zellen aufgelöst worden sind, kommt die Reihe an die mittleren Wand-Schichten, von denen in der Regel mehrere verschwinden

so dass nur die äussersten zurückbleiben, deren Zellen als Spiralfaserzellen ausgebildet werden. Die Wand der reifen Anthere, welche
ich nicht abgebildet habe, weil sie bei Chatin[1]) schön gezeichnet zu
sehen ist, besteht also schliesslich nur aus der Epidermis, deren Zellen
sich als unregelmässige Papillen hervorheben, und den Spiralfaserzellen, von der ursprünglichen ersten Periblem-Schicht abstammend. An
den Rändern der Klappen treten sie nur in 1—2 Schichten auf, nach
dem Connexive hin aber in immer grösserer Mächtigkeit, so dass der
Grund jeder Klappe aus 4—5 Schichten derselben besteht. Die Epidermis bleibt an der Naht ungetheilt, d. h. sie wird nicht wie in anderen Fällen durch tangentiale Wände getheilt. Dagegen entsteht durch
Theilungen der Periblem-Zellen ein kleinzelliges Gewebe zwischen den
beiden Fächern einer Antherenhälfte an der Sutur.

Ueber den Bau des Connexivs etc. ist folgendes zu bemerken.
Das den mächtigen Fibrovasal-Strang umgebende Parenchym ist locker
und wird früh mit lufterfüllten Intercellularräumen so weit versehen,
wie die Quorschnitte Fig. 7 u. 11 dunkel gezeichnet sind; selbst in
die Klappen hinein zieht sich dieses Gewebe. Der von dem im Querschnitte halbmondförmigen Antherenfache umfasste Raum ist dagegen
längere Zeit von kleineren, dichter an einander schliessenden Zellen
erfüllt. Eine Zellentheilung des innerhalb der ersten Periblem-Schicht
folgenden Parenchyms hat hier stattgefunden, und die blosse Betrachtung des fertigen Zustandes, wie z. B. der Fig. 6, zeigt, dass die
Theilungswände vorzugsweise tangential gewesen sind, und die gebildeten Zellen sind daher auf Querschnitten in etwas unregelmässige
radiale, bei *Datura* aber wenig deutliche, Reihen geordnet. Dieses Gewebe, das später auch luftführende Intercellularräume und Krystall-
drüsen enthält, bildet die von Chatin zuerst besprochenen sogenannten »Placentoiden«. —

Die Entwickelung der Anthere bei *Datura Stramonium* ist also
kurz folgende:

In der ganz jungen Anthere differenzirt sich erst der Fibrovasal-Strang aus dem unter der zweiten Periblem-Schicht folgenden
Gewebe.

Durch die ersten in den Zellen der ersten Periblem-Schicht an

---

1) De l'anthère, Tab. XVIII, Fig. 9.

den vier Ecken der Anthere auftretenden tangentialen Halbirungs-Wände werden nach innen zu die Pollen-Urmutterzellen gebildet (doch sind nur die mittleren der nach innen abgetrennten Zellen solche; die an den Rändern liegenden nehmen auf andere Weise an dem Aufbau der Anthere Theil); diese bilden ganze auf Querschnitten halbmondförmig gebogene (einfache) Schichten und keine einfachen senkrechten Zellenreihen.

Die Urmutterzellen werden sehr sparsam getheilt; vereinzelte Theilungswände von den drei verschiedenen Kategorien (tangentiale, horizontale und radiale) treten zuerst auf [1]. Aber der bei weitem grösste Theil schreitet unmittelbar zur Bildung der Tetraden-Zellen.

Die äusseren der durch die erste Theilung gebildeten Zellen constituiren die Urmutter-Zellen der Wandschichten; durch Zellentheilung nach den drei Richtungen des Würfels, die hauptsächlich centrifugal fortschreitet, gehen aus ihnen bis 5 und mehr Schichten hervor. Die innerste den Pollenzellen angrenzende von diesen Schichten, hauptsächlich aus sekundären Tochterzellen bestehend, wird schliesslich durch horizontale und häufige radiale Wände in mehr kubische Zellen zerlegt, und bildet mit den den Pollen-Zellen nach den anderen Seiten zu angrenzenden Zellen eine durch eigenthümliche Farbe, radiale Streckung und chemisches Verhalten charakterisirte Auskleidung des Faches; dieselbe wird ganz aufgelöst. Von den übrigen Schichten werden nur die äussersten nicht resorbirt, ihre Zellen bilden die Spiralfaser-Zellen der ausgebildeten Wand [2].

Von dieser Basis ausgehend, werden wir nun andere Beispiele zur Betrachtung nehmen.

Wesentlich übereinstimmend mit *Datura* sind die anderen Solanaceen, die ich untersucht habe; doch zeigen sich einige Verschiedenheiten, welche uns das Wesentliche des Vorganges bei jener besser kennen lehren.

---

1) Die dadurch gebildeten Zellen können, im Gegensatze zu jenen primären, »Mutterzellen« des Pollens genannt werden.

2) Alle diejenigen aus der ersten Periblem-Schicht auf die geschilderte Weise entstehenden Zellenschichten können »sekundäre Periblem-Schichten« genannt werden.

## Scopolia atropoldes.

### (Taf. 2, Fig. 11—17.)

Schon in dem jungen Stamen, das nur noch als kleiner, auf Querschnitt ovaler, Höcker hervortritt, fängt die Bildung des Fibrovasal-
Stranges an (f, Fig. 11), erst auf wenige Zellen in der Mitte beschränkt,
dann mehr um sich greifend, bis in der älteren Anthere nur noch
die erste Periblem-Schicht (und die Epidermis) denselben deckt (Fig. 14).
Die erste Periblem-Schicht ist ziemlich bestimmt differenzirt, aber es
dauert noch lange, ehe die tangentialen Theilungen in ihr beginnen;
zwischen ihr und dem Fibrovasal-Strange füllt ein unordentliches Gewebe das Staubblatt aus.

In höherem Grade, als es bei *Datura* der Fall war, kommen die
Placentoiden Chatins hier zur Ausbildung und spielen deshalb eine
für das Aeussere der Anthere bedeutendere formgebende Rolle. Dies
geht aus einer Betrachtung des Querschnitts Fig. 13—14 hervor, an
welchem man die Placentoiden innerhalb der ersten (getheilten) Periblem-Schicht sehr schön ausgebildet sieht; es ergiebt sich aus der Anordnung der Zellen, dass sie durch fortgesetzte besonders tangentiale
Theilungen der Zellen des innerhalb jener Schicht folgenden Meristems
entstehen, welches man als zweite und dritte Periblem-Schicht bezeichnen
könnte, wenn es eine regelmässigere Anordnung seiner Zellen besässe;
man vergleiche auch das jüngere in Fig. 12 abgebildete Stadium.

*Scopolia* weicht ferner von jener durch die grössere Unregelmässigkeit in der Zellenbildung und den Theilungen der Urmutter-Zellen
ab. Die Theilung der Zellen der ersten Periblem-Schicht fängt allerdings vollkommen wie bei *Datura* an (Fig. 12), und wie dort bezeichnen die Theilungswände 1—1 auch die Grenze zwischen Urmutterzellenschicht des Pollens und Urmutterzellenchicht der Wandzellen. Die Fig. 14 lehrt uns auch, dass tangentiale und radiale Theilungswände nicht allein in den äusseren primären Tochterzellen auftreten; denn sie finden gleichzeitig auch in den inneren statt, und
sie ordnen sich in den äusseren nicht immer mit der bei *Datura* beobachteten Regelmässigkeit, was besonders die obere Hälfte der Fig. 14
zeigt. Doch scheint ihre Entwickelung, soweit meine Beobachtungen
reichen, wie dort vorzugsweise centrifugal vorzuschreiten.

Was nun erst die Urmutter-Zellen des Pollens betrifft, so bleibt die Theilung derselben oft (nach Querschnitten zu urtheilen) bei der ersten tangentialen stehen und jede Urmutter-Zelle zerfällt somit in zwei Mutter-Zellen, wie die zweite und dritte oberste in Fig. 16; es kommen aber auch radiale und schräg gestellte Wände vor. Doch behält die Masse der dadurch gebildeten Pollen-Mutterzellen immer den Charakter einer auf Querschnitt halbmondförmigen gewöhnlich zwei Zellenlagen dicken Schicht.

Die Wandschichten erreichen bisweilen eine Anzahl von 5—6. Auf einem Entwickelungsstadium, wie das Fig. 16 abgebildete, ist es im Allgemeinen nicht mehr möglich, die innere Grenzlinie der alten ersten Periblem-Schicht so genau und sicher zu verfolgen, wie es noch mit Fig. 14 der Fall ist, obgleich es doch an den beiden Flanken deutlich zu sehen ist, dass die ungetheilte Schicht in eine getheilte übergeht. Und auch die durch die Theilungen gebildeten Zellen haben sich durch gegenseitigen Druck dergestalt verschoben, dass es selten möglich ist, die Scheidewände der ursprünglichen ungetheilten Periblem-Zellen wie bei *Datura* genau von der äusseren zur inneren Grenzlinie der Schicht zu verfolgen; die schöne strahlenförmige Anordnung wird etwas gestört, und nur die äussersten Wandschichten bewahren längere Zeit die Spuren der früheren Regelmässigkeit. Von den Wandschichten bildet die innere sich auf dieselbe Weise wie bei *Datura* zu einer Art von Tapete aus, und gesellt sich ähnlich umgebildeten Zellen, die von den Placentoiden herrühren (t—t, Fig. 16). Von den vier bis fünf anderen Schichten werden nur die äusseren erhalten, indem ihre Zellen Spiralfasern bilden (Fig. 18), die nicht selten netzförmig unter sich anastomosiren; die Spiralfaser-Zellen sind am Grunde jeder Klappe in mehreren Schichten vorhanden als am Rande derselben, und reichen auch bedeutend in das Gewebe des Connexivs unter den Placentoiden hinein. Die zwischen den Spiralfaser-Zellen der Klappen und der auskleidenden Schicht liegenden Zellen scheinen nicht so schnell gelöst zu werden wie bei *Datura*.

Was endlich die Epidermis betrifft, so ist nur zu bemerken, dass ihre Zellen an der Oeffnungs-Naht sich nach radialer Streckung mehrmals durch tangentiale Wände theilen (Fig. 17); sie schwellen dann auf und scheinen aufgelöst zu werden wie auch ein Theil des gerade innerhalb liegenden Parenchyms.

Die mit *Scopolia* nahe verwandte Gattung *Hyoscyamus* scheint mit jener genau übereinzustimmen, und die von *Petunia* und *Anisodus* beobachteten vereinzelten Entwickelungs-Phasen boten auch nichts Abweichendes dar. —

Indem ich zu den Compositen übergehe, wähle ich als genauer zu betrachtendes Beispiel

### Chrysanthemum Leucanthemum.

(Taf. 2, Fig. 1—9.)

Als erste Abweichung von den Solanaceen bemerken wir hier den gänzlichen Mangel an Gefässbündel-Zellen im Connexiv, und sowohl in der ganz jungen Anthere (Fig. 1) als in der älteren (Fig. 8) findet sich zwischen den Antheren-Fächern nur ein einfaches Parenchym [1]).

Die zweite Abweichung finden wir in der Anzahl der Pollen-Urmutterzellen. Wenn die Anthere zur Bildung von diesen schreitet, strecken sich die Zellen der ersten ziemlich scharf begrenzten Periblem-Schicht (Fig. 1) etwas in radialer Richtung (Fig. 2). Dann treten tangentiale Halbirungswände an den Ecken der schon etwas viereckigen Anthere auf (Fig. 2, wo nur erst eine Tangential-Wand zu sehen ist, und Fig. 3—4). Während wir aber bei allen Solanaceen an den Querschnitten an jeder Ecke eine ganze Reihe von solchen getheilten Zellen finden, haben wir hier nur eine oder zwei (Fig. 3—4), sehr selten drei, und nie, glaube ich, vier, d. h. nur so viele Pollen-Urmutterzellen werden gebildet. In dem Fall, dass also nur eine solche gebildet wird, und dies sich an allen Querschnitten wiederholt d. h. durch die ganze Länge der Anthere, tritt factisch der Fall ein, dass die Urmutterzellen einen einfachen senkrechten Zellenstrang bilden. Die Bedeutung hiervon lernt man aber richtig beurtheilen, wenn man eine Menge Fälle beobachtet hat, wo zwei bis drei Pollen-Urmutterzellen neben einander liegen, was besonders in der hinteren (in der Blüthe nach aussen gekehrten) Hälfte der Anthere vorzukommen scheint (Fig. 3 und 8): der einfache Strang ist nur eine reducirte Schicht.

Wir verfolgen nun erst die inneren Tochterzellen jener Theilung, d. h. die Pollen-Urmutter-Zellen, die durch ihre bedeutende Grösse und optischen Verhältnisse bald sehr leicht zu erkennen sind.

1) Vergl. Chatin, de l'anthère, Pl. XIII, Fig. 1—8.

Vortikale Theilungswände treten ziemlich selten auf (Fig. 8, wo man mit Sicherheit jedenfalls zwei, und zwar radiale sehen kann). Dagegen scheinen horizontale oder doch annähernd horizontale sehr häufig zu sein, was Längsschnitte uns lehren (Fig. 5—7, 9). Fig. 5 stellt den jüngsten Zustand dar; in der untersten Periblem-Zelle ist eine tangentiale Wand aufgetreten, und danach hat sich die äusserste Tochterzelle horizontal getheilt; in der folgenden Zelle ist es dagegen die innere Tochterzelle, die Pollen-Urmutterzelle, welche getheilt worden ist, und dasselbe ist in der nächstfolgenden der Fall. In Fig. 6 sehen wir die am Grunde der Anthere ungetheilte erste Periblem-Schicht in ihrem Uebergange in die getheilte Partie. Die Pollen-Urmutterzellen sind leicht aufzufinden, und ebenso die in ihnen aufgetretenen Theilungswände. Dasselbe ist endlich auch mit Fig. 7 und 9 der Fall. Die Mutter-Zellen des Pollens bilden folglich in jedem Antheren-Fache gewöhnlich 1—2 lange aufrechte Reihen von ziemlich flachen scheibenförmigen Zellen.

Die äusseren primären Tochter-Zellen sind die Urmutter-Zellen der Wand-Zellen. In ihnen treten gewöhnlich erst radiale Halbirungswände auf (Fig. 3, 4), dann horizontale (Fig. 5) und tangentiale (Fig. 6), und die Bildung schreitet wie bei den Solanaceen in centrifugaler Richtung fort. Dies geht aus den abgebildeten Längsschnitten deutlich hervor, besonders aus Fig. 7, in welcher die zwei obersten der äussersten secundären Periblem-Zellen grösser sind als ihre Schwesterzellen, indem sie sich in radialer Richtung erst etwas strecken, bevor sie die Theilung ausführen, welche in den entsprechenden weiter nach dem Grunde zu liegenden Zellen schon ausgeführt ist. Die Zahl der zur Bildung der Wand zielenden Tangential-Theilungen beläuft sich, so viel ich gesehen habe, nie zu mehr als zwei (Fig. 8—9) (d. h. es werden drei Schichten gebildet).

Aber auch in den anderen die Pollen-Zellen umgebenden Zellen finden Theilungen statt und zwar in bestimmter Art. Die erste Periblem-Schicht bleibt ungetheilt am Rücken des Connexivs (Fig. 8), nicht aber gegen die Antheren-Fächer hin, zwischen den seitlichen Antheren-Fächern an den Aufspring-Suturen, wo sie oft ziemlich unregelmässig besonders tangential getheilt wird, und endlich an der vorderen Seite des Connexivs. Da nun ebenfalls die an der inneren Seite der Pollen-Zellen, p, grenzenden Zellen des Mesophyll sich theilen, und

alle Theilungswände, sowohl in diesen Zellen, wie in denen der ersten
Periblem-Schicht, sich in Bezug auf die Pollen-Zellen tangential stellen,
werden diese von einer Hülle concentrisch gestellter Zellen umgeben
(Fig. 8). Die unmittelbar an die Pollen-Zellen stossenden Zellen dieser Hülle scheinen sich zwar nicht radial zu theilen und zu strecken,
fungiren aber sonst wie die Tapeten-Zellen bei den Solanaceen, nehmen
oft eine ähnliche Farbe an und werden wie jene schliesslich resorbirt.
Auch andere Zellen haben dasselbe Schicksal, besonders die mittleren
Wandzellen periblematischen Ursprungs und die Zellen, welche die
Antherenfächer trennen; denn nur die der alleräussersten, der Epidermis
angrenzenden Schicht werden erhalten und zu Spiralfaser-Zellen umgebildet. Die Klappen der reifen aufgesprungenen Anthere bestehen
folglich nur aus einer einfachen Spiralfaser-Schicht mit einer äusserst
dünnen, wohl auch theilweise verschwindenden Epidermis bekleidet; sie
sind durch ein schwach entwickeltes Connexiv verbunden, und das
Ganze macht einen höchst dürftigen Eindruck, indem so viele Elemente
von der, schon ursprünglich von so wenigen Zellen aufgebauten, Anthere resorbirt worden sind [1]). --

Von anderen Compositen habe ich noch *Doronicum macrophyllum.
Lampsana communis* und *Aracium paludosum* einer Untersuchung
unterworfen.

Von der ersten Art habe ich die vollständige Entwickelungs-Geschichte bis zu dem Stadium, das in Fig. 8 von *Chrysanthemum* abgebildet ist, sowohl durch Quer- als durch Längsschnitte erörtert. Sie
stimmt in allen Punkten genau mit *Chrysanthemum* überein.

Von *Aracium* ist in Fig. 10 ein von den vereinzelten Entwicke-
lungs-Stadien, die ich beobachtet habe, abgebildet; schon aus diesem
einen geht die genaue Uebereinstimmung mit *Chrysanthemum* hervor,
doch werde ich auf die weit früher eintretende Tangential-Theilung
der zwischen den Fächern liegenden Partie der ersten Periblem-Schicht
aufmerksam machen. Auch bei *Lampsana* habe ich nichts Abweichendes gefunden. — Es scheint somit, dass die geschilderte Entwickelungs-
weise für vielleicht alle Compositen Geltung hat.

Die Solanaceen und die Compositen bieten uns Beispiele der

---

1) Vergl. Chatin a. a. O. Pl. XIII. *Cosmos, Dahlia. Helianthus;* Pl. XII,
*Echinops, Silphium;* Pl. XXII, *Chrysanthemum.*

extremsten Verhältnisse, die ich in dem hier betrachteten Entwicke-
lungs-Processe des Pflanzenlebens beobachtet habe, — bei diesen oft
nur eine einfache Reihe von Pollen-Mutterzellen, — bei jenen eine oft
mächtig entwickelte Schicht. Zwischen diesen Punkten lassen sich
fast alle anderen von mir beobachteten Fälle einreihen; doch kommen
sehr bemerkenswerthe Variationen des Themas vor, was die folgenden
Beobachtungen zeigen werden. —

Den Solanaceen am nächsten verwandt sind, wie in anderen
Hinsichten so auch rücksichtlich des Baus der Anthere, die *Scrophulariaceen*, *Verbenaceen* und *Labiaten*. Bei allen diesen Familien finden
wir dieselbe auf Querschnitten stark halbmondförmige Lage der Pollen-
Mutterzellen oder mit anderen Worten, was damit in genauester
Verbindung steht, dieselbe starke Entwickelung der »Placentoiden«
Chatins. Dieser Forscher giebt auch das Vorkommen der Platoiden
nur bei einer beschränkten Anzahl von Familien an, welche alle
in diese Verwandtschaftsgruppe gehören [1].

Als Beispiele nehme ich folgende:

## Verbena. Mentha. Lamium. Scrophularia. Veronica.

(Taf. 1. Fig. 13—16, Taf. 3, 9—13.)

Von den hier abgebildeten Figuren stellt der Querschnitt Fig. 13
den jüngsten, der Längsschnitt Fig. 14 einen etwas aber doch nur
wenig älteren, Fig. 15 und 16 zwei folgende fast gleich alte Entwickelungszustände dar.

Ohne dass ich hier die Sache weiter auszuführen brauche, wird
es dem Leser durch Betrachtung dieser Figuren mit Hülfe der beigefügten Bezeichnungen klar werden, dass wir eine sehr schöne Placen-
toidenbildung haben, besonders in der vorderen Antherenhälfte, und
dass die Entstehungsweise derselben in der Anordnung der Zellen.
besonders von Fig. 16 klar ausgedrückt ist: dass die erste Periblem-
Schicht auf die deutlichste Weise getheilt worden ist. der Art, dass
die innerste primäre Tochterzellenschicht die Urmutterzellen des

---

1) Vergl. De l'anthère, p. 47 und 79. »On sera frappé de ce fait, que parmi
les Corolliflores portant des placentoides ce sont les ordres *Labiatiflores* (Labiées,
Acanthacées, Orobanchées. Scrophularinées), qui dominent les Solanées étant
elles-mêmes inséparables des Scrophularinées«.

Pollens constituirt, während die Zellen der äusseren Schwesterschicht mehrmals durch Würfeltheilung, die centrifugal fortschreitet (Fig. 15), zerlegt werden.

Was nun die Pollen-Urmutterzellen betrifft, so scheinen sie sich, wie bei der auf derselben Tafel abgebildeten *Datura*, bis zur Tetradenbildung fast alle ungetheilt zu erhalten. Sie treten wie sonst überall durch ihre Grösse, ihre optischen Verhältnisse (stärkeres Lichtbrechungsvermögen) und die Schwellung ihrer Wände, besonders in Kali, von den umgebenden Zellen sehr deutlich hervor. Was ich aber hier hervorzuheben habe ist, dass gewöhnlich eine oder zwei (auf jedem Querschnitte) der die Kante der Placentoiden constituirenden Zellen dieselben physikalischen und chemischen Eigenschaften anzunehmen scheinen wie jene, was ich an den Zeichnungen durch stärkeres Ausziehen ihrer Wände bezeichnet habe. Man hätte danach glauben können, dass auch diese zur Pollenbildung verwendet werden; soweit ich habe beobachten können, ist dies aber nicht der Fall; denn diese Zellen bleiben immer bedeutend kleiner als die echten Pollen-Mutterzellen; und diese letzteren bilden wenn die Anthere reifer ist, und sie sich von einander zu trennen anfangen, noch eine an Querschnitten deutliche halbmondförmige Schicht, welche nicht durch Aufnahme anderer Zellen sich vergrössert oder ihre ursprüngliche Form verloren hat. Es ist aber doch ein Punkt, auf den ich die Aufmerksamkeit hinlenken werde.

Die Wandschichten, deren wohl im Allgemeinen nur drei gebildet werden, verhalten sich wie gewöhnlich, und namentlich fungirt die innere als Tapete. —

### Die Labiaten

schliessen sich den *Verbenaceen* eng an. *Mentha aquatica*, von der auf Taf. 3 in Fig. 11—12 ein Querschnitt und in Fig. 13 eine Partie eines Längsschnittes abgebildet sind, verhält sich fast ganz wie die *Verbena*. Die jüngeren Entwickelungs-Zustände brauchen nicht abgebildet zu werden, weil schon die Anordnung der Zellen der älteren, wie Fig. 11 zeigt, den Beweis liefert, dass die Vorgänge wie bei jener und den anderen betrachteten verlaufen.

Während die Placentoiden hier ziemlich unbedeutend bleiben, erreichen sie bei einer anderen Labiate, *Lamium garganticum*, eine bedeutende Mächtigkeit und sind den von *Scopolia* in jeder Beziehung gleich oder sind vielleicht grösser. So weit beobachtet stimmt diese Pflanze sonst mit *Mentha* überein [1]).

Der Fibrovasalstrang wird hier angelegt, ehe noch die Theilungen der ersten Periblem-Schicht angefangen haben; er ist gewöhnlich nach der Ober- und Unterfläche zu von zwei Periblem-Schichten umgeben. Bei diesen letzt besprochenen Pflanzen finden also äusserst wenige Theilungen von den Pollen-Mutterzellen statt, ehe die Tetradentheilung eintritt; das Verhältniss ist wie bei *Datura*.

*Scrophularia nodosa*
reiht sich dagegen in dieser Hinsicht an *Scopolia*.

Eine vollständige Folge von Entwickelungszuständen der Anthere von dieser Pflanze besitze ich allerdings nicht; allein der in Fig. 9, Taf. 3 abgebildete (etwas schiefe) Querschnitt und der Längsschnitt Fig. 10 geben mit hinreichender Deutlichkeit den Beweis für die Abstammung der Pollen- und Wand-Zellen (selbstverständlich mit Ausnahme der Epidermis) von einer einzigen Schicht, und zeigen zugleich, dass eine bedeutende Vermehrung der Pollen-Zellen, durch lebhafte Würfeltheilung stattgefunden hat; die Urmutterzellen sind dadurch in eine grosse Anzahl annähernd kubischer Zellen zerlegt worden, welche endlich als Mutterzellen der Tetraden fungiren.

Im Uebrigen finden wir schon die sehr charakteristische Tapetenschicht (t—t) auf beiden Schnitten angelegt und weiter auswärts zwei andere nichts Abweichendes bietende Wandschichten.

Mit dieser Pflanze stimmt *Veronica gentianoides* genau überein; die hier beobachteten jüngeren Entwickelungszustände suppliren mir die von jener betrachteten. Der Fibrovasal-Strang entsteht in den innersten (zwei) Zellenschichten des Staubblatts und ist oben und unten von zwei anderen Schichten und der Epidermis gedeckt; der Bau des Connexivs ist somit dem von *Lamium* gleich. Abbildungen der reifen Wand siehe bei Chatin, Pl. XVIII, Fig. 4 (*Veronica Buxbaumii*).

Wenn Chatin vorzugsweise nur den Labiatifloren (siehe das Citat oben S. 13) die sogenannten Placentoiden zuschreibt, dürfte die Wahrheit wohl die sein, dass diese Bildungen zwar dort oft ungewöhnlich mächtig entwickelt sind, dass sie aber auch bei vielen anderen

---

1) Abbildungen der Wände der aufgesprungenen Antheren bei den Labiaten finden sich bei Chatin, Pl. XVII.

Pflanzen vorkommen; denn bei den meisten finden jedenfalls einige
Zellentheilungen statt in den an der Innenseite der Pollen-Mutter-
zellenschicht grenzenden vom Peribleme abstammenden Zellen, und
nicht selten bilden sich ganz kurze zwei- bis dreizellige von den
ursprünglichen Periblem-Schichten schräg nach aussen zielenden Zellenreihen (der Ausdruck von den Querschnitten geliehen; in der That
sind es also mehr oder minder regelmässige Schichten, die einen gegen
das Antherenfach vorspringenden niedrigen Kiel bilden).

Ich glaube so, dass jene bei den Compositen beobachteten Zellentheilungen, welche sich der Innenseite jedes Faches anschliessen, mit den
Placentoiden homolog zu setzen sind, und wir werden andere Beispiele
bei den Asperifolien finden.

### Symphytum orientale.

(Taf. 3, Fig. 1—8.)

Ehe die jugendliche Anthere nichts anderes als ein in Querschnitt
ovaler niedriger Höcker ist (Fig. 1), deuten Zellentheilungen in der
Axe derselben auf die Bildung des Fibrovasal-Stranges (f) hin; sonst
ist sie von einem gleichförmigen Parenchym gebildet, in welchem nur
die erste Periblem-Schicht scharf differenzirt ist.    In der weiter entwickelten Anthere finden wir den Fibrovasal-Strang beiderseits von
zwei bis drei Periblem-Schichten bedeckt (vergl. Fig. 2, 3 und 5).

Schon Fig. 2 zeigt, dass es nicht nur die Streckung und auffol-
genden Theilungs-Processe der ersten Periblem-Schicht sind, welche
der Anthere ihre äussere Form geben; besonders links an der obersten
Ecke hat eine Zellentheilung statt gefunden, die ich als homolog
denen, welche bei Bildung der Placentoiden auftreten, halten muss.
In der Fig. 3 wird man ebenfalls am oberen Fache zwei sehr deutliche
aber kurze Zellenreihen sehen, die denen der Placentoiden von *Scopolia*, *Verbena*, *Lamium* etc. durchaus ähnlich sind.    Auf dieselbe Art
wird man auch auf Fig. 5 schwache Placentoiden entdecken; allein
durch die starke Vermehrung der Pollen-Mutterzellen und die schliesslich ganz cylindrische Form des Faches (Fig. 6—7) werden sie zuletzt
noch mehr unscheinbar.    Aehnliche Beispiele von schwachen Placen-
toidenbildungen kommen im Folgenden vor.

Wenn man nur ein Entwickelungsstadium, wie das in Fig. 6—7
abgebildete, betrachtet hätte, würde man schwerlich eine Ahnung von

der Abstammung dieses ganzen Complexes von Pollen-Mutterzellen und
von Wandzellen aus einer einfachen Zellenchicht erhalten. Die
Verfolgung der inneren Grenzlinie der alten Periblem-Schicht ist nicht
mehr möglich; man würde höchstens vermuthen können, dass die
beiden äussersten der unter der Epidermis liegenden Wandschichten
von einer gemeinsamen Schicht abstammen, und zugleich, dass die
Pollen-Mutterzellen, weil sie mehr oder weniger deutlich nach Radien
geordnet sind, aus einigen wenigen Zellen durch wiederholte vorzugsweise tangentiale Theilungen entstanden sind. Die Betrachtung
jüngerer Entwickelungszustände ist daher unerlässlich.

Eine solche Betrachtung giebt 'nun aber Resultate, welche den
oben erhaltenen vollständig entsprechen. Es strecken sich zuerst die
Zellen der ersten Periblem-Schicht in radialer Richtung. Dann treten
tangentiale Halbirungswände derselben an den vier Stellen auf, wo
später die Fächer liegen (Fig. 2), erst vereinzelte, dann immer mehrere, und die Periblem-Schicht zerfällt dort in zwei Schichten, von
denen die innere, wie sonst immer, die Urmutterzellenschicht des
Pollens, die äussere die der Wandzellen ist. Anstatt dessen nun,
dass es in den vorher betrachteten Fällen die Zellen dieser letztern
Schicht waren, welche sich zuerst und oft allein theilten, findet hier
das Gegentheil statt: die inneren Tochterzellen strecken und theilen
sich zuerst (Fig. 3). Der Beweis dafür, dass die mit 1—1 in Fig. 3
bezeichneten Theilungswände wirklich mit denen in Fig. 2 ebenso
bezeichneten homolog sind, liegt theils darin, dass diese Wände in
Fig. 3 in weit bedeutenderer Zahl als die innerhalb liegenden Wände
vorhanden sind, ihrer frühzeitigeren Entstehung entsprechend; theils
darin, dass sie noch an den Flanken, wo die inneren Tochterzellen
noch nicht gestreckt worden sind, ziemlich genau die Periblem-Zellen
halbiren, und darin, dass sie, wie jene an Fig. 2 und anderen ähnlichen Entwickelungszuständen und sonst überall observirten primären
tangentialen Theilungswände, in fortlaufende Linien geordnet sind;
welches aber mit diesen in Fig. 3. die Zellen p—p bildenden Theilungswänden nicht der Fall ist.

In genauer Uebereinstimmung mit dem Umstande, dass die
Pollen-Urmutterzellen sich früher zu theilen anfangen als die äusseren Schwesterzellen, steht dann auch ihre fortgesetzte ungewöhnlich
lebhafte Würfeltheilung (oder fast Allwärtstheilung). Wenn die

2

äussere primäre Tochterzellenschicht durch die Wände 2—2 (in
Fig. 5) zweischichtig geworden ist, sind die Pollen-Urmutterzellen
bisweilen schon durch wenigstens drei tangentiale Wände getheilt
worden, und die Zahl wird noch grösser, während die äusserste der
letzt gebildeten Wandschichten sich noch ein Mal tangential theilt
(Fig. 7). Die Schichten der Wand sind damit im Wesentlichen alle
gebildet worden. Die schön differenzirte Tapete (Fig. 7) und die mittlere Schicht werden aufgelöst, die äussere der Epidermis angrenzende
(Fig. 8) bildet Spiralfasern aus.

Wie oben gezeigt, schreitet der Bildungsgang von Zellen in der
Wand vorzugsweise centrifugal fort, besonders wenn man nur die
tangentialen Theilungswände in Betracht zieht; ob die Zellenbildung
in den Mutterzellen des Pollens auf analoge Weise centrifugal
nach den primären Theilungswänden hin vorschreiten sollte, oder
gerade den umgekehrten Weg einschlagen und von dieser Grenzlinie
zwischen Wand und Pollen-Zellen aus centripetal vorschreiten, wage
ich nicht zu entscheiden; vielleicht herrscht gar keine Regel, was dies
betrifft. Der einzige Unterschied zwischen dem Entwickelungsvorgange
hier und z. B. bei *Scopolia* liegt also nur in der mächtigeren Entwickelung der Pollen-Mutterzellen und schwächeren der Wandschichten (man vergleiche Fig. 17, Taf. 1 mit Fig. 7, Taf. 3).

Die Wand der reifen Anthere (Fig. 8) ist schon besprochen;
eine klare leicht aufquellende Epidermis deckt die einfache oder an
den Basen der Klappen ein wenig mächtigere Spiralfaserschicht.

Vereinzelte Entwickelungszustände von *Cerinthe major* fand ich
mit den bei der letzten Pflanze beobachteten ganz übereinstimmend. —
Noch von einigen anderen gamopetalen Familien liegen mir Beobachtungen vor.

### Galium Mollugo.

Von meinen Präparaten sind zwei auf Taf. 3, Fig. 14—15 abgebildet worden. Von diesen und anderen Längs- und Querschnitten
glaube ich folgendes schliessen zu können.

Ein Fibrovasal-Strang existirt im Filamentum, geht aber nicht
durch die ganze Länge des Connexivs. Placentoiden sind schwach entwickelt, treten aber doch besonders an jüngeren Entwickelungsstadien
ganz deutlich hervor (Fig. 14). Die ersten tangentialen Theilungs-

wände in den Zellen der ersten Periblem-Schicht trennen wie gewöhnlich die Urmutterzellen des Pollens von denen der Wand. In jenen
treten wenige Würfeltheilungen auf und ich habe nie mehr als
höchstens zwei Schichten von Mutterzellen gebildet gesehen, allein nie
waren die Zellen streng regelmässig geordnet und auch schief gestellte
Wände traten auf (Fig. 15). In den Urmutterzellen der Wandschichten
herrscht eine regelmässige Würfeltheilung, in normaler centrifugaler
Folge; von den dadurch gebildeten drei Schichten fungirt die innere
in Verbindung mit den oberflächlichen Zellen des an die Innenseite
der Pollenzellen-Masse grenzenden Meristems als Tapete des Faches,
und nimmt die gewöhnlichen Eigenschaften dieser an, aber ihre Zellen
theilen sich nicht so lebhaft horizontal und radial wie sonst; in dieser
Beziehung herrscht also Uebereinstimmung mit den oben betrachteten
Compositen, und eine Vergleichung von Fig. 15, Taf. 3, mit Fig. 8,
Taf. 2 wird besser die Aehnlichkeit klar machen; die Masse der Pollen-
Mutterzellen ist bei *Galium* zum Theil von einer gleichen Hülle
concentrisch gestellter Zellen nach allen Seiten umgeben, wie bei
*Chrysanthemum.*

Aus den weit entwickelten Zuständen, wie Fig. 15, ist es übrigens
selten leicht, die Theilungsvorgänge mit Sicherheit zu sehen, wie *Galium* überhaupt kein leichtes Object ist; die Pollen-Massen werden
schnell von so vielen kleinen Zellen umgeben, dass die Verfolgung
der inneren Grenze der ersten Periblem-Schicht unmöglich wird, besonders wenn sie von Anfang an weniger scharf war; nur an der oberen
Pollen-Masse der Fig. 15 ist dies noch möglich.

## Campanula Trachellum
### (Taf. 3, Fig. 16—17.)

entfernt sich mehr von den Compositen als *Galium*, und ist *Scopolia*
(Taf. 2, Fig. 14 u. 17) und *Symphytum* (Taf. 3, Fig. 5 u. 7) weit
ähnlicher; denn die Theilungen der Pollen-Mutterzellen dauern länger
fort, daher sie schliesslich einen mächtigen fast cylindrischen Strang
in jedem Fache bilden; ihre Zellen zeigen durch ihre Anordnung
bald mehr bald minder deutlich die Theilungsvorgänge. An dem jüngeren Entwickelungsstadium Fig. 16 ist die Abstammung der Zellen
aus der Anordnung derselben durchaus deutlich zu sehen.

Eine typische Tapeten-Schicht mit radial getheilten und radial
gestreckten Zellen bekleidet schliesslich nach allen Seiten hin die Wand
des Faches (t—t, Fig. 17). Ausserhalb des von der ersten Periblem-
Schicht abstammenden Theils der Tapete finden sich schliesslich bis
drei andere Wandschichten, von denen jedoch die beiden inneren wie
die Tapete aufgelöst werden. Die tangentialen Wände treten wie
gewöhnlich in centrifugaler Folge hervor, mit radialen und horizontalen
gemischt.   Die reife Antheren-Wand besteht aus einer Spiralfaserschicht und der dünnwandigen eingeschrumpften Epidermis, jedoch
werden die Spiralfaserzellen nach dem Connexive hin mehrschichtig
und strecken sich sogar in diesei hinein das ganze Fach rings um-
schliessend, wie bei den von Chatin abgebildeten zwei Arten [1]).

Endlich besitze ich auch von

### Plantago major

eine fast vollständige Reihe von Entwickelungszuständen. Ihre Anthere schliesst sich denen von *Symphytum* und *Campanula* eng an;
hat aber eine weit schönere, sehr regelmässige und gewöhnlich nur
aus zwei Zellenschichten (auf Querschnitte Zellenreihen) bestehende
Placentoiden-Bildung.

### Melilotus albus.
#### (Taf. 4, Fig. 1—7.)

Betrachten wir jetzt auch einige Antheren-Entwickelungen von
anderen Gegenden des Pflanzenreichs und zwar erst von einigen dialy-
petalen Familien, als erstes Beispiel eine Papilionacee.

Die Entwickelung ist nicht ganz leicht zu verfolgen, und namentlich hat es oft an älteren Antheren bedeutende Schwierigkeit, die
innere Grenzlinie der ersten Periblem-Schicht so wie die Seitenwände
ihrer ursprünglichen Zellen verfolgen zu können, welches indessen
an jüngeren Zuständen leicht ist; man betrachte z. B. den Längsschnitt Fig. 3 und den ziemlich entsprechenden Querschnitt Fig. 2.
An Querschnitten älterer Stadien findet man immer auch die Zellen in
der zwischen den beiden Fächern einer Antherenhälfte liegenden Partie

---

1) *Campanula grandis* und *C. Medium* l. c. Pl. XXI. Fig. 1—2.

der ersten Periblem-Schicht tangential getheilt (Fig. 4).    Es ist mir
kein Zweifel übrig geblieben. dass die Theilungsvorgänge in dieser
Schicht genau so wie bei den oben betrachteten Pflanzen vor sich
gehen.  Die ersten tangentialen die Periblem-Zellen halbirenden Theilungswände (Fig. 1) bezeichnen die Scheidewand zwischen Fach
und Wand, zwischen Pollen- und Wand-Zellen; dies geht aus dem
Studium aller meiner Präparate unzweifelhaft hervor.  Während die
Pollen-Urmutterzellen durch nur wenige Würfeltheilungen (horizontale und tangentiale sind in Fig. 3 zu sehen. schief gestellte senkrechte
in Fig. 2 etc., ausserdem habe ich radiale senkrechte beobachtet) ferner halbirt werden, nehmen sie doch ausserdem so an Grösse zu, dass
die primäre tangentiale Halbirungswand (1), die jene Pollen-Mutterzellen von den in Anzahl bedeutend vermehrten Wandzellen trennt,
auch in der sehr weit entwickelten Anthere fast die Mitte der ursprünglichen Schicht einnimmt (Fig. 2, 3, 4).    Die Theilungen der äusseren
primären Tochterzellen finden nach allen drei Richtungen statt: primäre
radiale (r) und secundäre tangentiale (2) sehen wir in Fig. 1, 2 u. 3,
horizontale z. B. in Fig. 5 (in den äussersten der von dem Periblem
abstammenden Zellen); andere höherer Ordnungen in Fig. 3—5; dass
die mit 3 bezeichneten Wände wirklich nach 2 und in den äusseren
Tochterzellen auftreten. dafür giebt die obere Hälfte von Fig. 2 u. 4
eine Andeutung. wenn nicht gerade den Beweis.  Daraus und weil ich
auch mehrere andere ganz ähnliche Bilder erhalten habe, glaube ich
zu der Annahme berechtigt zu sein, dass die Zellbildung auch hier
im Ganzen centrifugal fortschreitet; denn weder hier noch anderswo
ist dieses Fortschreiten ganz rein, so dass gar keine Zell-Theilungen
der inneren Tochterzellen stattfinden sollten; besonders wenn wir
den Blick auf die tapezierende Schicht richten, ist dies der Fall.

Die Anthere Fig. 4 ist fast vollständig angelegt; einige radiale
und horizontale Theilungen der äussersten von den secundären Periblem-Zellen werden wohl noch statt finden. und so die Zellenzahl der
Wand vermehrt.  Man wird hier eine ähnliche concentrische Hülle der
Pollen-Mutterzellen entdecken wie bei den Compositen und *Galium*;
ohne dass die innersten der gewöhnlichen Tapete entsprechenden
Zellen dieser Hülle erst bedeutenderen Zellentheilungen unterliegen,
werden sie aufgelöst. welches Schicksal wenigstens die angrenzenden
Wandzellen mit ihnen theilen.   Nur die äussersten der secundären

Periblem-Zellen bestehen (Fig. 6) von einer nur an der Aufspringungs-sutur und am Connexiv noch recht deutlichen Epidermis bekleidet; hier begegnen wir den eigenthümlichen Verdickungsfasern, die fast die Form eines Sternes haben, dessen Centrum an der Innenwand der Zelle befestigt ist, während die gebogenen Strahlen über die Seiten-wände zur Vorderwand hinlaufen, wo sie spitz enden (Fig. 7), und die gerade bei den Papilionaceen häufig sein sollen [1]).

Eine flüchtige Betrachtung von *Lupinus elegans* ergab doch deut-lich die Abstammung der Wand- und Pollen-Zellen von der ersten Periblem-Schicht.

### Epilobium angustifolium.

(Taf. 4. Fig. 8—13.)

Es würde von Interesse sein die *Oenothera* einem Studium zu unterwerfen, weil sie von fast Allen, die sich mit der Entwickelungs-geschichte der Anthere beschäftigt haben, benutzt worden ist. Leider war es mir nicht möglich diese in den Kreis der genauer betrachteten Pflanzen hereinzuziehen; sie verspricht aber ein gewisses Interesse, denn ein Paar Querschnitte, die ich gemacht habe, deuteten in der That auf die Bildung einer einfachen senkrechten Reihe von Pollen-Urmutterzellen hin, die vielleicht unmittelbar zur Tetraden-Bildung schreiten, ein Verhältniss also, welches dem bei den Compositen gleich sein dürfte. Während ich also diese Pflanzen für eine spätere Betrachtung aufheben muss, habe ich eine vollständige Reihe Ent-wickelungszustände von dem verwandten *Epilobium angustifolium* erhalten.

Ausser der eigenthümlichen Form der Anthere (Fig. 8 u. 10) sind nur wenige Merklichkeiten zu erwähnen. Ehe noch die zur Pol-lenbildung zielenden Theilungen begonnen haben, fängt die Bildung des Fibrovasal-Strangs (Fig. 8, f) an; rückwärts wird er gewöhnlich von zwei Periblem-Schichten gedeckt; nach der Vorderseite des Con-nexivs hin ist das Parenchym mächtiger. Eine schwache aber cha-rakteristische Placentoiden-Bildung findet statt (Fig. 8—9). Während die erste Periblem-Schicht im Allgemeinen zwischen den beiden Fächern

---

1) Cfr. r. H. Mohl, Verm. Schriften. p. 63; bei Chatin sind solche Verdickungsfasern an vielen Stellen schön abgebildet.

einer Anthere an der Aufspringungssutur, wenigstens sehr lange, ungetheilt bleibt (denn oft finden auch hier Zelltheilungen statt zu der
Zeit, wenn die Anthere zum Aufspringen sich bereitet), finden wir
hier, dass die Zellen in diesem Theile jener Schicht sich fast gleichzeitig mit den gewöhnlich getheilten Periblem-Zellen tangential theilen
(man vergleiche Fig. 8 u. 9 die mit *m* bezeichneten Partieen).

Aus Fig. 9 geht hervor, dass die Pollen-Urmutterzellen auch
bei dieser Pflanze eine Schicht bilden, allerdings eine ziemlich unbedeutende, weil sie nur aus 2—4 Zellenreihen besteht; vereinzelte
Theilungen der Urmutterzellen finden statt, im Ganzen bleiben sie
aber ungetheilt, bis sie sich von einander trennen, um zur Tetraden-
bildung zu schreiten (man vergleiche Fig. 11 u. 12).

Die äusseren der primären Tochterzellen theilen sich dagegen
wie gewöhnlich durch vorzugsweise centrifugal vorschreitende Würfel-
Theilung und bilden schliesslich eine ziemlich mächtige Wand (Fig. 10).
Die Tapete ist ausgezeichnet schön, sowohl durch die Grösse und
radiale Streckung ihrer Zellen (Fig. 10, 11, 12), als durch ihre stark
gelbe Farbe; bei *Oenothera* verhält sie sich auf gleiche Art. Sie wird
mit allen Wandschichten, die äusserste und die Epidermis ausgenommen, aufgelöst (Fig. 12)[1]).

Noch ist zu bemerken, dass die Epidermis-Zellen sich an der
Aufspring-Naht (*m* Fig. 10 u. 13) durch tangentiale Wände theilen,
gerade wie wir es schon früher bei *Scopolia* (Taf. 2, Fig. 15) beobachtet haben, und endlich werde ich die Aufmerksamkeit auf einige
grosse ellipsoidische Zellen hinlenken, welche sich im Connexive,
zwischen den Antherenfächern (*y* Fig. 10 u. 11) befinden, die ich aber
nicht näher untersucht habe.

### Arabis albida.

#### (Taf. 4. Fig. 14—17.)

Ueber diese Pflanze brauche ich nur wenige Worte zu sagen,
weil die vier aus meinen Zeichnungen hier ausgewählten Figuren das
geben werden, was zum Verständniss der Bildung des Fibrovasal-
Stranges (f), der Pollen- und der Wandzellen nöthig sein wird. Die

---

1) Vergl. Chatin, l. c. Pl. XXIII. Fig. 4, *Epilobium spicatum*.

Differenzirung der ersten Periblem-Schicht gegen das innerhalb liegende Parenchym der Anthere ist nicht immer scharf (Fig. 14), daher es nicht immer möglich wird, an etwas älteren Entwickelungszuständen die innere Grenzlinie und die Lage der Pollen-Urmutterzellen innerhalb des Bezirks der getheilten Periblem-Schicht nachzuweisen, besonders weil noch der Umstand hinzukommt, dass diese Schicht schnell auch an der Aufspringungssatur getheilt wird. Durch die in den Urmutter- und Mutterzellen des Pollens stattfindenden Theilungen bilden diese letzten zuletzt einen völlig cylindrischen Strang (Fig. 17), mit einer typischen Tapete umgeben.

Ich habe versäumt den Bau der fertigen Wand zu untersuchen: allein alle die bei Chatin[1]) abgebildeten Cruciferen-Antheren zeigen, dass die äusserste Schicht secundärer Periblem-Zellen die Spiralfaser führende ist, während die anderen verschwinden.

### Malva silvestris.
#### (Taf. 5, Fig. 1—6.)

Von *Althaea rosea* sind im »Lehrbuche« von Sachs, 1870, S. 453, Fig. 346 zwei Bilder gegeben, welche eine ursprünglich einfache Reihe von Pollen-Urmutterzellen in jedem Fache und später einen mehrzelligen von einem schönen Tapete eingefassten Zellenstrang zeigen. Diese Bilder würden sicherlich ganz correct gewesen sein, wenn sie auch die gewiss noch auf den abgebildeten Entwickelungszuständen sichtbare regelmässigere Ordnung der Wandzellen gezeigt hätten, welche eine Folge ihrer Entstehungsweise ist. Es scheinen übrigens die Malvaceen gerade sehr geeignet, um die alte Theorie von der einfachen Urmutter-Zellenreihe, die wir auch hier bei Sachs vorfinden, zu stützen, denn in der That bildet sich hier wie bisweilen bei den Compositen eine solche. Ich habe *Malva silvestris* untersucht.

Die Pollen-Urmutterzellen treten, sowohl durch ihre Grösse als ihr Lichtbrechungsvermögen ausgezeichnet schön hervor, und sind daher an älteren Entwickelungsstadien leicht zu finden. Aus solchen erhält man aber keine Ahnung von ihrer Entstehung (Fig. 4—5), besonders aus den Längsschnitten. Dass sie aber auch hier von der ersten

---

1) Pl. XIV, Fig. 1, Pl. XXVIII, Fig. 6—8.

Periblem-Schicht abstammen habe ich an vielen Präparaten deutlich gesehen, obwohl es mir schwierig gewesen ist solche zu erhalten, in denen alle Zellwände deutlich zu sehen waren, und die sich zeichnen liessen. Selbst wenn dies aber nicht der Fall war, liess sich doch fast immer die innere Grenzlinie der ersten Periblem-Schicht so klar verfolgen, dass darüber kein Zweifel übrig bleiben konnte, dass die grossen deutlichen Pollen-Zellen in der That innerhalb dieser Schicht lagen.

Die ersten Stadien geben die Querschnitte Fig. 1 (in welcher die beiden links liegenden mit p bezeichneten Zellen vielleicht nicht alle beide Pollen-Urmutterzellen sind) und Fig. 2. In der letzten ist eine radiale Wand der primären tangentialen aufgesetzt worden, gerade wie bei den Compositen (Taf. 2, Fig. 3—4). Zwischen diesem Stadium und den in Fig. 3 abgebildeten habe ich allerdings keine Präparate erhalten, die zu zeichnen waren; selbst wenn wir aber die weniger scharfen ausser Betracht lassen, hat doch Fig. 3 besonders an der linken Seite noch ein solche Anordnung der Zellen, dass der ganze Bildungsgang klar vor Augen liegt; die innere Grenzlinie der ersten Periblem-Schicht lässt sich nach beiden Seiten bis zu den ungetheilten Partieen klar verfolgen, und die Seitenwände der ursprünglichen ungetheilten Periblem-Zelle, von welcher die Pollen-Urmutterzelle abstammt, lassen sich leicht und sicher nachweisen; zwei radiale Wände haben sich der ersten tangentialen aufgesetzt, und denen folgten die tangentialen zweiter Ordnung. An der linken Seite lässt die Grenze der ursprünglichen Schicht sich schwieriger aufweisen (an dieser wie an den Fig. 1 und 4 abgebildeten Schnitten sieht man eine schöne Uebereinstimmung im Bau des inneren Parenchyms, indem an den allen drei typisch vier Zellenreihen unterhalb der ersten Periblem-Schicht auftreten, welche Zahl auch sonst, obgleich nicht immer, bemerkt worden ist).

Noch complicirter werden die Verhältnisse, wenn die Tangentialwände dritter Ordnung auftreten (Fig. 4—5). Dass diese in den äusseren der letztgebildeten Tochterzellen zum Vorschein kommen, kann ich allerdings nicht strenge beweisen, doch scheint die rechte Seite Fig. 4 unzweifelhaft darauf hin zu deuten, wie auch die Lage der mit 2 bezeichneten Wandlinie ziemlich genau in der Mitte zwischen der mit 1 bezeichneten und der inneren Grenzlinie der Epidermis. Dass alle Wände der Würfeltheilung auftreten, geht aus dem Vergleich der

beiden Figuren hervor. In den äussersten von dem Periblem abstammenden Zellen treten horizontale Wände auf (Fig. 5) und einige radiale
(Fig. 4).

Die Zellen der Tapete sind schon in Fig. 4—5 durch radiale und
horizontale Theilungen angelegt worden und treten daher deutlich hervor.
Später schwellen und strecken sie sich vor ihrer Auflösung bedeutend
(Fig. 6); die Schicht s—s bildet die fibröse Schicht[1]. —

### Acacia decipiens und armata.
(Taf. 5, Fig. 7—12.)

· Besonders interessant ist die vor einigen Jahren von Rosanoff[2]
näher besprochene Pollen-Bildung bei den *Acacien*. Seine Untersuchungen werfen aber, was später in der historischen Uebersicht erwähnt
werden soll, kein zuverlässiges Licht über die Abstammung der Urmutterzellen des Pollens. Es bieten sich allerdings auch bedeutende Schwierigkeiten diese genau zu erörtern dar, und zwar sind die Gründe dazu
theils die Kleinheit der Objecte, welche das Schneiden erschwert, theils
die wenig scharfe Abgrenzung einer äussersten Zellenschicht und endlich, dass die Pollen-Urmutterzellen sich ziemlich spät, wenn sie schon
von einer ganzen Menge von Zellen umlagert sind, durch optisches
Verhältniss und Grösse zu erkennen geben. Wenigstens verhielten sich
so die von mir besonders beobachteten Arten.

Die Staubblätter sind bei ihrer ersten Erscheinung kleine halbkugelige Höcker, deren Entstehung Zellentheilungen in der ersten
der zwei bis drei deutlich abgegrenzten Periblem-Schichten der Blü-
thenaxe zuzuschreiben ist; vielleicht finden auch einige Zellentheilungen
in der zweiten Schicht statt. Durch fortgesetzte Zellenbildung heben
sie sich bald in die Höhe und werden cylindrischen, schwach keulenförmigen Organen gleich (Fig. 7, mit dem Querschnitte Fig. 8). Die
Zellenvermehrung setzt sich mit grösserer Lebhaftigkeit und nach
allen Seiten in dem oberen etwas aufgeschwollenen Theile fort: dadurch wird dieser grösser und grenzt sich immer deutlicher gegen den
Stiel ab. Es wird hier also das Filamentum früher angelegt als die

---

1) Cfr. Chatin l. c. Pl. XXV. Fig. 4. *Malva silvestris* und Fig. 3. *Malva
rotundifolia*.

2) Pringsheims Jahrbücher, Band IV.

Anthere, während letzte, wie bekannt. sonst immer jenem vorauseilt.
Wie die Fig. 9—11 zeigt. ist der Bau der Anthere gerade nicht besonders regelmässig, und eine erste Periblem-Schicht ist nicht scharf
begrenzt. Was man aber dennoch gut beobachten kann ist, dass nach
einer gewissen Zeit häufige Tangentialtheilungen in den gerade unter
der Epidermis befindlichen Zellen statt haben, besonders in der vorderen Hälfte der Anthere (Fig. 9—11). In der Fig. 11 traten die mit
p bezeichneten vier Zellen vor den umgebenden durch ihre Grösse hervor und zeigten zugleich ein etwas verschiedenes Lichtbrechungsvermögen; ich glaube daraus schliessen zu dürfen, dass diese Zellen (besonders was die zwei untersten und die links liegende betrifft) die
Pollen-Urmutterzellen sind, und es dürfte denn auch durch die Abord-
nung der umgebenden Zellenwände deutlich sein. dass sie durch die
tangentiale Theilung einer von jenen der Epidermis angrenzenden und
folglich denen der ersten Periblem-Schicht homologen Zellen hervorgegangen ist. Die Urmutterzellen sind aber, wie auch von früheren
Untersuchungen bekannt war, ganz vereinzelte Zellen; weder von
Zellenschicht noch Zellenreihe ist die Rede mehr, und sie liegen nicht
einmal immer in genau entsprechenden Höhen der Anthere.

Wenn mehrere Zellentheilungen statt gefunden haben, als diejenigen, die wir in Fig. 11 sehen, treten die Urmutterzellen zwar weit
deutlicher hervor, sind stärker lichtbrechend, aber die Anordnung der
umgebenden Zellen erlauben dann keine sicheren Schlüsse auf ihre Entstehung. Sie zeigen sich dann mehr oder weniger deutlich von einer
Hülle concentrisch gestellter Zellen umgeben. was auch aus den Zeichnungen Rosanoffs hervorgeht, und in den ausserhalb von ihnen
liegenden Zellen haben besonders wiederholte tangentiale Theilungen
statt gefunden, den bei allen anderen beobachteten Antheren homolog.
In der Fig. 12 haben die Zellen der äussersten so entstandenen der
Epidermis angrenzenden Schicht sich schon etwas radial gestreckt, —
der Anfang zu ihrer Ausbildung als fibröse Schicht; die inneren werden
aufgelöst und von einer Tapete mit radial getheilten und gestreckten
Zellen habe ich keine Spur bemerkt. Die Pollen-Urmutterzelle ist
hier schon in zwei zerfallen.

Obgleich ich somit glaube es als sicher betrachten zu dürfen,
dass die Urmutterzellen der zusammengesetzten Pollenkörner bei den
Mimosen wenigstens in einigen Fällen aus den äussersten Periblem-

Zellen entstehen, muss ich doch zu fortgesetzten Untersuchungen auffordern; denn in anderen Fällen ist es mir, obgleich die Zellenwände
gerade sehr deutlich waren, doch unmöglich gewesen, in der Anordnung derselben die Abstammung der Pollen-Urmutterzellen aus einer
der Epidermis angrenzenden Zelle herauszufinden.

Wie der Bau der Anthere bei den besprochenen *Acacien* ziemlich
unordentlich war, ist es auch mit vielen anderen Antheren der Fall;
selbst die erste Periblem-Schicht, die doch sonst scharf begrenzt (und
fast immer die einzige scharf begrenzte ist) tritt weniger selbstständig
auf; kommt dann dazu noch, dass die Zellentheilungen nicht mit der
Regelmässigkeit hervortreten und sich ordnen wie sonst, wird es in
vielen Fällen schwierig die Abstammung der Pollen-Urmutterzellen zu
constatiren, besonders dann, wenn sie sehr spät ihre Eigenthümlichkeiten erhalten und erkennbar werden. Es giebt so mehrere Antheren,
die ich untersucht habe, und bei denen ich nicht wage in Abrede zu
stellen, dass Zellen, die nicht der Epidermis angrenzen, nie an der
Bildung der Pollen-Urmutterzellen Theil nehmen. Hierhin gehören die
wenigen von mir untersuchten Monocotyledonen. Von

### Zannichellia macrostemon Gay

ist die achtfächerige Anthere in Fig. 18—19, Taf. 3 abgebildet.
Obgleich die Pollen-Urmutterzellen zweifellos angelegt worden sind,
treten sie doch noch nicht deutlich hervor, und man wird auch leicht
sehen, dass die Zellentheilungen, obgleich eine erhebliche Anzahl von
Tangentialtheilungen statt gefunden haben, und obgleich es auch deutlich ist, dass die an den Seiten ungetheilte Periblem-Schicht in einen
getheilten Zustand übergeht, doch nicht mit der bei vielen Dicotyledonen gefundenen Regelmässigkeit ausgeführt worden sind.

Auf dieselbe Art ist es mir auch mit *Gladiolus communis*, *Orni-
thogalum pyramidale* und *Funkia ovata* gegangen. Dass die Pollen-
Mutterzellen eines Faches nicht von einem einfachen Strange von
Urmutterzellen abstammen, darüber kann es nur eine Meinung geben;
dass sie aber alle von der ersten Periblem-Schicht abstammen, habe
ich nicht constatiren können, und muss ich diese Frage zu genauerer
Betrachtung empfehlen.

Bei einigen Dicotyledonen herrscht dieselbe Unordnung oder
doch Mangel an Regelmässigkeit im Entwickelungsgange, z. B. bei

## Eschholtzia Californica.

In einigen Fällen, von denen einer in Fig. 17, Taf. 1 abgebildet ist, blieb mir kein Zweifel, dass die Pollen-Urmutterzellen wirklich alle von der ersten Periblem-Schicht abstammen, und zugleich habe ich mich davon überzeugen können, dass die Theilungen der Wand in centrifugaler Folge statt hatten; zahlreiche Theilungen jener Schicht habe ich nie vermisst, allein es war mir doch nicht immer möglich zu entscheiden, ob nicht einige der inneren Pollen-Urmutterzellen von den weiter nach innen vor der betreffenden Schicht liegenden Zellen abstammen. Die Zahl der in Fig. 17 gebildeten Pollen-Mutterzellen wird noch bedeutend vermehrt, wie auch die Zahl der Wandzellen, die schliesslich doch nur 3—4 Schichten bilden.

## Ranunculus acer

gehört auch zu denjenigen, bei welchen ich mich vergebens bemüht habe, die Abstammung der Pollen-Zellen allein aus der ersten Periblem-Schicht zu beweisen; es war oft besonders an Längsschnitten deutlich zu sehen, dass die oben einfache erste Periblem-Schicht in eine getheilte Partie überging, aber die Grenzen dieser nach innen waren ganz unklar, und auch die zweite Periblem-Schicht schien an der Pollen-Bildung Theil zu nehmen.

## Bryonia alba.
### (Taf. 5, Fig. 13—14.)

Die Cucurbitaceen gehören zum Theil ebenso zu den unklaren und schwierigen Objecten (über *Cyclanthera* siehe weiter unten), sind aber doch gerade klassische Pflanzen in Beziehung auf die Frage, welche hier behandelt wird, weil *Bryonia* und *Cucurbita* fast allen als Untersuchungsobject dienen mussten. Von *Bryonia alba* sind zwei Bilder, Taf. 5, Fig. 13 u. 14 dargestellt. Aus den beiden geht hervor, dass die erste Periblem-Schicht zahlreichen tangentialen und anderen Theilungen ausgesetzt ist, und aus der unteren Hälfte von Fig. 14 ist es wohl sogar möglich zu schliessen, dass die Pollen-Mutterzellen innerhalb der getheilten Partie liegen; im Ganzen ist die Ordnung der Zellen aber immer so unregelmässig, dass ich nur den einzigen Schluss mit Sicherheit habe ziehen können: die Pollen-Urmutterzellen bilden eine einfache Schicht (besonders bei *Cucurbita* tritt dies schön hervor), die erst nachträglich durch mehr oder weniger regel-

mässige Theilungen eine grössere Mutterzellen-Masse bilden. Dass
häufige tangentiale Theilungen die Wand zwischen der schön ausgebildeten Tapete und der Epidermis bilden, ist doch deutlich genug. —
Ganz unmöglich ist es mir gewesen, die Pollen-Urmutterzellen von

### Tropaeolum tricolorum und pentaphyllum u. s. w.

auf eine einfache äusserste Periblem-Schicht zurückführen zu können:
hier bildet sich ganz bestimmt von Anfang an nicht eine einfache
Schicht von Zellen, sondern eine grosse Menge vier cylindrische Stränge
bildender Zellen in jeder Anthere zu Urmutterzellen um.    Man vergleiche den in Fig. 5, Taf. 5, abgebildeten Zustand, wo der Fibrovasal-
strang gerade angelegt wird, mit dem etwas älteren, Fig. 16 und 17,
wo es erst möglich war.jene Zellen an ihrer helleren Farbe zu erkennen
und die ganzen von ihnen gebildeten Gruppen mehr oder weniger
bestimmt zu umschreiben.    Dass die in der äussersten immerhin hier
und da deutlichen (Fig. 15) Periblem-Schicht statt habenden sehr
zahlreichen Theilungen wesentlich für die äussere Form der Anthere
von Bedeutung sind, ist klar genug, dass die Pollen-Urmutterzellen
aber nicht alle von diesen Theilungen herrühren können und dass die
Theilungen in derselben sehr unregelmässig statt haben, geht daraus
hervor, dass die Gruppen nicht wie sonst deutlich von Radien (den
.Seitenwänden der ursprünglichen Periblem-Zellen) durchzogen sind, und
dass die inneren der Zellen jeder Gruppe ausserhalb (d. h. weiter nach
innen vor) der gedachten Fortsetzung der zwischen den vier Fächern
noch ganz deutlichen ersten Periblem-Schicht (Fig. 16, 17) liegen.

Ein so completter Mangel an Ordnung mag immerhin sehr selten
soin; *Tropaeolum* ist die einzige Pflanze, bei der ich einen so extremen
Fall gefunden habe, und ich habe doch ausser den oben specieller
erwähnten Pflanzen noch eine Anzahl anderer sowohl an Längs- als
an den viel bequemeren Querschnitten untersucht, die sich jenen in
der Hauptsache genau anzuschliessen scheinen.    Solche sind z. B.
*Anthriscus silvestrer*, der drei Schichten Wandzellen (die tapezierende
Schicht mit einbefasst) und eine an Querschnitt halbmondförmige
Schicht nachher etwas getheilter Pollen-Urmutterzellen besitzt. *Rheum
compactum*, dessen Pollen-Mutterzellen schliesslich einen cylindrischen
Strang bilden. *Chenopodium*, *Amarantus*, *Alchemilla vulgaris* (bei der
doch möglicherweise auch einzelne innere Periblemzellen als Urmutter-

zellen des Pollens fungiren) und *Ricinus Americanus* (wo dasselbe
vielleicht der Fall sein dürfte; die Uebereinstimmung mit *Euphorbia*
(siehe unten) scheint sonst gross zu sein) [1].

Bei noch mehreren anderen, deren Antheren zu weit entwickelt
waren, als ich sie untersuchen wollte, konnte ich daher über die Entstehung der Pollenzellen nichts schliessen; überall dagegen fand ich
immer die unter der Epidermis folgenden Wandzellen schön radial
geordnet, was auf eine Abstammung durch tangentiale Theilungen
von gemeinsamen Mutterzellen hindeutet, so z. B. bei *Spiraea Ulmaria*,
*Stellaria media, Aristolochia Clematitis. Primula Auricula* und *farinosa*,
*Menyanthes trifoliata*, bei welcher die Tapete schön ausgebildet ist,
und einen oft fast cylindrischen Pollen-Mutterzellenstrang umschliesst,
*Dicentra vulgaris* [2]) u. a. In allen Fällen scheinen somit die Wandzellen
aus einer gemeinsamen Schicht abzustammen oder wenigstens durch
Würfeltheilung aus der den Epidermis-Zellen unmittelbar angrenzenden
Periblem-Zellen, sei es nun dass diese die ursprünglichen primären
sind, welches wahrscheinlich nie der Fall ist, oder nach Abtrennung
der Pollen-Urmutterzellen schon den secundären angehören.

## Resultate der Untersuchungen.

Recapitulire ich die Resultate meiner im Vorangehenden mitgetheilten Untersuchungen über den Bau der Anthere gewöhnlicher
Staubblätter, so möchte ich diese folgendermassen zusammenstellen.

---

1) Ueber die schöne Dichotomie der Filamente dieser Pflanze siehe
Warming, Forgreningsforhold hos Fanerogamerne, Det Kgl. Danske Videnskab.
Selsk. Skrifter. X. Bd. 1, 1872 (mit französischem Résumé) und Tab. XI, Fig. 32—34.

2) Das Diagramm dieser Blüthe habe ich nirgends correct gezeichnet gefunden, indem die zwei seitlichen zweifächerigen Antheren jeder Phalanx nicht
so gestellt sind, dass die Fächer nach aussen gekehrt sind, was gewöhnlich angegeben wird: sie sind im Gegentheil in der jungen Knospe gegen die mittlere
vierfächerige Anthere gewendet, und das eine Fach einer gegebenen zweifächerigen Anthere liegt rechts, das andere links vor dem entsprechenden inneren
Fache der vierfächerigen Anthere. Man braucht nur die zur selbigen Seite der
Blüthe liegenden halben Antheren der beiden Phalangen sich einander nähern zu
lassen (denn sie kehren sich dem zufolge die Connexive zu), um die medianen
vierfächerigen Antheren von *Hypecoum* zu erhalten.

1. Die junge Anthere besteht aus einem ziemlich unordentlichen Meristem, in dem ausser der Epidermis gewöhnlich nur noch eine Periblem-Schicht scharf differenzirt ist; bisweilen nicht einmal diese.

2. Wenn ein Fibrovasalstrang überhaupt im Connexiv gebildet wird, fängt die Procambium-Bildung desselben sehr früh in der Medianlinie des Staubblatts an. Der fertig angelegte Fibrovasalstrang ist vorn und hinten gewöhnlich von wenigstens einer, bisweilen 2—3 mehr oder weniger scharf bestimmten Zellenschichten (Periblem) bedeckt [1]).

3. Eine speciell charakterisirte Zellenbildung des innerhalb der ersten Periblem-Schicht liegenden Meristems, welches übrigens vorzugsweise in transversaler Richtung vermehrt wird, findet oft an den

---

[1] Die Frage, wie viel vom Gewebe der Phyllome Periblem und wie viel Plerom zu nennen ist, ist, so viel ich weiss, bisher nicht erörtert worden. Wir müssen uns bei der Entscheidung dieser Frage an die von den Kaulomen, durch die ausgezeichneten Untersuchungen Hansteins, entlehnten Begriffsbestimmungen halten. Wollte man die kappenförmige Anordnung des Periblems für das wesentliche überall entscheidende Merkmal dieser Gewebe fixiren, und alles von diesen Kappen umhüllte Gewebe Plerom nennen, würden wir bei den Antheren in den meisten Fällen nur eine einzige Periblemkappe haben und sonst nichts mehr, was Periblem zu nennen wäre. So hat Hanstein aber auch nicht die Begriffe festgestellt. Das Wesentliche liegt vielmehr in der — oft, aber nicht immer —, in der Anordnung der Zellen der nackten Stengelspitze ausgedrückten verschiedenen Function der Gewebe als Muttermeristem der primären Rinde und Muttermeristem des Fibrovasalsystems und des Marks. Das geht aus folgenden Worten Hansteins (Scheitelzellgruppe, S. 128) hervor: »In allen Fällen, wo das gesammte Periblem deutlich gesondert ist, kann man leicht wahrnehmen, dass die äusserste Plerom-Schicht das Procambium erzeugt. Wo dagegen die inneren Periblem-Lagen durch unregelmässige Zellentheilung der Form nach in das Plerom übergehen, dürfen wir umgekehrt im Auftreten des Procambiums die natürliche Grenzlinie des Ploroms erkennen«.

Führen wir dies auf die Antheren über, dann sehen wir, dass die Procambium-Bildung gewöhnlich nur noch zwei Schichten oder was zwei Schichten ungefähr entsprechen wird, wenn die Anordnung unregelmässiger ist, an der oberen und unteren Blattfläche übrig lässt; diese Schichten bilden dann das Periblem der Anthere. Das Staubblatt ist dann einem Kaulome zu vergleichen, bei dem das ganze Plerom in die Bildung des Fibrovasal-Bündels aufgeht, ohne dass ein Markmeristem übrig bleibt.

Ecken der Anthere, innerhalb der künftigen Fächer statt. Durch besonders tangentiale und etwas schief gestellte senkrechte Theilungswände wird hier oft ein Gewebe gebildet, das in einigen Fällen, wenn stark entwickelt, placenta-ähnlich in das Antherenfach hineinspringt (die »Placentoiden« Chatins), in anderen Fällen aber auf wenige Zellen beschränkt ist; in wieder anderen scheinen solche Zellentheilungen fast gar nicht ausgeführt zu werden.

4. Die erste Periblem-Schicht der Anthere ist in den meisten der untersuchten Fälle, unter denen die reichsten Familien des Pflanzenreichs: Compositen, Leguminosen, Cruciferen, Solanaceen, Scrophulariaceen, Labiaten, Borraginaceen, Rubiaceen, Malvaceen etc. sich befinden, die Mutterschicht des Pollens und des grössten und wichtigsten Theils der Antherenwand (der fibrösen Schicht). In anderen seltneren Fällen scheinen auch Zellen des innerhalb der ersten Periblem-Schicht folgenden Meristems an die Pollen-Bildung abgegeben zu werden (*Tropaeolum*, vielleicht mehrere Monocotyledonen und andere); in jener Schicht finden aber immer und auch in diesem letzten Falle bedeutende Zellentheilungen statt, und die inneren Schichten der Wand dürften daher überall von ihr abstammen.

5. Wo die Bildung der Pollen-Urmutterzellen allein an die erste (scharf differenzirte) Periblem-Schicht gebunden ist, haben die zuerst auftretenden tangentialen Wände die Bedeutung die Scheide zwischen den Urmutterzellen des Pollens und denen der Wand zu constituiren; da diese Wände die Zellen genau halbiren und folglich in den benachbarten Zellen an einander stossen, entsteht in der That an den vier Ecken der Anthere eine Spaltung der ursprünglichen Periblem-Schicht in zwei.

6. Die innere der so entstandenen Schichten, die Urmutterzellenschicht des Pollens, hat in einigen Fällen eine bedeutende Ausstreckung und ist (an Querschnitten) halbmondförmig gebogen (bei den Labiatifloren, wo die mächtige Placentoiden-Bildung statt hat); in anderen ist sie aus wenigen (2—3) Zellenreihen zusammengesetzt, und endlich haben wir die extremen Fälle, dass sie aus einer einzigen Zellenreihe besteht, so dass es in der That vier einfache senkrechte Zellenreihen in jeder Anthere sind, die sich als Pollen-Urmutterzellen differenziren (Compositen, Malvaceen, Oenothera?), und dass nur vereinzelte Zellen als Pollen-Urmutterzellen auftreten (Mimosaceen). Zu bemerken ist

Übrigens, dass es nie alle die nach innen abgetrennten Zellen sind,
welche als Urmutterzellen des Pollens fungiren, sondern nur die mittleren; die an den Rändern der Schichten liegenden werden auf andere
Weise benutzt, so z. B. bei der Tapetenbildung; es ist daher auch ein
häufiger Fall, dass die primären tangentialen Theilungswände, welche
an den Flanken der Schichten liegen, sich mehr oder weniger schief
stellen, die concentrische Umhüllung des Antherenfaches beabsichtigend.

7.  Die Pollen-Urmutterzellen bleiben wohl nie alle ungetheilt
bis zu dem Stadium, da die Tetraden-Bildung statt findet; in wenigen
Fällen sind die Theilungen derselben aber so sparsam und auf bestimmte Weisen beschränkt (horizontale und radiale Wände), dass der
ursprüngliche Charakter der Pollen-Mutterzellen als einfache Schicht
oder einfache Reihe nicht verloren geht. In anderen Fällen treten alle
drei Arten von Wänden der Würfeltheilung auf, und es entsteht eine
mehrfache Schicht oder wohl gar ein cylindrischer vielzelliger Strang
von Pollen-Mutterzellen; in fast allen Fällen ist die Abstammung aus
einer einfachen Schicht an die Anordnung der Zellen und die den Mut-
terzellencomplex durchziehenden Radien (die Seitenwände der ursprünglichen Periblem-Zellen) zu erkennen; der Theilungsprocess findet übrigens nicht mit der Regelmässigkeit statt wie in den Mutterzellen der
Wand, und zur förmlichen Schichtenbildung kommt es nie.

An dem oberen und unteren Ende des Urmutterzellenstranges
oder an den Rändern der Urmutterzellenschicht des Pollens finden die
Theilungen nicht so lebhaft statt wie in der Mitte.

8.  Die äussere durch die primären Tangentialtheilungen gebildete Schicht zerfällt dagegen immer durch regelmässige Würfeltheilung in eine Anzahl (wie es scheint am häufigsten drei) neue mehr
oder weniger scharf bestimmte Schichten. Radiale, horizontale und
tangentiale Theilungen wechseln mit einander, ohne dass hierin eine
andere Regel zu erkennen ist, als dass der Zellenbildungsprocess
typisch und im Ganzen genommen centrifugal vorschreitet; besonders
fallen die tangentialen Theilungen in die Augen und sind die vorherr-
schenden; die Wandzellen erhalten daher im Allgemeinen das Aeussere
der tafel- oder backsteinförmigen Korkzellen.  Nur die innerste dieser
Wandschichten, welche an die Pollen-Zellen angrenzt, verliert diesen
Charakter; ihre Zellen werden oft durch radiale und horizontale Theilungen mehr kubisch.

9. Das Schicksal der verschiedenen Wandschichten ist verschieden. Die äusserste oder wenn sie besonders zahlreich sind die äusseren werden erhalten und zu den fibrösen Zellenschichten (gewöhnlich findet sich nur eine solche) ausgebildet; die mittlere oder mittleren werden ohne besondere Veränderungen: zu erleiden aufgelöst; die innerste wird ebenfalls aufgelöst, aber oft erst nachdem ihre Zellen speciellen Veränderungen unterworfen gewesen sind; dazu gehören die erwähnten radialen und horizontalen Theilungen, gewöhnlich eine demnächst eintretende gelbe Färbung und eine spätere bedeutende Aufschwellung und Streckung in radialer Richtung. Da nun alle anderen den Complex der Pollen-Mutterzellen umgebenden Zellen, die also von dem innerhalb der ersten Periblemschicht folgenden Meristeme abstammen müssen, den nämlichen Veränderungen unterworfen werden, wird das Antherenfach somit von einer unter der Ausbilduug der Pollenkörner verschwindenden Tapete von der beschriebenen Farbe und Zellenbau bekleidet. In anderen Fällen ist eine solche Tapete nicht oder eine Tapete überhaupt nicht vorhanden.

10. Die Epidermis theilt sich gewöhnlich nur durch Flächentheilung; das Vermögen hierzu geht nicht dem von innen ausgehenden, wachsenden Drucke der entstandenen Zellenmassen parallel, daher man immer finden wird, dass die Epidermiszellen der Oberflächen der Fächer mehr tafelförmig, radial zusammengedrückt, die des Connexivs und der Aufspringungs-Suturen mehr kubisch oder in radialer Richtung gestreckt sind. Tangentiale Theilungen der Epidermis finden bei einigen Pflanzen an der Aufspringungssutur statt, oft mehrere in einer Zelle und es entsteht dadurch ein kleinzelliges oft aufschwellendes Gewebe, welches wahrscheinlich die Aufspringung erleichtert oder gar aufgelöst wird. Die Epidermiszellen scheinen übrigens in der reifen Anthere eine unbedeutende Rolle zu spielen, sie sind oft dünnwandig und zusammengefallen.

11. Die primäre Periblemschicht bleibt oft lange Zeit oder vielleicht immer ungetheilt an der Aufspringungssutur zwischen den beiden Fächern einer Antherenhälfte; in anderen Fällen werden ihre Zellen auch hier sehr früh durch tangentiale und andere Wände getheilt, und es entsteht ein kleinzelligeres Gewebe, das, soviel ich gesehen habe, ebenfalls oft aufgelöst wird.

Diess sind in aller Kürze meine Resultate. Dass ich meine Untersuchungen nicht über eine grössere Anzahl Pflanzen habe ausdehnen können und auch nicht überall bei den erwähnten Pflanzen vollständige Entwickelungssuiten beobachtet habe, mag der verehrte Leser mir verzeihen. Ich fühle nur zu sehr, wie viel zu thun noch übrig ist, ehe wir eine gründliche Erkenntniss der Entwickelungsgeschichte der Anthere erhalten werden; an vielen Punkten bleiben Fragen zurück, deren Lösung der Zukunft vorbehalten ist; doch glaube ich, dass ich wohl die wichtigeren generellen Verhältnisse gefunden haben werde. Eine Bestätigung meiner Resultate würde nicht nur mir, sondern der Wissenschaft überhaupt erwünscht sein, weil die Untersuchungen nicht immer ohne Schwierigkeiten sind, und vorgefasste Meinungen auf die Ermittelung der Zellenbildungsvorgänge nur alle zu leicht einen nachtheiligen Einfluss haben können.

## 2. Ueber Pollen bildende Kaulome.

In natürlicher Verbindung mit einer Untersuchung über die in den Pollen bildenden Blättern, den Staubblättern, statthabenden Entwickelungsprocesse wird sich auch die Frage von den Pollen bildenden Kaulomen oder sogenannten axilen Antheren, welche in den allerletzten Jahren die Botaniker vielfach beschäftigt hat, abhandeln lassen.

Als Pflanzen, welche solche Pollen bildende Kaulome haben sollen, sind bisher nur wenige aufgeführt worden, nämlich *Casuarina* von Kaufmann[1]), *Najas, Caulinia* und *Zannichellia* von Magnus[2]), *Typha* von Rohrbach[3]), *Euphorbia* und *Cyclanthera* von mir[4]) und *Euphorbia* von Schmitz[5]). Aber ich muss gestehen, dass es mir sehr wahrscheinlich ist, dass solche auch anderswo vorkommen, z. B. viel-

---

1) Bulletin de la société impériale des naturalistes de Moscou, 1868.

2) Zur Morphologie der Gattung Najas L., Botan. Ztg. 1869 und Beiträge zur Kenntniss der Gattung *Najas*. 1870.

3) Verhandlungen des botan. Vereins für die Provinz Brandenburg 1869.

4) Flora, 1870, No. 25; Videnskabelige Meddelelser fra den naturhistoriske Forening i Kjøbenhavn, 1871, S. 1 (meine Dissertation: Er Koppen etc.); Det Kgl. danske Vidensk. Selskabs Skrifter, 1872, X. Bd., 1.

5) Flora 1871, No. 27—28: Zur Deutung der *Euphorbia*-Blüthe.

leicht im merkwürdigen Blüthenstande von *Zostera* und bei einigen
der von den Gegnern der ganzen Theorie der axilen Antheren angeführten Pflanzen (z. B. Centrolepideen, Euphorbiaceen).

Denn der „Erfindung" der axilen Anthere sind andere Auffas-
zungsweisen von verschiedenen Botanikern entgegen gehalten worden.
Hier sind besonders zu nennen Joh. Müller[1]), Hieronymus[2]),
Celakowsky[3]) und endlich Strasburger[4]).

Von den oben genannten Pflanzen werde ich noch hier die zwei,
die ich zu untersuchen Gelegenheit gehabt habe, näher besprechen:
*Euphorbia* und *Cyclanthera*.

## Euphorbia.

Nachdem ich in 1870—71 die Frage über die Natur des sogenannten »Cyathiums« bei dieser Pflanze wieder hervorgezogen und
damit die Irrthümer Payers und Baillons in Bezug auf die
Entwickelung desselben nachgewiesen hatte, ist die Litteratur über
diese Gattung bedeutend vermehrt worden, wie aus den oben angeführten Citaten hervorgeht. Es ist in der That eine ganz
merkwürdige Menge von Deutungen jener Bildung, die uns geboten
wird. Einerseits finden wir die alte Linné'sche Annahme, dass
das Cyathium eine Blüthe mit vielen Staubträgern sei, von Payer
und Baillon aufgenommen, mit der Modification doch, dass sie zusammengesetzte Staubblätter annehmen. Ihnen schliesst sich auch
(obwohl mit Zweifel) Hieronymus an, doch nimmt er nicht wie
diese beiden französischen Forscher monopodiale, sondern sympodial-
verzweigte Staubblätter an. Auf der anderen Seite finden wir die
Blüthenstands-Anhänger, mehr oder weniger sich der Rob. Brown-
Roeper-Wydler'schen Theorie anschliessend. Diese divergiren
aber in Bezug auf die Deutung der männlichen Blüthen, indem Einige
wie Schmitz und ich sie als ganz und gar axiler Natur zu sein

---

1) Flora 1872, No. 5: Bestätigung der R. Brown'schen Ansicht über das
Cyathium der Euphorbien. Vergl. ferner »Flora Brasiliensis« edit. Eichler.

2) Botan. Ztg. 1872, No. 11—13, Einige Bemerkungen über die Blüthe
von *Euphorbia* etc.

3) Flora 1872, No. 10: Noch ein Versuch zur Deutung der Euphorbien-
Blüthen.

4) Die Coniferen und Gnetaceen, 1872.

betrachten, demzufolge auch die Anthere als axile auffassen. Andere
wie Celakowsky und Strasburger, zwar das ganze Filamentum
als Axenorgan, die Antherenfächer aber als eine rudimentäre Blattbildung betrachten, also wie Roeper zuerst die Sache aufgefasst hat.
Endlich giebt es noch eine dritte Klasse, welche nur den unterhalb der
Articulation liegenden Theil des Filaments als Kaulom auffasst; in
dem übrigen, oberhalb der Articulation liegenden Theile mit der
Anthere dagegen ein Phyllom sehen und zwar ein terminales; hierher
gehören Müller und für den Fall, dass es sich zeigen sollte, dass das
Cyathium wirklich ein Blüthenstand sein sollte — auch Hieronymus.

In meiner so eben erschienenen Abhandlung über Verzweigungsverhältnisse bei den Phanerogamen[1]) bin ich zuletzt zur Besprechung
der Verzweigung und Deutung des Cyathium gekommen; trotzdem,
dass die Abhandlung von einem französischem Resumé begleitet ist,
dürfte es doch nicht überflüssig sein, hier etwas von dem dort Gesagten zu wiederholen und einige Bemerkungen zu der oben citirten Abhandlung von Hieronymus, die meine Dissertation zum unmittelbaren Gegenstand hat, in ausführlicherer Darstellung mitzutheilen und
man erlaube mir, eben weil die Verhältnisse so complicirt sind, einen
längeren morphologischen Excurs über das Cyathium, ehe ich zur
Anthere selbst werde kommen können.

Was die Thatsachen der Entwickelung betrifft, so herrschen unbedeutende Differenzen zwischen Hieronymus und mir; er bestätigt
im Allgemeinen, was ich den Herren Payer und Baillon gegenüber
beobachtet hatte. Das Resumé, welches H. im Anfang seiner Abhandlung von meinen Resultaten giebt, ist doch in einigen Punkten unklar
und steht hinter dem von Schmitz in „Flora" (l. c. S. 418) gegebenen
zurück[2]).

1) »Forgreningsforhold hos Fanerogamerne« in »Det Kgl. danske Videnskabernes Selskabs Skrifter«, X. Bd., 1872.

2) Ich werde nur hervorheben, dass folgende Worte S. 171: »Diese
Wickel umgeben in einem Wirtel die in der Mitte stehende weibliche Blüthe,
das Endproduct der Hauptachse« wenig geeignet sind, bei dem Leser eine Vor-
stellung von der von mir sehr stark betonten succedanen Folge der Deckblätter
und superponirten Staubträger zu erregen.

Am meisten divergiren wir in Bezug auf die zwischen den Staubträgergruppen stehenden Schuppenbildungen, welche ich unordentlich getheilt und oft in einer Anzahl von mehreren gefunden habe, während Hieronymus eine wickelartige Verzweigung derselben entdeckt zu haben glaubt. Es schien mir diese Frage für die Entscheidung, ob Blüthe oder Blüthenstand, durchaus nicht von Bedeutung zu sein, und habe ich mich daher auch nicht darum bekümmert neue Untersuchungen anzustellen, nachdem die Beobachtungen von Hieroymus mir bekannt geworden waren.

Anderen Bemerkungen von Hieronymus werde ich im Folgenden begegnen, indem ich jetzt zur Aufführung der Gründe übergehe, warum ich mich noch zur Blüthenstandstheorie bekennen muss.

1. Ich habe in meiner Dissertation, dann neuerdings und ausführlicher in meiner Abhandlung über die Verzweigung der Phanerogamen gezeigt und durch Abbildungen erläutert, dass die vegetativen Knospen bei *Euphorbia* (wie überhaupt sonst im Pflanzenreiche) oft lange nach Bildung der stützenden Blätter und daher von der Stengelspitze weit entfernt angelegt werden; dass der Zeitunterschied zwischen der Bildung der beiden Organe, d. h. der Blätter und deren Achselknospen, geringer wird, je mehr der Stengel die florale Natur annimmt. Zuletzt werden die Deckblätter und ihre Knospen gleichzeitig gebildet, und eine Knospe ist dann thatsächlich immer die höchste Neubildung an der Achse; parallel mit diesem Entwickelungsgange geht denn auch eine fortwährende Reduction der Blätter und eine entsprechende Zunahme der Knospen an Ueberlegenheit. Dieser Metamorphosengang führt aber fort, wenn wir zum Cyathium übergehen, und der Uebergang ist in einigen Fällen so gelinde wie nur möglich[1]). Während wir also in dem einen Falle ein Deckblatt mit seiner Achselknospe, die sich zu einer cymösen Inflorescenz entwickeln wird, vor uns haben, finden wir nach dem nächsten durch die Blattspirale gegebenen Schritt zwei Bildungen, die jenen in Form und relativer Stellung durchaus ähnlich sind, die sich aber zu einem Cyathium-Deckblatte und dem demselben superponirten Staubträger entwickeln. Nun fragt sich also: was ist das Natürlichste, dass wir hier wieder ein Blatt mit seiner

---

1) Siehe z. B. die Figuren 6—7, Taf. 1, meine Dissertation: Videnskabelige Meddelelser 1871.

Achselknospe vor uns haben, oder dass wir durch einen plötzlichen
Sprung von einem aus solchen zwei Bildungen zusammengesetzten
Doppelorgan zu einem anderen, das aus zwei B l ä t t e r n gebildet wird,
geführt worden sind. Das letzte wäre wohl möglich, ist aber durchaus nicht wahrscheinlich; und ist erst das unterste dieser Doppelorgane des Cyathiums als aus Blatt und Knospe zusammengesetzt zu
deuten, folgt es von selbst, dass die vier folgenden, die Spirale fort-
setzenden es ebenso sind. Dieser Punkt wird aber von H i e r o n y m u s
mit Stillschweigen übergangen; ich habe ihn jedoch in meiner Dissertation und dem französischen Resumé derselben deutlich hervorgehoben.

2. H i e r o n y m u s sagt (l. c. S. 173): »Es scheint, dass Warming mit Unrecht die Entstehung der ersten Antherenträger- und
Perigonblatt-Anlage bei *Euphorbia* als gemeinsamen Primordial-Höcker
mit der Entwickelung der Axillarknospen und ihrer Stützblätter in
der Blüthenregion mancher *Cruciferen, Gramineen* u. s. w. vergleicht.
Der Vergleich mit den den *Euphorbiaceen* verhältnissmässig näher
verwandten *Hypericineen,* der für die Deutung des *Euphorbia*-Cyathiums
als Blüthe spricht, scheint mir passender.«

Die Begründung dieses Vorwurfs ist wohl in dem auf S. 171—73
Vorhergehenden zu finden. H i e r o n y m u s bespricht hier die bei einigen Familien beobachtete Entstehung der Blumenblatt- und Staubblattanlagen aus e i n e m ursprünglich angelegten Primordium. Ich
glaube nun übrigens, dass dieses im Allgemenen so auszudrücken ist,
dass das Blumenblatt (so viel ich weiss, ist es bisher nur bei Kron-
blättern beobachtet worden) und Staubblatt von Anfang an mit einander an ihrem Grunde vereinigt sind. Hierzu erlaube man mir aber
einige Bemerkungen über das Verhalten der Achselknospe und des
stützenden Blattes im Allgemeinen, von dem übrigens in meiner Abhandlung über die Verzweigung Näheres zu lesen ist [1]).

Es ist die Regel das ganze Phanerogamen-Reich hindurch, dass
Blatt und Achselknospe an ihrem Grunde mit einander verbunden sind;
die Knospe steht nicht nur auf der Mutterachse, sondern auch auf
dem Blatte, und dasselbe gilt umgekehrt auch für dieses. Dies
scheint mir früher nicht scharf genug hervorgehoben zu sein. In

---

1) L. c. S. 143 ff. und das franz. Resumé, pag. VIII sq., XVIII sq.

der vegetativen Region entsteht die Knospe daher auch in dem Grunde des Blattes, weil dieses um so viel älter ist. In der floralen treten dagegen verschiedene Verhältnisse hervor; denn bald entsteht die Knospe gleich nach dem Blatte, bald gleichzeitig mit ihm, bald vor ihm und das Blatt erscheint oft besonders in den beiden letzten Zufällen als ein wulst- oder fersenförmiges Gebilde auf der Knospe, weil diese so viel grösser ist als jenes und eben weil die allgemeine ursprüngliche Vereinigung ihrer basalen Theilen auch hier Statt findet. Es kommen dann solche Bildungen zum Vorschein, wie ich in meiner Dissertation als bei Cruciferen und Gramineen vorkommend erwähnt und abgebildet habe, wie ich bei vielen Pflanzen in meiner Abhandlung über die Verzweigung erwähnt habe, wie Caruel[1]) und Magnus[2]) bei *Carex* erwähnen, wie Koehne bei den *Compositen*[3]) und Wretschko bei den *Cruciferen*[4]) besprochen haben. Von »Theilung« eines neutralen Epiblastems in Blatt und Knospe kann die Rede nicht sein; das Phänomen, dass diese Bildungen sich als Doppeltorgane für uns präsentiren, ist eine ganz einfache Folge von der immer Statt findenden Vereinigung ihrer basalen Theile, tritt aber nur deswegen so deutlich hervor, weil die betreffenden Organe gleich nach ihrer Bildung beide sehr klein und fast gleich hoch sind. Ueberall wo die Deckblätter und ihre Achselknospen in einem Blüthenstande gleichzeitig oder ziemlich gleichzeitig angelegt werden, dürfen wir also warten, dass sie uns dieselben Bilder geben werden, wie die vereinigten Deckblatt- und Staubträgeranlagen des Cyathiums von *Euphorbia*. Es dürfte daher jedenfalls sehr natürlich sein, diese Bildungen mit jenen überall in der floralen Region der Blüthenpflanzen vorkommenden zu vergleichen. Aber vielleicht hat Hieronymus doch Recht in dem Punkte, dass die Staub-Blatt- und Blumen-Blatt-Anlagen bei Hypericineen und anderen Familien in weit höherem Grade zur Vergleichung auffordern als jene letzten. Hierzu habe ich zu bemerken, dass allerdings die aus zwei Blattanlagen gebildeten Doppel-Organe mit jenen aus Blatt und Knospe gebildeten im Aeusseren voll-

---

1) Annales d. sc. natur., sér. V, tom. 7, 1867.

2) Sitzungsber. naturf. Freunde zu Berlin, Jan. 1871.

3) Blüthenentwickelung bei den Compositen, S. 17—18.

4) Sitzungsber. d. Wiener Akad. 1868, Bd. LVIII.

kommen übereinstimmen müssen, so viel ich sie besonders aus den
Beschreibungen und Abbildungen der Autoren, vorzüglich Payer, kenne
(aus Autopsie kenne ich sie nur wenig, was wahrscheinlich auch mit
Hieronymus der Fall sein dürfte). In so weit können wir sie also
wohl vergleichen. Dann muss aber in Betracht gezogen werden, erstens,
dass jene Doppelblätter viel seltener vorkommen und wohl gerade
sogar ziemlich selten sind, während die andere Art von Doppelorganen überaus häufig angetroffen werden kann, und zweitens entstehen
jene nach allen mir bekannten bisher publicirten Entwickelungsge-
schichten immer simultan, bilden daher ächte Wirtel, während die
Doppelorgane des Cyathiums bei *Euphorbia*, gerade wie diese, succedan angelegt werden und folglich in Spiralen geordnet stehen. Wenn
man dies alles in Betracht zieht, dazu noch jenen unter 1) angeführten
Grund fügt, scheint es mir, dass die Vorwürfe von Hieronymus,
ich hätte lieber jene bei Hypericineen u. a. vorkommenden Bildungen
in Betracht ziehen sollen, mit Unrecht gethan sind ; es war eben nur
das Natürlichste, auf diese anderen Doppelorgane den Blick vorzugsweise zu werfen. Allerdings ist es wohl auch die Meinung von Hieronymus, dass gerade, weil die *Euphorbiaceen* mit den *Hypericineen*
näher verwandt sind als mit den *Gramineen*, *Cruciferen* u. s. w.,
jene auch um so mehr in Betracht genommen werden dürfen, und
die Uebereinstimmungen, welche sie mit *Euphorbia* bieten, müssen um
so mehr wiegen als diejenigen, welche wir anderswo entdecken können.
Da meine ich jedoch, dürfen wir aber die nächsten Verwandten der
umstrittenen Gattung, der *Euphorbia*, vor den ferneren nicht vergessen, und wenn wir erwägen, dass keine von diesen hermaphrodite
Blüthen, noch, so viel wir wissen, solche mit zusammengesetzten Staubblättern hat, wird es unnatürlich, der *Euphorbia* solche aufzwingen
zu wollen, und sie dadurch von ihren sonst näheren Verwandten zu
trennen ; da wird der Hinblick zu den in der floralen Region der
Blüthenpflanzen so überaus häufigen aus Deckblatt und Achselknospe
gebildeten Doppelorganen der einzige natürliche.

Die Meinung ist auch von anderer Seite ausgesprochen worden
(noch ist nichts Authentisches publicirt), dass wir in der von Sieler[1]

---

[1] Botan. Zeitung 1870, No. 23—24: »Beiträge zur Entwickelungsgeschichte des Blüthenstandes und der Blüthe bei den Umbelliferen«.

publicirten Entwickelungsgeschichte der Blüthen gewisser Umbelliferen
(*Cicuta virosa, Daucus Carota, Peucedanum Parisiense, P. Cervaria, P.
officinale* u. a.) einen vollständig analogen Vorgang zu dem bei *Euphorbia*
vorkommenden haben. Dies muss ich aber auf das Bestimmteste verneinen. Denn erstens geht es deutlich hervor, dass die Worte Sielers mit
seinen Zeichnungen nicht übereinstimmen. S. 377 l. c. sagt er: »In
einer zweiten Reihe der Umbelliferen entstehen die Staubgefässe wohl
successiv nach $^2/_5$ Divergenz, wie oben, doch tritt ein sehr charakteristischer Umstand hinzu, welcher darin besteht, dass parallel mit der
Entwickelungsfolge der Stamina die der Sepala verläuft. Anstatt des
einen Höckers, wie es im ersten Typus der Fall war, treten hier immer
zwei superponirte Anlagen auf, von welchen die obere sich zu einem
Stamen, die darunter stehende zum Sepalum ausbildet. Kaum ist auf
dem Torus ein Staubgefäss angedeutet, so wächst auch unter demselben der Kelchzahn hervor.« Wenn man aber seine Zeichnungen (Fig.
13—19) studirt, findet man einen abweichenden Vorgang, der darin
besteht, dass die Kelchblätter immer den superponirten Stamina etwas
vorauseilen. Dass dies so ist, muss ich aus eigener Untersuchung
an *Daucus Carota*[1]) bestätigen: dazu werde ich auch besonders hervorheben, dass die superponirten Kelch- und Staubblätter bei *Daucus*
keinesweges Doppelorgane bilden, jenen bei *Euphorbia* gleich, indem
sie nicht mit ihren basalen Theilen verbunden sind, und das Thal zwischen ihnen liegt nicht über die angrenzende Stengeloberfläche gehoben, wie dies bei allen oben erwähnten ächten Doppelorganen der
Fall ist.

Ich glaube also noch jetzt sagen zu können, was ich in meiner
Dissertation aussprach, dass keine Blüthen-Entwickelungsgeschichte
bisher publicirt worden ist, welche der Entwickelung des Cyathiums
genau entspricht. Damit meine ich aber nicht, dass wir nicht Blüthen
finden werden, welche mit *Euphorbia* darin übereinstimmen, dass die
Staubträger- und Blumenblattanlagen gleichzeitig, als mit ihren basalen Theilen verbundene Doppelorgane, gebildet werden, und dass diese
Doppelorgane wieder, in Verhältniss zu einander betrachtet, succedan
oder in Spirale angelegt werden. Ich glaube sogar, dass dies bei den

---

1) Forgreningsforhold hos Fanerogamerne, l. c. S. 128 ff., Tab. XI, Fig.
25—31.

Hypericineen der Fall sein wird, obgleich die Untersuchungen Payers[1]) und auch die Bemerkungen von Hieronymus (l. c.) auf eine simultane Anlegung hindeuten. Zwar sind mir die jüngsten Entwickelungszustände von *Hypericum hircinum* unbekannt; aber ältere zeigen aufs deutlichste eine der Spirale ⅗ entsprechende Verschiedenheit im Entwickelungsgrad[2]), und von dieser darf man vielleicht auf eine entsprechende Succession in der Entstehung folgern. Wenn dies sich so verhält, wird sich eine grössere Aehnlichkeit in der Entwickelung zwischen *Euphorbia* und *Hypericum* vorfinden, als selbst Hieronymus annehmen könnte; vollständig übereinstimmend werden sie aber dennoch bei weitem nicht sein; denn erstens haben wir die fernere Ausbildung der Antherenträger in Betracht zu nehmen, zweitens werde ich auch auf die Unterschiede des inneren Baues aufmerksam machen.

3. Eine nicht unwesentliche Stütze für die Auffassung jener Doppelorgane im *Euphorbia*-Cyathium als von Deckblatt- und Achselknospen-Anlagen gebildet finde ich in der Histologie derselben. Ich muss hier wieder den verehrten Leser auf meine Abbildungen in den citirten Schriften d. dän. Ges. d. Wissenschaften verweisen, wo ich Tab. IX in Fig. 13—15 Längsschnitte durch junge Cyathien und die bestrittenen jungen Bildungen abgebildet habe, und denen ich noch mehrere ganz übereinstimmende hätte beifügen können. Was ich hervorzuheben habe, ist, dass die Cyathiumdeckblätter in den alleräussersten (1.—2.) Periblemschichten der Achse gebildet werden, und dadurch also in vollständigster Uebereinstimmung mit allen ähnlichen schwach entwickelten Deckblättern sind; dass die superponirte Staubträgeranlage in den tiefer liegenden (3.—4.) Periblemschichten, ja sogar zum Theil in den äussersten Pleromreihen (wenn mit solchen identisch sind die Zellen-Reihen des Inneren, die sich schnell spalten und ihre Anzahl vermehren) angelegt werden, während die erste und zweite Periblemschicht ganz wie das Dermatogen emporgetrieben

1) Organogénie de la fleur, Pl. I, Texte p. 3. Es scheint nach den Zeichnungen Payers, denen Hofmeister (Allg. Morphol. p. 467) zu folgen scheint, dass die Staubträger, die Payer unrichtig als Kronenblätter bezeichnet, vor diesen entstehen; die mit p. Pl. 1, Fig. 2 bezeichneten Organe dürften aber vielleicht vielmehr das beiden gemeinsame Primordium sein.

2) Cfr. meine Fig. 20, Tab. XI, Videnskabernes Selskabs Skrifter l. c.

werden und ihre Zellen nur durch radiale Theilungen vermehren; d a s s
diese Staubträgeranlagen schnell einen sehr regelmässigen Bau und
namentlich sehr schön ausgeprägte Plerom-ähnliche Reihen, während
die Blattanlagen den gewöhnlichen Blattbau erhalten, d a s s endlich der
Fibrovasalstrang des *Euphorbia*-Staubträgers sehr spät entsteht (vergl.
meine Dissertation, xyl. 14, pg. 83, u. a. Figuren), nachdem die Anthere schon weit entwickelt ist, während die Fibrovasalstränge der gewöhnlichen Staubblätter zuerst angelegt werden, wie wir oben sahen.
Die Doppelorgane des Cyathiums von *Euphorbia* entsprechen also in
ihrem Baue auffallend den gewöhnlichen Deckblättern mit ihren Achsel-
knospen; man findet g e n a u denselben Unterschied in der Histologie
zwischen ihren zwei Theilen, wie sonst zwischen Deckblatt und Blü-
thenknospe.

Es wäre nun allerdings wohl möglich, dass wir anderswo bei
Blüthen Doppelblätter finden können, denen der Hypericineen etc.
ähnlich, welche in ihrem Baue d e n s e l b e n G e g e n s a t z zwischen
oberem und unterem Theile zeigen werden, wie diese bei *Euphorbia*
vorkommenden Deckblatt- und Staubträgeranlagen. Mir sind aber bisher keine bekannt geworden, und weder bei denjenigen H y p e r i c i n e e n
(*Hyp. hircinum*), die ich untersucht habe, noch bei denjenigen *Primulaceen*, welche P f e f f e r betrachtet hat[1]), kommt ein solcher Bau vor.
Wenn *Ricinus* ausgenommen wird, dessen Staubblätter in ihrer Mitte[2])
ziemlich deutliche Zellenreihen besitzen, ist mir keine Staubblattanlage
bekannt, die der von *Euphorbia* ähnlich sieht.

Also auch wenn wir die histologischen Verhältnisse in Betracht
nehmen, spricht alles für die Knospennatur der *Euphorbia*-Staubträ-
geranlagen.

4. Gehen wir von der ursprünglichen Staubträgeranlage zu der
nachfolgenden ganzen Gruppe über, und untersuchen wir dann, wer die
besten Analogien findet, die Blüthenstandsanhänger oder die Gegner.

---

1) Pringsheims Jahrbücher VIII, Tab. XIX, Fig. 4—5; Tab. XX, Fig. 1—4;
Tab. XXII, Fig. 3.

2) Abbildungen von den Staubträgern dieser Pflanze und deren a c h t
d i c h o t o m i s c h e r Verzweigung findet sich: Videnskab. Selskabs Skrifter, meine
Taf. XI, Fig. 32—34.

Hieronymus sagt (l. c. S. 173): »Warming vergleicht ferner die Wickeln von Antherenträgern bei *Euphorbia* mit den sympodialen Verzweigungen in der Blüthenregion der *Borragineen* und *Solaneen*, sowie den wohl mit Unrecht für Wickeln erklärten Blattachselproducten von *Aristolochia*. Derselbe hätte wohl bessere Vergleichsobjecte in den mannigfaltig verzweigten Staubblattbildungen, wie sie ausser bei den genannten *Hypericineen* auch bei *Tiliaceen*, *Malvaceen* u. a. vorkommen, sowie in der Euphorbienblüthe selbst in den verzweigten trichomartigen Schuppenbildungen finden können.« Diese und seine anderen Bemerkungen über die Natur der Staubträgergruppen verdienen eine kurze Betrachtung.

Ich habe in meiner Dissertation gezeigt, dass die Staubträger innerhalb jeder Gruppe in einer Zickzackreihe in centrifugaler (absteigender) Entwickelungsfolge entstehen; dass die Stellungsverhältnisse des zweiten und aller folgenden Staubträger zu dem ersten Staubträger in allen 5 Gruppen eines gegebenen Cyathium die nämlichen sind, dass diese Stellungsverhältnisse in genauester Beziehung zur Spirale des Cyathiums stehen und von diesem abhängig sind.

Die Staubträgergruppen können nun auf verschiedene Art aufgefasst werden.

Die erste ist die, dass die Staubträger alle Schwestergebilde sind, und alle auf einem gemeinsamen Boden, der Axe des Cyathiums, wie die Staubträger einer polyandrischen Blüthe befestigt stehen. Es entsteht dann die Frage, wie wir denn das Factum auffassen müssen, dass sie in Gruppen stehen, und dass diese Gruppen gerade in einem so bestimmten Verhältnisse zur Spirale stehen, wie es der Fall ist. Sehen wir uns nach Analogien um, entdecken wir, wo wir sonst Staubblättergruppen finden, wie bei *Tiliaceen*, *Malvaceen*, *Hypericineen*, *Dilleniaceen*, *Loasaceen*, *Myrtaceen* etc., die sogenannten zusammengesetzten Staubblätter, bei denen eine wirkliche Verzweigung statt findet, indem sich erst ein grosses gemeinsames Podium bildet, auf dem die einzelnen Staubträger dann entstehen. Aehnliches ist aber nicht der Fall bei *Euphorbia*, und ausserdem weicht das Stellungsverhältniss der Staubträger dieser Pflanze auch ganz und gar von dem bei jenen bekannten ab.

Erstens fehlen uns also die Analogien, wenn wir von der Voraussetzung ausgehen wollen, dass alle Staubträger selbständige Schwestergebilde und zwar Blätter sind; zweitens spricht dagegen auch, dass die Staubträger jeder Gruppe ganz bestimmt in genetischer Beziehung zu einander stehen. Sie sind alle mehr oder weniger am Grunde vereinigt; doch dies könnte ein sekundäres Phänomen sein, durch eine passive Hebung des zwischen ihnen liegenden Meristems hervorgerufen. Es ist nun allerdings sehr schwierig den histologischen Beweis zu liefern, dass wirklich der eine Staubträger in dem Gewebe des anderen angelegt wird, wenigstens bei den Arten, welche mir zu Gebote gestanden haben. Nur für den zweiten jeder Gruppe habe ich es mit Deutlichkeit sehen können; da ist mir kein Zweifel übrig geblieben, dass dieser innerhalb dem ersten, und zwar in der zweiten bis dritten Periblemschicht desselben angelegt wird, aber so nahe an seinem Grunde, dass er zugleich auf dem Boden des Cyathiums fusst[1]. Es ist mir aber nicht möglich gewesen, die Verzweigung für die folgenden Staubträger histologisch so deutlich zu sehen, wie erwünscht, und wie es die blosse äussere Betrachtung doch zu geben scheint. Obgleich auch Hieronymus, in Uebereinstimmung mit meinen Angaben in meiner Dissertation, erklärt, dass »wenigstens der grössere Theil des Bildungsgewebes jedes folgenden Antherenträgers bei *Euphorbia* aus der Basis der vorhergegangenen genommen wird,« kann ich doch nicht umhin, diejenigen, welche Gelegenheit haben, Arten wie die von Baillon[2] abgebildete *E. Jacquiniiflora* lebend zu untersuchen, dazu aufzufordern, uns eine Entwickelungsgeschichte des Cyathiums mit besonderer Rücksicht auf die der Staubträgergruppen zu liefern.

Ich gehe jetzt also von der Voraussetzung aus, dass die Staubträger jeder Gruppe wirklich eine kleine selbstständige Verzweigung bilden. Es fragt sich dann ob diese eine monopodiale oder sympodiale sein muss.

Hieronymus zeigt erst auf die Staubblätter der *Hypericineen*, *Tiliaceen* etc. hin (vgl. das oben angeführte Citat), und ist der Meinung, ich hätte hier bessere Vergleichsobjecte gefunden als in den Wickeln der *Borragineen* und *Solaneen*. Es kann doch wohl nicht Ernst mit dieser Hinweisung sein, wenn er bedenkt, dass die Entwickelung der

---

1) Cfr. meine Fig. 17 und 25, Tab. IX, Videnskab. Selsk. Skrifter. X. Bd., 1872.

2) Etude générale du groupe des Euphorbiacées, Pl. I, Fig. 17.

Cyathium-Staubträgergruppen ganz anders von Statten geht als die bei
jenen vorgefundenen Verzweigungen; denn dort bildet sich, wie schon
bemerkt, ein gemeinsamer grosser Fuss aller Staubträger aus, auf
dem sie dann als viel kleinere Höcker entstehen; hier bei *Euphorbia*
ist es nicht der Fall. Dort entstehen die Staubträger zwar basipetal,
aber theils auf dem Rücken dieses Podium, theils auf den Rändern
derselben und sie stehen dann nicht in Zickzackreihe wie bei *Euphorbia*, sondern einander gegenüber wie die Fiederblätter eines gewöhnlichen zusammengesetzten Blattes. Man vergleiche die Abbildungen bei
Payer[1], bei Sachs[2] und mir selbst[3]). Nur bei den Malvaceen
könnte es nach den Zeichnungen Payers bisweilen scheinen, als ob
die Antheren auf dem gemeinsamen grossen Fusse in einer Zickzackreihe gebildet werden[4]), während dies in anderen Fällen nicht so aus-
sieht; gerade hier dürften aber erneuerte Untersuchungen nöthig sein,
denn nach Hofmeister[5]) sind die Antheren nicht, wie Payer angiebt,
den Petalen opponirt, sondern alterniren mit ihnen, und in dem Falle,
dass dem so ist, dürfte die Zickzackstellung eine scheinbare werden,
und die seitlichen Antheren jedes Staubblattet würden einander gegenüber stehen.

Eine Vergleichung zwischen *Euphorbia* und den von Hieronymus empfohlenen *Hypericineen* etc. lässt uns also solche Ungleichhei-
ten entdecken, dass von Homologien doch wohl keine Rede sein kann[6]).
Es scheint aber auch nicht die feste Meinung von Hieronymus zu
sein, dass die Staubträgergruppen eine monopodiale Verzweigung
bilden; denn erstens verweist auch er[7]) auf die Uebereinstimmung mit

---

1) Organogénie comparée, Pl. I, 4—6, 24 (Hypericineae); Pl. 4, Fig. 14—19,
Pl. 5, Fig. 7—9 *(Tilaceae)*; Pl. 51, Fig. 3—6, 18—20 *(Dilleniaceae)*; Pl. 80,
Fig. 2—6 *(Mesembryanthemum)*; Pl. 84. Fig. 3—8 *(Loasaceae)*.

2) Lehrb., II. Aufl., 1870, S. 447, Fig. 330, *Hypericum perforatum.*

3) Danske Videnskab. Selsk. Skr., X. Bd., 1872, Tab. XI, Fig. 20—23,
*Hypericum hircinum.*

4) Man betrachte z. B. Pl. 6, Fig. 1—3; Pl. 7, Fig. 3—7.

5) Allgemeine Morphologie, S. 505.

6) Auch der Zeitunterschied, welcher sich zwischen den auf einander folgenden Gliedern jeder Gruppe vorfindet, spricht nicht für die monopodiale Natur
der Verzweigung.

7) l. c. S. 173.

den »verzweigten trichomartigen Schuppenbildungen«, die er in dem Euphorbien-Cyathium gefunden hat, und die er als wickelartig verzweigte Nebenblätter aufgefasst; zweitens heisst es, l. c. S. 203: »Man wird daher jedenfalls annehmen können, dass die hier beschriebene (s: Missbildung) darauf hindeutet, dass die Gruppen von Antherenträgern bei *Euphorbia* in der That als verzweigte Blattbildungen als sogenannte zusammengesetzte Staubblätter, wie die der *Hypericineen* u. s. w. aufzufassen sind. Jedenfalls kann von einer staubentwickelnden Achse nicht die Rede sein. Da sich bei *Amorphophallus bulbosus* u. a. (vergl. Sachs's Lehrb. p. 160) verzweigte Blätter finden, deren Seitenverzweigungen nach Art einer Schraubel sich sympodial entwickeln, so wird man, zumal es feststeht, dass wenigstens der grössere Theil des Bildungsgewebes jedes folgenden Antherenträgers bei *Euphorbia* aus der Basis der vorhergegangenen genommen wird, die Gruppe von Antherenträgern als eine Blattwickelbildung auffassen können.«

Er sucht also nach auf analoge Art sympodial-verzweigten Blättern, und findet dann, dass weil *Amorphophallus* schraubelförmig verzweigte Blätter hat, *Euphorbia* wickelförmig verzweigte haben müsse. Das tertium comparationis soll wohl 'darin liegen, dass sie alle beide sympodial verzweigte Blätter haben; aber eben hieraus geht deutlich hervor, dass er ein Blatt, dessen Verzweigungsart ganz denen der Staubträgergruppen von *Euphorbia* entspricht, nicht hat finden können. Nun kann ich aber auch nicht umhin zu bemerken, dass die Verzweigung des Blattes von *Amorphophallus* meiner Auffassung nach bei weitem nicht mit einer Schraubel verglichen werden muss, weil wir von der bei den schraubelförmigen Blüthenständen vorkommenden Formen nicht wegsehen dürfen; das Blatt von Amorphophallus darf vielmehr mit dem sogenannten sichelförmigen Blüthenstand parallel gestellt werden.

Die Schuppen des Cyathiums, scheint es mir am zweckmässigsten, nicht in Betracht zu ziehen, weil diese Gebilde doch immerhin von sehr zweifelhafter Natur sein müssen; jedenfalls wage ich nicht, mich der Meinung Hieronymus's anzuschliessen, und ich muss bekennen, dass ich sehr wenig geneigt bin, eine wirklich wickelähnliche Verzweigung bei derselben anzunehmen.

Suchen wir also unter den Blättern nach Verzweigungsformen. (oder, wie wir oben sahen, sogar nur Gruppirungen unverzweigter Blätter), welche mit der in den Euphorbiastaubträgern herrschende völlig übereinstimmen, so finden wir keine: wenden wir uns denn den Kaulomen zu.

Ich hatte in meiner Dissertation die Meinung Wydlers aufgenommen, dass jede Staubträgergruppe im Cyathium einen Wickel bildet; es war mir allerdings eingefallen, was jetzt Hieronymus gegen diese Deutung ganz richtig bemerkt (l. c. S. 187), dass die männlichen Blüthen (Staubträger) alle dieselbe Lage zur Hauptachse und zum Cyathium-Deckblatte haben, und dass diese Wickel denn auch grade in der Mediane der Blattachsel fallen. Aber es fehlten mir bessere Vergleichsobjecte und ich musste mich denn zum Wickel halten, dessen Entwickelungsgeschichte und Stellung der verschiedenen Achsen zu einander in der That sonst auch sehr genau mit der von jenen Gruppen übereinstimmt. Ich glaube aber jetzt, dass ich mich vielmehr der Roeperschen Deutung nähern, und statt einer »cyma scorpioidea« eine »cyma serialis« annehmen muss.

Ich hatte schon in meiner Dissertation auf die vollkommene Uebereinstimmung zwischen den Staubträgergruppen von *Euphorbia* und den »accessorischen« Knospen von *Aristolochia Clematitis* verwiesen, welche ich damals in Uebereinstimmung mit Döll und Wydler zu den Wickeln hinzog. Ich muss jetzt zu dieser Uebereinstimmung zurückkommen, obgleich ich jene Knospen, von den echten Wickeln trenne; denn wir finden in der That hier dieselbe Zickzackstellung der Knospen, denselben absteigenden Entwickelungsgang, dieselbe Stellung der ganzen Gruppe in der Mediane des Blattes und endlich dieselbe Reduction der die Knospen verbindenden Achse[1]), wie bei *Euphorbia* vor.

Ansammlungen von Knospen in den Blattachseln, welche mit diesen bei *Aristolochia Clematitis* in Stellung und übrigen Verhältnissen übereinstimmen, scheinen nun sehr häufig vorzukommen. Ich bedaure sehr, das ich bisher keine Gelegenheit fand sie einem speciel-

---

1) Vergl. Bravais, Ann. d. sc. nat., sér. II, t. 7. S. 344—45; Wydler, Bot. Ztg. 1843; Flora 1851, S. 440; 1857, No. 18; Cauvet, Bull. Soc. bot. de France, 1864, XI, S. 253; Warming, Videnskabelige Meddelelser fra d. naturh. Forening, 1871, S. 88, Fig. 16—17, og Videnskab. Selsk. Skrifter, 1872, Bd. X. S. 128, Fig. XIV og XV.

leren Studium zu unterwerfen, muss daher auf die Literatur hinweisen und mich dadurch den leicht aus Mangel an Autopsie fliessenden Irrthümern aussetzen. Solche Knospen scheinen bei vielen *Papilionaceen* vorzukommen [1]); ferner bei *Gentiana lutea* [2]), bei *Thalictrum aquilegifolium* [3]), bei *Lythrum Salicaria* [4]), bei *Chenopodium murale, Cardiospermum Halicacabum, Carex muricata, Menispermum Canadense, Galium Mollugo, Ballota nigra, Cuscuta, Cladium* etc. etc. [5]).

Ueber diese also sehr häufigen Knospen sagt W y d l e r [6]): »Die Anordnung der accessorischen Zweige ist so weit wie bekannt stets eine seriale; der eine entspringt aus der Basis des anderen aus ziemlich sich entsprechenden Punkten. Die Gradreihigkeit derselben dauert aber nur einige Zeit. Mit der successiven Entfaltung der accessorischen Zweige verändern sie meist ihre ursprüngliche Lage, sie werfen sich alternative nach Rechts und Links. . . . Dieses Hin- und Herwenden der von einander abstammenden accessorischen Zweige steht in genauester Beziehung zu der Wendung ihrer Blattspirale.« Dieselbe Beobachtung findet sich an vielen anderen Stellen von W y d l e r erwähnt.

Zwei Dinge haben wir hier zu beachten; erstens, dass die accessorischen Zweige nach W y d l e r immer ursprünglich in einer Reihe gestellt sind; denn wenn dies der Fall sein sollte, wird allerdings die Uebereinstimmung mit *Euphorbia* verringert. Obgleich ich nicht viele Beobachtungen habe anstellen können, glaube ich doch nach dem wenigen, was ich an *Aristolochia Clematitis, Gleditschia triacantha* und *Medicago* gesehen habe, behaupten zu können, dass die Zickzackstellung in vielen Fällen, ganz wie bei *Euphorbia*, ursprünglich ist.

---

1) W y d l e r , Flora, 1860, S. 21; B r a v a i s , Annales d. sc. nat., 1837, Sér. II, tome 7, S. 343; O e r s t e d , Videnskabelige Meddelelser fra den naturhistoriske Forening i Kjöbenhavn, 1865, S. 246 (bei *Gleditschia*) und mündlich.

2) B r a v a i s , Ann. d. sc., sér. II, t. 7, S. 345, Fig. 39; W y d l e r , Flora 1860, S. 644.

3) B r a v a i s , l. c. S. 345; W y d l e r , Flora 1857, S. 278.

4) B r a v a i s l. c., W y d l e r , Flora 1857, S. 239.

5) Vergl. W a r m i n g in Videnskab. Selsk. Skrifter, Bd. X, S. 129, wo mehrere Citate etc. sich finden, und dann namentlich W y d l e r : »Accessorische Zweige«, in Bot. Ztg. 1843, No. 14, S. 226.

6) Bot. Ztg. 1843, S. 226.

Zweitens muss hervorgehoben werden, dass die accessorischen Knospen, seiner Auffassung nach, von einander abstammen, indem die eine aus dem Grunde der anderen entspringt. Dieselbe Auffassung finden wir z. B. bei den Gebrüdern Bravais, die den Namen »cyma serialis« für diese eigenthümlichen Blüthenstände schufen [1], und bei Mohl [2]).

Bei Betrachtung einiger »accessorischen« Knospen, welche wirklich ursprünglich in einer senkreckten Reihe stehen, aber zugleich auch immer so verharren, bin ich zu demselben Resultate gekommen, dass sie eigentlich eine Form von Blüthenstand bilden. So ist es ausserordentlich deutlich, dass die sogenannten »serialen accessorischen« Blüthen-Knospen bei *Verbascum* die eine aus der anderen entspringen, und wohl also eine Art »Sichel« bilden [3]). Ebenso ist die von Rohrbach (»Beiträge zur Kenntniss einiger Hydrocharideen«, in Abhandl. Naturf. Gesellsch. Halle, XII, 1871, S. 60) bei *Cyclanthera* erwähnte »accessorische« Knospe, die eine kleine Traube entwickelt, eine Knospe, welche sehr deutlich aus dem Stiele der Hauptblüthe ihren Ursprung nimmt [4]).

Während also die Blüthenstandsnatur der sogenannten »accessorischen« Knospen in einigen Fällen nicht zu bestreiten ist, wird sie

---

1) Ann. d. sc. nat., Sér. II, t. 7, S. 347: »Le gemme accessoire né entre un rameau et sa feuille-mère provient de ce rameau de la même manière que celui-ci provient de la tige centrale . . . . . Les autres gemmes accessoires inférieures proviennent de même les uns des autres.«

2) In der Botan. Ztg. 1844, S. 6 sagt er z. B. von *Cuscuta*: »In der Achsel des am Stamme stehenden Deckblattes entspringt ein Blüthenstiel, dessen Blüthe in ihrer Entwickelung den übrigen, derselben Inflorescenz angehörigen vorausgeht; zwischen diesem Blüthenstiele und dem Deckblatte folgen noch mehrere (etwa 3—4) in einer nach dem Deckblatte zu gerichteten Reihe stehende Blüthenstiele, von welchen abwechselnd der eine etwas nach rechts, der andere etwas nach links abgebogen ist . . . . . Die Anordnung der Blüthenstiele ist also dieselbe, wie z. B. bei *Aristolochia Clematitis* und sie stellen die Form der Inflorescenz dar, welche die Gebrüder Bravais cime sériale nannten.«

3) Vergl. meine Abbild. in »Det danske Videnskab. Selsk. Skrifter«, X. Bd., 1872, Tab. XI, Fig. 11—13.

4) Vergl. Warming, Danske Vidensk. Selsk. Skrifter, l. c., Tab. V, Fig. 27.

in anderen Fällen so undeutlich, dass man fast an eine Bildung von wirklichen Schwesterknospen glauben muss; so z. B. bei *Aristolochia Sipho* [1]). Jedoch muss ich hier bemerken, dass die Thäler zwischen den Knospen über dem Niveau des Zweiges liegen, und das sich wie eine grosse plastische Zellgewebsmasse in der Achsel eingesenkt vorfindet, in der die Knospen entstehen; es ist fast, als ob die »seriale cyma« von *Verbascum* nur in den Zweig etwas eingesenkt worden war. Ich muss übrigens gestehen, dass ich kein Bedenken hege, auch das Vorkommen von Verzweigungen anzunehmen, bei welchen die Zweige grösstentheils von dem in seinem mütterlichen Gewebe eingesenkten Theile einer anderen Zweig- oder Blatt-Anlage ausgehen; sind ja doch die meisten Blatt-Verdoppelungen als solche Verzweigungen zu betrachten.

Auf dieselbe Weise geht es nun auch mit denjenigen »serialen Cymen«, die von einer Zickzackreihe von Knospen gebildet sind; in einigen Fällen bilden sie also nach den genannten Forschern wirkliche Verzweigungen (und hierher muss ich die Knospen bei *Aristolochia Clematitis* rechnen), und da es fast immer Blüthenknospen sind, die so geordnet sind, kann man sie also Inflorescenzen nennen; in anderen Fällen ist dies aber vielleicht nicht der Fall, und wir haben, wie sicherlich bei *Gleditschia*, echte Schwesterknospen vor uns.

Diese ganze unklare und zweideutige Natur der »cymae seriales« passt nun aber ganz vorzüglich auf die Staubträgergruppen von *Euphorbia*, und kann gerade auch als eine Bestätigung derjenigen Auffassung dienen, welche jeden Staubträger als ein Kaulom betrachtet. Der Unterschied zwischen den »cymae scorpioideae« und den »cymae seriales« ist übrigens ziemlich gering, was einleuchten wird, wenn man erwägt, dass sie nicht nur in der Zickzackstellung der Glieder übereinstimmen, sondern auch darin, dass zwei aufeinander folgende Glieder typisch antidrom (vergl. Wydler an vielen Stellen, und meine Abbildungen von *Aristolochia*), und selbstverständlich die Glieder der einen Reihe mit denen der anderen antidrom sind; der einzige Unterschied ist gerade nur die Stellung in Bezug auf Deckblatt und Mutterachse. Wenn wir genaue Untersuchungen, über die sehr verbreiteten

---

1) Vergl. Fig. 14—16, Tab. XI. in meiner cit. Abhandlung: »Forgreningsforhold hos Fanerogamerne«

»cymae seriales« hätten, würde die Natur der *Euphorbia*-Staubträger-
gruppen sicherlich weit klarer stehen.

Einerseits haben wir also, wenn wir unter den Phyllomen suchten, keine Bildungen entdecken können, die sich mit den Staubträgergruppen bei *Euphorbia* vergleichen liessen, und das sowohl in
dem Falle, wo wir diese als verzweigte Phyllome auffassten, als in
dem entgegengesetzten. Andererseits haben wir unter den Kaulomen
zahlreiche Analogien gefunden, und namentlich bieten die sogenannten »cymae seriales« so deutliche Uebereinstimmungen mit jenen,
dass wir getrost auf die Homologie der beiden Bildungen schliessen
dürfen, besonders wenn wir dazu noch auf die drei oben erst abgehan-
delten Punkte Rücksicht nehmen.

Es dürfen aber auch andere Umstände Erwägung finden, und die
werden alle mehr oder minder deutlich für die Blüthenstandsnatur
sprechen.

5. So hat Wydler z. B. auf die Bewegungen der weiblichen
Blüthe aufmerksam gemacht, und hervorgehoben, dass wir zwar ganze
Blüthen kennen, welche die gleichen Bewegungen ausführen, wie jene;
dass kein Staubweg einer einfachen Blüthe aber bekannt ist, welcher
sich innerhalb seiner Blüthendecke auf die nämliche Weise beträgt.

6. Dann haben wir das Urtheil der Missbildungen; allerdings
bieten diese ein Feld, das ich nur mit grösster Behutsamkeit zu betreten
wage, und wie zweideutig ihre Resultate oft sind, sehen wir gerade
hier bei *Euphorbia*, wo der Eine dasselbe als für die Blüthentheorie
beweisend betrachtet, was der Andere zu Gunsten des Blüthenstandes
ins Feuer führt. Jedoch scheint es mir, dass die von Schmitz beobachteten interessanten Missbildungen, welche er auf Fig. 3—5, 12—13,
Taf. IV, »Flora 1872. abgebildet hat, entschieden nur für den Blüthenstand und für die Kaulomnatur der Staubträger sprechen.

7. Endlich sind noch übrig zu betrachten diejenigen Resultate,
welche aus der Vergleichung *Euphorbias* mit den anderen Euphorbiaceen hervorgehen; und diesen muss ich die grösste Bedeutung zuschreiben. Hervorzuheben ist hier, dass *Euphorbia* sich im Einklange mit
der ganzen Familie finden wird, wenn wir das Cyathium als eine aus
monoecischen Blüthen aufgebaute Inflorescenz betrachten, und dass
gerade eine solche oft anzutreffen ist, bei welcher eine weibliche Blüthe

das Centrum einnimmt, während die männlichen die Peripherie behaupten und zwar oft in cymösen Inflorescenzen geordnet sind.

Hieronymus hat (l. c. S. 187) eine Unübereinstimmung zwischen *Euphorbia* einerseits und *Anthostema* und *Calycopeplus* andererseits hervorgehoben, was nämlich die männlichen Inflorescenzen betrifft; wie es sich damit verhält, müssen wir am besten einstweilen dahin stehen lassen, bis die beiden letzten Gattungen genauer bekannt geworden sind. Wenn er auch (l. c. S. 205) auf die Verschiedenheiten in der relativen Entwickelungszeit der männlichen und weiblichen Blüthen bei den verschiedenen Gattungen und des Kelches der weiblichen Blüthe hinzeigt, so kann ich diesem letzten Punkte keine so grosse Bedeutung zuschreiben; es zeigen sich ja doch oft bedeutende Differenzen in der Folge homologer Organe bei nahe verwandten Gattungen, und Hieronymus nimmt ja auch keinen Anstand, die Blumenblätter bei den verschiedenen Arten der Hypericineen homolog zu setzen, obgleich sie bei einigen nach, bei anderen vor den Staubblättern angelegt werden. Es scheint mir nun aber, dass wir hier dem Worte des Mannes grosses Gewicht zulegen müssen, der sich wohl fast bis zehn Jahre dem Studium der Systematik der Euphorbiaceen gewidmet hat, und Müller spricht sich über die Frage so aus: »Zieht man noch das zwischen beiden (*Euphorbia* und *Anthosthema)* die Mitte haltende neuholländische Genus *Calycopeplus* in Betracht, so geht daraus, ohne dass ich hier die Sache noch weiter ausführe, geradezu die Nothwendigkeit hervor, die articulirten Stamina der Cyathien für monandrische, durch Unterdrückung des Kelches nackte Blüthen zu halten«. (»Flora«, 1872, No. 5.)

Dem Worte Hieronymus: »ich muss bekennen, dass ich jede einfachere Erklärung vorziehe« stimme ich völlig bei. Was ist aber das Einfachste: eine Blüthe, deren 5 Blätter in zwei Theile getheilt sind dergestalt, dass ein »nach unten gerichteter Blattstrahl« als Perigonblatt fungirt, welches sich mit seinen Nachbarn zu einem gamophyllen Kelch verbindet, während der nach oben gerichtete Theil des Blattes frei bleibt, als Staubblatt fungirt und sich wickelförmig verzweigt, und welche fünf Blätter endlich jedes mit zwei ebenso wickelförmig verzweigten Nebenblättern versehen sind, — oder ein Blüthenstand aus fünf verwachsenen Deckblättern gebildet, mit einer männlichen »cyma

serialis« in jeder Blattachsel, deren einzelne Blüthen nackt und
einmännig sind, und mit verzweigten Trichomen zwischen den fünf
cymae?

Mir scheint das Letzte das Einfachste, und zugleich bei *Euphorbia* das Natürlichste und einzig Richtige, wenn wir in Betracht ziehen,
dass sowohl die Organogenese, als die Stellungsverhältnisse und die
Histologie und die Teratologie und endlich die Komparation der verwandten Gattungen, alles zusammen für den Blüthenstand ihre Stimmen abgeben. —

Selbst wenn es aber somit entschieden wird, dass das Cyathium
als Inflorescenz und jeder Staubträger als Kaulom, als männliche
Blüthe, aufzufassen ist, ist aber die Frage noch nicht gelöst, ob die
Bildung des Pollens wirklich diesen Kaulomen anvertraut ist, oder ob
es ein oder mehrere Phyllome sind, die, wie gewöhnlich, diese Arbeit
übernommen haben.

Die erste Supposition, die wir zu betrachten haben, ist die von
Roeper zuerst angedeutete, später von Sachs[1]), Celakowsky[2])
und Strasburger[3]) aufgenommene, die nämlich, dass die Anthere
aus sehr rudimentären um eine verschwindend kleine Achse verwachsenen Staubblättern gebildet ist.

Ich muss hier auf meine so eben publicirten Untersuchungen über
die Pollenbildung bei *Euphorbia* verweisen[4]). Ich habe dort nämlich
gezeigt, dass, nachdem die männliche Blüthe gebildet worden und ein
wenig in die Höhe gewachsen ist, finden einige Zellentheilungen im Periblem unterhalb der ersten Schicht Statt, besonders in transversaler Richtung, durch welche die Anthere sich herauszuarbeiten anfängt: diese Zell-
theilungen sind aber ziemlich unbedeutend und ganz und gar mit
denen bei gewöhnlichen Staubblättern vor und während der Anlegung der
Pollen-Mutterzellen statthabenden zu vergleichen. Ebenso ist es auch, wie
bei diesen, die in der ersten Periblemschicht stattfindenden Zellenthei-

---

1) Lehrbuch, 2. Aufl., 1870, S. 402.

2) Flora, 1872, No. 10.

3) Coniferen und Gnetaceen, 1872, S. 438—39.

4) »Forgroningsforhold etc.«, Det danske Videnskabernes Selskabs Skrifter,
X. Bd., 1872, S. 116—118, Fig. 18—26, Tab. IX.

lungen, welche die Bildung des Pollens und der Antherenwand beab-
sichtigen, und welchen die Anthere ihre eigentliche Volumen-Zunahme
und endliche Form zu verdanken hat. Was diese letzten Zellentheilungen
betrifft, gehen sie vollständig nach der Regel vor, die wir im Vorhergehenden kennen gelernt haben, was meine a. a. O. publicirten Zeichnungen genügend darthun werden: die ersten in den Zellen der ersten Periblemschicht auftretenden Tangentialwände bilden die Scheide zwischen
der Schicht der Pollen-Urmutterzellen und der Antherenwand; in jenen
findet eine schwache Würfeltheilung Statt, und es bildet sich somit
schliesslich eine doppelte Schicht von Pollen-Mutterzellen; die äusseren
der primären Tochterzellen theilen sich durch Würfeltheilung in centrifugaler Folge, und die Wand besteht, wenn alle ihre Zellen angelegt sind, ausser der Epidermis, noch, wo sie am mächtigsten entwickelt
ist, aus c. 4 Zellen-Schichten, von denen die den Pollen-Mutterzellen
angrenzende die Natur der tapezirenden Schicht annimmt und mit
den beiden nach aussen folgenden aufgelöst wird; nur die äusserste,
der Epidermis angrenzende, wird erhalten und als Spiralfaserschicht
ausgebildet. Es ist mir nicht immer leicht gewesen diese Entwickelungsgeschichte genau nachweisen zu können, und ich gestehe, dass
ich oft in Zweifel gewesen bin, ob nicht hier und da das innere Periblem an der Pollen-Bildung Theil nähme; in den meisten Fällen habe
ich jedoch deutliche Bilder erhalten, den typischen regelmässigen Bildungsgang zeigend.

Die Hauptsache hier ist also die: dass jede Staubträgeranlage,
welche ich also als ein Kaulom betrachten muss, sich ganz wie ein
gemeines Staubblatt verhält; dass die Form der Anthere im
wesentlichsten Grade durch die in der ersten Periblemschicht stattfindenden Zellentheilungen hervorgerufen wird, welche Zellentheilungen
aber von den in gewöhnlichen Blättern bei Anlegung der Pollen- und
Wandzellen nicht abweichen; will man nun à tout prix eine rudimentäre Blattbildung in den innerhalb dieser ersten Periblemschicht auftretenden Zellentheilungen entdecken, dann wird man eben so gut bei
einem gewöhnlichen Staubblatte bei Bildung der Antherenfächer von
einer Verzweigung sprechen können; und wer wird mir denn eigentlich
sagen können, ob wir hier in der That nicht eine rudimentäre Kau-
lom-Bildung haben, und jede männliche Blüthe somit ein verzweigtes

Kaulom darstellt? Wer getraut sich hier Kaulom- und Phyllomanlage
zu unterscheiden?

Strasburger sagt [1], dass die entwickelungsgeschichtliche Schilderung, welche ich von der Euphorbia-Anthere gegeben habe, sich im
Wesentlichen nicht von denen unterscheidet, die er selbst von der
männlichen *Ephedra*-Blüthe gegeben hat. Im Aeusseren scheint
allerdings grosse Aehnlichkeit zu herrschen, besonders wenn man die
von Strasburger hervorgehobene *Ephedra altissima* in Betracht
nimmt (seine Taf. XV, Fig. 35—38). Seine Schilderung der Entstehung der Staubträger, die ja also mit den Antherenhälften von *Euphorbia* verglichen werden sollten, scheint mir, so viel ich sehen kann,
doch bedeutende innere Differenzen hervorzuheben: »Die Antheren-
höcker, heisst es S. 134, werden durch tangentiale Dermatogentheilun-
gen aufgebaut. Jeder Höcker besteht in Folge dessen aus radial ange-
ordneten Zellreihen, die sich fast continuirlich, von seiner Basis bis
zu seiner Oberfläche, verfolgen lassen. Die äusserste Zellschicht grenzt
sich als Epidermis ab, dann zeigt jeder Höcker eine leichte Einbuch-
tung quer über seinem Scheitel: es ist dies die erste Andeutung einer
Theilung in die beiden Fächer; dieselbe macht sich auch bald im
Inneren geltend, in der Anordnung der Zellen zu einer mittleren Scheidewand.« Die fernere Schilderung des Baues dieser Antheren wird
demnächst gegeben.

Es scheinen mir die Differenzen zwischen der Bildung dieser An-
therenhöcker, welche wohl unzweifelhafte selbständige Blätter sind,
trotzdem dass sie Dermatogenbildungen sind, und der Bildung der
Antherenfächer bei *Euphorbia* so gross, dass diese Organe kaum zu
vergleichen sind, und ich vermag noch nicht in der *Ephedra*-Blüthe
ein Homologon für die *Euphorbia*-Blüthe zu sehen.

Die zweite Supposition ist die von Joh. Müller[2], Hieronymus[3] und theilweise auch von Strasburger behauptete, dass die
Anthere mit dem Theile des Filamentum, welches oberhalb der Articulation liegt, ein Phyllom bildet, das in Bezug auf seine Achse,
den unterhalb der Articulation liegenden Theil des Filamentum,

---

1) l. c. S. 438.
2) Flora, No. 5. 11. Febr. 1872.
3) Bot. Ztg., 15. März 1872.

terminal ist. Es sollten also terminale Blätter in der Natur vorkommen.

Müller stützt diese Ansicht auf das Vorkommen eines centralen
Stamens in einigen, übrigens mit 10 oder 15 in 2 oder 3 Quirle gestellten Stamina ausgestatteten, *Croton*-Arten, und auf das Vorkommen
von einem seitlichen Stamen in den normal mit einem centralen Staubträger ausgestatteten Euphorbiaceen-Gattungen *Algernonia* und *Ophthal-*
*moblapton* und schliesst dann, dass die centralen den peripherischen
morphologisch gleichwerthig sind, weil sie alle unter sich ganz gleich
aussehen, dass sie also alle Phyllome sind. Dasselbe schliesst er
auch aus den bei *Actinostemon* beobachteten Reductionen.

Ich werde nun hierzu erstens bemerken, dass ich keine Hinder-
nisse sehe, warum die Kaulome nicht auch die Function übernehmen-
könnten, Pollen zuzubereiten, — nehmen Kaulome und Phyllome ja
doch sonst an verschiedenen Arbeiten in der Haushaltung der Pflanze
gemeinsamen Antheil. Und sehen wir denn nicht immer, dass dieselbe
Function den verschiedenen Arbeitern ein der Arbeit entsprechendes
gemeinsames oder doch ähnliches Aeusseres giebt? Ich finde es daher
ganz natürlich, dass staubentwickelnde Phyllome und Kaulome ein gleiches Aeusseres annehmen oder annehmen können, und ich glaube daher
nicht den scharfsinnigen Zusammenstellungen und Beobachtungen Mül-
lers die Beweiskraft zuschreiben zu können, die er ihnen verleiht.

Hieronymus und Strasburger (der sich jenem principiell
anschliesst, ob er zwar nicht in diesem speciellen Falle *(Euphorbia)*
dieselbe Deutung des bestrittenen Objects annimmt) gehen dagegen
von anderen Beobachtungen aus.

Wenn Strasburger (l. c. S. 430) sagt: »Dass die Grundorgane
sich aus gemeinsamer Quelle entwickelt haben müssen, ist zwar sicher,
doch einmal differencirt, hat sich jedes derselben selbständig weiter
verändert und seine specifisch erworbenen Eigenschaften direct vererbt.
Jedes Grundorgan stellt somit bei den höheren Pflanzen eine Summe
vererbter Eigenschaften vor und kann in Folge dessen nicht in ein
anderes übergehen,« dürfte er hierin wohl zum Theil Recht haben.
Einerseits aber kann man doch wohl nicht sagen, dass es zu den
specifisch erworbenen Eigenschaften der Phyllome gehört, dass nur
ihnen die Pollen-Bildung anvertraut sein kann; andererseits hiesse es
aber grade die Grundorgane in einander übergehen lassen, wenn

man von terminalen Antheren sprechen will, und damit wirklich die
Meinung verbindet, dass solche Staubblätter auf dem eigentlichen
Scheitel der Achse entstehen, von dem Vegetationspunkte dieser ihren
Ursprung nehmen. Was Strasburger betrifft, so scheint er mir keine
Objecte beobachtet zu haben, bei denen von solchen Antheren oder
überhaupt von solchen Blättern die Rede sein kann.

Wenn er z. B. die Doppelnadeln bei *Sciadopitys* ins Feuer führt,
so ist bei diesen ja doch keine Rede von vollkommen terminalen Blättern; alle beide sind laterale Bildungen, bei deren Entstehung die
mütterliche Achse allerdings in ihrer normalen Weiterentwickelung
gehemmt wird. Wenn er ferner *Pinus monophyllos* hervor zieht, dann
ist auch bei dieser nur von einer pseudo-terminalen Stellung der Blätter die Rede, wenn wir uns an seine eigenen Worte halten (l. c. S. 389):
»Dieses bestätigte sich nicht, vielmehr verhielten sich die einnadligen
Sprosse ganz wie der grössere Theil der einnadligen auch bei
*Pinus Pumilio* — sie besitzen wirklich nur eine einzige, einseitige
Nadel an deren Basis der verschrumpfte Vegetationskegel des Kurztriebes häufig noch nachzuweisen war. Auf
Querschnitten durch einen solchen Kurztrieb von *Pinus monophyllos*
findet man zunächst einen geschlossenen Bündelkreis, der schwache
Bündeln an die, wohl nach ²/₅ gestellten (bis 7) Niederblätter abgiebt.
Höher hinauf öffnet sich der Bündelkreis einseitig und tritt als einfaches und einfach bleibendes Bündel in die, die Achse scheinbar unmittelbar fortsetzende Nadel. Ihr gegenüber sind Spuren des Vegetationskegels zu erkennen.«

Es ist also nur davon die Rede, dass ein Blatt durch seine
Entwickelung den Vegetationskegel schief stellt und für immer oder
zeitweilig unterdrückt; eine wirklich terminale Stellung der Blätter,
so wie eine solche nach Hieronymus bei *Euphorbia* vorkommen soll,
scheint er somit nicht beobachtet zu haben; denn dass es sich bei
den auch von ihm erwähnten Coniferen nur um seitliche Bildungen
handelt, scheint mir genügend hervorzugehen aus dem, was ich oben
über *Ephedra* sagte, und daraus, dass diese Bildungen immer paarig
sind, wie bei den Blättern der Doppelnadel von *Sciadopitys*[1]).

---

1) Dass Blätter die Stengelspitze schief zu stellen vermögen, habe auch
ich z. B. bei *Vitis vulpina* gesehen oder jedenfalls angedeutet gefunden (Vergl. :

Degegen scheint Hieronymus sowohl pseudoterminale Staubträger, welche die Stengelspitze schief gestellt hatten, als auch ächt terminale beobachtet zu haben, welchen interessanten Punkt er hoffentlich
in seiner versprochenen Monographie der *Centrolepideen* umständlich
erörtern wird. Die von ihm erwähnten Gattungen *Centrolepis* und
*Alepyrum* so wie auch *Festuca Pseudo-Myurus* und die einmännigen
Blüthen von *Festuca geniculata* haben nun allerdings nach seiner Darstellung ganz wie *Pinus monophyllos* pseudoterminale Antheren, indem
die Stengelspitze zu existiren fortfährt, aber zur Seite gedrängt wird;
nur bei der Gattung *Briza*, die er leider all zu kurz bespricht, und
*Zannichellia* scheint er Organe beobachtet zu haben, welche wirklich
den ganzen Vegetationspunkt verbrauchen.

Sind den solche terminale Organe wirklich als Phyllome zu deuten? Führt die Beobachtung von pseudoterminalen Blättern, welche

Warming. »Forgreningsforhold hos Fanerogamerne« l. c. Tab. VI, Fig. 21 u. 23).
Auch werde ich nicht umhin können hier auf das Verhältniss der Ranken der
*Cucurbitaceen* hinzudeuten, welches Thema ich früher sowohl in »Videnskabelige
Meddelelser fra den naturhist. Forening i Kjöbenhavn«, 1870, S. 458, als auch
in »Det danske Vidensk. Selsk. Skrifter« l. c. S. 62 ff. besprochen und durch Abbildungen erläutert habe. Ich habe nämlich gefunden, dass die Anlage der Ranke
bei *Cucurbita* und anderen mit mehreren Armen versehenen Gattungen deutlich
von der Achselknospe geschieden und zwar ausserhalb der Blattachsel als eine
extraaxilläre an die anodische Seite der Blattachsel gebundene Knospe entsteht;
in ihrem ersten Stadium ist sie ein runder flacher Höcker; dann entsteht der
Hauptarm der Ranke ganz wie sonst ein Blatt auf einer Stengelspitze, und die
junge Ranke hat jetzt vollkommen das Aussehen wie eine Knospe mit ihrem
Stützblatte; dem ersten Arme folgen die anderen in einer deutlichen Spirale
auf einer sehr flachen Stengelspitze. Ich schliesse hieraus, dass alle Arme selbstständige Blätter sind. Bei der einarmigen Ranke ist das Verhältniss aber viel
undeutlicher; die Differenzen zwischen ihr und der mehrarmigen bestehen darin,
dass die erste Anlage, die extraaxillare Knospe, nicht mit solcher Deutlichkeit
von der Achselknospe getrennt entsteht, im Gegentheil sich derselben oft innig
anschmiegt und mit ihr vereinigt zeigt, was zu der Behauptung Veranlassung
gegeben hat, sie entstehe auf ihr; zweitens darin, dass der Hauptarm der Ranke,
der einzige, welcher hier zu Entwickelung kömmt, gleich mit grösster Kraft
entwickelt wird und daher die kleine übrig bleibende Stengelspitze dergestalt
ganz zur Seite drängt, dass sie an älteren Ranken gar nicht aufzufinden ist;
man könnte sich auch hier dazu versucht fühlen, an ein terminal gestelltes Blatt
zu glauben.

die Stengelspitze schief zu stellen und die Arbeit des Vegetations-
punktes zu unterdrücken vermögen, uuvermeidlich zu dem Schlusse,
dass sie auch die Stengelspitze ganz erobern können und aus ihrem
Vegetationspunkte sich direct entwickeln, weil wir bei verwandten
Gattungen pseudoterminale und ächt terminale Antheren finden? Sind
jene von Müller beobachteten terminalen Stamina wirklich Blätter,
weil sie den umgebenden lateralen Staubblättern gleich sind? Kann es
überhaupt terminale Blätter geben?

Mir scheint es unerlässlich, durch eine solche Annahme gerade
die beiden Grundorgane Phyllom und Kaulom in einander übergehen zu lassen, den ganzen relativen Unterschied, den wir zwischen
ihnen gesetzt haben, völlig aufzuheben, denn der beruht einzig und
allein auf ihren gegenseitigen Stellungsverhältnissen: das Kaulom ist
das Centrale, das Phyllom das Laterale; zum Begriff des Phylloms
gehört, dass es seitlich an einem Stamme entstehen muss, wie Sachs
in einem Lehrbuche scharf und klar hervorgehoben hat.

Wenn wir die Verhältnisse bei *Euphorbia* wieder in Betrachtung
nehmen, finden wir also unzweifelhafte Kaulom-Anlagen, welche sich
direct zu Antheren entwickeln; von einem Vegetationspunkte, der
schief gestellt wird, ist nicht im allergeringsten die Rede, und von
einer histologischen Grenze oder einem histologischen Gegensatze zwischen dem oberen und dem unteren Theile ist eben so wenig die Rede;
denn die spät auftretende Articulation des Filaments beruht einzig
und allein auf Zellenbildungsprocessen im peripherischen Theile desselben, während das Innere und der dasselbe durchziehende Fibrovasal-
strang unberührt davon bleiben.    Wenn man also ganz unbefangen
die Sache betrachtet, muss man sagen, dass die ganze Anthere eben
nur die, durch die ihr anvertraute Funktion abgeschlossene, Achse ist.
Es könnte Einer meinen, es gehöre doch zum Begriff des Kauloms
Phyllome zu produciren, und dieses Kaulom producirt keine, wenn wir
nicht in der Articulation eine verhüllte Blattbildung sehen werden;
allerdings gehört es zu den Eigenschaften, die der Achse zukommt,
Phyllome aus sich hervorgehen lassen zu können, aber eine Kaulom-
anlage hat desshalb nicht die Verpflichtung, dies immer zu thun: sie bleibt
doch ein Kaulom, selbst wenn sie gleich nach der Geburt in eine
andere Wirksamkeit versetzt wird, wo sie nicht Blätter zu produciren
braucht.    Es könnte ein Anderer meinen, es wäre gegen die Natur

eines Kauloms ein begrenztes Wachsthum zu haben; auch dies muss
ich aber als ein mit den Functionen in genauester Beziehung stehendes
Verhältniss betrachten, und die Ovula, die ja doch nach den Anschauungen wohl der meisten Morphologen (unter denen Strasburger)
Kaulome (Knospen) sind, geben uns gerade Beispiele normal abge-
schlossener Kaulome; als solche können auch z. B. die Receptacula
der Compositen[1]) aufgefasst werden, denn ehe noch die Blüthenentwickelung bedeutend vorgerückt ist, erlöscht die Thätigkeit des
Vegetationspunkts, die frühere regelmässige Ordnung und oft scharfe
Differenzirung in Periblem und Plerom mit deutlicher Initialgruppe
geht verloren, das Längenwachsthum der Achse ist vorbei, ehe davon
die Rede sein kann, dass ein laterales Organ, sei es Knospe, sei es
Blatt, durch seine mechanische Einwirkung dem Wachsthume ein Ende
setzte.

Gehört es aber zum Begriff des Phylloms, seitlich an einem Kaulome zu entstehen, dann ist es ferner auch nicht zu vergessen, dass die
meisten Kaulome bei ihrer Entstehung in Bezug auf das mütterliche
Kaulom laterale Gebilde sind. Wird ein solches junges Kaulom nun
dadurch darin gehindert, seine am meisten charakteristischen Eigenschaften zu offenbaren, dass es ganz einfach in seinem Wachsthume
gehemmt ist, — und ein Organ kann ja auf jeder Entwickelungsstufe
gehemmt werden, oder dadurch, dass es zu einer anderen speciellen
Arbeit verwendet wird, z. B. zu der, Pollen zu produciren oder einen
Keimsack anzulegen, so wird es dem Morphologen schwierig werden
können, sein Kaulom unter dem angenommenen Kleide wieder zu
erkennen, besonders wenn die anderen Grundorgane, an dieselben Arbeiten versetzt, dieselbe Tracht anlegen.

Dies ist nun aber meiner Meinung nach bei *Euphorbia* der Fall;
die Staubträger sind solche durch die Uebernahme einer besonderen
Arbeit gehemmte Kaulome; sie bilden in dieser Function keine Blätter, aber sie haben dennoch die verborgene Fähigkeit unter abnormen
Verhältnissen als die gewöhnlichen Knospen auftreten zu können,
Blätter zu bilden etc. Sind die Stamina aber Kaulome, so sind die
»terminalen« Antheren eo ipso auch Kaulome. —

---

1) Vergl. Warming: »Forgreningsforhold hos Fanerogamerne«, danske
Videnskab. Selskabs Skrifter, 1872.

Bei *Euphorbia* sind die Verhältnisse so complicirt wie sonst nirgendwo. Nehmen wir aber nun noch ein Beispiel einer staubentwickelnden Achse, bei der eine weit grössere Einfachheit herrscht.

## Cyclanthera.

Schon in meiner Dissertation[1] und dem derselben vorausgehenden Aufsatze[2] habe ich die Aufmerksamkeit auf die Anthere dieser Pflanze hingelenkt; später habe ich die Entstehung der Pollen-Urmutterzellen etc. kürzlich besprochen[3]. Ich werde sie jetzt etwas ausführlicher behandeln.

In meiner Abhandlung »Forgreningsforhold hos Fanerogamerne«[4] habe ich die Verzweigungsverhältnisse dieser Pflanze näher besprochen. Sie entfernt sich in Bezug hierauf nur in einzelnen Punkten von den übrigen von mir beobachteten Cucurbitaceen[5].

Wir haben hier die Entwickelung der männlichen Blüthen zu betrachten, indem ich auf die Taf. 6 dieser Abhandlung und auf die

1) »Videnskabelige Meddelelser«, 1871, S. 82.

2) Flora 1870. S. 392.

3) Botaniska Notiser, citg af O. Nordstedt, Lund, 1871. No. 6, S. 180.

4) Vid. Selsk. Skr. l. c. S. 72—74.

5) Die Betrachtungen Rohrbachs (Beiträge zur Kenntniss einiger Hydrocharideen, Abhandl. d. Naturf. Gesellsch. zu Halle, Bd. XII, 1871) über diese Familie kann ich nicht alle theilen, so, wie schon erörtert, die morphologische Erklärung der Ranken; die Annahme der genau medianen Stellung der Achselknospen auf den vegetativen Zweigen; dann die Auffassung der Knospenbildung in den männlichen Blüthen als auf einer fortgesetzten Theilung des Vegetationspunktes beruhend; bei *Bryonia* muss ich mich entschieden gegen das Stattfinden einer ächt dichotomischen Theilung erklären; ebenso entfernt von dieser ist die Blüthenbildung bei *Ecbalium Elaterium, Sicyos Baderoa* und *angulata, Cucumis prophetarum;* doch kommt es vielleicht bei der erstgenannten Art vor, dass die peripherischen Zellen des Vegetationspunktes an der Knospenbildung Theil nehmen; was *Cyclanthera* betrifft, scheinen die Knospen der männlichen Trauben allerdings in einigen Fällen durch Dichotomie des Vegetationspunktes gebildet zu werden. Dagegen entstehen die sogenannten accessorischen Knospen unter den Blüthen entschieden nicht durch Theilung einer ursprünglichen Anlage, sondern als Seitenbildungen in Bezug auf jene als Hauptachse. Näheres und Abbildungen von diesen Verhältnissen vergl. »Forgreningsforhold hos Fanerogamerne«, l. c. und »Videnskabelige Meddelelser«, 1870.

auf Tab. V, Fig. 22—24 in »Forgreningsforhold hos Fanerogamerne« abgebildeten jungen Blüthen verweise.

In Fig. 1, Taf. 6, ist eine junge männliche Blüthe in Längsschnitt dargestellt, von dem in Fig. 2 das histologische Bild gegeben wird. An den Ecken hat die Bildung des Perigons, pg. angefangen vorzugsweise durch Zellentheilungen in dem unterhalb der ersten Periblemschicht folgenden Gewebe. Der Scheitel der Blüthe ist ausserordentlich flach, und nur in der Mitte, bei $a$, findet sich ein kleiner Höcker, die Stengelspitze.

Die Zellentheilungen an der Peripherie setzen sich fort, indem auch die erste Periblemschicht in Activität gesetzt wird, wodurch denn der das Perigon darstellende Ringwall höher und höher aufgebaut wird (Fig. 3—4). Die Stengelspitze ($a$) tritt etwas mehr hervor, was sie der Streckung ihrer Zellen verdanken muss.

Die weitere Ausbildung des Perigons lassen wir hier ausser Betracht[1]), da wir nur unserere Aufmerksamkeit auf die Achsenspitze zu fixiren haben. Diese hat sich in Fig. 5—6 durch Zellenstreckung der obersten und durch Zellenvermehrung in den tiefer liegenden Schichten bedeutend mehr emporgehoben; die erste Periblemschicht hat fortwährend ungetheilte Zellen, und gewöhnlich habe ich diese Zellen, gerade wie es zum Theil auch bei *Euphorbia* der Fall ist[2]), in radialer Richtung bedeutend gestreckt gefunden.

In Fig. 8 (etwa der Fig. 7 entsprechend) ist die Achsenspitze grösser geworden; die erste Periblemschicht ist fortwährend ungetheilt; eine zweite obgleich unregelmässige lässt sich erkennen und die Volumenzunahme ist daher durch die tiefer in der Achse Statt habende Zellenvermehrung hervorgerufen; hier treten nicht selten, besonders in den älteren Antheren, deutliche senkrechte Zellenreihen auf, den Pleromreihen ähnlich.

Noch ist die Achsenspitze ziemlich cylindrisch; jetzt fängt aber ein Zellenbildungsprocess an, durch welchen sie horizontal nach allen

---

1) Aus Fig. 1, 3, 5, 7, 9 und 16 geht hervor, wie es sich mehr und mehr emporhebt und sich über den das Blüthencentrum einnehmenden Höcker wölbend zusammenschliesst.

2) Vergl.: »Forgreningsforhold hos Fanerogamerne« l. c. Tab. IX, Fig. 27 und 26.

Radien bedeutend vergrössert wird, und daher die Form eines kreis-
runden dicken scheibenförmigen Körpers annimmt auf einem verschwindend kurzen Fusse; Fig. 9 zeigt sie uns im Längsschnitt. In der
Anordnung der Zellen in den Figuren 10—11, Hälften von solchen
Längsschnitten darstellend, sieht man ganz deutlich den Zellenbildungsprocess ausgedrückt: es gehen von den mittleren ziemlich senkrechten
Pleromreihen der Achsenspitze annähernd horizontale mehr oder weniger regelmässige Zellenreihen aus; dieses Gewebe, das also durch
allseitige obgleich vorzugsweise senkrechte (d. h. parallel der Blüthenachse gehende) Theilungen gebildet worden ist, treibt die erste
Periblemschicht und das Dermatogen in die Höhe. Jetzt fangen aber
auch die Zellen jener Schicht an sich zu theilen, und zwar entstehen
hier und da an den Rändern der Scheibe oder an den Ecken des
Längsschnitts tangentiale Theilungswände: die Entwickelung hat das
Stadium der Bildung der Pollen-Urmutterzellen erreicht. Den erstge-
bildeten Tangentialwänden schliessen sich andere in den Nachbarzellen
an, und es wird so die erste Periblemschicht, wenn man einen Längsschnitt betrachtet, an vier Stellen zweischichtig (die Schichten haben
nur geringe seitliche Ausdehnung; mehr wie 4—5 Tangentialtheilungen
werden an den Längsschnitten selten beobachtet); da alle Längsschnitte
dasselbe Bild geben, ist es einleuchtend, was auch aus horizontalen
Schnitten deutlich hervorgeht, dass es eigentlich zwei ringförmige über
einander liegende Particen jener ganzen ersten Periblemkappe sind,
welche zweischichtig geworden sind.

In den Fig. 10—11 bezeichnen p—p wie gewöhnlich die Pollen-
Urmutterzellen. Aus diesen beiden Figuren wird man schon den Anfang
der weiteren Theilungen sehen, indem in Fig. 10 eine äussere primäre
Tochterzelle schon tangential getheilt worden ist, während andere in
Fig. 11 sowohl auf diese Weise als auch radial getheilt sind. Bei
dieser Figur will ich noch auf die schiefgestellten, mit (z) markirten, Wände aufmerksam machen; solche kommen wie bei den Staubblättern oft vor, und haben wohl zum Zwecke die concentrische Hülle
der Pollen-Zellen herzustellen.

Was nun die fernere Ausbildung der Urzellen des Pollens und
der Wandzellen betrifft, so werde ich mich kurz fassen können, indem
ich auf die von selbst verständlichen Zeichnungen, Fig. 12—18, verweise. Sie geht in genauester Uebereinstimmung mit der als Regel

bei den Phyllomen vorkommenden vor. Die Pollen-Urmutterzellen, welche sehr bald durch ihre Grösse und optisches Verhalten ausgezeichnet erkennbar werden, bleiben als kubische primäre Tochterzellen der ersten Periblemschicht bestehen ohne sich zu theilen, bis zur Tetradenbildung.

Der Theilungsprocess bei Bildung der Wandzellen schreitet, wie sonst immer, centrifugal (vergl. Fig. 12 und 14) fort, indem alle Wände der Würfeltheilung auftreten, und die tangentialen wie gewöhnlich die überwiegenden sind. Schnitte in allen Richtungen durch die Anthere gelegt, geben genau entsprechende Bilder. Die Wand besteht dann schliesslich aus drei secundären Periblem-Schichten und der Epidermis (Fig. 13 und 17); die Zellen der zwei äussersten Schichten bleiben mehr oder weniger tafelförmig flach, die der innersten Schicht werden durch horizontale und radiale Theilungen kleiner und mehr kubisch, und constituiren somit schliesslich eine vollkommen typische stark hervortretende Tapete (Fig. 16—17, t--t).

Selbst in einer Anthere, deren Wandschichten alle angelegt waren, ist es mir immer leicht gewesen, und viel leichter als z. B. bei *Euphorbia*, den Zellenbildungsprocess durch blosse Betrachtung des fertigen Zustandes nachweisen zu können, indem nicht nur die innere Grenzlinie der alten ersten Periblemschicht innerhalb der getheilten Partieen deutlich aufzufinden und der Uebergang der getheilten Schicht in die ungetheilte zu sehen ist, sondern auch die Seitenwände der ursprünglichen Periblem-Zellen zwischen den Tochterzellen verschiedener Ordnung als Radien, die in gerader Linie von der inneren zur äusseren Grenzlinie verlaufen, leicht zu verfolgen sind.

Fig. 16 zeigt uns einen Längsschnitt durch eine Blüthe, wenn alle Zellen angelegt sind, und noch keine aufgelöst worden. Durch die stark hervortretenden Fächer ist die ganze Anthere jetzt an ihrer oberen Fläche concav geworden. Ein kräftiger Fibrovasalstrang steigt in der Mitte der Achse empor und löst sich ungefähr im Centrum der ganzen Anthere in radial geordnete sonst aber unordentlich gestellte Spiralzellen auf.

Das fernere Schicksal der Wand entspricht vollkommen dem, was wir bei den unzweifelhaften Phyllomen beobachtet haben. Die tapezierenden Zellen schwellen wie gewöhnlich auf (Fig. 17) und verschwinden; die mittlere Wandschicht wird auch aufgelöst, nur die

Zellen der äussersten bilden sich zu Spiralfaserzellen um, die nur am
Grunde der Antherenklappen mehr wie eine einfache Schicht bilden.
Die klaren dünnwandigen halb zusammengefallenen Epidermiszellen
bleiben allerdings bestehen, dürfen aber eine ziemlich unbedeutende
Rolle spielen; tangentiale Theilungen der Epidermis-Zellen an den
Aufspringungsnähten finden nicht Statt.

Wir haben nun die Entwickelung von dieser sonderbaren Anthere
verfolgt und haben dabei die vollständigste Uebereinstimmung zwischen
den hier und den bei der *Euphorbia*-Anthere sowohl wie bei allen
unzweifelhaften Staubblättern stattfindenden Zellenbildungsprocessen gefunden. Ich muss aber diese entschieden als eine s. g. »axile« Anthere
oder staubentwickelnde Achse betrachten. Man könnte allerdings
meinen, dass dies wenig wahrscheinlich und natülich sein kann, wenn
wir in allen anderen Cucurbitaceen-Gattungen ebenso charakteristische
staubentwickelnde Blätter finden. Obgleich man nun allerdings der
comparativen Methode eine wichtige Stimme zuerkennen muss, darf
man sie doch auch nicht zur Alleinherscherin machen, und wir werden auch, wenn wir hier die Comparation der Verwandten mit in Betracht ziehen, auf Schwierigkeiten stossen. Wollte man nämlich hier
die Bildung eines rudimentären Staubblattes an der Blüthenachse
annehmen, so müsste das ein ringförmiges, stengelumfassendes, überall
gleich hohes Staubblatt sein, und wo finden wir bei den verwandten
Gattungen, ja überhaupt anderswo im Pflanzenreiche, ein analoges
Blatt? Die »Erfindung« der terminalen Blätter habe ich schon oben
besprochen; gerade hier scheint sie mir am wenigsten Stütze zu finden.
Mir bleibt somit kein Zweifel übrig, dass es wirkliche axile Antheren oder staubentwickelnde Kaulome in der Natur giebt, und dass
die Antheren von *Euphorbia* und *Cyclanthera* solche sind; ist dies
aber der Fall, so haben wir hier auch gelernt, dass die Arbeit, Pollen
zu produciren und eine Antherenwand auszubilden, auf ganz gleiche
Art ausgeführt wird, wenn sie einem Phyllome wie wenn sie einem
Kaulome anvertraut ist.
Betrachten wir nun schliesslich die geschichtliche Entwickelung
unserer Kenntnisse in Bezug auf die im ganzen Vorigen behandelte
Frage.

## Historischer Rückblick.

Bei **Koelreuter**[1]) finden wir schon die Meinung angedeutet, dass die Pollenkörner in einem Zellgewebe entstehen. Sonst hatte man[2]) vor **Robert Brown** nur unklare und unrichtige Vorstellungen von der Bildung derselben. und glaubte z. B. dass sie sich frei in einer die Antherenfächer ausfüllenden schleimigen Masse bildeten (**Gleichen, Hedwig u. a.**).

In seiner Untersuchung über die *Rafflesia*[3]) sagt der genannte englische Forscher nun aber ganz bestimmt: »the pollen is formed in a cellular substance apparently destitute of vessels; and is always produced internally, or under the proper membrane of the secreting organ«, und ferner, dass jedes Fach von »a pulpy substance« gefüllt ist, »on the surface or in the cells of which the pollen is produced«.

Diese Meinung fand doch noch Widerspruch z. B. von **Link**[4]) und C. H. **Schultz**[5]), und wohl auch Anderen, die noch fortwährend behaupteten, dass die Pollenkörner frei in einer Flüssigkeit entständen.

Eingehendere Untersuchungen wurden dann aber 1827 von **Brongniart**[6]) publicirt. Er unterscheidet »la masse pollinique«, das heisst die Mutterzellen des Pollens, von dem umgebenden Gewebe, und beschreibt sie als aus zahlreichen dünnwandigen durchsichtigen polyedrischen Zellen bestehend. welche das Innere der Antherenfächer ausfüllen. Ferner hat er die tapezierende Schicht beobachtet, obgleich er deren Bau missverstand, indem er sie als eine transparente sehr dünne Membran auffasste, welche die »masse pollinique« umschliesst, und eine Art »innere Epidermis« der Fächer bilde; bei *Datura* hat sie eine

---

1) Vorläufige Nachricht von einigen das Geschlecht der Pflanzen betreffenden Versuchen und Beobachtungen, 1761, p. 13, § 13.

2) Unbekannt ist mir das Werk von A. G. Schultz: Quaenam est ad Antheras Pollinis formatio ejusque evolutio? e quibusnam constat principiis? etc., 1820.

3) An account of a new genus of plants named Rafflesia, in Transactions of the Linnean Society, vol. XIII, 1821.

4) Elementa philosophia, 1824. nach dem Citate Mohl's.

5) Die Natur der lebenden Pflanze, 1828, II. Bd., § 101.

6) Mémoire sur la génération et le développement de l'embryon dans les végétaux phanérogames, in Ann. d. sc. nat. XII, 1827, S. 21.

von dem Gewebe der Anthere abweichende Farbe.   Er bildet sie bei
*Cobaea* als dem inneren Winkel des Faches angeheftet ab.   Uebrigens
war er der Erste, welcher (bei dieser Pflanze) die Viertheilung der
Pollen-Mutterzellen beobachtete, und was seine Querschnitte der Antheren von *Pepo macrocarpus* und *Cobaea* betrifft, sind sie im Ganzen
sehr naturgetreu; nur schliessen die Mutterzellen bei der ersten nicht
eng an die hier deutlich und correct als eine Zellenschicht abgebildete Tapete an, und bei der letzten kommt die besprochene Membran
hinzu.   Ausser diesen beiden Arten untersuchte und bildete er besonders *Oenothera biennis* ab, hat aber auch *Nuphar luteum*, *Datura
Metel*, *Datura arborea* und *Tropaeolum majus* beobachtet.

Fast gleichzeitig mit der Publication Brongniart's fing Purkinje
seine Untersuchungen über den Bau der Antherenwand an, die er 1830
publicirte [1]).   Er ist zwar nicht der Entdecker von den die Wand am
öftesten theilweise constituirenden fibrösen Zellen, denn er giebt selbst
in seiner Vorrede den Preis der Endeckung an Meyen [2]), und später
hat Mirbel sich die Priorität vindiciren wollen [3]), indem er darauf
hinwies, dass er schon 1808 [4]) die Existenz von fibrösen Zellen, die
er »cellules découpées« nennt, nachgewiesen hat.   Aber die Arbeit
Purkinje's enthält doch einen solchen Reichthum von Beobachtungen
über den Bau der Wand und die Formen der fibrösen Zellen, dass
wir ihm dennoch fast das Verdienst der Entdeckung zugestehen können;
seine Beobachtungen scheinen selbst von den neueren Botanikern nicht
hinreichend gekannt zu sein.   Unbegreiflich ist es mir z. B., wie
Chatin 1870 in seiner grossen Arbeit »de l'anthère« sagen kann
(S. 23): »Une disposition remarquable et cependant assez commune, bien
qu'elle paraisse ne pas avoir encore fixé l'attention du botaniste, est
celle que j'appellerai disposition *en griffe*«, wenn doch Purkinje, den
er anderswo selbst citirt, dieselbe Art der fibrösen Zellen öfters abbil-

---

1) De cellulis antherarum fibrosis nec non de granorum pollinarium for-
mis commentatio phytotomica.  Vratislaviae. 1830.

2) Anatom. phys. Untersuchungen über den Inhalt der Pflanzenzellen.
Berlin 1828.

3) Siehe z. B. Mémoires de l'institut de France, XIII. 1835. S. 390—91.

4) Observations sur un système d'anatomie comparée des végétaux, Mémoires de l'institut.

det und unter dem Namen: »cellulae asterisciformes« erwähnt[1]). Die
äussere Wand der Anthere, die Epidermis, wurde von Purkinje:
»exothecium«, die innere von den fibrösen Zellen gebildete: »endothecium« genannt. Die transitorischen Gewebe kennt er nicht, beschäftigt sich auch sonst weder mit der Entstehung der Urmutterzellen
noch mit der Entwickelung und dem Baue der eigentlichen Pollen-
körner.

Mohl ist der nächste, den wir zu erwähnen haben. Erst trat er
1830[2]) den Anschauungen Purkinje's über die Natur der Fasern in
den fibrösen Zellen und über ihre biologische Bedeutung entgegen,
und fügte dazu eine Menge Beobachtungen über die Formen derselben,
wobei er denn auch wie Purkinje der sternförmigen Fasern Erwähnung
thut. Dann berührt er in einem späteren Aufsatze[3]) die Bildung der
Pollen-Körner, und bestätigt die Beobachtungen Rob. Brown's und
Brongniart's, dass sie in dünnwandigen die Loculamente der Antheren
erfüllenden Zellen entstehen. Worauf er aber vorzugsweise die Aufmerksamkeit lenkt, ist das allgemeine Vorkommen der Viertheilung
der Mutterzellen, wenn sie zur Bildung der Pollen-Körner schreiten.
Besonders hebt er dieses in einer speciellen 1834 publicirten Abhandlung[4]) hervor, in welcher er übrigens die Pollen-Körner selbst zum
speciellen Ziele seiner Untersuchungen hatte.

Eine ausgezeichnete Entwickelungsgeschichte einer Anthere giebt
Mirbel[5]). Er folgt Schritt für Schritt und bildet die Entwickelung
der Anthere von *Cucurbita Pepo* sehr genau ab, und wenn wir uns
an die Fragen halten, die uns hier beschäftigen, fehlt ihm eigentlich

---

1) Siehe z. B. seine Tab. V, Fig. 25. *Armeria fasciculata*; Tab. VI, Fig. 9.
*Rubia tinctorum*; Tab. VIII, Fig. 6, *Polygala Chamaebuxus*, mit welcher man
Fig. 5. Pl. XXVII von *Polygala speciosa* bei Chatin vergleiche, um die grosse
Uebereinstimmung zu sehen. Man sehe auch oben unter *Melilotus* und Taf. 4, 7.

2) Ueber der fibrosen Zellen der Antheren, Flora 1830, II, S. 697, und
Vermischte Schriften, S. 62.

3) Flora, 1833, I, und Vermischte Schriften S. 67: »Einige Bemerkungen
über die Entwickelung und den Bau der Sporen der cryptogamischen Gewächse«.

4) »Ueber den Bau und die Formen der Pollen-Körner.« Bern 1834.

5) Complément des observations sur le *Marchantia polymorpha*, in Mémoires de l'Institut de France, tome XIII, 1835.

nur noch die Abstammung der Pollen-Urmutterzellen zu entdecken, um
die ganze Entwickelung genau zu kennen: aber gerade bei den Cucurbitaceen ist dies mit bedeutenderen Schwierigkeiten verbunden als anderswo.
In dem ursprünglich ganz gleichartigen Gewebe der Anthere zeigte sich
ihm bald auf beiden Seiten der Mittellinie eine Gruppe von Zellen, welche
bedeutend grösser als die anderen übrigens ganz ähnlichen waren, die
»utricules polliniques«. Er beobachtete und beschrieb ferner genau
die auskleidende Zellschicht: die Pollen-Mutterzellen sind nämlich,
sagt er, mit dem übrigen Gewebe verbunden durch »une membrane
utriculaire, espèce de tegument qui, malgré sa continuité organique
avec les parties environnantes, s'en distinguait tout d'abord; car tandis
que les utricules des parties environnantes s'alongeaient parallèlement
au plan de la surface et au plan de la base de l'anthère, celles du
tégument s'alongeaient du centre à la circonférence.« Es ist das erste
Mal, dass diese Schicht so correct aufgefasst wird, und dass er auch
weiss, dass sie später verschwindet, geht aus seinen Worten (l. c.
p. 399) hervor. Er musste aber auch wissen, obgleich er, so viel ich
sehen kann, es nicht direkt ausspricht, dass die zwischen der ausklei
denden und der fibrösen Schicht liegenden Zellen aufgelöst werden;
denn einerseits zeigen seine Figuren 78—79, 81—82, Pl. VIII. und
84, Pl. IX, (abgebildet bei Duchartre in Eléments de botanique, Fig.
346, p. 556) die ursprüngliche Existenz von 3—4 Zellschichten zwischen jener und der Epidermis, andererseits erklärt sowohl seine
Fig. 93, Pl. IX, als auch seine Beschreibung (l. c. p. 392) der reifen
Antherenwand sehr deutlich, dass diese nur aus der Epidermis und
einer dieser dicht anschliessenden fibrösen Schicht besteht; alle innerhalb liegenden Schichten sind folglich aufgelöst worden.

Schleiden publicirte erst im Jahre 1837[1]) eine Notiz, später
1839[2]) mit Vogel einige ausführlichere Untersuchungen über die
Pollen-Bildung, welche aber denen Mirbel's an Schärfe nachstehen.
Was die frühesten Entwickelungsstufen betrifft, so ist er der Meinung,
welche mit jener Mirbel's und Brongniart's übereinstimmend ist, dass
vier Gruppen von Parenchymzellen im Inneren der Anthere sich von

---

1) Wiegmann's Archiv, III, 1. Bd., 1837, p. 297,
2) Entwickelungsgeschichte der Leguminosenblüthe, in Nova acta acad.
Caes. L. C. XIX, I, p. 67.

den anderen differenziren, um als Pollen-Urmutterzellen zu fungiren; diese theilen sich dann ferner und aus jeder geht so eine Gruppe von Zellen hervor, die wasserhell sind und von denen »fast jede in ihrem Innern eine neue Zelle (matrix pollinis) erzeugt«; in diesen endlich entwickeln sich die Pollenzellen zu dreien oder vieren.

Ein Rückschritt geschah nun aber 1839 durch Meyen[1]. Er wählte als Object seiner Untersuchung dieselbe Pflanze, die auch Mirbel und Brongniart gedient hatte, den Kürbiss; er sah aber, »dass an denjenigen Stellen des ursprünglichen Staubblattes, wo später das Antherenfach auftritt, eine Gruppe von mehr oder weniger violen Zellen, von 5, 6 bis 8 und vielleicht noch darüber, deren Wände noch aus einer weichen und umbildsamen Substanz bestanden, zum Theil aufgelöst und in eine unförmliche schleimige Masse verwandelt wurden, aus welcher alsdann die ersten Umrisse der Pollenmassen hervorgebildet wurden. Diese Rückbildung der Zellenwände mit ihrem Inhalte in eine unförmliche Schleimmasse geschieht auf die Weise, dass die Auflösung der Zellwände von einem gewissen Punkte beginnt und von diesem aus sich seitlich auf die zunächst liegenden Zellen erstreckt«.

Er beschreibt nun ferner, wie die Urmutterzellen des Pollens sich aus »dem condensirten Schleime« bilden; diese vermehren sich dann, aber wie, ist ihm nicht ganz klar. Dann fängt auch die Schleimmasse, welche übrig geblieben ist und die Mutterzellenmasse umschliesst, an eine zellige Structur zu zeigen, und dadurch entsteht »eine Schicht von Schleimzellen, welche die ganze Pollen-Masse einschliesst«, das heisst: es bildet sich die Tapetenschicht der Antherenfächer, deren Zellen übrigens, wie schon oben bemerkt, bei *Cucurbita* ungewöhnlich deutlich sind. Wenn man von diesen Phantasien absieht, hat Meyen übrigens mehrere richtige Thatsachen; so hat er z. B. bemerkt, dass die innere Fläche des Antherenfaches mit einer Schicht von zarten und ellipsoidisch abgerundeten Schleimzellen bedeckt wird zu der Zeit, wenn die Mutterzellen der Pollen-Körner aufgelöst werden und die Pollen-Zellen frei zu liegen kommen, und er hat auch die Sache richtig aufgefasst so nämlich, dass diese Zellen eben die Zellen jener tapezierenden Schicht sind, und dass nicht nur sie, sondern auch eine ganze Zellenschicht von der inneren Fläche der Antherenwände zerstört werden,

---

1) Neues System der Pflanzenphysiologie, III, p. 117 sq.

so dass die vollkommen ausgebildeten Wände nur aus den zwei Zellenschichten bestehen, die Mirbel abgebildet hat (l. c. p. 134).

Decaisne scheint sich in seiner Abhandlung über *Viscum album*
Meyen anzuschliessen (1840)[1], indem er annimmt, dass die »Lacu-
uen« des Staubblattes, in denen sich später die Pollen-Körner bilden,
»par la destruction et l'écartement du tissu utriculaire« gebildet und
dadurch von einer Schleimmasse erfüllt werden; in dieser findet er
denn später »les utricules polliniques«.

Von allen früheren weicht Nägeli[2] wesentlich ab, indem er
einen anderen Irrthum in die Wissenschaft einführte (1842), der
seitdem von dem einen Lehrbuche zum anderen übergegangen ist,
und der grade desswegen wohl einen so günstigen Empfang fand,
weil er mit einer allzugrossen Bestimmtheit und Schärfe ausgesprochen
wurde und scheinbar von einer so scharfen Beobachtung zeugte, dass
alle spätern Untersucher von einer vorgefassten Meinung ergriffen
dasselbe sehen oder doch annehmen mussten, auch wenn sie es
selbst zu sehen nicht vermochten. Während nämlich alle früheren
Beobachter, welche nicht von einem formlosen die Fächer erfüllenden
Schleime sprachen, auf der ersten Entwickelungsstufe der Antheren, wo
sie eine innere Differenzierung wahrnehmen könnten, immer auf den
Querschnitten eine ganze Gruppe von gleichwerthigen Urmutterzellen des Pollens entdeckten, präcisirte Nägeli dies dahin, dass
es ursprünglich nur eine einfache senkrechte Zellenreihe sei,
die sich an vier Stellen der Anthere, den gewöhnlichen vier Fächern
entsprechend, als Urmutterzellenreihe differenzire. Die Beobachungen,
die er, wie es scheint, nur an drei Pflanzen *Lilium tigrinum*, *Oenothera*
und *Cucurbita*, gemacht hat, werden sogleich generalisirt: »Es beginnt
also in dem aus parenchymatischem Zellgewebe bestehenden Loculus in
einer senkrechten einfachen Zellenreihe ein Zellenbildungsprocess, von
unten nach oben, indem sich da Zellen in Zellen bilden, bis der cylindrische Strang von Mutterzellen fertig ist. Die Ansicht von Mirbel

---

1) Mémoire sur le développement du pollen, de l'ovule et sur la structure
des tiges du gui (Viscum album), in Nouveaux mém. de l'académie royale de
Bruxelles, XIII. 1840.

2) Zur Entwickelungsgeschichte des Pollens bei den Phanerogamen
Zürich 1842.

und Schleiden, dass sich gleich eine Gruppe neben einander liegender
Parenchym-Zellen differenzire und die Mutterzellen bilde, scheint aus
dem Uebersehen der Entwickelungsmomente hervorgegangen.«

Was die Ausbildung der Antherenwand betrifft, unterscheidet er
drei Partieen; die äusserste bezeichnet er richtig als Epidermidal-
schicht; die zweite ist die Spiralfaserschicht, und drittens kommt das
transitorische Zellgewebe, in dem er aber nicht genügend die innerste
tapezierende Schicht von den anderen unterscheidet, obwohl er sie
gut gesehen hat.

Bei fast allen folgenden Botanikern, welche eigene Untersuchungen
publicirten oder Lehrbücher der Botanik verfassten, finden wir die
Ansichten Nägeli's wieder, und die wenigen Beobachtungen, die darauf hindeuteten, dass es eine Schicht oder doch ein dickerer Strang
von Parenchym-Zellen wäre, welche sich zu Pollen-Urmutterzellen
differenziren, wurden übersehen und vergessen, wahrscheinlich weil der
Verdacht immer so nahe lag: der Beobachter habe die ersten Entwickelungsstufen übersehen.

So nimmt z. B. Schleiden[1]) die Theorie Nägeli's vollständig
auf. Desgleichen Kützing[2]).

In Hofmeister's erster Arbeit über den Pollen[3]) berührt er
nur ganz kurz die Entstehung der Mutterzellen. Bei *Tradescantia*
spricht er sehr unbestimmt von dem innig zusammenhängenden Gewebe der Mutterzellen; bei *Passiflora* sieht er auf dem Querschnitte
der Anthere vier kreisrunde helle Zellgewebsportionen, welche diejeni-
nigen sind, aus welchen »die Mutterzellen und das sie zunächst um-
hüllende Gewebe« gebildet werden. Ob jene einen einfachen Zellenstrang
bilden, wird nicht deutlich gesagt; es scheint doch, er meine, dass nicht
nur bei *Pinus* und *Abies*, sondern auch bei den genannten zwei Pflanzen eine grössere Menge von Parenchym-Zellen sich gleich von Anfang ab als Mutterzellen differenziren.

In demselben Jahrgange der botanischen Zeitung publicirte aber
Goldmann eine kleine Abhandlung über die Bildung des Pollens bei

1) Grundzüge der wissensch. Botanik. 1849, S. 468—72.
2) Grundzüge der philosophischen Botanik, 1852. II. S. 260—61.
3) Ueber die Entwickelung des Pollens, Botan. Zeitung, 1848, No. 23, 37
und 38.

*Gloxinia* [1]), aus der hervorgeht, dass er die auf Querschnitten halbmondförmigen Schichten der Pollen-Mutterzellen gesehen hat (er nennt
sie »Ringstücke«); diese Beobachtung blieb aber unberücksichtigt, und
ward von seinen ziemlich groben Irrthümern in anderen Hinsichten
in den Hintergrund gedrängt.

Ebenso erschien in diesem Jahre die Abhandlung Barneoud's
über *Trapa* [2]); nachdem das gewöhnliche Zellgewebe, meint er, an
vier den künftigen Fächern entsprechenden Stellen resorbirt worden
ist, treten an Statt dessen auf jedem Querschnitte vier Gruppen von
Pollen-Mutterzellen auf (siehe seine Fig. 1—3, Pl. 15), welche sich
später vermehren; von einem einfachen Urmutterzellen-Strang ist hier
zwar ebenso wenig die Rede wie oben bei *Gloxinia* nach Goldmann;
er steht aber auf dem falschen Standpunkte Meyen's.

Dagegen schliesst Wimmel [3]) sich ganz entschieden Nägeli an:
eine einzelne centrale Zellenreihe wird zur Bildung des Pollens verwendet; durch Theilung der Zellen desselben entstehen die Pollen-
Mutterzellen. Es könne, meinte er doch, vielleicht sein, dass mehr als
eine senkrechte Zellenreihe zur Bildung des Pollens diene in den Fällen, wo sehr viele Mutterzellen auf dem Querschnitt neben einander
liegen, wie z. B. bei *Allium spirale,* wo er wohl bis 20 solche beobachtet hat, aber er glaubt dennoch nicht, dass dies der Fall sei. Die
radienförmig geordneten Zellen der tapezierenden Schicht charakterisirt
er gut, doch scheint er zu glauben, dass alle zwischen dieser Schicht
und der Epidermis liegenden Zellen sich in Spiralfaserzellen umwandeln.
Dass der von Nägeli zuerst angegebene Vermehrungsprocess der
Pollen-Mutterzellen, der nämlich, dass die Vermehrung von unten nach
oben fortschreitet, richtig ist, bestätigt er, und nicht selten hat er
bei *Oenothera biennis* den ganzen Strang centraler Zellen aus einem
Stück der Anthere herausgezogen, und während die obersten Zellen
noch ungetheilt waren, waren die untersten schon in der Tetradenbil-

---

1) Entwickelungsgeschichte des Pollens von *Gloxinia maculata* L'Herit,
Bot. Ztg. 1848, No. 51, S. 873.

2) Mémoire sur l'anatomie et l'organogénie du *Trapa natans* (Linn.), in
Ann. d. sc. nat. III. Sér., t. 9, p. 222.

3) Zur Entwickelungsgeschichte des Pollens, Botan. Ztg. 1850, No. 12,
p. 227.

dung begriffen. Der Grund dieses Irrthums muss darin liegen, dass die Zellenbildung in den Urmutterzellen überhaupt nach der Peripherie der Schicht, folglich auch nach den Enden des Stranges hin, immer schwächer wird.

Die Beobachtungen Gieswald's [1] leiden an denselben Ungenauigkeiten wie die Wimmel's bezüglich der Pollen-Urmutterzellen. In der Mitte einer grossen Menge dünnwandiger Zellen (die wohl die Mutterzellen sein müssen) entdeckt er denn auch die einzige centrale Zelle, die Urmutterzelle Nägeli's. »Alsbald kann man beobachten, dass diese Centralzelle sich in vier (!) andere Zellen getheilt hat . . . . . ; die Mutterzellen des Pollens.« Der Bau und die Ausbildung der Zellenwand ist sehr weitläufig behandelt, scheint aber nicht ohne bedeutende Irrthümer zu sein. So beschreibt er sehr umständlich ein Zellgewebe, das »wohl bisher wenig oder fast gar nicht beobachtet worden sein dürfte«, und sich eng an die Mutterzellen schliesst. Es kann nur die tapezierende Schicht sein, aber, sagt er z. B., Nägeli scheint diese Schicht nicht gekannt zu haben, und nach aussen nach dieser Schicht folgt eine andere mit radial sehr bedeutend gestreckten Zellen, folglich mit den Charakteren jener Schicht. Wie das in Einklang zu bringen ist, verstehe ich nicht. Uebrigens hat er richtig aufgefasst, dass mehr wie die innerste Schicht resorbirt wird, und endlich werde ich noch die Aufmerksamkeit darauf hinlenken, dass die Zellen der zweiten bis fünften Schicht in seiner Fig. 49 so regelmässig gestellt sind, dass es sehr nahe liegt eine Abstammung aus einer einzigen oder doch höchstens zwei ursprünglichen Schichten anzunehmen.

Wenn man den Untersuchungen H. G. Reichenbach's [2] über die Orchideen-Pollinia grössere Aufmerksamkeit geschenkt hätte, würde es wohl klar geworden sein, dass es sich mit dieser centralen Zellenreihe schwerlich überall so verhalten könnte wie allgemein angenommen. Erstens deuten seine Worte ganz deutlich darauf hin, dass die Urmutterzellen in eine Schicht geordnet sind. So heisst es z. B. von

---

1) Ein kleiner Beitrag zur Entwickelung des Pollens, in Linnaea, Bd. 26, 1852, p. 81.

2) De pollinis orchidearum genesi ac structura et de orchideis in artem ac systema redigendis, Lipsiae 1852.

*Orchis Morio* (pag. 7—8): »Inter dissepimentum atque marginem
utriusque iam tum (id est in. Novembri) 7—9 paria cellularum maio-
rum cubicarum collateralium radiorum instar ordinatarum reperiuntur.
Illarum dissepimenta exacte perpendicularia . . . . Hae sunt cellulae
maternae pollinis primariae.« Später, im Februar, findet er: »illae
cellulae primariae cubicae dissepimentis perpendicularibus horizontali-
busque sese multiplicaverant.« Zweitens zeigen seine Figuren 1 u. 2,
Tab. I, von *Orchis Morio* L. und eben so die von *Physurus pictus*
Lndl., Fig. 21—24, dieselben auf Querschnitten halbmondförmigen Urmutterzellen-Schichten, wie wir oben öfters besonders schön bei den
hypogynen Gamopetalen gefunden haben. Allerdings scheinen sie
etwas zu schematisch ausgeführt, sonst wäre sogar wohl der Schluss
(z. B. aus Fig. 31) berechtigt: dass die Pollenzellen mit der nächst
äusseren Schicht gemeinsame Abstammung haben.

Ich kenne die Entwickelung der Orchideen-Antheren nicht aus
eigener Anschauung, aber gerade hier scheint doch das Verhältniss
für die Auffassung der Urmutterzellen-Schichten ungemein günstig
zu sein. Davon zeugen auch die Zeichnungen und Worte Wolf's[1]):
»Die grossen Urmutterzellen des Pollens erscheinen auf dem Querschnitt
bei schwacher Vergrösserung wie Markstrahlen, welche von der Scheidewand nach beiden Seiten auslaufen«[2]).

Wenn dies aber so ist, wird es mir unbegreiflich, dass Hof-
meister[3]) schreiben kann: »Die weit überwiegende Mehrzahl in
Bezug auf den Bildungsgang der Pollen-Zellen untersuchter Monoko-
tyledonen zeigt bis in die untergeordneten Einzelheiten den für die
Phanerogamen überhaupt typischen Verlauf dieser Entwickelung. Es
differenziren sich im Innern der Anthere vier dem Connectiv parallele
Längsreihen von Zellen vom übrigen Gewebe dadurch, dass sie in der
Vermehrung durch Theilung hinter den benachbarten zurück bleiben.
Diese verhältnissmässig grossen mit dickflüssigem Protoplasma sich

---

1) Beiträge zur Entwickelungsgeschichte der Orchideenblüthe, Pringsheim's
Jahrbücher, IV. Bd., 1865—66, p. 267.

2) Vergl. auch Fig. 387, II, S. 505 in Sachs, Lehrb., 1870, Querschnitt
einer Blüthe von *Orchis maculata*.

3) Neue Beiträge zur Kenntniss der Embryobildung der Phanerogamen,
II, in Abhandl. d. K. Sächs. Ges. d. Wiss. VII, 1861, S. 631.

anfüllenden Zellen sind die Urmutterzellen des Pollens. Die Zellen dieses Stranges mehren sich durch wiederholte Theilungen in allen Richtungen des Raumes«; denn dass die Orchideen ihm aus eigenen Betrachtungen nicht unbekannt sind, und dass er eben denselben Entwickelungsgang auch für sie annimmt, geht schon aus der den letzt citirten Worten angehängten Anmerkung hervor[1]). In sonderbarem Widerspruch mit dieser Anschauung stehen dann aber auch seine eigenen Worte[2]) und die Hinweisung auf die oben angeführten Zeichnungen Reichenbach's: »Jede massula (bei den Ophrydeen und Ceriorchideen) ist die aus der wiederholten Theilung einer einzigen Urmutterzelle des Pollens hervorgegangene Gruppe von Zellen. Dies geht sowohl aus der Untersuchung frühester Zustände hervor (Reichenbach fil. a. a. O. Taf. 1 f. 1. 2 *(Orchis Morio)*, f. 21 *(Physurus pictus)*, als auch aus den Hemmungsbildungen etc.«. Wenn dies der Fall ist, geht doch aus den Lagerungsverhältnissen der Massulae eines Polliniums ganz unstreitbar hervor, dass die Urmutterzellen nicht einen einfachen Zellenstrang gebildet haben können. Von seinen eigenen Abbildungen zeigen ferner Fig. 5, Tab. III. die selbige strahlenförmige Structur des Querschnitts einer jungen Anthere wie jene Reichenbach's und Wolf's, und construirt man sich aus dieser Abbildung und aus den Längsschnitten Fig. 8 und 8 b seiner Tab. III den Bau der jungen Anthere, so geht gerade mit Nothwendigkeit hervor, dass diejenigen Zellen, welche Hofmeister Urmutterzellen nennt, und die zweifellos auch solche sind, eine ganze Schicht bilden müssen. Ob diese Schicht denn auch mit den beiden ausserhalb liegenden Wandschichten aus der ersten Periblemschicht abstammt, muss ferneren Untersuchungen übergeben werden; seine Fig. 8, c, Tab. IV, spricht in hohem Grade dafür, beweist aber nichts.

Die Untersuchungen, welche Rosanoff[3]) über den Bau des Pollens und die Antheren der Mimosen publicirte, habe ich zum Theil schon oben erwähnt. Der Bau der Antheren und Pollen-Körner ist ein dreifacher; in der einen Gruppe finden sich gewöhnliche einzellige

---

1) L. c. S. 632.

2) L. c. S. 647.

3) Zur Kenntniss des Baues und der Entwickelungsgeschichte des Pollens der Mimosae. Pringsheim's Jahrb. IV Bd., 1865—66, S. 440.

Körner; in der zweiten Pollen-Tetraden und Octaden jedoch in einer
vierfächerigen Anthere von gewöhnlichem Bau und in grosser Menge;
in einer dritten Gruppe, der zahlreichsten, sehr complicirt gebaute
Pollen-Körner (8-, 12-, 16-, 32-, 36-zellige), die in einer Anzahl von 8
in einer Anthere eingebettet sind. Von der Entstehung der Urmutterzellen dieser letzten hat er einige, aber nur ziemlich unbedeutende,
Untersuchungen, die mir, nach dem was ich gesehen habe, nicht ein Mal
mit der Natur ganz übereinstimmend scheinen. Es heisst nämlich
(S. 446): »Unmittelbar unter dem Epithel differenzirt sich eine Schicht
abgestutzt pyramidenförmiger Zellen, die sich dann weiter in verschiedenen Richtungen theilen, an welchem Theilungsprocess vier den Ecken
der Antherenhälfte entsprechende Zellen in der Art theilnehmen, dass
eine grosse Zelle entsteht, die sich von den sie umgebenden tafelförmigen Zellen sowohl durch Grösse als durch Form unterscheidet.
(Fig. 36, 40, 41 : *A. verticillata* ; Fig. 33 : *A. paradoxa*).   Diese Zelle
. . . . ist die Mutterzelle des zusammengesetzten Pollen-Korns.«

Nach dieser Darstellung scheint es allerdings, als habe er die
Abstammung dieser Mutterzellen aus der ersten Periblem-Schicht beobachtet; allein weder hat er Entwickelungszustände abgebildet, welche
dieses zeigen, noch geben die von ihm citirten Figuren durch die Anordnung ihrer Zellen eine Andeutung von dem vorausgehenden geschilderten Zellbildungsprocesse. Dagegen sind seine Angaben von der weiteren
Entwickelung der Pollen-Körner und Antheren-Wand wohl sehr correct.

In den neueren Lehrbüchern finden wir allgemein die Nägeli'schen
Angaben von einem einfachen Urmutterzellen-Strang. So z. B. bei
Sachs[1]. Die Ausbildung der Antheren-Wand hat er dagegen ganz
correct dargestellt, indem er doch in der zweiten Ausgabe nicht wie in
der ersten (l. c. 1868, S. 393) davon Erwähnung thut, dass sich gewöhnlich zwischen dem inneren Epithel, meiner Tapete, und den
fibrösen Zellen eine Zellschicht vorfindet, die auch resorbirt wird.

Duchartre[2] folgt Nägeli in Bezug auf diese Frage; benutzt
dagegen die Nomenclatur Chatin's für die übrigens richtig charak-
terisirten Schichten der Zellwand: Exothecium (Epidermis), Endo-

---

1) »Lehrbuch«, 1868, S. 392; 1870, S. 453.
2) Eléments de botanique, 1867, S. 553.

thecium (das transitorische Gewebe) und Mesothecium (die dazwischen liegenden fibrösen Schichten) statt der alten auch von Sachs benutzten Benennungen Purkinje's: exothecium (Epidermis) und endothecium (die fibrösen permanenten Zellen der ausgebildeten Klappen).

Es scheint mir das zweckmässigste, nachdem die Entwickelungsgeschichte und dadurch das wahre Verhältniss der verschiedenen Schichten zu einander bekannt ist, diese Namen ganz aufzugeben oder jedenfalls nur die zwei im Sinne Purkinje's für die Schichten der ausgebildeten Antherenwand zu behalten. Wird man sie auf die Schichten der unreifen Anthere überführen, stösst man auf verchiedene Misslichkeiten. Das Endothecium bei Chatin (De l'anthère, S. 33— —37) entspricht im Allgemeinen nur der von mir tapezierende Schicht genannten Wandbekleidung des Faches; er beschreibt nämlich die schliesslich papillenförmige Ausbildung deren Zellen, sagt ferner: »il faut compter la coloration parmi les caractères de la troisième membrane« (l. c. S. 34) und später: »Une seule assise d'utricules constitue ordinairement la troisième membrane«. Nur bei wenigen Pflanzen erwähnt er, dass sie von mehreren Schichten gebildet ist. Die transitorischen Zellen, welche zwischen »la troisième membrane« oder seinem »Endothecium« und »la seconde membrane«. der fibrösen Schicht oder dem »Endothecium« Purkinje's, wahrscheinlich überall vorkommen, eine oder mehrere Zellenschichten bildend, hat er wohl somit im Allgemeinen übersehen; bei *Passiflora* bildet er eine solche Schicht ab (Pl. 1—2), rechnet sie aber zu »la seconde membrane«. Das Endothecium Chatin's, oder meine tapezierende Schicht verdient nun jedenfalls wegen seiner oft sehr abweichenden Ausbildung einen besonderen Namen: darf daher auch nicht mit dem anderen transitorischen Gewebe unter einem Namen vereinigt werden, denn besonders was die zwischen ihm und der persistenten (gewöhnlich fibrösen) Schicht liegenden transitorischen Wandzellen betrifft, ist die Entstehung eine verschiedene: diese stammen nur von der ersten Periblemschicht ab, jenes zum Theil auch von dem inneren Periblem. Die transitorischen mittleren Zellenschichten dürfen aber umgekehrt auch nicht mit den persistenten unter gemeinsamer Benennung gehen, obwohl sie auf die nämliche Weise entstanden sind. Auf der einen Seite entsprechen also auch die Benennungen Chatin's nicht dem genetischen

Verhalten der Schichten, auf der anderen Seite scheinen mir seine drei Namen überhaupt nicht ohne Misslichkeiten angewendet zu werden. Ich halte es daher für rathsam, bei der unreifen Anthere nur von Epidermis, persistenten und transitorischen, dem sekundären Peribleme gehörenden und, wo solche vorkommen, tapezierenden Schichten zu sprechen; die Namen *Exothecium* und *Endothecium* in Uebereinstimmung mit Purkinje für die reife Anthere zu benutzen.

Endlich haben wir noch Chatin selbst specieller zu nennen. Seine schon früher partiell publicirten Beobachtungen [1] sammelte er in eine grosse mit 36 künstlerisch sehr vollkommenen Tafeln ausgestattete Arbeit: De l'anthère [2]. Der Verdienst dieser Arbeit scheint mir besonders in der ungeheuren Menge von Specialia, den Bau der fertigen Antheren-Wand betreffend, die dort gesammelt sind, zu liegen; denn von neuen mehr generellen Thatsachen oder neuen Gesichtspunkten werden eigentlich sehr wenige hervorgezogen. Durch die grosse Menge von Beobachtungen werden aber unsere Kenntnisse in verschiedener Hinsicht unstreitbar bedeutend erweitert. Er ist der erste, der die Aufmerksamkeit auf das bei vielen gamopetalen Familien, besonders aus dem Verwandtschaftskreise der Solaneen, vorkommende, von der Scheidewand zwischen den Fächer in diese hineinragende Zellgewebe, welches er »Placentoide« nennt, gerichtet hat. In einigen Punkten glaubt er grössere Verdienste zu haben, als wohl der Fall sein dürfte, wie z. B. was die von Purkinje, Mohl und anderen erwähnten Zellen mit sternförmiger Verdickung betrifft, von denen ich schon oben sprach (S. 70).

Ueber die Frage, welche uns hier am nächsten beschäftigt, drückt er sich folgendermassen aus. In der jungen Anthere sieht man Folgendes: »Les utricules répondant au milieu de la masse tissulaire de chacun des demi-lobes latéraux se dilatent, en même temps qu'à leur intérieur, se développe un assez volumineux nucléus: ces utricules

1) 1862: Bulletin de la soc. bot. de France, IX, S. 461; Comptes rendus, LV, S. 912; 1863: Bull. soc. bot. France X, S. 281; 1865: ibid vol. XII, S. 103, 140: Bulletin du Congrès international de botanique et d'horticulture, Amsterdam 1865. 1866: Comptes rendus, LXII, S. 126, 172, 215, 285; Bull. soc. bot. France XIII, S. 81; zum Theil nach seinen eigenen Citaten.

2) Adolphe Chatin, de l'anthère, recherches sur le développement, la structure et les fonctions de ses tissus, Paris 1870.

sont les utricules polliniques« (l. c. S. 11). Später (S. 14) sagt er, dass von den verschiedenen Anschauungen über die morphologische Natur der Thecae diejenige die wahre ist, welche die Fächer auf Kosten der centralen Portion vom Mesophyll entstehen lässt.

Dieser Darstellung entsprechen seine Figuren auf der ersten Tafel. Von einer Nägeli'schen Central-Zellenreihe in jedem Fache ist also keine Rede; er steht denn also im Allgemeinen ganz auf dem Standpunkte Brongniart's, Mohl's und Mirbel's, und das darf man wohl einen Fortschritt nennen, weil er sich weniger von der Wahrheit entfernt, als die meisten neueren Botaniker, welche Nägeli folgten.

Fragen wir nun, wie es denn kommt, dass man nicht schon vor langer Zeit den oben von mir geschilderten häufigsten Zellenbildungs-process bei Entstehung der Pollen-Urmutterzellen und der Schich-ten der Antheren-Wand aus der äussersten Periblem-Schicht richtig erkannt hat, so glaube ich verschiedene Gründe hierfür angeben zu können. Einer ist die Wahl der Untersuchungsobjecte, denn hier ist zu bemerken, dass die meisten Botaniker seit Brongniart sich mit den selbigen Arten beschäftigten, nämlich vorzugsweise *Cucurbita* und *Oenothera*, und merkwürdiger Weise sind grade so wohl diese wie auch die von Sachs abgebildete Malvacée [1] und wohl ebenso die von Nägeli vorzugsweise studirte *Lilium tigrinum* sehr ungünstige Objecte. *Oeno-thera* und die *Malraceen* gehören eben zu denjenigen Pflanzen, bei welchen, wie bei den Compositen, sehr wenige Urmutterzellen angelegt werden, warum es wirklich oft der Fall ist, dass diese einfache senk-rechte Zellenreihen bilden. Ebenso habe ich, wie schon oben erwähnt, bei den Cucurbitaceen und Monocotyledonen mehr Schwierigkeiten ge-funden wie sonst, um die Verhältnisse recht deutlich zu sehen, und es wäre wirklich wohl möglich, dass Zellen, die dem inneren Periblem, nicht der bevorzugten ersten Schicht, angehören, hier und bei anderen Pflanzen als Urmutterzellen des Pollens fungiren, welches mehr in Uebereinstimmung mit der Brongniart'schen Anschauung sein würde.

Ein anderer Grund ist in den vorgefassten Meinungen zu suchen, welche durch die mit so grosser Bestimmtheit von Nägeli ausgespro-

1) Lehrbuch. 1870, S. 453.

chene Theorie eingeführt wurden, und welche überhaupt in der Natur-
forschung leider zu oft die Beobachtungen ungenau machen, den Blick
verschleiern.

Drittens muss man es auch den verbesserten Untersuchungsme-
thoden zuschreiben, dass die Verhältnisse sich jetzt in einem klareren
und, wie ich hoffe, wahreren Licht sehen lassen. Möchten andere Botaniker nun meine Untersuchungen erweitern und deren Richtigkeit
bestätigen.

Kopenhagen, im December 1872.

# Erklärung der Abbildungen.

## Allgemeine Bezeichnungen.

p—p bezeichnet die Pollen-Urmutter- oder Mutterzellen (deren Wände an
   älteren Entwickelungsstadien dunkler gezeichnet sind).

r,   radiale und senkrechte Theilungswände.

h,   horizontale Theilungswände.

1, 2, 3 ..., die tangentialen Wände nach ihrer Entstehungsfolge.

f,   der Fibrovasalstrang des Connexivs.

m,   Aufspringungssutur der Anthere.

e,   Epidermis.

t.   Tapezierende Schicht der Fächer.

s,   Spiralfaserzellen.

Die meisten Vergrösserungen sind 300—400 mal.

## Tafel I.

### Datura Stramonium.

(Fig. 1–12.)

Fig. 1.   Querschnitt einer jungen Anthere.

Fig. 2.   Histologisches Bild der Hälfte eines solchen.

Fig. 3—4.   Partieen von zwei weiter entwickelten Antheren; Querschnitte.

Fig. 5.   Partie eines Längsschnitts durch den basalen Theil einer Anthere.

Fig. 6.   Theil eines Querschnitts einer Anthere; stärkere Vergrösserung
   wie bei den übrigen von dieser Art gegebenen histologischen Abbildungen.

Fig. 7.   Querschnitt einer Anthere, die Schichten der Pollen-Urmutterzellen
   zeigend; Entwickelungsgrad wie in Fig. 6.

Fig. 8.   Partie eines Längsschnitts.

Fig. 9.   Partie eines Querschnitts, den Uebergang von der an der Aufspringungssutur ungetheilten ersten Periblemschicht in die stark
   getheilte Partie zeigend.

Fig. 10.   Partie eines Querschnitts von einer älteren Anthere.

Fig. 11. Querschnitt einer Anthere, deren Pollen-Mutterzellen in Viertheilung sind.

Fig. 12. Partie dieses Querschnitts an der Aufspringungssutur.

## Verbena hybrida.

### (Fig. 13—16.)

Fig. 13. Vorderes Viertel des Querschnitts einer Anthere.

Fig. 14. Partie des Längsschnitts einer älteren.

Fig. 15. Linke Hälfte eines Querschnitts; ältere Stufe.

Fig. 16. Rechtes vorderes Viertel eines Querschnitts.

## Eschholtzia Californica.

### (Fig. 17.)

Fig. 17. Rechte Hälfte eines Querschnitts.

## Tafel 2.

## Crysanthemum Leucanthemum.

### (Fig. 1—9.)

Fig. 1. Querschnitt einer ganz jungen Anthere.

Fig. 2—4. Querschnitte von älteren Antheren, nach ihrem Alter geordnet.

Fig. 5. Partie eines Längsschnittes.

Fig. 6—7. Partien von Längsschnitten durch basale Theile von Antheren,
und zum Theil den Uebergang der ungetheilten Periblemschicht
in die getheilte darstellend.

Fig. 8. Querschnitt einer Anthere vor der Tetradentheilung.

Fig. 9. Partie eines Längsschnitts, auf derselben Entwickelungsstufe.

## Aracium paludosum.

### (Fig. 10.)

Fig. 10. Linke Hälfte eines Querschnitts.

## Scopolia atropoides.

### (Fig. 11—18.)

Fig. 11. Querschnitt einer ganz jungen Anthere.

Fig. 12. Linkes oberes Viertel einer älteren.

Fig. 13. Querschnitt einer noch älteren Anthere.

Fig. 14. Linke Hälfte dieses Querschnitts.

Fig. 15. Hälfte des Querschnitts einer älteren Anthere.

Fig. 16. Linkes oberes Viertel desselben.

Fig. 17.  Partie eines Querschnitts an der Aufspringungsnatur.
Fig. 18.  Wand der fast reifen Anthere.

## Tafel 3.

### Symphytum orientale.
(Fig. 1—8.)

Fig. 1.  Querschnitt einer ganz jungen Anthere.
Fig. 2.  Querschnitt einer älteren.
Fig. 3.  Rechte Hälfte des Querschnitts einer noch älteren Anthere.
Fig. 4.  Querschnitt einer Anthere, bei der schon eine Menge Pollen-
          Mutterzellen gebildet worden sind.
Fig. 5.  Rechte Hälfte derselben.
Fig. 6.  Querschnitt einer Anthere vor der Tetradentheilung der Pollen-
          Mutterzellen.
Fig. 7.  Linke Hälfte derselben.
Fig. 8.  Partie der Wand einer reifen Anthere.

### Scrophularia nodosa.
(Fig. 9—10.)

Fig. 9.  Theil eines etwas schief geführten Querschnitts durch eine
          Anthere.
Fig. 10.  Theil eines Längsschnitts eines gleichaltrigen.

### Mentha aquatica.
(Fig. 11—13 )

Fig. 11.  Linkes oberes Viertel des Querschnitts einer Anthere.
Fig. 12.  Querschnitt der Anthere, die in Fig. 11 abgebildet ist.
Fig. 13.  Partie eines Längsschnitts.

### Galium Mollugo.
(Fig. 14—15.)

Fig. 14.  Querschnitt einer jungen Anthere.
Fig. 15.  Linke Hälfte einer lteren.

### Campanula Trachelium.
(Fig. 16—17.)

Fig. 16.  Linkes vorderes Viertel des Querschnitts einer Anthere.
Fig. 17.  Hinteres Viertel einer älteren Anthere.

## Zannichellia macroxtemon.

### (Fig. 18—19.)

Fig. 18.   Querschnitt einer Anthere.
Fig. 19.   Histologisches Bild der Hälfte dieses.

## Taf. 4.

### Melilotus albus.

#### (Fig. 1—7.)

Fig. 1.   Querschnitt einer jungen Anthere.
Fig. 2.   Rechte Hälfte des Querschnitts einer älteren.
Fig. 3.   Längsschnitt durch ein Staubblatt die ganze Theilung der ersten
          Periblemschicht zeigend.
Fig. 4.   Querschnitt einer Anthere auf älterer Entwickelungsstufe: rechte
          Hälfte.
Fig. 5.   Partie am oberen Ende eines Längsschnitts.
Fig. 6.   Rechte Hälfte einer Anthere vor der Ausbildung der Faser; die
          Pollen-Körner sind getrennt.
Fig. 7.   Partie der reifen Wand, an der Aufspringungssutur.

### Epilobium angustifolium.

#### (Fig. 8—13.)

Fig. 8.   Querschnitt einer jungen Anthere.
Fig. 9.   Hälfte des Querschnitts einer älteren Anthere.
Fig. 10.  Viertel eines Querschnitts durch eine noch ältere.
Fig. 11.  Querschnitt einer Anthere, die auf etwa derselben Entwicke-
          lungsstufe steht wie die Fig. 10 abgebildete.
Fig. 12.  Partie der Antherenwand vor Bildung der Faser in der äus-
          sersten der sekundären Periblem-Schichten.
Fig. 13.  Partie eines Querschnitts an der Aufspringungslinie.

### Arabis albida.

#### (Fig. 14—17.)

Fig. 14.   Querschnitt einer ganz jungen Anthere.
Fig. 15.   Linke Hälfte einer älteren Anthere, im Querschnitt.
Fig. 16.   Querschnitt einer noch älteren.
Fig. 17.   Linke Hälfte des Querschnitts einer Anthere vor der Tetraden-
           theilung.

# Taf. 5.

## Malva silvestris.

(Fig. 1—6.)

Fig. 1. Querschnitt durch eine ganz junge Anthere.

Fig. 2. Aehnlicher durch eine wenig ältere; das innere Gewebe war nicht recht deutlich.

Fig. 3. Querschnitt durch eine noch ältere Anthere.

Fig. 4. Längsschnitt einer älteren Entwickelungsstufe.

Fig. 5. Querschnitt durch eine der vorhergehenden an Alter entsprechende Anthere.

Fig. 6. Wand einer Anthere vor der Reife.

## Acacia decipiens.

(Fig. 7—12.)

Fig. 7. Ganz junges Staubblatt.

Fig. 8. Querschnitt desselben.

Fig. 9. Aeltere Entwickelungsstufe, im Längsschnitt.

Fig. 10. Noch ältere Stufe, im Längsschnitt.

Fig. 11. Querschnitt einer Entwickelungsstufe, auf der die Pollen-Urmutterzellen zum Vorschein kommen.

Fig. 12. Partie einer weit entwickelten Anthere; die Urmutterzelle des Pollen-Korns ist in zwei zerfallen.

## Bryonia alba.

(Fig. 13—14.)

Fig. 13. Querschnitt einer jungen Anthere.

Fig. 14. Querschnitt einer älteren, völlig angelegten.

## Tropaeolum tricolorum.

(Fig. 15—17.)

Fig. 15. Querschnitt einer ganz jungen Anthere.

Fig. 16. Querschnitt einer älteren; die Pollen-Mutterzellen sind als Gruppen heller Zellen in der Anthere sichtbar.

Fig. 17. Hälfte des Querschnitts einer noch älteren Stufe.

# Taf. 6.

## Cyclanthera pedata.

Fig. 1—2. Längsschnitt durch eine junge männliche Blüthe.

Fig. 3. Längsschnitt durch eine ältere, und

Fig. 4. Partie dieses Längsschnitts. Der Bau des Perigonium tritt gewöhnlich regelmässiger hervor.

Fig. 5. Längsschnitt einer noch älteren Blüthe, und

Fig. 6. Histologisches Bild der Achsenspitze derselben.

Fig. 7—8. Zwei den vorhergehenden zwei Figuren entsprechende Abbildungen, ein älteres Stadium darstellend.

Fig. 9. Längsschnitt durch eine Blüthe, deren Achse sich seitlich verbreitet um die dicke Discus-Form anzunehmen.

Fig. 10—11. Hälften von Längsschnitten fast gleichaltriger Antheren.

Fig. 12. Partie eines Längsschnitts durch eine dieser Pollen bildenden Achsen; die Tangentialwände dritter Ordnung treten hervor.

Fig. 13. Partie eines Querschnitts.

Fig. 14. Partie eines Längsschnitts; die Tangentialwände dritter Ordnung treten hervor.

Fig. 15. Theil eines Querschnitts durch die Anthere.

Fig. 16. Längsschnitt durch eine männliche Blüthe vor der Tetradentheilung.

Fig. 17. Theil der Antherenwand vor der Auflösung der beiden Zellenschichten.

Fig. 18. Partie einer ganz ausgebildeten Wand; Theile der aufgelösten inneren Wände kleben der Innenseite der Spiralfaserschicht an.

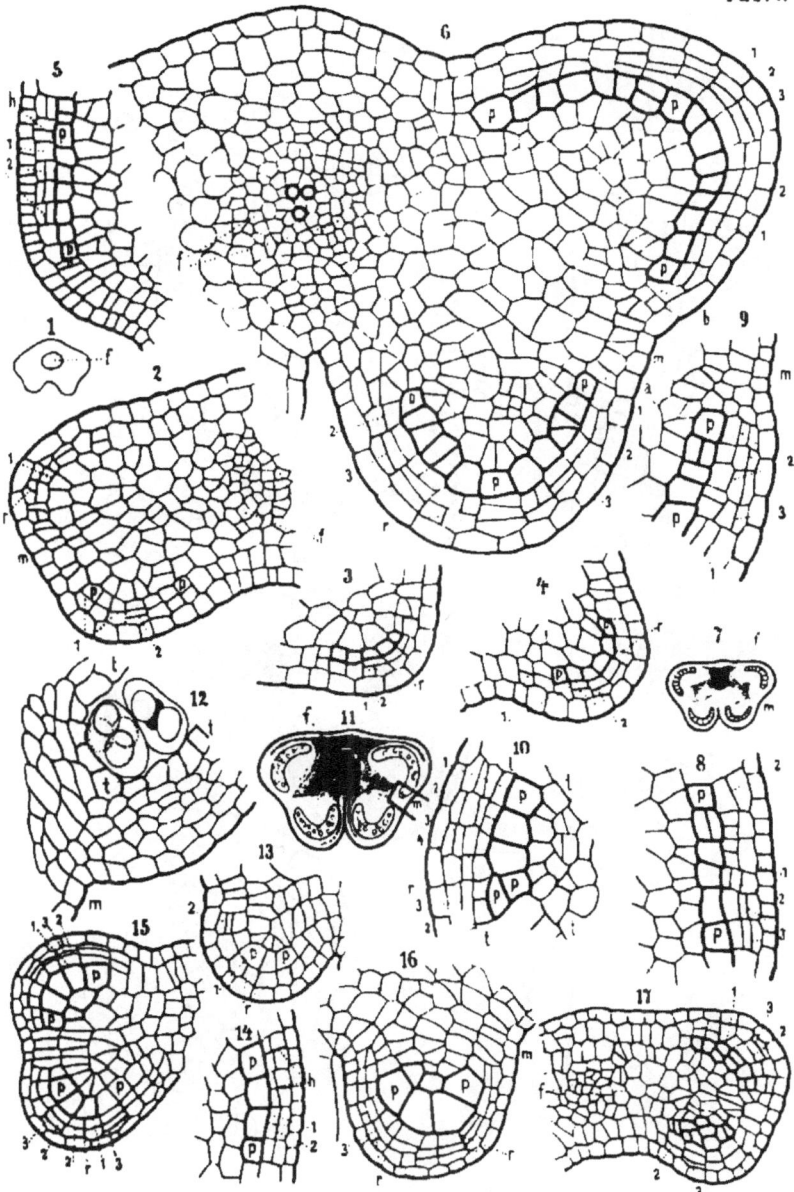

Taf. 1.

1-12, Datura. 13-16, Verbena. 17, Eschholtzia.

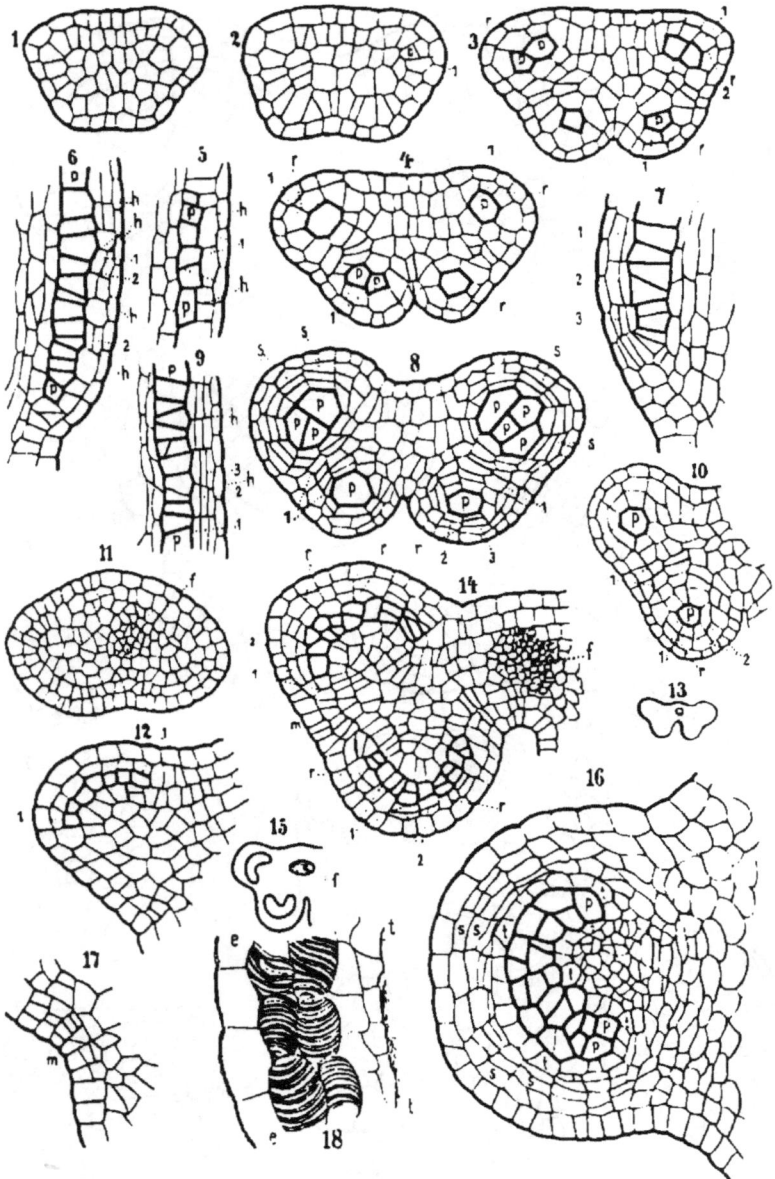

Taf. 2.

1—9, Chrysanthemum. 10, Aracium. 11—18, Scopolia.

Warming del.                    Lith Inst v A Henry in Bonn

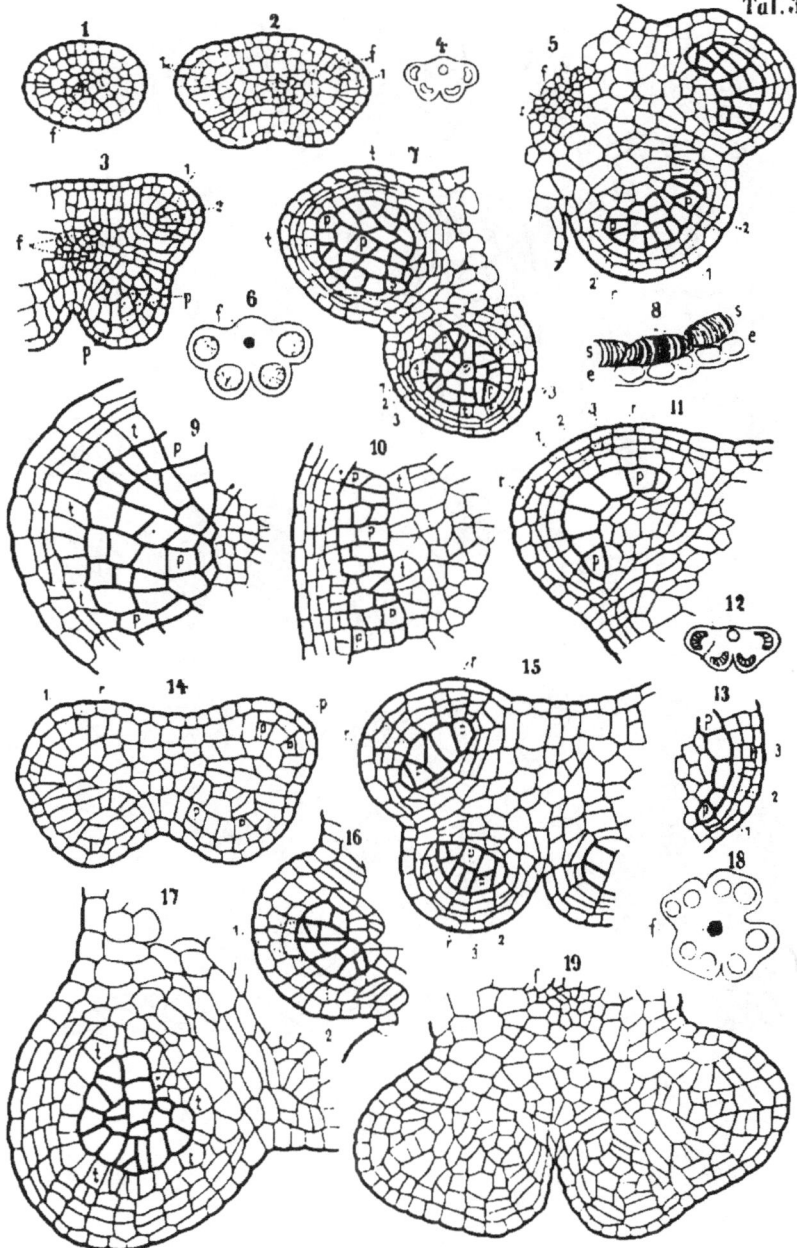

Taf. 3

1-8. Symphytum. 9-10. Scrophularia. 11-13. Mentha.

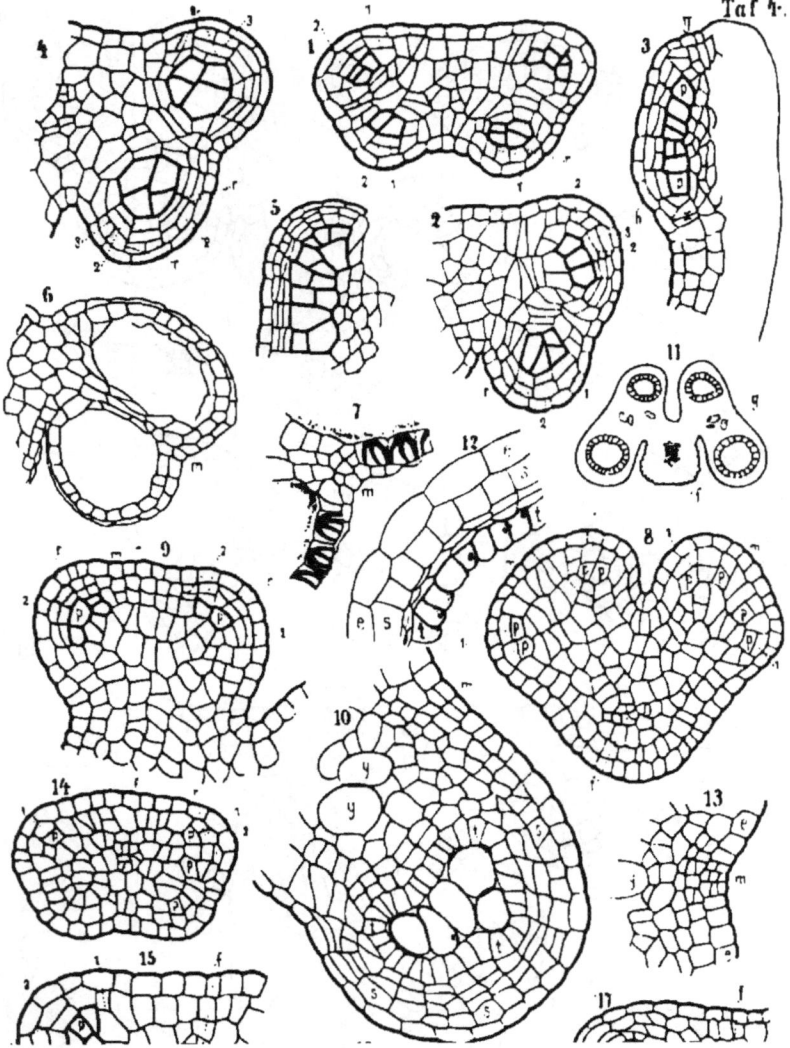

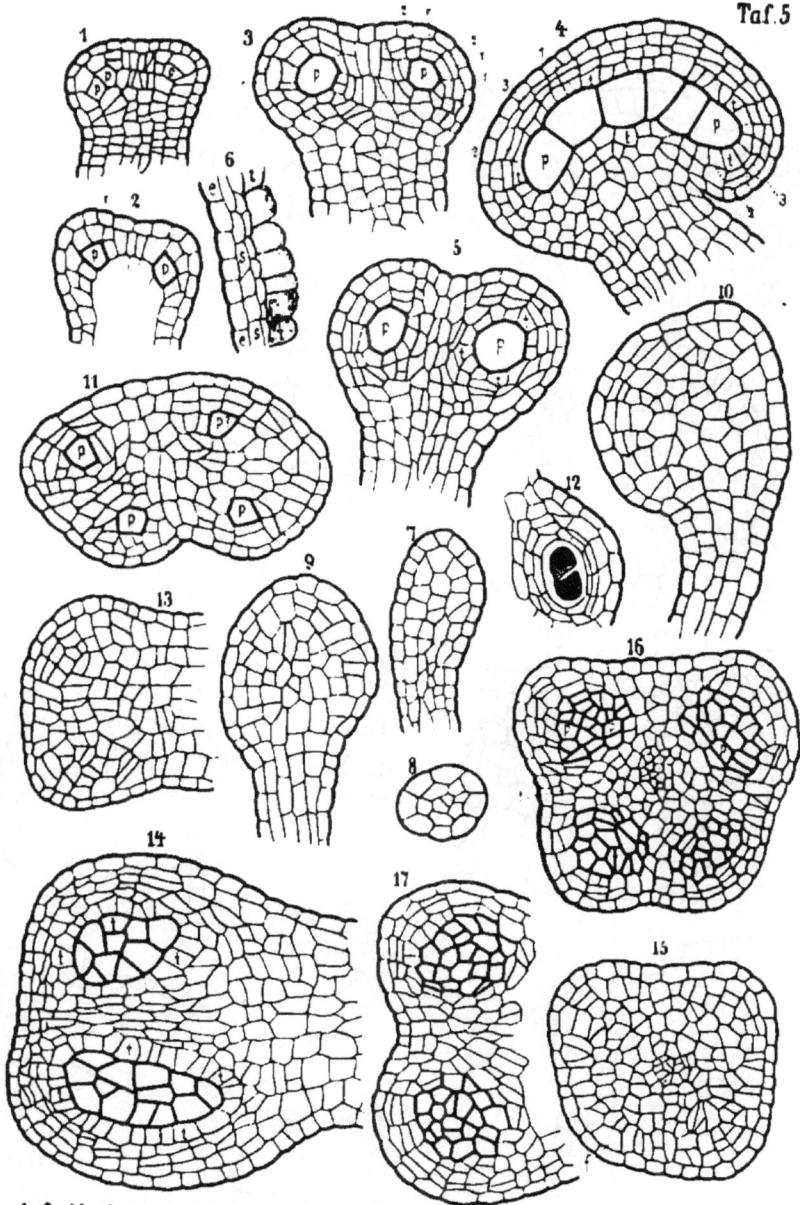

1-6, Malva. 7-12, Acacia. 13-14, Bryonia. 15-17, Tropaeolum.

Taf. 6.

Cyclanthera.

# BOTANISCHE ABHANDLUNGEN

## AUS DEM GEBIET

## DER MORPHOLOGIE UND PHYSIOLOGIE.

HERAUSGEGEBEN

VON

### Dr. JOHANNES HANSTEIN,

PROFESSOR DER BOTANIK AN DER UNIVERSITÄT BONN.

**ZWEITER BAND.**

**DRITTES HEFT.**

Untersuchungen über die Entwicklung der Cuscuteen
von Dr. Ludwig Koch.

BONN,

BEI ADOLPH MARCUS.

1874.

# BOTANISCHE ABHANDLUNGEN

## AUS DEM GEBIET

## DER MORPHOLOGIE UND PHYSIOLOGIE.

HERAUSGEGEBEN

VON

### Dr. JOHANNES HANSTEIN,

PROFESSOR DER BOTANIK AN DER UNIVERSITÄT BONN.

**ZWEITER BAND.**

**DRITTES HEFT.**

Untersuchungen über die Entwicklung der Cuscuteen
von Dr. Ludwig Koch.

BONN,

BEI ADOLPH MARCUS.

1874.

# UNTERSUCHUNGEN

## ÜBER DIE

# ENTWICKLUNG DER CUSCUTEEN.

VON

## Dr. LUDWIG KOCH.

MIT 4 LITHOGRAPHIRTEN TAFELN.

BONN,

BEI ADOLPH MARCUS.

1874.

# Untersuchungen

über die

# Entwicklung der Cuscuteen.

Nachdem die Wachsthumsgeschichte der *Angiospermen* auf Grund einer Anzahl entwicklungsgeschichtlicher Untersuchungen innerhalb der verschiedensten Pflanzenfamilien durch die neueren Arbeiten von Hanstein[1]) und speciell für die Wachsthumsweise der Wurzel von Reinke[2]) festgestellt worden ist, musste es wünschenswerth erscheinen zu untersuchen, ob nicht Ausnahmen von diesem angenommenen Wachsthums-Typus innerhalb bestimmter Pflanzenfamilien existiren und wie sich, wenn solche vorkommen, diese zu den normalen Formen verhalten.

Derartige Untersuchungen liegen nun zunächst für solche Pflanzenfamilien vor, die auf der Grenze der grösseren Pflanzengruppen stehend, schon von vornherein Uebergänge von dem einen Wachsthums-Typus zum andern erwarten liessen. So vermitteln, wie für die *Lycopodiaceen* durch Strasburger[3]) und Hegelmaier[4]), für die

[1]) Hanstein. Die Scheitelzellgruppe im Vegetationspunkt der *Phanerogamen.* Bonn 1868. — Hanstein. Die Entwicklung des Keimes der *Monokotylen* und *Dikotylen.* Botanische Abhandlungen Heft I.

[2]) Reinke. Wachsthumsgeschichte und Morphologie der Phanerogamen-Wurzel. Botanische Abhandlungen von Hanstein. Heft III.

[3]) Strasburger. Die *Coniferen* und *Gnetaceen* 1872. — Strasburger. Einige Bemerkungen über *Lycopodiaceen.* Botanische Zeitung. Jahrgang 1873.

[4]) Hegelmaier. Zur Morphologie der Gattung *Lycopodium.* — Botanische Zeitung 1872.

*Coniferen* durch Pfitzer[1]) und Strasburger[2]) festgestellt worden ist, jene Pflanzengruppen den Uebergang von dem Scheitelzellenwachsthum der *Kryptogamen* zu dem periblematischen Wachsthum der *Phanerogamen,* und dem entsprechend ist auch die embryologische Entwicklung jener Pflanzen alterirt.

Anderseits lassen aber auch, besonders nach den Mittheilungen von Solms-Laubach[3]), systematisch hochgestellte Pflanzen, wie die phanerogamen Schmarotzer, ähnliche Verhältnisse vermuthen und es erschien als lohnend, nach dieser Richtung hin weitere Untersuchungen anzustellen.

Als Untersuchungs-Object wurde zunächst aus diesen Gründen die Gruppe der *Cuscuteen* gewählt. Als sich aber im Verlauf der Untersuchung weitere bemerkenswerthe Ergebnisse vorfanden, dehnte sich die Arbeit auch auf die Entwicklungsgeschichte der Haustorien, den anatomischen Bau des Stammes wie der Verzweigungen am Vegetationspunkt und endlich auf einige interessante physiologische Punkte, wie die Physiologie der Entstehung und Ausbildung der Haustorien, das Winden oder Ranken des Stammes u. a. aus. Die hiermit vorgelegte Arbeit hat sich daher mehr zu einem Beitrag zur Entwicklungsgeschichte der *Cuscuteen* überhaupt ausgedehnt, in welchem jedoch auf die Verhältnisse des Wachsthums, der Vegetationspunkte des Stammes und der Wurzel und auf die Embryologie besondere Rücksicht genommen ist.

Was die ins Bereich der Untersuchung gezogenen Cuscuta-Arten angeht, so wurden alle die Arten, die mir nach den Samenkatalogen der verschiedenen botanischen Gärten zugängig waren, berücksichtigt. Ich hätte gewünscht, dass deren Zahl eine bedeutendere gewesen wäre, zumal da sich die Keimfähigkeit, besonders der seltener cultivirten Arten, mehrfach als eine sehr geringe erwies.

Ausserdem fanden soweit diess zulässig Herbarium-Exemplare Verwendung.

---

[1]) Pfitzer. Untersuchung über die Entwicklung des Embryos der *Coniferen*. Botanische Zeitung 1871.

[2]) Strasburger. *Coniferen* und *Gnetaceen.*

[3]) H. Graf zu Solms-Laubach, über den Bau des Samens der *Rafflesiaceen* und *Hydnoraceen*. Botanische Zeitung. Jahrgang 1874. Nr. 22—25.

Gezogen wurden:

*Cuscuta Epilinum.* Weihe.
,, *Cephalanthi.* Engelmann.
,. *Europaea.* L. (major. DC.)
,. *Chilensis.* Kerr.
,. *Gronovii.* Willd.

Von Herbarium-Exemplaren fanden, besonders zur Anatomie des
Stammes, Verwendung:

*Cuscuta kotschyana.* Boiss.
,. *brevistyla.* A. Braun.
,, *Arabica.* Fresen.
,, *halophyta.* Fries.
,, *Epithymum.* L. (minor. DC.)
,, *rostrata.* Shuttl.
,, *Africana.* Willd.
., *Americana.* L.
,, *monogyna.* Vahl. (*lupuliformis* Krocker.)

## 1. Literatur.

Bei der Anführung der Cuscuta-Literatur möchte ich diejenigen
Arbeiten, die lediglich systematisches Interesse haben, übergehen und
an dieser Stelle nur übersichtlich die Arbeiten anführen, welche ins
Bereich unserer Betrachtung schlagen. Auf eine genaue Besprechung
der Letzteren soll hier nicht eingegangen werden; es handelt sich
hier nur um einen Ueberblick über die Literatur, welche specieller
zu betrachten erst in den einzelnen Kapiteln der vorliegenden Arbeit
unsere Aufgabe sein wird.

Die erste genauere, für ihre Zeit vorzügliche Untersuchung verdanken wir Guettard[1]) (1744). Seine Beobachtungen erstrecken
sich vorzugsweise auf die Bildung und Entwicklung der Cuscuta-
Haustorien, sowie auf die Art der Anheftung derselben an die Nährpflanze. Guettard unterschied bei der Bildung seines Haustoriums

---

[1]) Guettard. Mémoire sur l'adhérence de la cuscute aux autres plantes.
Histoire de l'académie royale des sciences. 1744.

ganz richtig einen Haustorial-Kern oder Axencylinder des Haustoriums (von ihm »suçoir« genannt), der allein in die Nährpflanze hineindringe, und eine warzenförmige Anschwellung (»mamelon«), die vorzugsweise als Befestigungsorgan diene. Nicht richtig ist dagegen seine Ansicht über die Art des Entstehens des Mamelon. Nach dieser Ansicht kommt die warzenförmige Anschwellung des Cuscuta-Stammes dadurch zu Stande, dass sich die Epidermis von *Cuscuta*, an der Stelle wo sie der Nährpflanze anliegt, öffnet und eine Menge von Parenchymzellen austreten lässt, welche ihrerseits den Mamelon ausmachen.

Man begreift eine derartige Anschauung wohl, wenn man berücksichtigt, dass die Epidermiszellen des entstehenden Haustoriums papillenartige Ausstülpungen treiben, welche letztere Guettard, bei der Unvollkommenheit der damaligen Instrumente, wahrscheinlich als eine Anhäufung loser Parenchymzellen erschienen sind.

Bezüglich der Befestigungsart der Haustorien glaubt Guettard — und Schleiden [1] theilt später diese Ansicht —, dass die Warzen vor dem Austreten des Suçoir Form und Wirkung einer »Ventose« besitzen, also durch Luftdruck anhaften.

Eine weitere Bearbeitung unseres Gegenstandes fand sich 1827 durch die von der medicinischen Facultät zu Tübingen veranlassten Preisschriften von H. v. Mohl [2] und Palm [3] über das Winden und Ranken der Pflanzen. Beide Arbeiten verfolgen, wie schon aus dem Titel hervorgeht, eine mehr physiologische Richtung. Während die Arbeit Palms sich mehr vorübergehend mit *Cuscuta* beschäftigt, und hauptsächlich mit Mohl da in Differenz steht, wo es sich um rein physiologische Dinge, wie zum Beispiel das Nutiren der jungen Cuscuta-Pflanze handelt, giebt uns diejenige Mohls bedeutende Aufschlüsse über Bildung, Entwicklung und Befestigung der Haustorien, Dinge, die Palm fast gar nicht berührt. Man kann sagen, dass die Sätze, welche Mohl auf Grund seiner Untersuchung aufstellte, die Grundlage aller späteren Arbeiten über diesen Gegenstand wurden.

----

[1] Schleiden. Grundzüge der wissenschaftlichen Botanik. II. Band 126. (3. Aufl.)

[2] H. von Mohl. Ueber den Bau und das Winden und Ranken der Schlingpflanzen. Tübingen 1827.

[3] L. H. Palm. Ueber das Winden der Pflanzen. Stuttgart 1827.

Zunächst widerlegt Mohl die Ansicht Guettards, dass die
Bildung des Mamelon durch Austreten von Rindenparenchymzellen zu
Stande komme und zeigt, dass die warzenförmige Anschwellung eine
Folge des Wachsthums des Suçoir ist, das bei seiner Entwicklung
die über ihm liegenden ohnehin schon angeschwollenen Rindenparen-
chymzellen auftreibt.

Ferner bestreitet Mohl die von Guettard hinsichtlich des
Suçoir gegebene Erklärung, wonach dieser aus dem Mamelon getretene
Faden aus den longitudinalen Gefässen des Stammes bestehe und
fasst das Suçoir als neue von den Gefässen des Stammes direct unab-
hängige Bildung auf. Es scheint, dass Mohl der erste gewesen ist,
der die später durch alle Arbeiten laufende Ansicht der Analogie des
Haustorial-Kerns mit der entstehenden normalen Nebenwurzel aufgestellt hat.

Dass die Anheftung der Haustorien die Folge der Wirkung einer
»Ventose« sei, stellt Mohl in Abrede und weist nach, dass durch
die Epidermiszellen ein gummiartiges Secret zur Befestigung an der
Nährpflanze ausgeschieden wird.

Schliesslich entnehmen wir noch dem physiologischen Theil der
Mohl'schen Preisarbeit, dass die Haustorien in Folge eines Reizes
entstehen, der, wie Mohl nachweist, durch eine selbst todte Stütze
auf den Cuscuta-Stamm ausgeübt werden kann.

Ebenso schreibt derselbe das Winden des Stammes um seine
Nährpflanze oder Stütze einer Reizbarkeitserscheinung zu und benutzt
gerade *Cuscuta* mit als Beweis seiner Reizbarkeitstheorie schlingender
Internodien, einer Theorie, welche schon damals mit Palm in Widerspruch, jetzt besonders durch de Vries[1]) völlig widerlegt worden ist.
Wir werden gerade auf diesen letzten Theil der Mohl'schen Arbeit
später noch ausführlicher zu sprechen kommen.

Auf Mohl folgen einige weniger wesentliche Arbeiten von
Unger[2]) (1840) und Brandt[3]) (1849). Während Unger den bereits

---

[1]) De Vries. Zur Mechanik und Bewegung der Schlingpflanzen. Arbeiten
des botanischen Instituts in Würzburg; Heft 3.

[2]) Unger. Beiträge zur Kenntniss der parasitischen Pflanzen. Annalen
des wiener Museums der Naturgeschichte, Band II.

[3]) Brandt. Nonnulla de parasitis quibusdam phanerogamicis etc. —
Linnaea 1849.

vorliegenden Resultaten nichts wesentlich neues hinzufügt, liegt das
wesentlichste der Brandt'schen Untersuchung mit darin, dass derselbe an freien oder lose gewundenen Zweigen fehlgeschlagene zu
spitzen Warzen ausgewachsene Haustorien beobachtet, und in ihrer
Existenz einen Widerspruch mit der Mohl'schen Behauptung zu
finden glaubt, nach der die Haustorien nur an der Berührungsstelle
mit fremden Körpern (also durch Reiz) entstehen.

Was die der Brandt'schen Arbeit hierüber beigefügten Zeichnungen angeht, so könnte man nicht sagen, dass dieselben ein sehr
instructives Bild der wahren Verhältnisse abgeben.

Schacht[1]) (1854) bestätigt im Allgemeinen die Angaben Mohls.
Es findet sich da auch die seither sehr unbestimmt gehaltene Angabe.
dass manche der Cuscuta-Arten bestimmter Nährpflanzen bedürfen.
während andere sehr wenig wählerisch seien. Besondere Behandlung
erfährt die tropische *Cuscuta verrucosa*, von der bis dahin nur weniges
bekannt war.

Zu erwähnen wäre noch, dass Schacht glaubt, die Haustorien seien
nicht im Stande, die verdickten Holzzellen ihrer Nährpflanze anzugreifen.

Auf Schacht folgen zwei mehr anatomische Arbeiten von
Decaisne[2]) (1846) und Chatin[3]) (1856). Ersterer giebt eine kurze
Notiz über die Anatomie des Cuscuta-Stammes, letzterer ergeht sich in
einer ziemlich ausführlichen Schilderung über dasselbe Thema und
zieht eine grössere Anzahl von Cuscuta-Arten ins Bereich seiner Untersuchungen. Bezüglich der Zeichnungen, die Chatin über die Haustorial-Bildungen seiner Abhandlung beifügt, gilt dasselbe, was oben von
denjenigen Brandts gesagt wurde.

Von den neueren Arbeiten ist als eine der ausführlicheren diejenige Uloths[4]) (1860) zu nennen. Verfasser nennt seine Arbeit
eine physiologische, geht aber auch ausführlicher auf den anatomischen
Theil ein. Bei ihm finden wir Mittheilungen über die Anatomie des

[1]) Schacht. Beiträge zur Anatomie und Physiologie der Gewächse
pag. 167. Schacht. Lehrbuch der Anatomie und Physiologie der Gewächse
II. Theil pag. 458.

[2]) Decaisne. Sur la structure anatomique de la Cuscute et du Cassytha.
Annales des sciences naturelles. III. Série. Tome V. pag. 247.

[3]) Chatin. Anatomie comparée des végétaux. Paris 1856.

[4]) Uloth. Beiträge zur Physiologie der Cuscuteen. Flora 1860. Nr.17 u. 18.

Samens, den Bau der Wurzel und des Stammes von *Cuscuta*, sowie eine Schilderung der Keimungsvorgänge bis zum Stadium des Schmarotzens.

Uloth geht auf die Betrachtung der zuerst von Schleiden[1]) entdeckten Blattanlagen des Keimlings ein und kommt gelegentlich der Untersuchung der Wurzel zu dem interessanten Resultat, dass keine Wurzelhaube vorhanden ist.

Dem physiologischen Theil der Uloth'schen Abhandlung sind im wesentlichen die Mohl'schen Angaben zu Grunde gelegt. Es dürfte hier noch Erwähnung finden, dass Uloth das Eindringen der Haustorien in die Nährpflanze mehr auf einem rein physikalischen Druck seitens der Zellen, welche den Haustorial-Kern ausmachen, gegen die Epidermis der Nährpflanze beruhen lässt. Er motivirt diese Ansicht dadurch, dass die Epidermis von *Cuscuta* sich noch stets in die Nährpflanze eingedrückt vorfinde.

Uloth ist der einzige, der etwas näher auf den Bau der Cuscuta-Wurzel eingeht; seine Arbeit ist aber, selbst wenn wir davon absehen, dass deren Zeichnungen über die Wurzel bei einer ungenügenden Klarheit der Präparate angefertigt sein müssen, da sie in vorliegender Form ein sehr unvollständiges Bild der wirklichen Verhältnisse gewähren, schon dadurch keine erschöpfende zu nennen, weil sie zu einer Zeit unternommen wurde, wo die neueren Arbeiten von Hanstein und Reinke über den Bau derartiger Organe noch nicht vorlagen.

Bezüglich der Uloth'schen Zeichnungen über die Haustorial-Bildungen muss bemerkt werden, dass sie etwa auf derselben Stufe wie diejenigen von Brandt und Chatin stehen. Das Bild, das sie uns geben, darf nicht als ein genügendes aufgefasst werden.

Als neueste, grössere Arbeit auf unserem Gebiet ist diejenige von Solms-Laubach[2]) zu bezeichnen. Wir begegnen darin zunächst einer exact gehaltenen Schilderung des anatomischen Baues des Cuscuta-Stammes, und es folgen dieser ebenso gehaltene Angaben über

---

[1]) Schleiden. Grundzüge der wissenschaftlichen Botanik. II. Theil. pag. 176. (III. Aufl.)

[2]) H. Graf zu Solms-Laubach. Ueber den Bau und die Entwicklung parasitischer Phanerogamen. Pringsheims Jahrbücher für wissenschaftliche Botanik. VI. Band.

die Structur der Haustorial-Bildungen, deren Zeichnungen viel höher
stehen als diejenigen von Brandt, Chatin und Uloth und eine
weit schärfere Beobachtung dieser Gebilde bekunden.

Gelegentlich der Schilderung der Haustorien findet sich die Ansicht ausgesprochen, dass der Haustorial-Kern nagelkopfförmig in seine
eigene Rinde eingebettet liege und zwar so, dass er mit dieser ausser
Communication stehe, getrennt durch zusammengedrückte Zellmembranen, dass er nur an dem basilären Theil mit den Gefässen des
Stammes sich in Verbindung befinde. Es erfolge demnach der Zusammenhang der Nährpflanze und der schmarotzenden *Cuscuta* hauptsächlich durch die Gefässe des Haustoriums, die in einem rechten
Winkel in die Gefässbündel des Cuscuta-Stammes münden.

Es finden sich da ferner noch Angaben über die Tiefe des Eindringens der Haustorial-Zellen in Rinde, Holz, Bast und Markgewebe
der Nährpflanze und deren Wucherung in denselben.

Was die Solms-Laubach'sche Behandlung unseres Gegenstandes
zu einer nicht erschöpfenden macht, liegt in dem in der grösseren
Ausdehnung dieser Arbeit begründeten Umstand, dass dessen Beobachtungen sich mehr auf fertige als auf entwicklungsgeschichtliche Zustände richten.

Die Entwicklungsgeschichte des Haustoriums ist hier an einer
Species verfolgt, und stimmt hiernach mit der Entstehung einer Ad-
ventivwurzel überein. Die bereits von Mohl angedeutete, bisher aber
nirgends direct untersuchte Analogie des Haustoriums mit der entstehenden Nebenwurzel bestätigt Solms-Laubach noch dadurch,
dass er den jungen Haustorial-Anlagen eine Wurzelhaube zuerkennt.

In wie weit ich nach meinen Untersuchungen diese Ansicht theilen
kann, wird später zu erörtern sein. Hier möge noch Erwähnung finden,
dass Hofmeister[1] sich ebenfalls zu der Solms-Laubach'schen
Anschauung insofern bekennt, als er in dem fertigen Haustorium eine
Nebenwurzel sieht, bei welcher die Zellen der Wurzelhaube in Haare
ausgewachsen sind, welche letztere dann im Gewebe der Nährpflanze
umherwuchern.

Die Solms-Laubach'sche Arbeit bewegt sich fast ausschliesslich auf dem Gebiet der Beobachtung der Haustorial-Gebilde, und er-

---

[1] Hofmeister. Allgemeine Morphologie der Gewächse. pag. 427.

hält noch viele schätzenswerthe Einzelheiten über ausgebildete und fehlgeschlagene Haustorien u. a. Es würde zu weit führen, alles das hier anzuführen, wir werden später noch Gelegenheit haben, darauf zurückzukommen.

Zum Schlusse unserer Uebersicht dürfte noch eine in unser Gebiet schlagende Arbeit von Dorner[1]) zu erwähnen sein. Dessen Behandlung des Gegenstandes fügt den schon vorhandenen Angaben, die dem Verfasser nicht alle bekannt gewesen zu sein scheinen, nichts wesentlich Neues hinzu. Auf das Ausbleiben der Bildung einer ächten Wurzel bei den *Cuscuteen* macht Dorner ebenso wie Uloth aufmerksam.

Fasst man die Resultate der vorliegenden Literatur ins Auge, so ergiebt sich, dass es vorwiegend die Haustorial-Bildungen sind, welche die meiste Bearbeitung gefunden haben. Allein man könnte nicht sagen, dass diese Bearbeitung eine eigentlich erschöpfende zu nennen sei, da sie sich meist auf fertige oder halbfertige Zustände erstreckte, und Solms-Laubach der Einzige ist, der sich an eine entwicklungsgeschichtliche Behandlung der Entstehung der Haustorien gemacht hat. Es hat sich aber in der vorliegenden Arbeit herausgestellt, dass gerade die Entwicklung der Haustorien von ihrer ersten Anlage an eine ganz andere ist, als dies nach den Solms-Laubach'schen Resultaten zu erwarten gewesen wäre. Der bereits von Mohl eingeführte Vergleich des Haustoriums mit der entstehenden Nebenwurzel fand durch meine Untersuchungen in dieser Richtung keine Bestätigung.

Nächst der Beobachtung der Haustorial-Gebilde dürfte die Anatomie des Cuscuta-Stammes das zunächst am meisten untersuchte Gebiet sein. Es existiren hierüber viele vereinzelte Angaben, und fast sämmtliche Forscher haben sich mehr oder weniger mit dieser Frage beschäftigt.

Sehr stiefmütterlich ist dagegen Bau und Wachsthumsweise der Vegetationspunkte des Stammes und der Wurzel behandelt. Nur bei Uloth begegnen wir sehr allgemein gehaltenen Angaben über diesen Gegenstand, denen aus den bereits oben angeführten Gründen keine zu grosse Tragweite beizulegen ist.

--- --- --- --- ---

[1]) J. v. Dorner. Die *Cuscuteen* der ungarischen Flora. Linnaea Bd. 35, p. 126.

Ebenso sind es die Verzweigungsverhältnisse, über die nur sehr
dunkle Andeutungen existiren.

Diese wenigen Bemerkungen dürften wohl hinreichen, die zum
Theil wiederholte Bearbeitung des Gebietes der Entwicklungsgeschichte
der *Cuscuteen*, die in der vorliegenden Arbeit versucht wird, genügend
zu motiviren.

## 2. Anatomie des Samens der Cuscuteen.

Von besonderem Interesse ist in der Anatomie des Samens der
*Cuscuteen* die Lage des Embryo in demselben. Nach den Angaben
der älteren Botaniker besitzt derselbe eine gedrehte Form. Neuerdings sind es besonders Schacht und Uloth, die sich mit der Frage
beschäftigten. Schacht[1] sagt hierüber:

„In dem ziemlich grossen eiweisshaltigen Samen liegt der faden-
förmige Keimling einer Uhrfeder ähnlich aufgerollt."

Uloth bestätigt das, indem er noch hinzufügt, der Embryo sei in
einer Ebene gerollt. Ferner bezweifelt er die durch die Schacht'sche
Zeichnung gegebene Ansicht, wonach die Zahl der Umläufe des
Embryo von *Cusc. Epilinum* $2^1/_2$ sei, und hält diese Zahl für zu hoch.

Diesen Angaben Uloths kann ich nicht beistimmen. Die Windungen des Embryo im Samen liegen, wie ich mich überzeugt habe,
durchaus nicht immer in einer Ebene. Der Embryo hat vielmehr die
Form einer etwas aufsteigenden Spirale und das Plumula-Ende desselben ist oft sehr unregelmässig verschlungen im Innern der Spirale
angebracht. Die Plumula steht sogar oft senkrecht auf einer Ebene, die
man sich in der Richtung der ersten Spirale gelegt denkt.

Dies Verhältniss tritt leicht hervor, wenn man in der Richtung
dieser Ebene Schnitte führt. Man erhält dann fast immer Querschnitte der Plumula des Embryo und Längsschnitte[2] durch Stamm
und Radicula desselben.

Zu der Ansicht, dass die Zahl der Umläufe des Embryo eine
geringere sei, als Schacht angegeben, ist Uloth wohl durch Schnitte
in der Richtung dieser Ebene geführt worden, die bei der spiralig

---

[1] Schacht. Beiträge zur Anatomie und Physiologie a. a. O. pag 167.
[2] Zur Untersuchung sind, wie wir später sehen werden, derartige Längsschnitte durch die Plumula nicht zu brauchen, da sie fast nie median ausfallen.

aufsteigenden Form des Embryo nie die richtige Zahl der Umläufe
und hierfür überhaupt kein sehr instructives Bild geben können. Den
klarsten Einblick in diese Verhältnisse erhält man, wenn man den
Samen in Wasser einweicht, das eine Temperatur besitzt, die wohl
das Lösen des Endosperms, nicht aber das Wachsen des Embryos gestattet. Man erreicht das bei einer Temperatur des Wassers von
etwa 3—5° Cels. Entfernt man dann die Testa des Samens, was sich
mit Leichtigkeit ausführen lässt, so erhält man den Embryo in eine
gelatinöse Endosperm-Masse eingebettet und kann sich so leicht über
dessen Lage unterrichten.

Soweit ich diese Verhältnisse untersucht, scheint mir die Anzahl
der Umläufe des Embryo als nicht sehr wesentlich constant. Die
Zahl wechselt, allerdings in bestimmten Grenzen, bei einer und derselben Cuscuta-Art und es dürfte wohl der Satz auszusprechen sein,
dass alle die Arten der *Cuscuteen*, bei welchen der Embryo im Samen
ohne Blattanlagen ist, auch die geringste Zahl der Umläufe im Samen
besitzen. Es erscheint das auch von vornherein als das Wahrscheinlichste, denn man muss wohl annehmen, dass der Embryo derjenigen
Cuscuta-Arten, welche zur Zeit der Reife des Samens in diesem einen
Embryo ohne Blattanlage haben, sich auf einer geringeren Entwicklungsstufe den Arten gegenüber befindet, deren Embryo zu dieser
Zeit bereits mit solchen versehen ist. Bei ersteren würde der Embryo
erst in späteren, ausserhalb des Samens erfolgenden Wachsthums-Stadien
dem der letzteren gegenüber gleichwerthig in seiner Entwicklung sein.

Die grösste Zahl der Umläufe fand ich bei *Cusc. Cephalanthi*, die
kleinste bei *Cusc. Europaea* und zwar wurde bei der ersteren Art das
von Schacht angegebene Verhältniss in den meisten Fällen entschieden erreicht, ja sogar häufig noch überschritten.

Was die Mittheilungen Uloths über den Bau der Samenschale
anlangt, so kann ich diese, insoweit ich sie überhaupt untersucht,
bestätigen. Ich möchte der Vollständigkeit halber hier Einiges aus
dessen Angaben folgen lassen. Uloth[1] sagt hierüber:

»Die Testa des Samens besteht aus vier verschiedenen Zellschichten. Die erste Schicht, die sogenannte Samen-Epidermis, wird
von einer Lage fast würfelförmiger, dünnwandiger, farbloser, ungefähr

---

[1] Uloth a. a. O. pag. 259.

0,0444$^{mm}$ hoher Zellen, deren Aussenwand schwach gewölbt und mit
einer dünnen Cuticula überzogen ist, gebildet. Auf diese folgt eine
einreihige Schicht derbwandiger, sehr kleiner, ebenfalls würfelförmiger
Zellen von 0,016$^{mm}$ Höhe, welche beim halbreifen Samen Chlorophyll
enthalten, beim reifen ist aber sowohl ihre Wand, wie auch der Inhalt
braun gefärbt, sie bedingen die Färbung der Testa. Die dritte
0,0419$^{mm}$ breite Schicht besteht aus einer Reihe weisslicher, langgestreckter, sehr schmaler aufrecht stehender Zellen. Die vierte Schicht ist
0,0123$^{mm}$ breit und besteht aus 2—3 Lagen langgestreckter horizontaler
Zellen. Das Endosperm ist kugelig oder elliptisch, sein Durchmesser
beträgt bei den grossen Samen etwa 1,4$^{mm}$, bei den kleinen 0,8$^{mm}$."

Zu diesen Angaben möchte ich noch einige Zusätze machen.
Uloth erwähnt nicht, ob diese Schilderung für alle oder für eine
specielle Cuscuta-Art gilt. Mir scheint das letztere der Fall zu sein,
denn ich beobachtete bei den verschiedenen Cuscuta-Arten kleine Aen-
derungen in dem Bau des Samens, auf die hier wenigstens aufmerksam gemacht werden soll. Diese beziehen sich zunächst auf die Form
der Zellen der Samen-Epidermis, die nach Uloth eine kubische ist.
Ich fand das bestätigt für die Arten *Cusc. Epilinum* und *Europaea*,
bei *Cusc. Cephalanthi* dagegen waren diese Zellen sehr lang gestreckt,
so dass sie die Form des sogenannten Pallisaden-Parenchyms angenommen hatten. Ferner erschienen sie braun gefärbt und meist so
beschädigt, dass von ihren äusseren Wänden und von einer Cuticula
kaum noch etwas zu sehen war. Die auf die Samen-Epidermis folgende
stark verdickte zweite und noch stärker verdickte dritte Reihe scheint
hinsichtlich der Grössenverhältnisse bei den verschiedenen Arten zu
variiren und die eine häufig auf Kosten der anderen eine bedeutendere
Grösse der Zellen erlangen zu können. Verdickt sind die Zellen der
dritten Reihe bis fast zum Verschwinden des Lumens.

Die vierte Lage der Testa ist wieder von dünnwandigen Zellen
gebildet, die sehr häufig durch die Entwicklung des Endosperms
ganz zusammengedrückt erscheinen.

Das Endosperm selbst besteht aus grossen, stark verdickten
Zellen, die in ihrem Innern Stärke führen. Auch kommt es nicht
selten vor, dass sich Oeltropfen in denselben eingeschlossen vorfinden.

Die Differenzirung des Endosperms in zwei unterscheidbare Lagen,
die Uloth im halbreifen Samen beobachtete, konnte ich an dem

reifen Samen nicht auffinden. Sämmtliche Zellen waren da gleichmässig gebaut.

Ein weiteres Eingeben auf diese Verhältnisse, insbesondere eine
vollständige vergleichend anatomische Behandlung der Samen der verschiedenen Cuscuta-Arten ist im Hinblick darauf, dass eine solche
Untersuchung von zu geringem Interesse sein und die darauf zu ver-
wendende Mühe kaum lohnen würde, unterlassen worden.

## 3. Entwicklung der Pflanzen aus dem Samen.

Ueber die Entwicklung der jungen Pflanzen aus dem Samen
fehlt es in der Literatur nicht an vereinzelten Angaben. Linné[1] ist
wohl der Erste, der diesen Gegenstand berührt, indem er die Haupt-
Momente der Keimung in folgenden Worten schildert:

»Parasitica planta ecotyledonis, dehiscente semine absque cotyledonibus, extendit spirale corpusculum nec terram petit radicanda, sed
absque omni radice contra solem volubilis ascendit, plantas quas
emissis vasis exhaurit«,

und an anderer Stelle:
»caret omni radice et cotyledonibus —.«

Aehnliche Angaben finden sich später bei Gouan[2]), und Mirbel[3])
bestätigt den Mangel der Cotyledonen gelegentlich der Untersuchung
einer neuholländischen Species.

Von ferneren kürzeren, im Wesentlichen ähnlichen Mittheilungen
blieben uns noch die von Palm[4]), Brandt[5]), Unger[6]), Schacht[7])
und Dorner[8]) zu erwähnen.

---

[1] Linné. Richter, Codex botanicus Linnaeanus; pag. 189, no. 1022.
[2] Gouan. Flora monspeliaca 1765 pag. 10.
[3] Brisseau de Mirbel. Nouv. recherches sur les charactères anat. et
physiol. qui distinguent les plantes monoc. et dicotyl. Ann. du Muséum 1809 pag. 54.
[4] Palm. Ueber das Winden etc. a. a. O.
[5] Brandt. Nonnulla de parasitis. a. a. O.
[6] Unger. Annalen des Wiener Museums der Naturgeschichte. Band 2. 1840.
[7] Schacht. Beiträge zur Anatomie u. Physiol. a. a. O.
[8] Dorner. Die Cuscuteen der ungarischen Flora; Linnaea Band 35.

Die ausführlichste Schilderung, auf die wir im Nachstehenden mehrfach zurückzukommen haben werden, giebt Uloth in der bereits oben citirten Arbeit über die *Cuscuteen*.

Es sei daher jetzt gestattet, die Verhältnisse hier so zu geben, wie ich sie, mit den genannten Beobachtern grossentheils übereinstimmend, an verschiedenen zu diesem Zweck cultivirten Arten, — *Cuscuta Cephalanthi, C. Epilinum, C. Europaea* —, beobachten konnte. Eine wesentliche Verschiedenheit des Verhaltens hinsichtlich dieser verschiedenen Arten fand nicht statt.

Bei der epigäischen Keimung des Cuscuta-Samens tritt zuerst das keulenartig angeschwollene Radicular-Ende des Embryo aus demselben hervor. Die Plumula bleibt bis zur Resorption der ziemlich beträchtlichen Endosperm-Masse in dem Samenkorn verborgen und hebt, während die Wurzel in die Erde eindringt, häufig die leere Testa mit in die Höhe.

War die Lage des Embryo in dem Samen eine spiralige, so ist davon bei seinem völlig erfolgten Austritt nichts mehr zu sehen. Die Stammspitze zeigt in den ersten Stadien sich so gebogen, dass sie senkrecht auf der Erdfläche steht und das ganze Gebilde eine länglich hufeisenförmige Gestalt besitzt. Nicht selten wird dieses Verhältniss noch insofern überschritten, als die Plumula sich noch mehr krümmt und eine völlig kreisförmige Biegung des Stammes entstehen lässt. In der Farbe ist jetzt Wurzel und Stamm verschieden. Während sich an dem ganzen Embryo, wenn er sich noch im Samen befindet, eine stark gelbe Färbung wahrnehmen lässt, ist diese jetzt auf den Stamm allein übergegangen und die angeschwollene Wurzel zeigt sich nun als rein weiss.

Die starke Biegung des Stammes schwindet jetzt mehr und mehr, er richtet sich grade und behält nur noch eine leichte horizontale Neigung seiner Spitze bei.

Während diese letztere wächst und während des Stadiums der Erreichung einer Nährpflanze kreisförmige Bewegungen beschreibt, geht die in der Erde haftende, unter Umständen auch blossliegende Wurzel ihrem Ende entgegen. Meist schon nach zwei Tagen der Keimung beginnt das Absterben dieses eigenthümlichen Organs, das physiologisch wohl nur den Zweck hat, die junge Pflanze für ihr erstes Wachsthums-Stadium mit Wasser, sowohl für die völlige Lösung des Endosperms des oberirdisch liegenden Samens, als auch für das weitere Wachsen bis zur Erreichung der Nährpflanze, zu versorgen.

Wie der Wurzel, so geht es auch den unteren Partien des Stammes. Die ganze Pflanze besitzt keinen abgeschlossenen Bau, sie stirbt stets an ihrem hinteren Ende ab, während das vordere auf Kosten des absterbenden Theils weiter wächst, eine Eigenschaft, für die sich nur eine völlige Analogie aufstellen lässt, wenn wir bis zu den niedersten Pflanzen, den Pilzen, hinabgehen.

Erreicht *Cuscuta* während dieser ersten Wachsthums-Periode keine Nährpflanze, so geht sie aus Mangel an Nährstoffen schliesslich zu Grunde. Dagegen erfolgt dieses Absterben nicht so rasch, als man bei dem Ausschluss jeder weiteren Ernährung denken sollte, und hatten derartige Keimlinge, denen jede Nährpflanze vorenthalten worden war, je nach günstigen äusseren Bedingungen ein sehr zähes Leben. In dem letzten Punkte sind alle diejenigen äusseren Verhältnisse, die eine rasche Verdunstung befördern, für das längere Leben der jungen Pflanze von Schaden. Bei Exemplaren, die im Warmhaus cultivirt wurden, konnte ich junge *Cuscuten* beobachten, die in der günstigen feuchten Luft ihr Leben 14 Tage bis 3 Wochen fristeten.

Während dieses völlig einseitigen Wachsthums, bei welchem alles auf die Entwicklung des Stammes hinausläuft, liegt, wenn die Wurzel bereits abgestorben, das untere Ende des Stammes flach auf der Erde, während das obere aufgerichtet ist und nutirende Bewegungen beschreibt. Die durch solche Bewegung beschriebenen Kreise werden durch das Wachsthum, unter fortwährendem Absterben des hinteren Theils, andere von dem zuerst beschriebenen ferner liegende, so dass die junge *Cuscuta* in dieser Phase ihres Lebens, deren Dauer eine begrenzte, von der Erreichung einer Nährpflanze abhängige ist, auf einem bestimmten, sich stets vergrössernden Gebiet kreist und die auf diesem stehenden Pflanzen zu befallen im Stande ist. Die Grösse des auf solche Weise occupirten Gebiets richtet sich nach der Dauer des Wachsthums, also auch nach allen dieses gefährdenden äusseren Einflüssen.

Der physiologische Zweck des Absterbens der Wurzel und des unteren Endes des Stammes wird jetzt klar.

*Cuscuta* ist Parasit, die Wurzel würde sie also in der Erde zu ernähren nicht im Stande sein. Ferner ist ihr Wachsthum insofern ein

beschränktes, als sie bis zum Befallen der Nährpflanze mit den ihr
von der Mutterpflanze im Samen mitgegebenen Nährstoffen auskommen
muss. Denken wir uns nun, dass *Cuscuta* ähnlich anderen Schlingpflanzen mit ihrer Wurzel in der Erde befestigt bliebe, dass letztere
nicht abstürbe, so könnte das Wachsthum der ganzen Pflanze aus
Mangel an Nährstoffen kein sehr bedeutendes sein, diese würde stets
an dieselbe Stelle gebannt, nur auf einem kleinen Umkreise sich zu
bewegen und nur die ganz nahe stehenden Pflanzen zu befallen im
Stande sein.

Während die assimilirenden Schlingpflanzen, fest an einer Stelle
stehend, durch ihr unbegrenztes Wachsthum sich leicht eine Stütze
zu suchen vermögen, ist für *Cuscuta*, die in ihrem ersten Stadium
sich mit einem ganz bestimmten Quantum Nährstoffen behelfen muss,
durch das nicht Feststehen an einer Stelle und das Wachsthum an
der Spitze auf Kosten des hinteren Theils, ein ähnliches Verhältniss
geschaffen.

Erreicht die junge Pflanze eine ihr passende Nährpflanze, und
das wird ihr bei der beständigen Krümmung unter Aenderung des
Standortes meist nicht schwer, so befällt sie diese, umschlingt sie, und
indem sie sich durch eigene Saugorgane mit ihr in Verbindung setzt,
beginnt sie ein neues Leben, und die Existenz des Individuums ist
gerettet.

Ist die Pflanze einmal an ihre Nährpflanze angesaugt, so ist sie
von Natur aus mit so viel für ihr Leben günstigen Eigenschaften ausgestattet, dass eine Gefährdung desselben, selbst durch äussere mechanische Eingriffe, kaum mehr möglich ist. Besonders ist das dann
der Fall, wenn eine *Cuscuta* von einer Pflanze zur andern gegangen und
sich auf einer ganzen Reihe von Nährpflanzen niedergelassen hat.
Diesem Abschnitt ihrer Vegetation steht das Keimungs-Stadium entgegen, das im Vergleich zu ersterem das für die Pflanze eigentlich
gefahrvolle zu nennen ist. Durch ungünstige äussere Einflüsse, wie
warmer sonniger Ort zum Keimen, trockne Luft, Fehlen passender
Nährpflanzen oder ungünstiger Stand und Alter derselben ist die
Existenz des Individuums immerhin gefährdet.

Ein physiologisch nicht uninteressantes Moment dürfte ferner das
sein, dass *Cuscuta* auf sich selber schmarotzt, und indem sowohl Theile
desselben Individuums um sich selbst, als auch mehrere verschiedene

Individuen sich untereinander zu umschlingen und Haustorien zu bilden vermögen, erlangt die *Cuscuta* die eigenthümliche Fähigkeit, dass die einzelnen Pflanzen mit einander so in Verbindung treten können, dass die eine auf Kosten der anderen sich im Keimungs-Stadium länger zu erhalten vermag, und die stärkere damit endlich günstigere Bedingungen zur Erreichung etwa entfernterer Nährpflanzen erlangt.

Ferner kann, wenn *Cuscuten* in späteren Stadien auf einander nahe stehenden Pflanzen wuchern, eine solche Communication hergestellt werden, dass sie gewissermassen ein einziges Individuum repräsentiren, unter etwa eintretenden Verletzungen des einzelnen sehr wenig leiden und eine Vertilgung unter Schonung etwaiger Cultur-Pflanzen, denen sie sich angeheftet, im Grossen erschweren.

Es möge hier ferner noch Erwähnung finden, dass abgeschnittene Theile einer älteren *Cuscuta* sich ähnlich verhalten wie die junge Keimpflanze. Auch sie wachsen auf Kosten ihres hinteren absterbenden Theils, krümmen sich, und bilden an Nährpflanzen angelangt Haustorien. Diese Art der ungeschlechtlichen Vermehrung muss besonders da beobachtet werden, wo ihre Vertilgung von Cultur-Pflanzen versucht wird.

Besitzen die abgeschnittenen Haupt- und Seitenaxen am Scheitel keinen Vegetationspunkt mehr, so ist diese Vermehrung doch noch nicht ausgeschlossen, da axillär noch in den Blattschuppen unentwickelte Knospen vorhanden sind, die seiner Zeit normal an Vegetationspunkten entstanden. Sie wird, — und adventive Sprosse beobachtete ich nur an besonderen Cuscuta-Arten, und selbst da nur in der Nähe der Haustorien, — nur da nicht gelingen, wo man sich sicher überzeugt hat, dass an dem betreffenden Stammstück keine der kleinen Blattanlagen und damit keine Seitensprosse vorhanden (der Haupt-Vegetationspunkt muss natürlich auch fehlen) sind. Aeltere Stammstücke lassen keine Haustorien an sich entstehen, diese bilden sich nur an Stammtheilen, die noch nicht völlig in Dauergewebe übergegangen sind.

Dass factisch fast alle abgeschnittene Theile, die natürlich nicht zu klein sein dürfen, wenn sie an eine Nährpflanze gelangen, weiter vegetiren, eine Erscheinung, die bereits G u e t t a r d beobachtete, hat mit darin seinen Grund, dass die kleinen Blattanlagen mit ihren Seitenknospen am Stamm recht reichlich vertheilt sind, und dass, wenn der Haupt-Vegetationspunkt des Stammes fehlt, die sterilen, axillär

2

unter ein Deckblatt gestellten Sprosse sich zu entwickeln beginnen.
Verhältnisse, die wir bei Gelegenheit der Stammverzweigung, die vieles
Interessante bietet, genauer erörtern werden. Ebenso werden wir auf
die physiologischen Punkte der Haustorial-Bildung und die Entwicklung und Entstehung derselben, ferner die anatomische Untersuchung
der eigentlichen Wurzel und des Stammes in den weiteren Kapiteln
ausführlich zurückzukommen haben. Hier möge es gestattet sein,
auf die in Obigem gegebene Schilderung der Verhältnisse der jungen
Keimpflanze bis zum Stadium des Schmarotzens noch einmal insofern
einzugehen, als sie in Widersprüchen mit den Angaben der Special-
literatur steht und wir werden uns in dieser Hinsicht vorzugsweise
mit der Uloth'schen Arbeit zu befassen haben.

Wenn zunächst Uloth berichtet[1], dass die Cuscuta-Samen (falls
man sie nicht vorher in Wasser eingeweicht) erst in 4—5 Wochen
zu keimen beginnen, und darin eine besondere Eigenschaft sieht, deren
physiologischer Zweck darin bestehen soll, dass die Nährpflanze beim
Aufgehen von *Cuscuta* bereits weiter entwickelt und zu ihrer Ernährung befähigter sei, so kann ich das nicht bestätigen[2].

Während z. B. *Cusc. Epilinum*, die ich, um die Keimung zu
beschleunigen, in besonderen Warmkästen zog, mit ihrer Nährpflanze
zugleich schon nach 2—3 Tagen aufging, geschah dies im Warmhaus
selbst bei etwa 15° C. in etwa 8 Tagen. Noch kältere Stellung schien
mir keine wesentliche Verzögerung zu verursachen, abgesehen von
einem Minimum der Temperatur, bei dem die Keimung überhaupt
nicht erfolgt, und die Samen meist durch Fäulniss ihre Keimfähigkeit
verlieren. Im Allgemeinen keimen die Samen bei guter Qualität derselben, bezüglich welcher letzterer man bei den seltener cultivirten
Arten allerhand trübe Erfahrungen macht, leicht, und es lassen sich
die jungen Pflanzen ohne Schwierigkeit zwischen feuchtem Fliesspapier
ziehen.

---

[1] Uloth. a. a. O. pag. 264.

[2] Wenn Uloth diese lange Keimungszeit beobachtete, so kann ich mir
das nur damit erklären, dass seine Aussaaten sehr kalt standen und etwa erst gelegentlich des Eintretens einer wärmeren Jahreszeit zu keimen begannen, wobei
es mir nur auffällt, dass die Keimfähigkeit der Körner nicht durch Fäulniss
etc. während so langer Zeit zu Grunde ging, da bei hinlänglicher Feuchtigkeit
bei 3—5° das Endosperm schon etwas aufquillt und gelöst zu werden beginnt.

Schliesslich möchte ich auch die Nützlichkeit einer so langen Keimungsdauer in den meisten Fällen bezweifeln. Wenn die Nährpflanze in ihrem Wachsthum einen Vorsprung von 4—5 Wochen besitzt, so dürften meist deren untere Theile, die zunächst nur für *Cuscuta* zugänglich, bereits so verholzt und hart sein, dass sie das Eindringen der Haustorien kaum mehr gestatten.

Bezüglich der Art und Weise, wie die junge *Cuscuta* an ihre Nährpflanze gelangt, scheint Uloth die hier die Hauptrolle spielende kreisende Bewegung der Stammspitze übersehen zu haben. Ebensowenig bringt er das damit in enger Beziehung stehende fortwährende Absterben der älteren Theile zu Gunsten der jüngeren und die damit bewirkte Erweiterung des Gebiets, auf dem die Pflanze sich bewegt, mit diesem Vorgang in Verbindung.

Mit der von ihm gegebenen Erklärung, die ebenso merkwürdige als dunkle physiologische Eigenthümlichkeiten des Cuscuta-Stammes voraussetzt, vermag ich mich um so weniger zu befreunden, als ich glaube, in Obigem genügende und wahrscheinlichere Gründe für diesen Vorgang gegeben zu haben [1]).

Wenn Uloth [2]) über den physiologischen Zweck der Wurzel sagt, dass ihr von Anfang an die Bedeutung nicht sowohl als Ernährungs-Organ, sondern vielmehr als Anheftungsmittel und als Magazin für Reservestoffe zukommt, so steht das theilweise mit meiner Anschauung der Sache in Widerspruch. Als Reservestoffbehälter möchte ich sie schon darum nicht ansehen, weil ich während ihres Wachsthums nie nennenswerthe Vorräthe von Stärke etc. in ihr aufgespeichert fand, während solche im Stamm in reichlicher Menge vorhanden ist. Ihr Nutzen als Befestigungsmittel wird mir dadurch zweifelhaft, dass

---

[1]) Uloth sagt a. a. O. pag. 267: »So lange die Pflanze frisch und kräftig ist, steht sie grade aufrecht, sobald aber die Theile über dem Boden verwelken, fällt sie um, und zwar gewöhnlich in der Richtung der benachbarten zukünftigen Nährpflanze hin.« Gegenüber diesem auffälligen instinctiven Umfallen des Stammes, fährt dagegen Verfasser selbst fort: »...stehen beide nahe genug bei einander, so dass die letztere von der *Cuscuta* auf irgend eine Weise erreicht und umschlungen werden kann, so etc.« Dies: »Auf irgend eine Weise« gestattet, wenigstens der eigentlichen Erklärung, genügenden Spielraum.

[2]) a. a. O. 267.

ich nicht einsehen kann, warum die Wurzel. wenn ein derartiger physiologischer Nutzen vorläge, überhaupt so rasch abstirbt. Gerade eine solche Befestigung würde mir, wie schon erörtert wurde, für die Biologie der jungen Pflanze von Nachtheil erscheinen.

Die Cuscuta-Wurzel ist, wie wir später sehen werden, nur noch die rudimentäre, anatomisch mit der normalen Wurzel der höheren Pflanze gar nicht mehr übereinstimmende, Andeutung einer solchen, die für unsere Pflanze nur den Zweck hat, diese bis zur Beendigung ihres Keimungs-Processes mit Wasser zu versorgen. Die Auflösung des meist oberirdisch liegenden Endosperms des Samens erfordert die Zufuhr von solchem, und die grössere keulenförmige Wurzel bietet bei ihren dünnwandigen wasserreichen Zellen, die sich wie eine Art Schwamm-Parenchym verhalten, ein im Hinblick auf die Grösse der Pflanze nicht unbedeutendes Wasser-Reservoir. Ist das Keimungs-Stadium beendet, so fällt die Wurzel dem Tode anheim. Ich glaube aber annehmen zu dürfen, dass sie auch noch in diesen für die Existenz der *Cuscuta* von Nutzen ist. Wir werden jetzt auf dieses Verhältniss etwas einzugehen haben.

Palm[1]) hebt in seiner oben genannten Arbeit mehrfach hervor, dass es gerade für die ersten Stadien der Entwicklung der *Cuscuta* von Bedeutung sei, dass sie auf feuchtem Gebiet sich befinde, dass es in der Natur besonders die beschatteten Stellen, wie Hecken, krautige Buschpflanzen wären, unter denen die *Cuscuten* sich entwickeln.

Es schien mir interessant, dieses Verhältniss etwas zu beachten, und zu sehen, wie derartige auf Feuchtigkeitsverhältnissen basirende äussere Einflüsse auf die junge Keimpflanze wirken.

An im Warmhaus cultivirten Exemplaren, die ohne Nährpflanzen gezogen wurden, hatte ich Gelegenheit zu sehen, dass diese ihr Leben vierzehn Tage bis drei Wochen fristeten. Sie erreichten inclusive der abgestorbenen Theile meist eine Gesammtlänge von 6—8 Centimetern. und die eigenthümlichste Erscheinung ihres Wachsthums war die, dass sie, während sie in keiner Verbindung mit der Erde zu sein schienen, in der relativ langen Zeit an ihrem lebenden Theil völlig turgescent blieben und keinen Wassermangel sehen liessen.

Wenn man auch berücksichtigt, dass bei der in einem Warmhaus befindlichen feuchten Luft die Verdunstung keine so intensive ist. und

[1]) a. a. O. pag. 47. 77. u. s.

die Pflanze bei ihrem ständigen Absterben für ihren lebenden Theil nicht mehr Wasser braucht, als sie zuerst besass, so kann doch bei ihren dünnen Zellmembranen und der schwachen Cuticula die Verdunstung nicht so reducirt sein, dass diese bestimmte Wassermenge sich auf so lange Zeit gleich bliebe oder doch nur so unmerklich abnehme, wie dies in der That geschieht. Ich glaube annehmen zu müssen, dass seitens der noch theils im Boden befindlichen, theils auf ihm liegenden, abgestorbenen Wurzel oder Staulmtheile immer noch eine, wenn auch geringe Wasserleitung fortexistirt, dass bei feuchtem Standorte der jungen Pflanze einestheils durch die verminderte Verdunstung und durch directe Aufnahme von wässerigen Niederschlägen durch die epidermidalen Membranen des noch lebenden Pflanzentheils, anderutheils durch Leitung von Wasser seitens der auf dem feuchten Boden liegenden abgestorbenen Stammtheile und der Wurzel, günstigere Bedingungen für die längere Lebensdauer der Keimpflanze geschaffen werden [1]).

Dass nun die *Cuscuteen* keineswegs gegen Verdunstungseinflüsse — mit Ausnahme der sehr spärlich vorhandenen Spaltöffnungen — besonders organisirt sind, geht daraus hervor, dass die jungen Pflanzen, wenn man sie im Freien der Sonne aussetzt, nicht den dritten Theil so alt werden, wie an einem feuchten, vor Verdunstung geschützteren Orte, dass sie da noch zu Grunde gehen können, wenn sie sich schon einer Nährpflanze angelegt, durch Verdunstung aber schon so viel Wasser verloren hatten, dass ihnen die völlige Haustorial-Bildung, obwohl sie ihrem Ziel schon so nahe waren, nicht mehr gelingen konnte. Es stimmt mit alledem überein, dass in der Natur eine erfolgreiche Keimung und eine daraus resultirende Ueberhandnahme der *Cuscuteen* nur an solchen Orten zu geschehen pflegt, die an sich feucht, vor den Einwirkungen einer zu raschen Verdunstung möglichst geschützt sind, also besonders unter dem Schutze stark belaubter anderer Pflanzen, Hecken, Zäune etc. Hat an solchen Stellen einmal die *Cuscuta* ihre

---

1) Man erinnere sich hierbei, dass Sprosse von *Crassulaceen*, *Cactaceen* und vielen anderen mehr oder weniger succulenten Pflanzen sich oft sehr lange Zeit an ihrer Spitze fortentwickeln, indem sie die Nährstoffe der älteren Theile resorbiren, deren Wasser verbrauchen, und dieselben vertrocknen lassen. Selbst in sehr trockner Luft geschieht dies mit grosser Lebenszähigkeit.

Anmerk. des Herausgebers.

Nährpflanze erreicht, so kann sie von da aus auch zu solchen Orten vordringen, an denen sie sich im Keimungs-Stadium wohl nicht zu entwickeln im Stande gewesen wäre. Derartige Stellen werden damit die Infections-Heerde, von denen aus die zunächst stehenden Pflanzen von *Cuscuta* ergriffen werden.

Wenn Dorner[1]) bezüglich des Samens von *Cuscuta lupuliformis* die Vermuthung ausspricht, dass diese sich nicht auf der Erde entwickle, da junge Keimlinge ältere Pflanzentheile nicht zu befallen vermögen, und er zu diesem Ausspruch dadurch geführt wird, dass er beobachtete, dass Samen der erwähnten *Cuscuta lupuliformis*, indem sie schon in der Kapsel zu keimen beginnen, wenn die Frucht noch an der Mutterpflanze hängt, dadurch sofort an die zarten oberen Theile der umstehenden Nährpflanzen gelangen, so möchte ich diese Ansicht nicht acceptiren. Dorner glaubt hierfür auch darin einen Beweis zu finden, dass junge *Cuscuten*, die er gesäet, sich nicht an einem alten Pelargonium-Stengel zu ernähren vermochten. Ein solcher Versuch beweist aber für dessen angeführte Ansicht nichts. Wir werden später sehen, dass junge Keimpflanzen, die sich noch keiner Nährpflanze angeheftet haben, weder ältere Pflanzentheile noch todte Stützen umfassen, dass sie hierin eine gewisse noch nicht näher aufgeklärte Wahlfähigkeit zeigen, deren physiologischer Nutzen auf der Hand liegt.

Ferner ist mir nicht recht verständlich, warum Dorner nicht jüngere Nährpflanzen an Stelle der älteren Pelargonium-Pflanze verwendete, die ihn zu einem ganz anderen Resultat geführt haben würden.

Wäre übrigens die Dorner'sche Angabe anzunehmen, so liesse sich in der That nicht absehn, wie *Cuscuta*, die in unserem Klima nicht überwintert, wenn sie auf der Erde nicht keimen, eventuell sich weiter entwickeln kann, überhaupt fortbesteht. Ausserdem wäre eine derartige Vermehrung während ihrer Vegetationszeit ganz überflüssig, wenn man bedenkt, dass ein einzelner Seitenspross, an denen ja kein Mangel, weit sicherer und schneller zu demselben Resultat führen würde, als eine Keimung des Samens in seiner Kapsel, die wohl immer nur selten und nur bei anhaltend feuchter Witterung eintreten dürfte.

Wie die junge Keimpflanze, die noch keine Nährpflanze erreicht hat, stets an ihrem hinteren Ende abstirbt, so zeigt auch die ausgebil-

---

1) a. a. O. pag. 187.

dete *Cuscuta*, während sie lebhaft wuchert, wenn auch in geringem Maasse, noch dasselbe Bestreben und den niemals abgeschlossenen Bau. Die ersten Haustorial-Bildungen dauern in der Regel nicht durch das ganze Leben der Pflanze hindurch, sondern sterben häufig ab, wenn die Pflanze eine gewisse Grösse erlangt, und an einer jüngeren Stelle der alten oder an ganz neuen Nährpflanzen weitere Haustorien angelegt hat. Die *Cuscuta* wuchert alsdann auf den oberen Partien einer Anzahl von Nährpflanzen, sie begnügt sich nicht mit einer einzigen, sondern überspinnt alles, was sie zu erreichen im Stande ist. Letzteres fällt ihr, wenn sie sich auf Cultur-Pflanzen angesiedelt hat, nicht schwer. Dort ist ihre verderbliche Wirkung am grössten, und sie wird da wegen der günstigen Ernährungsverhältnisse ein nicht ungefährlicher Feind dieser Aussaaten. Sie vermag sich da über weitere Strecken ziemlich rasch zu verbreiten und tödtet weniger ihre Nährpflanzen, als dass sie ihr normales Wachsthum bedeutend herabdrückt. Eine Wucherung des Gewebes der Nährpflanze an der Stelle, wo die Haustorien eindringen, ähnlich wie sie an Pflanzen durch thierische oder manche pflanzliche Parasiten hervorgebracht wird, ebenso eine abnorme Streckung des Nährstengels, wie sie z. B. von Schmarotzern befallene *Euphorbiaceen* sehen lassen, wird durch *Cuscuta* nicht veranlasst. Nur ihr Wachsthum zeigt sich in Folge der entzogenen Nährstoffe vermindert. Von Weitem ist sie daher auf solchen Feldern schon daran zu erkennen, dass das Wachsthum der in einem gewissen Umkreis von ihr befallenen Pflanzen bedeutend zurückgeblieben ist, und muldenförmige Vertiefungen in den Aussaaten entstanden sind.

Das Absterben der älteren Haustorien wie der darangränzenden Stammtheile, das nur sehr langsam erfolgt, dürfte einestheils durch die eigenthümliche Art ihres früheren Wachsthums, als einer inneren Wachsthumsursache, inducirt werden, anderntheils sich auch damit erklären lassen, dass die befallene Pflanze an dieser Stelle durch Verholzen und Altwerden nicht mehr recht zur Ernährung geeignet ist.

Wenn es in Vorstehendem versucht wurde, eine Uebersicht der Verhältnisse der Entwicklung der jungen *Cuscuta* aus dem Samen zu geben, und das damit eng verknüpfte Verhalten der Pflanze in späteren Stadien in kurzen Umrissen zu schildern, so möge es jetzt unsere Aufgabe sein, etwas näher auf die einzelnen eigenthümlichen Verhältnisse einzugehen, die sich uns bei der Betrachtung des Wachsthums der

Wurzel, des Stammes und der Haustorien bieten, und deren Entstehung, Bau und physiologische Eigenschaften specieller ins Auge zu fassen.

Auf die in dieses Kapitel einschlagende Behandlung der am Embryo meist vorhandenen rudimentären Blattorgane ist es absichtlich unterlassen worden hier einzugehen. Wir werden auf diese gelegentlich des Wachsthums und der Verzweigung des Stammes zurückzukommen haben.

Ehe wir uns zu diesem speciellen Theil wenden, mögen hier noch einige Worte über die Herstellung der Präparate, die gerade für vorliegende Arbeit von Wichtigkeit waren, Platz finden.

Für die Untersuchung des Embryo, wie er sich im reifen Samen vorfindet, liess sich durch Schneiden des Samens selbst nichts erreichen. Man wird es begreiflich finden, auf diese Art kein brauchbares Präparat zu erlangen, wenn man an die eigenthümliche Lage des Embryo im Samen denkt und sich vergegenwärtigt, wie viel Wahrscheinlichkeit vorhanden ist, bei dessen spiraliger Lage z. B. einen medianen Längsschnitt des Stammes zu erhalten, ganz abgesehen von einem derartigen Schnitt durch die Vegetationspunkte der Wurzel oder des Stammes.

Daher wurde das bereits angeführte Verfahren, den Samen bis zu dem Gelatinös-Werden des Endosperms in kaltes Wasser zu bringen, angewandt, der noch harte Embryo herausgenommen, eingeschmolzen und geschnitten.

Im weiteren Verlauf der Untersuchung war dem Mangel eines geeigneten Einschmelzmittels für die wässrigen weichen Pflanzentheile der äusserst zarten und dabei kleinen Cuscuta-Pflanze, die bei ihrer Kleinheit ein Schneiden mit der Hand nicht gestatteten, abzuhelfen, wozu sich ein geeignetes Verfahren fand. In der Zoohistologie wird bereits mit Erfolg zur Anfertigung der Präparate eine Mischung von gleichen Theilen Talg und Paraffin als Einschmelzmittel verwendet. Dieses Verfahren bewährte sich mit einigen Modificationen auch hier.

Die Mischung von gleichen Theilen Paraffin und Talg hat einen so niedrigen Schmelzpunkt und erstarrt dabei so rasch, dass die eingelegten feuchten Pflanzentheile kaum nennenswerthe Mengen Wasser verlieren und damit nicht schrumpfen.

Vor dem Einlegen wird der betreffende Pflanzentheil eine Minute oder selbst noch kürzere Zeit in Alkohol gebracht, herausgenommen und der Alkohol abdunsten gelassen. Es hat das nur den Zweck, das

etwa äusserlich anhaftende Wasser wegzunehmen und die Schmelzmasse
fest anhaften zu machen. Versäumt man es, so entstehen leicht Blasen
und Hohlräume, und das Schneiden geht schlecht von statten. Alsdann
legt man das getrocknete Pflanzenstück in die am besten auf einem
Object-Träger gebrachte Schmelzmasse, welche letztere bereits nach einigen Minuten fest genug ist, um sich auf's beste schneiden zu lassen.

Die Schnitte bringt man zur Entfernung des anhaftenden Fettes
in Benzol und dann in Alkohol. Schliesslich kann man sie wie frische
Schnitte mit Reagentien weiter behandeln.

Die meisten Präparate zu der vorliegenden Arbeit sind auf solche
Weise angefertigt, und es wären wohl ohne dieses Hülfsmittel brauch-
bare Schnitte nicht zu erzielen gewesen, vorzugsweise gilt das von den
*Cuscuten*, die sich im Keimungs-Stadium befanden, und die bei ihrer
Kleinheit und Zartheit ein Schneiden mit freier Hand nicht gestatteten.

Ein wesentliches Erforderniss zum Gelingen der Methode ist, die
Schmelzmasse bezüglich ihrer Härte dem zu schneidenden Präparate
möglichst anzupassen, indem man das Verhältniss von Talg zu Paraffin,
je nach der Weichheit des Pflanzentheils, ändert. Während gleiche
Theile der beiden Substanzen schon mehr für härtere Pflanzentheile
sich eignen — im vorliegenden Falle für ältere Stengeltheile und Haustorien der *Cuscuten* — ist bei weicheren Theilen, z. B. der zarten
Wurzel, eine Mischung von 1 Paraffin und 2 Talg angezeigt, ja man
kann in diesem Verhältniss noch weiter gehen.

Uebrigens lassen sich ähnliche Resultate auch dadurch erzielen,
dass man bei zarten Objecten die Schmelzmasse nicht ganz erkalten
lässt und etwas früher schneidet. Endlich sind frische und nicht
solche Pflanze zu verwenden, die schon tagelang in Alkohol aufbewahrt
wurden. Letztere lassen sich meist nur schlecht auf diese Art schneiden.

Ueber die weitere Behandlung der Präparate bemerke ich noch,
dass es meist nöthig war, Kali anzuwenden und mit Essigsäure
zu neutralisiren. Ferner ist besonders im Stammtheil der jungen
Pflanze (im Samen in dem ganzen Embryo) ein gelber Farbstoff der
Beobachtung hinderlich, der hinsichtlich seiner Entfernung eine sehr
unangenehme Widerstandsfähigkeit besitzt und es mit unmöglich macht,
dickere Gewebepartieen oder gar den ganzen Embryo aufzuhellen.

Der Einschluss erfolgt in Glycerin, das, um Schrumpfen zu ver-
meiden, nur succesiv wirken darf.

## 4. Wachsthumsweise und Bau der Wurzel und des Keimlings.

In der Literatur finden wir sehr wenig über Bau und Wachsthumsweise der Cuscuta-Wurzel. Ausser den im vorhergehenden Kapitel
citirten sehr allgemein gehaltenen Angaben dürfte hier Schacht Erwähnung finden, der Zeichnungen über die äussere Form der Wurzel giebt,
und sagt[1]), dass eine, wenn auch sehr schwache, Wurzelhaube vorhanden sei. Etwas mehr giebt Uloth[2]). Er sagt, das Gewebe der Wurzel bestehe aus einem sehr zartwandigen prismatischen Parenchym,
dessen Zellen an der Wurzelspitze kleiner seien, und sich nach dem
Stamme hin in die Länge strecken. Im Innern der Wurzel befinde
sich ein Cambial-Strang als dunkeler Streifen, der etwa ¹/₄ der Breite
des Würzelchens betrage, aus sehr schmalen langgestreckten Zellen bestehe, einen trüben Inhalt führe und erst kurz vor der Wurzelspitze
verschwinde. Wurzelhaare seien nicht vorhanden. Die Form der
Wurzel sei eine stark angeschwollene, nach unten verschmälert, an der
Spitze abgerundet und nicht spitz, wie es Schacht zeichnet.

Die Zeichnungen, welche Uloth seiner Schilderung beigibt, tragen
einen etwas schematischen Charakter, und liefern uns kein genügendes
Bild der wahren Verhältnisse.

Gehen wir jetzt auf die anatomischen Einzelheiten näher ein.

Was zunächst den anatomischen Bau der Cuscuta-Wurzel anlangt,
wie sie sich am Embryo im reifen Samen vorfindet, so wurde, um
diese Verhältnisse zu ermitteln, auf die oben angegebene Art der Embryo in einem Zustand, in dem noch keine Theilungen in demselben
stattgefunden, aus dem in kaltem Wasser aufgeweichten Endosperm des
Samens herausgenommen, eingeschmolzen und dessen Wurzel geschnitten. Dabei konnten nur median durch die Wurzelspitze geführte Schnitte
zur Orientirung über die vorliegenden Verhältnisse dienen.

Das nächste, was an solchen geeigneten Schnitten zu erforschen
gesucht werden musste, war das von einigen Forschern gemeldete
Fehlen der Wurzelhaube. Das Fehlen dieser für die Wurzel-Organe so
charakteristischen Bildung, die ja bei der Definition einer Wurzel als
wesentliches Moment in Betracht kommt, ist bis jetzt nur an der

---

1) Schacht, Lehrbuch der Anatomie und Physiologie II. pag. 458.
²) Uloth a. a. O. pag. 265.

Hauptwurzel von *Trapa natans* beobachtet worden, und selbst da lässt ein guter Längsschnitt sehen, dass wenigstens die Anlage einer solchen versucht wird. Die dort die Spitze der Wurzel einnehmenden Dermatogen-Zellen, welche ja als cambiale Zellschicht für das Entstehen der Wurzelhaube betrachtet werden müssen, zeigen tangentiale Theilungen, und es sind dies gerade die Zellen, welche mehr seitlich vom Scheitel gestellt sind. Von einem Fehlen der Wurzelhaube im eigentlichen Sinne des Wortes kann also bei *Trapa* nicht die Rede sein; es ist nur bei der ersten Anlage einer solchen Bildung geblieben.

Aehnliches glaubte ich auch bei der Hauptwurzel von *Cuscuta* erwarten zu dürfen, und es schien bei den ersten Beobachtungen, als wenn sich derartige Erwartungen bestätigen sollten, denn es waren da allerdings tangentiale Theilungen an einer Zellschicht zu sehen, die man als Dermatogen auffassen konnte, und zwar besonders dann, wenn die Schnitte nicht völlig median durch die Wurzelspitze gegangen waren. Allein weitere Präparate überzeugten mich, dass das Verhältniss ein ganz anderes, überraschenderes ist.

Verfolgt man an völlig medianen Schnitten die Epidermis hinauf bis zum Scheitel der Wurzel, so hat es den Anschein als sei diese unterbrochen, gerade als wenn ein Theil der Wurzelspitze abgeschnitten worden wäre. Diese flache Stelle der Wurzel liegt da, wo der Vorkeim an dem Embryo angesessen hat, und es finden sich da nicht selten noch kleine Membran-Reste an der Stelle, an welcher dieser abgerissen ist. Eine derartige abgeflachte Spitze liess von vornherein grössere Abweichungen vermuthen, als solche bei *Trapa natans* durch die unterbrochene Ausbildung der Wurzelhaube stattfindet und es hat sich an einer Reihe von Präparaten der embryonalen Wurzel verschiedener Cuscuta-Arten herausgestellt, dass diese Wurzel nicht allein jeder Anlage einer Wurzelhaube entbehrt, sondern dass, wahrscheinlich durch Unregelmässigkeiten der Theilung an der Schlusszelle des Vorkeims, dieses ganze Organ kein nach Art der höheren Gewächse geschlossenes und vollendetes ist. Der Embryo von *Cuscuta* ist in der Hinsicht unvollständig ausgebildet, als der Abschluss der sonst bei den *Phanerogamen* der primären Wurzel durch die letzten Theilungen der Hypophyse gegeben zu werden pflegt, hier nicht beobachtet werden kann.

Wenn schon die Hauptwurzel von *Trapa natans* als eine solche
betrachtet werden kann, die hinsichtlich ihrer Ausbildung vom normalen Typus zurückgeblieben immerhin noch die Anlage einer Wurzelhaube
sehen lässt, so ist dieses Verhältniss bei der embryonalen Wurzel von
*Cuscuta* ein noch viel mehr rudimentäres. Der den höheren Gewächsen
eigene Bau des Embryo ist hier kein vollendeter, und es ergiebt sich für
*Cuscuta* hieraus ein Verhältniss, das bis jetzt einer Analogie bei allen
den Organen entbehrt, die man nach botanischen Begriffen als Wurzel
bezeichnet.

Sehen wir beispielsweise einen durch die Wurzel von *Cuscuta*
*Cephalanthi* geführten medianen Schnitt, wie er in Fig. 1 Taf. I abgebildet
ist, näher an. Der mit *y* bezeichnete flache Scheitel derselben ist von
einer Anzahl Zellen construirt, die die Buchstaben *r*, *s*, *t*, *u*, *v*, *w*, *x*
führen. Die sich ihnen anreihenden Vegetationscurven sind leicht zu erkennen und in der vorliegenden Zeichnung theils verschieden schraffirt
theils hell gelassen. Die die Reihen beginnenden Anfangszellen sind
in vorliegendem Falle nicht symmetrisch angeordnet. Eine Linie durch
die Achse gelegt lässt auf der linken Seite deren vier, auf der rechten
drei sehen. Dagegen sind die ihnen untergeordneten Zellreihen, wie
wir sie an der Stelle, wo die Zeichnung abgebrochen, sehen, eine auf
beiden Seiten annähernd gleiche. Es folgt daraus, dass einer Initiale
eine ungleiche Zahl durch Theilung parallel der Axe entstandener
secundärer und tertiärer Reihen untergeordnet sein müssen, und es ist
dies auch in der Zeichnung leicht ersichtlich, indem beispielsweise bei den
äussersten Initialen die beiden Zellen *r* und *s* auf der einen Seite ebensoviel Reihen angelegt haben, als auf der anderen Seite die einzige *x*.
In beiden Fällen ist das Endresultat vier.

Es kann im Allgemeinen gesagt werden, dass wenn die Zahl der
Anfangszellen keine gleiche ist, dieses unsymmetrische Verhältniss im
ferneren Verlauf durch die Zahl der angelegten Reihen verwischt und
zu einem symmetrischen wird.

Ebenso können die gleichen Zahlen von Initialen untergeordneten
Reihen an einer Stelle des Vegetationspunktes betrachtet unsymmetrische
sein. Dann sind die Zellen der Reihen, welche in grösserer Anzahl
vorhanden, in Hinsicht auf die Grösse der der correspondirenden Reihen
der anderen Seite kleiner, und an tiefer liegenden Stellen des Vegetationspunktes wird das Verhältniss wieder dadurch ein symmetrisches,

dass diejenigen Reihen, welche mit Theilungen parallel der Axe im Rückstand waren, diese nachholen.

Was die Form der Zellen der einzelnen Reihen anlangt, so lässt sich eine centrale Partie unterscheiden, aus der procambiale Formen hervorgehen, die je mehr man an der Wurzel hinaufgeht, immer mehr in die Länge gestreckt erscheinen. Es sind das besonders die den Zellen *u* und *v* unterstellten Reihen. Die diese umschliessenden Zellcurven sind aus Zellen zusammengesetzt, welche bei polyedrischer Form nahezu gleiche Höhe und Breite besitzen, und die Wurzel hinauf, im Gegensatz zu deren Spitze, mehr und mehr angeschwollen erscheinen.

In dem hier Gegebenen ist vorausgesetzt worden, dass die die Wurzelspitze einnehmenden Zellen richtige Initial-Zellen vorstellen. Sie wären als primäre Initialen im Gegensatz zu den secundären und tertiären etc. zu betrachten, die tiefer am Vegetationspunkt durch Theilungen parallel der Axe entstehen, und die Anfangszellen secundärer und tertiärer Reihen sind. Dass die primären Initialen in der That die Urmutterzellen des ganzen Gebildes vorstellen müssen, insoweit dasselbe bereits gewachsen und nicht durch blose Theilungen in der Embryonal-Kugel angelegt wurde, geht einestheils aus der Art des Anschlusses der folgenden Zellen und anderntheils durch die angelegten neuen Wände hervor. Die ersten Theilungswände der primären Initialen sind immer der Art, dass durch sie keine neue primäre Initialen entstehen, und die Zahl der einmal vorhandenen primären Vegetationscurven dadurch nicht vermehrt wird. Die ersten Theilungswände sind immer solche senkrecht auf die Längsaxe der Zelle gestellte Querwände, also in Bezug auf das ganze Organ tangentialer Theilung entsprechende (Taf. 1 Fig. 1 *r* und *x* bei *s* und *s₁*). Erst in den abgetheilten Segmentzellen zeigt sich die Verdoppelung der Reihe durch Wände parallel der Axe.

Es darf nicht zweifelhaft sein, und das wird, wie wir später sehen werden, durch die Beobachtung des Wachsthums der Cuscuta-Wurzel bestätigt, dass diese Initialen als richtige Scheitelzellen fungiren. Gerade die Beobachtung der verschiedenen Wachsthums-Stadien bestätigt die hier mehr aus den vorhandenen embryonalen Verhältnissen gefolgerte Constanz der ersten Theilungsrichtung.

Wie verhalten sich nun diese Initialen gegenüber denjenigen,

die wir in einem geschlossenen Organe z. B. der Wurzel einer höheren
Pflanze vorfinden? Mit anderen Worten, sind wir berechtigt
unter Berücksichtigung des anatomischen Baues und
des Wachsthums der Cuscuta-Wurzel überhaupt da noch
eine Sonderung in Dermatogen, Periblem und Plerom in
der Art anzunehmen, wie solche für die Vegetations-
punkte der Wurzeln der angiospermen Gewächse, denen
*Cuscuta* doch systematisch angehört, als der normale Fall
erscheinen muss?

Die vollständige Beantwortung dieser Frage wird uns erst dann
gelingen, wenn wir die zum Theil verschiedene Wachsthumsweise der
Wurzel verschiedener Cuscuta-Arten etwas näher ins Auge gefasst
haben werden. Dagegen möge die Frage schon hier insofern ventilirt
werden, als es die bis jetzt betrachteten Punkte gestatten.

Es ist bekannt, dass der normale Fall für die Wurzel unserer
höheren Gewächse der ist, dass das Dermatogen das ganze Organ
überzieht und, durch das innere Gewebe gedehnt, radiale Wände zu
seiner Vergrösserung an den Zellen des Vegetationspunktes einschiebt.
Diese Dermatogen-Zellen am Scheitel des Vegetationspunktes sind als
die Initial-Zellen des Dermatogens aufzufassen. Die Theilungsrichtung
dieser Zellen ist, abgesehen von den Theilungen bei der Bildung einer
Wurzelhaube, stets die radiale.

Hier ist die Sache eine ganz andere. Die in Tafel 1 Fig. 1 mit
$g$ bezeichneten Zellen können nicht Dermatogen-Zellen sein, da sie schon
insofern unseren Anforderungen an solche nicht entsprechen, als der
Zusammenhang, in dem sie untereinander stehen, nicht auf ein epi-
dermidales Gewebe hinweist. Ihre Querwände $s$, $s_1$, $t_1$, $u_1$, $v_1$, $w_1$, $s_1$
liegen verschieden hoch; die Länge der Zellen, denen sie angehören,
ist damit eine variirende, so dass schon der blosse Anblick genügt,
sie nicht für das Dermatogen der Wurzelspitze zu halten.

Ebenso ist die Constanz der Theilungsrichtung dieser Zellen, die
sich bei der Beobachtung der verschiedensten Wachsthums-Phasen der
Wurzel documentirt, und die stets eine tangentiale ist, ein Beweis,
dass wir es in ihnen nicht mit der primordialen Wurzel-
Epidermis zu thun haben.

Wahrscheinlicher würde schon die Ansicht sein, die beiden
äussersten Zellen $r$ und $x$ als Epidermis-Zellen aufzufassen. Sie stehen

mit der die Wurzel überziehenden Zellreihe in directer Verbindung,
und die Form der Zellen dieser letzteren zeigt sich ebenso, wie deren
Anordnung untereinander, zur Zellreihe wenigstens dem ersten An-
scheine nach nicht mit der eines epidermidalen Gewebes in Widerspruch.

Aber auch hier spricht gegen eine solche Deutung der Umstand,
dass diese Zellreihen sich nicht blos radial theilen, sondern auch
tangentiale Wände einschieben. Daraus folgt, dass sie sich nicht als
eine einzige, die Wurzel überziehende epidermidale Lage darstellen
lassen, sondern dass zwei bis vier Schwesterzellen nebeneinander liegen,
die einer gemeinschaftlichen Zelle, der Initiale der Reihen, untergeordnet sind. Der Initiale $r$ sind zum Beispiel zwei Zellreihen, der
$x$ deren vier unterstellt; es müsste damit mindestens ein zwei- bis
vierschichtiges Dermatogen angenommen werden.

Wir müssen damit zu dem Schlusse gelangen, dass weder die
erwähnten beiden Zellen $r$ u. $x$, noch die ihnen untergeordneten Reihen der einen wie der andern Seite als ein nach
der Analogie des Wurzel-Vegetationspunktes der angiospermen Gewächse construirtes Dermatogen anzusehen sind.

Damit bliebe uns noch der Fall in Erwägung zu ziehen, ob wir
es mit den die Wurzelspitze einnehmenden Zellen bei y nicht als mit
solchen zu thun haben, welche, wie bei *Trapa natans*, die ersten Anlagen einer Wurzelhaube ausmachen. Es würde dem wohl die Richtung der ersten Theilung als einer tangentialen entsprechen, und
letzterer Umstand trug dazu bei, sie bei der ersten Beobachtung, besonders an nicht völlig medianen Schnitten, als solche anzusehen.
Allein genaueres Eingehen auf diese Verhältnisse an einer grösseren
Zahl guter Präparate lehrte das Irrige einer solchen Ansicht. Eine
derartige Auffassung setzt voraus, dass die in tangentiale Theilung
getretenen Zellen eine richtige Dermatogen-Lage vorstellen, und letzteres
ist ja nach Obigem in Frage zu stellen. Eine solche müsste sich an
einem Längsschnitt von den seitlichen Epidermis-Zellen her deutlich
verfolgen lassen können. Das ist nun nicht der Fall, und ein Blick
auf Fig. 1 zeigt, dass ebenso wie die Zellen der flachen Wurzelspitze nicht als Dermatogen bezeichnet werden konnten,
wir sie auch nicht als Elemente der Wurzelhaube, wenn
auch nur in ihrer ersten Anlage, auffassen dürfen.

Wie wird sich nun ein Vergleich mit dem Gewebe-Systeme gestalten, das wir unter dem Namen Periblem verstehen?

Das Periblem der normalen Angiospermen-Wurzel besitzt Initial-Zellen, welche unter dem Dermatogen und über der Plerom-Spitze gelegen sind. Diese Lage Anfangszellen ist meist einreihig, hat constant radiale Theilung, und die abgetheilten Segment-Zellen construiren durch Wände parallel der Axe des Organs neue Vegetationscurven.

Suchen wir in der Cuscuta-Wurzel die der Lage nach dem Periblem entsprechenden Zellreihen, so können das nur die auf Taf. 1 Fig. 1 mit *t* und *w* bezeichneten, den ebenso bezeichneten Initialen unterstellten Vegetations-Curven sein. Allein auch hier findet sich ein Widerspruch mit dem normalen Periblem. Während in der Wurzel der mono- und dycotylen Gewächse die Periblem-Initialen unter das Dermatogen zu liegen kommen und nicht freigestellt, sondern untereinander zu einer nach dem Innern der Wurzel zugekehrten concaven Reihe vereint erscheinen, liegt die Sache bei *Cuscuta* anders. Die Reihen endigen da nach der Wurzelspitze hin in freie Zellen, ohne dass irgendwie die Periblem-Initialen der einen mit denen der anderen Seite in irgendwelcher Berührung stünden. Sie führen auf jeder Seite eine vollständig freie Existenz, ein Umstand, der dem normalen Periblem so fern steht, dass wir auch hier den Vergleich mit einem solchen fallen lassen müssen.

Was endlich das Plerom anlangt, so zeigt uns die Anatomie der Cuscuta-Wurzel hier, im Vergleich mit den beiden andern betrachteten Gewebe-Systemen, eine gewisse Aehnlichkeit mit dem normalen Typus. Das normale Plerom der Wurzel läuft in den meisten Fällen mit einer Anzahl Initial-Zellen gegen die Periblem-Initialen aus. Die Plerom-Initialen besitzen insofern eine gewisse Selbständigkeit den andern Geweben gegenüber, als sie nach der Wurzelspitze hin eine Art Spitzenwachsthum zeigen, ähnlich dem der vereinten Pilzfäden (bei *Rhizomorpha subcortalis* beispielsweise).[1] Ein Wachsthum, das an sich dem niedersten Wachsthums-Typus geschlossener Organe entsprechen würde.

Nehmen wir nun einmal, entgegen unsern obigen Betrachtungen, für die Cuscuta-Wurzel den Fall an, dass die von uns beobachteten

---

[1] Abgebildet in de Bary's Morphologie der Pilze und Flechten. Hofmeister. Handb. der physiol. Botanik. II. Band, Abth. I. pag. 25.

peripheren Schichten Periblem und Plerom seien, so könnten diese
dem ganzen Bau nach keine nach der Wurzelspitze geschlossene
Systeme sein. Eine nothwendige Folgerung daraus wäre, dass auch
die Plerom-Initialen nicht gegen solche Zellschichten auszulaufen im
Stande sind, sondern dass sie frei zu Tage liegen. Eine Vergleichung
unserer Abbildung mit der einer normalen dikotylen Wurzel lehrt, dass
die Verhältnisse allerdings so liegen, und dass gerade aus der Abnormität des Dermatogens und Periblems, die uns eben veranlasst hat,
keine solchen Systeme anzunehmen, für das Cuscuta-Plerom der Umstand resultiren musste, dass seine Anfangszellen bis an die Wurzelspitze frei hervortreten. Man könnte demnach das freie Heraustreten des Plerom-Körpers der Cuscuta-Wurzel als ein
normales, diesem Gewebe-System entsprechendes auffassen,
das nur durch die Abnormität der umgebenden Schichten
veranlasst wurde, etwas weiter zu wachsen, als es das in
normalen Verhältnissen zu thun in der Lage ist. Das Plerom
darf ja wohl als der Körper angenommen werden, der durch sein
Wachsthum die ihn umschliessenden Zellcurven dehnt, und so wesentlich zur Mechanik des Wachsens eventuell der Theilungen am Vegetations-Punkt beiträgt. Fällt der Schluss, den sonst die äusseren Zelllagen über ihm bilden, weg, so liegt es auf der Hand, dass es in seinem
Wachsthumsbestreben keineswegs beeinträchtigt wird, und bis zur
Oberfläche des Organs gelangt. Wenn wir es auch hier noch mit
embryonalen Verhältnissen zu thun haben, bei denen ein Wachsthumsbestreben der centralen Partien im Gegensatz zu den peripherischen wohl
noch kaum hervortritt, und bei denen überhaupt weniger die Wachs-
thums-Erscheinungen, wie sie später erfolgen, stattfinden, als dass innerhalb bestimmter Embryonal-Zellen durch Theilung die junge Pflanze
dem Wesentlichen nach angelegt wird, so könnte doch diese charakteristische Eigenthümlichkeit centraler Gewebe sich hier schon so weit
geltend gemacht haben, dass die Zellen des inneren Gewebe-Complexes
den geringen Weg bis zur Wurzelspitze zurücklegten. Ob ausserhalb
des Samens, im Verlauf des weiteren Wachsthums, dieses Verhältniss
überschritten wird, damit werden wir uns später beschäftigen.

Was die Theilungen der centralen Initial-Zellen anlangt, so sind
sie meist tangentiale und entsprechen völlig denen des normalen
Wurzel-Pleroms. Es spricht daher viel dafür, in dem centralen

3

Gewebe-Complex der Cuscuta-Wurzel einen solchen zu
sehen, der dem normalen Plerom noch am nächsten kommt
und im wesentlichen mit ihm übereinstimmt.

Wenn wir diese Zelllagen aber mit Plerom bezeichnen, so muss
uns mit Recht auffallen, dass sich alle anderen Zellreihen der
Cuscuta-Wurzel ebenso verhalten, wie diese inneren Partien, dass sie ebenso construirt sind wie diese, sich ebenso theilen
und alle an der Wurzelspitze frei liegende Initial-Zellen besitzen. Sie
stimmen mit ihnen so überein, dass wir dahin geführt werden müssen,
die Annahme einer Sonderung des Vegetations-Punktes
der Cuscuta-Wurzel in verschiedene Gewebe-Systeme fallen
zu lassen, denn sie hat keinen Sinn, wenn sich sämmtliche
Zellreihen gleich verhalten. Wir müssen geradezu aussprechen, dass ein Dermatogen, Periblem und Plerom an
dem Vegetationspunkt der Wurzel von Cuscuta nicht vorhanden ist, dass dieses Organ aus einer Reihe von Zelllagen besteht, die unter sich gleichartig sind und an
ihrer Spitze Initialen besitzen, die sich bei dem später erfolgenden, allerdings ziemlich geringen Wachsthum der
Wurzel völlig wie Scheitelzellen verhalten.

Dass diese Auffassung die richtigere, geht schon aus der Betrachtung der Zeichnung hervor, die andernfalls die concentrische Anordnung der Zellreihen um das centrale Plerom an der Wurzelspitze
sehen lassen müsste. Wir müssen uns sagen, dass die Anatomie
der Cuscuta-Wurzel einen Bau zeigt, der weder mit dem der Phanerogamen, noch dem der höheren Kryptogamen irgend welche Aehnlichkeit
hat, der nur eine Analogie findet, wenn man bis auf die niedersten
Pflanzen, die Pilze, hinabgeht.

Nur hier begegnet man Aehnlichem, nur hier findet sich in dem
anatomischen Bau der zu einem Organ vereinten Hyphen der Pilze
eine derartige Structur. Ein derartiges Organ zeigt ebenfalls eine
Menge gleichwerthiger Scheitelzellen an seiner Spitze, und es wäre
nur der Unterschied, dass sich die Cuscuta-Wurzel in ihrem Bau insofern etwas höher stellt, als die von den Scheitelzellen abgetheilten
Segmente durch Theilungen parallel der Axe ihre Reihen zu vermehren im Stande sind, eine Fähigkeit, die den zu einem Organ vereinigten Pilz-Hyphen gänzlich abgeht.

Das Interessanteste dieser ganzen Betrachtung ist aber das, dass eine systematisch unseren höchsten Gewächsen zugetheilte Pflanze, wie *Cuscuta*, hinsichtlich der Structur ihrer Wurzel einen so gewaltigen Sprung in das Gebiet der niedersten pflanzlichen Organismen, das der Pilze, macht.

Wir werden im weiteren Verlauf dieser Untersuchung noch wesentliche Stützen dieser Auffassung finden, und es möge jetzt, nachdem wir die fertigen embryonalen Verhältnisse der Cuscuta-Wurzel vorzugsweise ins Auge gefasst haben, dazu übergegangen werden, wie sich diese Dinge im Verlauf der Vegetations-Periode der Wurzel weiter gestalten. Während die embryonalen Zustände der Cuscuta-Wurzel im wesentlichen bei den verschiedenen Cuscuta-Arten so übereinstimmen, dass ich nicht Ursache zu haben glaubte, sie speciell zu behandeln, zeigen sich während der Wachsthums-Periode Verschiedenheiten bei den einzelnen Arten, so dass von jetzt ab eine getrennte Behandlung des Gegenstandes eintreten muss.

Auf den anatomischen Bau des Embryo, wie er sich in dem reifen Samen vorfindet, wurden untersucht die folgenden zu Gebote stehenden Arten:

*Cuscuta Cephalanthi.* Engelmann.
*Cuscuta Epilinum.* Weihe.
*Cuscuta Europaea.* L.
*Cuscuta Gronovii.* W.
*Cuscuta Chilensis.* Nutt.

Alle diese zeigten den oben erwähnten Bau. Für die weitere Untersuchung waren die zwei letzten Arten wenig tauglich, da von *Cuscuta Gronovii* nur wenige, von *Cuscuta Chilensis* gar keine Samen aufgingen. Es blieb sich das, trotzdem die Samen der letztgenannten zwei Arten aus verschiedenen botanischen Gärten bezogen wurden, bei allen Aussaaten ziemlich gleich; die Keimfähigkeit derselben war, wahrscheinlich weil sie schon sehr alt waren, eine sehr schlechte geworden.

Ausgeschlossen von fernerer Behandlung bleibt damit *Cuscuta Chilensis*, und wenn von *Cuscuta Gronovii* keine so grosse Zahl von Exemplaren vorhanden war, so genügte doch das vorhandene Material, um zu constatiren, dass die Verhältnisse ähnliche sind, wie bei *Cusc.*

*Cephalanthi*, *Epilinum* und *Europaea*, die in reichlichem Maasse der Untersuchung zur Verfügung standen. Ich würde gern noch eine grössere Anzahl von Arten mit berücksichtigt haben, wenn die Samen-Cataloge der verschiedenen botanischen Gärten eine grössere Reichhaltigkeit in dieser Hinsicht gezeigt hätten.

In Betreff des Wachsthums der Cuscuta-Wurzel während ihrer sehr begrenzten Lebensdauer kann ich für die beobachteten Arten zwei Typen aufstellen, von denen, wenn sie auch nicht sehr wesentlich von einander unterschieden, ich doch eine Trennung bei der Behandlung für zweckmässig halten musste.

Nehmen wir als Repräsentanten des ersten Typus des Wachsthums der Cuscuta-Wurzel, der als der normalere erscheint, im Vergleich zu dem später zu betrachtenden zweiten wieder *Cuscuta Cephalanthi*. Es ist schon im Vorstehenden angeführt worden, welcher Art die Theilungen sind, die an der Wurzelspitze während des Wachsthums des ganzen Organs stattfinden. Die an dieser Stelle vorhandenen Initial-Zellen fungiren als Scheitelzellen und legen tangentiale Theilungswände an. Der Bildungsheerd des Wurzelkörpers liegt somit frei zu Tage, und nicht, wie bei den normalen angiospermen Gewächsen, unter einem deckenden Gewebe, dem Dermatogen.

Wenn der Samen von *C. Cephalanthi* günstigen äusseren Keimungs-Bedingungen ausgesetzt wird, so tritt das Radicular-Ende seines Embryo zunächst aus ihm hervor. Während der sehr reichliche Inhalt der Zelle an Stärkekörnern (von zusammengesetzter Form) schwindet, vergrössern sich die Zellen selbst bedeutend. Es treten besonders zwei Gewebeformen hervor, und die Sonderung in eine centrale Partie, die dem procambialen Gewebe entspricht, aber nie soweit kommt, wirkliche Gefässe anzulegen, wird hier noch eine deutlichere. Ihre Scheitelzellen, die in der Mitte der Wurzelspitze liegen, sind da noch mehr polyedrisch, je tiefer man aber in die Wurzel hinabgeht, je mehr findet sich, dass die Zellen da eine sehr in die Länge gestreckte Form angenommen haben. Diese centrale Partie der Wurzel macht etwa ¹/₅ bis ¹/₄ der umgebenden Zellreihen aus, und es ist nicht völlig ausgeschlossen, dass diejenigen an die aus den beiden Initialen entstandenen centralen Zellreihen direct angrenzenden, sie umschliessenden Zellen sich, — besonders an den älteren Stellen der Wurzel, —

an dieser Bildung betheiligen, und ebenfalls die in die Länge gestreckte Gestalt annehmen.

Die äussere Gestaltung des ganzen Organs ist im Vergleich zu
dem als Repräsentanten des zweiten zu betrachtenden Typus *Cuscuta
Epilinum* keine so bedeutend keulenförmige und dicke, sondern es ist
mehr die normale Form der Wurzel beibehalten.

Bei günstigen Wachsthums-Bedingungen entstehen schon am
letzten Tage des Austretens der Radicula aus dem Samen, während
dem die Zellstreckung und Anlage neuer Zellen am Vegetationspunkte
stattfindet, papillenartige Ausstülpungen der das ganze Organ deckenden Zelllage, welche sich im weiteren Verlauf zu allerdings nicht all-
zulangen Wurzelhaaren ausbilden. Diese Wurzelhaare sind bei *Cuscuta Cephalanthi* durchaus nicht spärlich auf der Wurzeloberfläche
vertheilt, und gehen merkwürdigerweise bis dicht an die Wurzelspitze
hinauf, ja es zeigen sich kleine Ausstülpungen sogar an den Initial-
Zellen der flachen Wurzelspitze selbst. Letzteres geschieht besonders
dann, wenn die Wurzel aufgehört hat zu wachsen, und dann erlangen
die Initialen des ganzen Organs eine korkähnliche Beschaffenheit auf
der Seite, die frei nach aussen zu liegen kommt. Die Membranen
haben da eine gelblich-braune Färbung.

Die Wachsthums-Periode des ganzen Wurzel-Organs ist von einer
sehr begrenzten Dauer und meist mit dem zweiten Tag vollendet.
Dann besitzen sämmtliche Zellen einen hellen durchsichtigen Inhalt,
und das Organ beginnt abzusterben.

Von einer Wurzel von *Cuscuta Cephalanthi*, auf der Höhe ihres
Wachsthums angelangt, liegt in Fig. 2 Taf. 1 die Abbildung eines
medianen Längsschnittes vor. Die Bezeichnungsweise ist die von
Fig. 1 geblieben, und die Abbildung zeigt, dass· an der Gestaltung der
Wurzelspitze durch das Wachsthum nichts wesentliches geändert
worden ist, dass die Initialen der einzelnen Zellreihen noch in demselben Verband zu einander stehen, wie früher.

Bei der begrenzten Lebensdauer des Wurzel-Organs der *Cuscuteen*
findet ein Uebergang in ein Dauergewebe nicht statt. Es lässt sich
von dem Auftreten irgend welcher Gefässe oder Holzfasern in der centralen procambialen Schicht nirgends etwas gewahren. Die Anwendung von Chlorzinkjod-Lösung ergibt, mit Ausnahme der Aussenwände
der epidermidalen Zelllage, an der eine schwache Reaction bemerkbar,

dass sämmtliche Zellmembranen sich noch in einem unverholzten Zustand befinden.

Was die Bildung von Nebenwurzeln angeht, so habe ich an keinem meiner zahlreichen Präparate auch nur die Anlage einer solchen wahrgenommen.

Das Charakteristische dieses Wachsthums der Wurzel von *Cuscuta Cephalanthi* ist das, dass bei ihm die ursprünglichen embryonalen Verhältnisse nicht geändert werden, dass nur eine Streckung der Zellen unter Vermehrung derselben am Vegetations-Punkte durch die Initialen eintritt.

Bemerkenswerth ist ferner der Umstand, dass die Wurzelhaare bis zur Spitze des ganzen Organs hinaufgehen. Bei der normalen Wurzel der mono- und dikotylen Gewächse geschieht dies nie, und im vorliegenden Fall hängt das gerade mit dem Fehlen der Wurzelhaube bei der Cuscuta-Wurzel zusammen, und ist ein neuer Beweis gegen deren Existenz.

Wenn Uloth[1]) sagt, dass er keine Wurzelhaare beobachtet, so scheint sich mir das nur dadurch zu erklären, dass derselbe vorzugsweise *Cuscuta Epilinum* auf solche untersuchte. Wir werden später sehen, dass sie da allerdings seltener sind, und in einer rudimentäreren Form auftreten. Bei *Cuscuta Cephalanthi* sowohl als den unten folgenden Arten lassen sie sich nicht übersehen, wenn man die Wurzel nicht gerade in den allerersten Stadien, direct nach ihrem Austreten aus dem Samen untersucht.

Ebenso wie *Cuscuta Cephalanthi* verhält sich *Cuscuta Gronovii*. Auch hier lässt sich deutlich die Abplattung der Wurzelspitze beobachten, und es waren immer deutliche Wurzelhaare vorhanden.

Etwaige Unterschiede, die aber noch an mehr Exemplaren festzustellen wären, als solche nur bei der schlechten Keimfähigkeit der Samen dieser beiden Arten zur Verfügung standen, schienen mir höchstens darin zu liegen, dass bei *C. Canadensis* die Wurzelhaare rudimentärer waren, und bei beiden Arten sich mehrfach eine dickere

---

[1]) Uloth a. a. O. pag. 265.

Gestalt der ganzen Wurzel sehen liess, als das bei *Cuscuta Cepha-lanthi* der Fall ist.

In den Dimensionen kleiner angelegt — wie diess auch schon in dem Samen sich kundgiebt — ist *Cuscuta Europaea*. Während bei den anderen Arten sich die abgeflachte Spitze der Wurzel schon ohne Schnitte zu machen deutlich sehen liess, ist hier das Schneiden derselben nöthig, um zu constatiren, dass auch hier der Bau der Wurzel mit dem von *Cuscuta Cephalanthi* und den übrigen genannten Arten übereinstimmt. Die ganze Wurzel lässt sich unter dem Mikroskop bei ihrer Undurchsichtigkeit oben als rund ansehen, weil die äussersten Initialen etwas über die inneren vorgreifen, und überhaupt nicht so viele Initial-Zellen vorhanden zu sein scheinen, als bei den grösseren Arten.

Die Bildung der Wurzelhaare ist ferner keine so reichliche, wie bei *C. Cephalanthi*, und sind solche auch nicht so weit entwickelt, wie bei letzterer Art.

Können wir nach der Betrachtung des Wachsthums der Cuscuta-Wurzel dieser Arten nichts sehr wesentlich neues dem hinzufügen, was wir bereits aus der Anschauung des anatomischen Baues der Cuscuta-Wurzel, wie sie sich im reifen Samen vorfindet, gefolgert haben, so ergeben sich für diese oben angestellten Betrachtungen wesentlich weitere neue Punkte, wenn wir jetzt die zweite Art des Wachsthums der Cuscuta-Wurzel ins Auge fassen. Sie ist unter den von mir unter-suchten Arten allein durch *Cuscuta Epilinum* vertreten und muss uns als die abnormere und interessantere erscheinen.

Bei der Wurzel von *Cuscuta Epilinum* fällt uns schon die äussere Gestalt auf. Kaum ist die Radicula aus dem keimenden Samen ge-treten, so beginnt sie auch schon in die Dicke zu wachsen, und er-langt schliesslich im Hinblick auf den dünnen Stamm eine dicke, keulenförmige Gestalt.

An ihrem anatomischen Bau ist dagegen, den oben betrachteten Arten gegenüber, in dieser Wachsthums-Periode noch nichts wesentlich Verschiedenes.

Fig. 3 Taf. 1 giebt die Abbildung eines durch die Mitte von *C. Epilinum* gelegten Schnittes, die an der Wurzelspitze die oben be-schriebene Beschaffenheit zeigt. An der mit *a* gekennzeichneten Stelle hat die erwähnte Anschwellung begonnen. Bei *b* geht die Wurzel

in den dünneren Stammtheil über, dessen Zellen im Gegensatz zu
denen der Wurzel noch reichlich mit Stärke erfüllt erscheinen.

Diese Gestaltung des ganzen Organs beruht hier noch wesentlich
auf einer Anschwellung der bereits im embryonalen Zustand im Samen
vorhanden gewesenen Zellen. Neubildungen am Vegetations-Punkte
haben hier noch nicht wesentlich viele stattgefunden. Es resultirt
aus diesem vorzugsweisen Wachsthum in der Richtung des Querdurch-
messers der Wurzel deren keulenförmige Gestalt, die im weiteren
Verlauf unter langsamem Wachsthum am Vegetations-Punkte noch angeschwollener wird, wie sie es in dem in der Fig. 3 gezeichneten Zustand ist. Aber diese Wachsthumsweise ändert sich. — Während es
in den ersten Stadien hauptsächlich die peripheren Zellreihen sind,
die sich an dem Wachsthum der Wurzel betheiligen, treten in den
späteren Stadien die centralen Partien hinsichtlich ihres Wachsthums
in den Vordergrund, und während die äusseren Reihen nicht in demselben Maasse folgen, bildet sich an der Spitze des keulenförmigen
Organs ein kleiner Auswuchs, wie er in Fig. 4 Taf. 1 seine Abbildung findet. Man sieht da, dass die Wurzel nicht wie bei *C. Cephalanthi* und anderen in einer gleichmässigen Curve nach der abgeflachten Spitze verläuft, sondern dass aus dem keulenförmigen Organ
die Spitze der Wurzel herausgetrieben erscheint. Immerhin sind die
äusseren Zellreihen hier den centralen nachgefolgt, und die abgeflachte
Spitze ist noch in dem oben beschriebenen Zustande erhalten.

In den meisten Fällen bleibt die Wurzel auf dieser Wachsthums-
stufe stehen; sie hat einige den Wurzelhaaren entsprechende Ausstülpungen aus den epidermidalen Zellen getrieben und an ihrer Spitze
sich schwach verkorkt. Alsdann stirbt sie ab.

Ich habe mich aber überzeugt, dass sich die Individuen dieser
Art der *Cuscuteen* untereinander nicht völlig gleich verhalten, und es
tritt das besonders hervor, wenn man zu den Aussaaten die Samen
verschiedener Bezugsquellen verwendet.

Es fiel mir schon auf, dass die Bildung der Wurzelhaare, die in
dem eben beschriebenen Fall als eine sehr wenig hoch entwickelte
anzusehen ist, bei anderen Culturen derselben Cuscuta-Art als eine
wesentlich intensivere und fortgeschrittenere erscheint, dass die Haare
da reichlicher entstehen, und eine ähnliche Ausbildung wie bei *C. Cephalanthi* u. a. nehmen.

Aber bei diesem Variiren in mehr untergeordneten Dingen bleibt es nicht stehen, es treten noch viel grössere Unregelmässigkeiten auf.

Zuerst nahm ich wahr, dass an den in jungen Stadien befindlichen Wurzeln, wenn die Schnitte etwas schräg gegangen, und die Wurzelspitze theilweise von oben gesehen wurde, die centralen Initial-Zellen nicht sämmtlich gleichmässig bis an die Wurzelspitze gewachsen waren. Ich suchte daher solche Präparate vollkommen darzustellen und zwar so, dass sie einen Blick direct von oben auf die Wurzelspitze gestatteten. Durch einfache Querschnitte der Spitze konnte ich das nicht erreichen, da bei der Kleinheit und Zartheit des Scheitels der Wurzel genügend dünne Schnitte mir nicht gelangen. Dagegen lässt sich ein leidliches Bild erlangen, wenn man einen Schnitt schief durch den Vegetations-Punkt führt, der nach oben den grössten Theil der Wurzelspitze fasst und nach unten mehr in einen Längsschnitt ausläuft. In Fig. 5 Taf. 1 liegt die Abbildung eines solchen vor, und es zeigt sich da deutlich, dass häufig von den Initial-Zellen einige in ihrem Wachsthum hinter den andern zurückgeblieben sind. Die Stellen, an denen solche noch nicht an der Spitze des Organs angelangt, erweisen sich als dunklere. Sie sind in der Zeichnung schraffirt gehalten und in Fig. 5 mit *d* bezeichnet. Aus dieser Abbildung geht aber noch hervor, dass, was man an Längsschnitten nicht so deutlich sieht, die Initial-Zellen der äussersten Reihen ringsherum etwas über die sämmtlichen inneren vorgreifen, dass die Anfangszellen der Vegetations-Curven, welche dem Dermatogen entsprechen würden, die inneren von ihnen umschlossenen Partien, wenn sie ihnen auch an der Spitze freies Spiel lassen, doch immerhin etwas zusammenfassen.

Dass bei *C. Epilinum* das Wachsthumsbestreben der inneren Partie im Vergleich zu der äusseren kein zu unbedeutendes ist, haben wir schon oben gesehen und besonders daraus folgern können, dass, wie es in Taf. 1 Fig. 4 gezeichnet worden ist, ein kleiner Auswuchs aus dem keulenförmigen Wurzel-Organ ganz constant entsteht, ohne dass noch dabei der eigentliche Zusammenhang der Initialen an der Spitze gestört wurde, weil die peripheren Reihen immerhin noch folgen, und nur hier die angeschwollene Gestalt ihrer Zellen aufgeben. Auf diesem Punkte angelangt, stirbt die Wurzel in den meisten

Fällen ab. Dagegen hatte ich Gelegenheit, auch solche Fälle zu beobachten, wo diess Verhältniss überschritten wird, und meist geschah dies bei den Exemplaren, die eine relativ bedeutendere Ausbildung bei längerer Vegetations-Dauer besassen, wie das schon durch die bedeutendere Ausbildung der Wurzelhaare documentirt wurde. In solchen Fällen liess sich beobachten, dass der Zusammenhang der Initial-Zellen an dem Scheitel des Wurzelkörpers insofern nicht gewahrt blieb, als da die centralen Partien ihrem erhöhten Wachsthumsbestreben folgend aus dem Wurzel-Organ hervorwuchsen, während die peripherischen in ihrem Wachsthum zurückblieben.

Dass die Wachsthums-Intensität dieser centralen Reihen gegenüber den peripherischen eine sehr bedeutende, geht daraus hervor, dass die aus dem eigentlichen Wurzelkörper herausgewachsene Gewebepartie die volle Länge der normalen Wurzel erreicht.

In Fig. 6 Taf. 1 ist die Abbildung eines solchen Falles gegeben. Das mit c bezeichnete Gebilde ist aus dem Wurzelkörper getreten; es besteht aus sehr lang gestreckten Zellen, die verkorkt sind und in dem Zustand, in dem ich sie beachten konnte, grossentheils zusammengefallen erschienen. Die Wurzel war in diesem Zustand schon zum grössten Theil abgestorben und es gelang mir wohl um desswillen nicht, Zwischenstufen zwischen dieser und der mehr normalen Wurzel, — denn als solche muss ich wohl die zuerst bei C. Epilinum geschilderte betrachten. — aufzufinden, weil diese Fälle einestheils selten sind, und anderntheils dieses abnorme Wachsthum der centralen Partie sehr rasch zu erfolgen scheint.

Die im Wachsthum zurückgebliebenen Initialen und ihre untergeordneten Reihen sind die in sämmtlichen Figuren mit r und x bezeichneten, also diejenigen, welche die umschliessende peripherische Schicht der sämmtlichen Vegetations-Curven ausmachen. Sämmtliche von ihnen umschlossene Reihen sind, ihrem Wachsthumsbestreben folgend, aus diesem umgebenden Mantel herausgewachsen.

Das Charakteristische des Wachsthums der Wurzel von C. Epilinum ist damit das, dass sich ein erhöhtes Wachsthumsbestreben der inneren gegenüber der äusseren Schicht kundgiebt und zwar in einer Art, wie das bei den unter C. Cephalanthi betrachteten Arten nicht der

Fall ist. Während da das Wachsthum sämmtlicher Vegetations-Curven ein mehr gleichmässiges ist, findet sich bei
C. *Epilinum* einestheils als der normalste Fall, dass durch
das erhöhte Wachsthums-Bestreben der inneren Partie ein
Auswuchs aus dem keulenförmigen Wurzel-Organ, immerhin noch unter Zusammenhalt der Zellreihen entsteht, und
anderntheils, — allerdings da in wenigeren Fällen, — dass
das noch weiter geht, und dann die centralen Reihen unabhängig von den peripherischen weiter wachsen.

　　Erinnern wir uns jetzt unserer Schlüsse hinsichtlich des Baus
und Verhaltens der Cuscuta-Wurzel überhaupt, wie wir sie aus der
Betrachtung der embryonalen Verhältnisse im reifen Samen zogen, so
finden wir, nachdem wir das weitere Wachsthum ausserhalb des Samens jetzt an verschiedenen Cuscuta-Arten
verfolgt haben, nur eine Bestätigung derselben. Der damals gezogene Schluss, dass die die Spitze des Wurzelkörpers bildenden Zellen als Initialen von Zellreihen fungiren, welche sich nach Art von Scheitelzellen fortbilden,
erscheint nach der Art des Wachsthums der Wurzel berechtigt. — Wir haben schon da die Existenz der Wurzelhaube in Frage gestellt, und auch dieser Schluss findet
eine neue Stütze, wenn wir uns entsinnen, dass die Wurzelhaare bis dicht an die Wurzelspitze herangehen, und dass
selbst die Initial-Zellen am Schlusse des Wachsthums der
Wurzel den Wurzelhaaren entsprechende Ausstülpungen
sehen lassen, Dinge, die nicht mit dem Bestehen der Wurzelhaube in Einklang zu bringen wären. — Wir finden endlich als Schlussstein in dem Beweismaterial für unseren
damals ausgesprochenen Satz, dass wir in der Wurzel von
*Cuscuta* kein nach Art der höheren Gewächse geschlossenes Organ vor uns haben, und dass in dieser Wurzel
keine Sonderung in Dermatogen, Periblem und Plerom
stattgefunden hat, darin, dass sich diese Schichten bei C.
*Epilinum* als in mehreren Fällen völlig getrennt erwiesen.
Es wäre unmöglich gewesen und nach unseren Begriffen
mit einer Sonderung in derartige Gewebe-Systeme unver-

einbar, dass ein Herauswachsen des einen aus dem anderen
stattfinden kann.

In der Wachsthumsweise der Cuscuta-Wurzel zeigt sich somit die
grosse Aehnlichkeit mit dem vereinten Wachsthum der Hyphen der
Pilze, dem niedersten Wachsthumstypus des Pflanzenreichs, der im
Gewebe der höheren Gewächse noch andeutungsweise dadurch erhalten zu sein scheint, dass da eine Gewebeschicht, das Plerom, meist
nicht auf unähnliche Weise wächst. Dürfte man hierin eine gewisse
Annäherung des höchsten mit dem niedersten Wachsthums-Typus sehen,
so erscheint der Rückschritt, den ein Haupt-Organ einer hochgestellten
dikotylen Pflanze in seinem Bau erfahren hat, immerhin in keinem
allzu befremdenden Lichte.

Um nun die Erklärung für das Zustandekommen dieser eigenthümlichen anatomischen Verhältnisse der Cuscuta-Wurzel zu erhalten,
wird es nöthig sein, die embryologische Entwicklung von *Cuscuta*
selbst zu verfolgen.

Zur Erlangung geeigneter Präparate für das Studium der successiven Entwicklung des Cuscuta-Keimlings ist es erforderlich, die junge
Keimanlage von dem umgebenden Gewebe des Knospenkerns zu trennen.
Es geschieht das durch Präpariren dünner, durch die junge Samen-
anlage geführter Schnitte unter der Lupe. Der so isolirte Embryo
empfängt dann zweckmässig eine Behandlung mit Kali und Essigsäure
und wird in Glycerin gelegt.

In den Fig. 7—11 Taf. 2 sind eine Reihe fortlaufender Ent-
wicklungs-Zustände des Keimlings von *Cuscuta Epilinum* abgebildet.

Was zunächst die erste dieser Zeichnungen Fig. 7 angeht, so
stellt diese das jugendlichste Stadium des Keimlings genannter Cuscuta-Art, das ich beobachtete, dar.

Die Gestalt dies Gewebekörpers ist eine keulenförmige, und es
treten an ihm besonders drei Zell-Etagen hervor, die aus den mit *a, b*
und *d* bezeichneten Zellpaaren construirt werden. Die Zellen dieser
drei Stockwerke sind es, die im weiteren Verlauf unsere Aufmerksamkeit besonders fesseln werden; aus ihnen entwickelt sich zum grössten
Theil das junge pflanzliche Individuum, während aus den [sich ihnen
anreihenden Zellen bei *e* keine wesentlichen Neubildungen hervorgehen. Letztere sind als die Zellen anzusehen, welche den Vorkeim
ausmachen.

Das nächste, was bezüglich dieser drei Etagen in Erwägung zu ziehen wäre, dürfte die Frage sein, ob in dem Gewebekörper bei *f* und *g* (Fig. 7) zuerst eine durchgehende Längswand bestanden hat, und die Querwände der drei Stockwerke secundären Ursprungs sind oder umgekehrt. Mit anderen Worten, ob das ganze Gebilde sich aus einer einzigen Endzelle des Vorkeimes oder aus mehreren aufgebaut hat.

Wenn auch aus Entwicklungs-Zuständen, wie sie in Fig. 7 vorliegen, nichts direct hinsichtlich dieser Frage gefolgert werden kann, so glaube ich doch im Hinblick auf die späteren embryologischen Verhältnisse mich für die Ansicht der Priorität der Querwände aussprechen zu müssen.

Es wird im ferneren Verlauf gezeigt werden, dass die Zellen bei *g* (Fig. 7) diejenigen sind, aus denen sich der eigentliche Embryo entwickelt, dass dagegen diejenigen bei *f* einen Gewebekörper entstehen lassen, der keineswegs die Rolle der Hypophyse spielt, der keineswegs in die Bildung des jungen pflanzlichen Individuums organisch eingreift. Mit dem Aufrechthalten des Früherentstehens der Längswand würde damit nicht allein der eigentliche Embryo sich aus einer einzigen Endzelle des Vorkeims entwickeln, sondern auch aus derselben Zelle ein für das junge Individuum völlig gleichgültiger Gewebe-Complex entstehen, und das wäre nach den Sätzen unserer jetzigen Embryologie ein höchst unwahrscheinlicher Fall, der ohne jede Analogie dastehen würde.

Anderntheils dürften die Verhältnisse nicht unähnlich gebauter Embryonen hier Berücksichtigung finden.

So scheint mir der Keimling von *Pilostyles Ingae* Karst., wie ihn Solms-Laubach in seinen Mittheilungen über den Bau des Samens in den Familien der *Rafflesiaceen* und *Hydnoraceen*[1] abbildet, in seinen fertigen Zuständen im Wesentlichsten unserem zunächst betrachteten Stadium von *Cusc. Epilinum* zu entsprechen, und bei ihm ist die Priorität der Querwände nicht zweifelhaft[2].

---

[1] Botanische Zeitung. Jahrg. 1874. Fig. 6. Tafel 8.

[2] Solms-Laubach sagt hierüber pag. 356: „Während bei *Rafflesia* aus dem Bau des fertigen Embryo kaum ein Schluss auf seine Entwicklung gezogen werden konnte, lässt sich hier mit der grössten Sicherheit beweisen, dass die sämmtlichen Querwände in demselben Alter sein müssen, als die die

Verfolgen wir nun, auf welche Weise sich der Cuscuta-Embryo aus den drei Zell-Etagen aufbaut.

Das in Fig. 8 Taf. 2 gegebene fernere Wachsthums-Stadium giebt uns hier weitere Aufschlüsse.

Es zeigt sich da, dass eine neue Querwand innerhalb des zweiten Stockwerks eingeschoben worden ist (*i*, *k*); dass auf diese, symmetrisch der bereits vorhandenen Längswand, zwei neue Längswände gestellt wurden (*s*, *t*, *u*). Dadurch zerfällt die untere Etage in sechs grössere Zellen, eventuell Zell-Complexe.

Die jüngsten Wände sind endlich durch Theilungen in der oberen Zell-Etage entstanden, Theilungen, die sich ähnlich denjenigen des normalen dikotylen Embryo verhalten und in dieser Etage ein Dermatogen abspalten. Ausserdem entstehen noch einige unregelmässig gestellte Wände central dieser primordialen Epidermis des obersten Stockwerkes. Während nun in dem letzteren bereits ein Dermatogen vorhanden, fehlt es den unteren Etagen noch völlig, eine Erscheinung, die an den monokotylen Keimling erinnert, bei dem die Dermatogen-Theilungen erst später und nicht mit derselben Regelmässigkeit hinsichtlich der Zeit ihres Entstehens einzutreten pflegen, wie bei dem dikotylen Embryo.

Endlich finden sich auch noch in der unteren Etage bei *e* einige zunächst noch unregelmässige neue Theilungen vor.

Was das Zellgebilde der dritten Etage angeht, dessen Betrachtung wir uns jetzt zuzuwenden haben, so ist über dessen Structur nicht so leicht ins Reine zu kommen. Aus den in Fig. 7 mit *d* bezeichneten Zellen hervorgegangen, besitzt es eine angeschwollene lappige Form. Es scheint zunächst aus vier Quadranen zu bestehen, die nach dem Vorkeim hin lappig endigen, nach oben dagegen fest an den Keimling anschliessen. Unter sich gehen diese höchst unregelmässige Theilungen ein.

Während in diesem Stadium dieses Gebilde hinsichtlich seiner Grösse noch diejenige der über ihm liegenden embryonalen Bildung bei *g* (Fig. 8) überwiegt, wird das im weiteren Verlauf anders, denn auf

---

Etagen in mehrere Zellen zerlegenden Längswände; denn diese letzteren stehen in den verschiedenen Stockwerken niemals aufeinander, kreuzen sich aber auch nicht rechtwinklig, sondern schneiden einander unter den allerverschiedensten Winkeln, so dass jeder Embryo die Zellenpaare seiner Etagen in verschiedenartiger gegenseitiger Stellung aufweist.

• der Höhe seiner Entwicklung ist es jetzt angelangt. In Folge davon ist es im weiteren Wachsthums-Stadium nicht mehr in der Lage, dem Wachsthum des über ihm liegenden Embryo zu folgen; manche seiner Zellen werden schlaff, und durch Zerrungen wird die Ansatzfläche mit diesem eine kleinere, als sie es in den früheren Stadien war.

Es fragt sich nun, als was ist dieser Gewebekörper aufzufassen?

Seither ist vorausgesetzt worden, dass er in die eigentliche Bildung des Keimlings nicht eingreift. Mit einer solchen Voraussetzung könnte er auch nicht dem Gewebekörper entsprechen, der bei den Monokotylen, besonders bei den *Gramineen* sich aus der Hypophyse zu entwickeln pflegt, und mit dem er sich andernfalls vergleichen lassen würde.

Die Richtigkeit unserer Voraussetzung ergibt sich aus der weiteren Verfolgung der Entwicklungsgeschichte.

Aus den Abbildungen, wie sie von den ferneren Wachsthums Stadien des Keimlings von *Cusc. Epilinum* in den Fig. 9—11 vorliegen, lässt sich aufs deutlichste ersehen, dass von einer Betheiligung des Keimanhangs an der Bildung des Embryo nicht die Rede sein kann. In allen Fällen stossen da die aus der unteren Etage entstandenen Zellen direct auf diesen Gewebekörper, ein eigentliches Eindringen in den Embryo findet ebensowenig statt, wie irgend ein anderer organischer Anschluss an die Zellen desselben. Die Rolle, die sonst der Hypophyse zufällt, wird von den Zellen dieses Keimansatzes keineswegs übernommen. Nur die Andeutung an die Thätigkeit einer solchen ist noch vorhanden. Wie aus den Zeichnungen 10 und 11 bei *g* hervorgeht, wird, — und ich beobachtete das in vielen Fällen, — in späteren Stadien durch einige dem Keimling angrenzende Zellen dieses Keimanhangs eine Theilung versucht, die an diejenige der normalen Hypophyse einigermassen erinnert. Es entstehen da allerdings einige tangentiale Wände, aber diese Zellen des Keimansatzes haben sich viel zu wenig in den eigentlichen Embryo hineingewölbt, als dass diese Theilungen irgend welche Bedeutung erlangen können. Sie schliessen die Wurzel des Embryo nicht ab, sondern veranlassen nur deren abgeflachten Scheitel und das schwache Uebergreifen der äussersten Initial-Zellen der Wurzel über die centralen Partien derselben; Verhältnisse, die wir oben bei der Anatomie des ausgebildeten Embryo bereits kennen gelernt haben.

Diese tangentialen Wände haften später häufig noch lose der Wurzelspitze an. wenn der Keimansatz, der in dem reifen Samen nur noch

sehr wenig fest an ihr zu haften scheint, durch irgend welche Zufälligkeiten, wie z. B. durch Schneiden, abgerissen wurde.

Wenden wir uns nun wieder zur Entwicklung des eigentlichen
Keimlings.

Während in dem Wachsthums-Stadium, wie wir es in Fig. 8
Taf. 2 beobachten, nur die Zellen der obersten Etage Dermatogen-
Theilungen vornehmen, ist im weiteren Verlauf (Fig. 9) auch der
grösste Theil der unteren Etage mit einem solchen versehen. Nur die
Zellen der letzteren bei c, aus denen die Wurzelspitze hervorgeht,
schliessen sich noch nicht völlig hinsichtlich der Dermatogen-Bildung den
über ihnen liegenden Theilen an. Sie bekunden überhaupt noch die
geringste Ausbildung gegenüber sämmtlichen anderen Partien des Keimlings. Doch auch das ändert sich bald, und wir finden in Fig. 10 Taf. 2
bereits eine solche Entwicklung jener Zellen, dass die spätere Wurzel
bereits ihren Hauptzügen nach hier angelegt erscheint. Sämmtliche
Zellen laufen zunächst noch in fünf (eine Zelle ist noch in ihrer
radialen Theilung zurückgeblieben) Initial-Zellen gegen den Keim-
anhang aus, der, wie wir oben sahen, sich weder an jener Stelle
in die Embryonal-Kugel einwölbt, noch irgendwie einen organischen Abschluss da herbeiführt. Damit ist über das Schicksal der Wurzelspitze entschieden; sie bekommt keinen Abschluss nach Art der Wurzel
der höheren Gewächse und von einer Sonderung in Dermatogen, Periblem und Plerom kann in ihr nicht die Rede sein.

Alle ferneren Theilungen dienen jetzt nur noch dazu, das in seinen
Grundzügen hier bereits völlig angelegte Organ räumlich zu vergrössern.

Wie verhält sich nun gegenüber der embryonalen Wurzel der
aus den Theilungen vorzugsweise der oberen Etage hervorgegangene
Stammtheil?

Hier ist mit die auffallendste, auf eine niedere Entwicklung hin-
deutende Erscheinung die, dass in allen beobachteten Fällen der Thei-
lungs-Modus des Dermatogens an dem Stammscheitel kein reiner war.
Es treten da schon sehr früh (Fig. 9—11 Taf. 3) tangentiale Theilungen der primordialen Epidermis auf, die eine gewisse Annäherung an
die ersten embryonalen Stadien in der Entwicklung des Coniferen-Embryo
zeigen, und es ist an dem Scheitel des embryonalen Stammes, wie
aus Fig. 11 hervorgeht, noch keineswegs eine reine Sonderung in die
drei charakteristischen Gewebegruppen des Dermatogens, Periblems

und Pleroma vorhanden, erst in späteren, ausserhalb des Samens erfolgenden, Wachsthums-Stadien vollzieht sich die Sonderung in jene Gewebetheile.

Bezüglich des Entstehens der Blatt-Organe an dem embryonalen Stamme möchte ich noch bemerken, dass bei denjenigen Arten, bei denen jene Gebilde überhaupt auftreten, deren Entstehung succesiv erfolgt, so dass ein Blatt sich später in der Nähe des Stammscheitels, ein zweites tiefer an jenem hinabgerückt zeigt. Eine Analogie mit den Cotyledonar-Gebilden ist damit nicht vorhanden, die Blätter entstehen nicht zu gleicher Zeit am Vegetationspunkt des Stammes, sondern nach den Gesetzen der Blattbildung, die sonst in Wachsthums-Stadien ausserhalb des Samens die herrschenden sind.

Endlich habe ich noch hinsichtlich der Ausführung der Zeichnungen 7—11, Taf. 2 hinzuzufügen, dass zur Erleichterung der Uebersicht, der Entstehungsfolge der hauptsächlichsten Theilungen bei der embryonalen Entwicklung diejenigen Wände, welche mir nach dem Studium der Wachsthumsgeschichte als die älteren erschienen, stärker gehalten wurden, Unterschiede, die bei den einzelnen Präparaten selbstverständlich nicht so auffallend und scharf dem Beobachter entgegentreten.

Nachdem wir über die Entstehung der Abnormitäten der CuscutaWurzel klar geworden, und gesehen haben, dass durch das indifferente Verhalten der Nachkommenschaft einer Zelle, die normal der Hypophyse entsprechen würde, die Abnormitäten der Wurzel hervorgerufen werden, drängt sich uns die Frage auf, ob wir der *Cuscuta* überhaupt noch eine Wurzel zuerkennen dürfen.

Seither wurde das so eigenthümlich gebaute Organ als Wurzel aufgefasst und zwar als Hauptwurzel gegenüber den Haustorial-Gebilden, die man als Nebenwurzeln betrachtete. Dass die Haustorien ihrer Anlage wie ihrem Bau nach den Adventiv-Wurzeln in keiner Hinsicht entsprechen, damit werden wir uns in einem speciellen Kapitel noch näher zu befassen haben. Was dagegen das seither als Hauptwurzel aufgefasste Organ angeht, so würden wir diesem, wenn wir den Maassstab der strengen botanischen Definition anlegen wollten, wohl schwerlich den Charakter der Wurzel zuerkennen dürfen.

Man hat sich aber daran gewöhnt, vom strengen Schematisiren in morphologischen Begriffen abzugehen, da sich allgemein gültige Regeln doch nicht aufstellen lassen. Man entscheidet sich mehr nach einer

4

Summe von Merkmalen, und selbst wenn einzelne Grundbedingungen
in fertigen Zuständen nicht vorhanden zu sein scheinen, so ist es die
Entwicklungsgeschichte und die Analogie, die sich mit den normalen
Zuständen aufstellen lässt, welche an Stelle der fertigen und ins Auge
springenden Verhältnisse treten. Urtheilt man in diesem Sinne, so
muss man wohl *Cuscuta* eine Hauptwurzel, und mit Nebenwurzeln haben
wir es hier noch nicht zu thun, zuerkennen. Sie ist die nach dem
Vorkeim liegende Verlängerung der primären Axe, die aus den Zellen
der Embryonal-Kugel entstanden ist, aus denen sich normal jenes Organ
entwickelt. Die Unregelmässigkeiten sind weniger durch die eigentlichen Embryonal-Zellen bedingt, als durch diejenigen, die deren Aufbau
hätten abschliessen sollen.

Es ist schon im vorigen Kapitel darauf hingewiesen worden, dass
wir in der Wurzel von *Cuscuta* nicht ein Ernährungs-Organ im eigentlichen Sinne des Wortes sehen dürfen. Sie functionirt nur kurze Zeit,
wahrscheinlich allein zur Aufnahme von Wasser, für die Resorption der
Endosperm-Stoffe des meist epigäisch keimenden Samens und zur Ver-
sorgung des Keimlings mit solchem während des Stadiums seines Lebens,
in welchem er eine Nährpflanze zu erreichen strebt. In Folge davon,
dass *Cuscuta* als Parasit der Erde keine Nährstoffe zu entnehmen vermag, und mit denen des Endosperms aushalten muss, bis sie zu einer
Nährpflanze gelangt, ist es für die Oekonomie des Wachsthums zur Erreichung einer solchen vortheilhaft, wenn die Wurzel abstirbt und auf
Kosten der in ihr enthaltenen Nährsubstanz ein weiteres Wachsthum
des Stammes erzielt wird.

Damit ist die Wurzel in ihrer physiologischen Wirksamkeit weit
tiefer gestellt, als es dann, wenn sie zur eigentlichen Ernährung ihrer
Pflanze bestimmt ist, der Fall zu sein pflegt; sie bedarf deren compli-
cirten Bau zur Erfüllung ihrer Functionen nicht. Wir sehen daher,
dass sie in ihrer Organisation zu einer Form zurückgekehrt ist, die relativ sehr einfach gebaut, mit der der vereinten Pilz-Hyphen eine gewisse
Aehnlichkeit hat. Sie verräth aber noch immer ihre höhere Abstammung dadurch, dass ihre Vegetations-Curven die Fähigkeit besitzen sich
durch Theilungen parallel der Axe des ganzen Organs zu verdoppeln
— eine Eigenschaft, die den Pilz-Hyphen gänzlich abgeht — und dass
ihre centralen Reihen eine procambiale Structur annehmen, wobei es
allerdings nicht bis zur Bildung von Gefässen kommt.

Ein complicirter Bau der Wurzel ist für *Cuscuta* kein Bedürfniss. Organe, die für eine Pflanze nicht von Nutzen, gehen im Laufe der Zeit zurück bis zu der Form, die den physiologischen Zwecken derselben entspricht, und wenn wir berücksichtigen, dass nach der Embryologie, die oben gegeben wurde, nur durch das indifferente Verhalten eines Gewebe-Complexes, der sonst die Rolle der Hypophyse spielt, jener einfache Bau der Wurzel entstand, so muss man gestehen, dass das Mittel, dessen sich hier die Natur zu einer so bedeutenden Aenderung der Form bedient hat, ein verhältnissmässig einfaches gewesen ist.

Wir haben in der Cuscuta-Wurzel ein Organ, welches von einem hohen vollendeten Bau zu einer der einfachsten Formen des Pflanzenreichs sich umgestaltet hat; wenn wir in dem Bau der Hauptwurzel von *Trapa natans* einen Schritt zur Entfernung von der ursprünglichen Form sehen dürfen, so liegt uns in der Cuscuta-Wurzel ein Beispiel noch vollständigerer Abweichung von einer solchen vor, ein Sprung von der höchsten bis fast zur niedersten Ausbildung eines Organs, eine Abänderung, veranlasst und in Uebereinstimmung mit den Bedürfnissen, welche die Biologie in unsere Pflanze gelegt hat.

## 4. Anatomischer Bau des Stammes.

Im Gegensatz zu der Anatomie der Wurzel ist der anatomische Bau des Cuscuta-Stammes dasjenige Gebiet, das, etwa abgesehen von den Haustorial-Bildungen, in der Special-Literatur der *Cuscuteen* die meiste Bearbeitung fand.

Während schon durch G u e t t a r d von Gefässen im Innern des Stammes berichtet wird, sagt L i n k [1]. dass die Gefässbündel ringförmig zusammengestellt seien. Er führt das als Ausnahme der den monokotylen Gewächsen (denn dahin zählt er *Cuscuta*) eigenthümlichen Anordnung der einzelnen Bündel an.

Weiteres giebt M o h l [2]), indem er anführt, dass die junge Keimpflanze — in den beobachteten Fällen von *C. Europaea* und *Epithymum*

---

[1]) L i n k, Grundlehren der Anatomie der Pflanzen, pag. 144.
[2]) M o h l, a. a. O. pag. 94.

— noch der Gefässe entbehre, dass diese sich erst in späteren Stadien des Wachsthums bilden, alsdann in Bündeln sich in einen engen Kreis stellen und ein centrales Markgewebe einschliessen. Die Epidermis des Stammes entbehre der Spaltöffnungen. Die Gefässe der einzelnen Bündel seien theils sehr zarte Spiral-Gefässe, theils treppenförmig poröse Gefässe. Endlich sollen die parenchymatischen Zellen der Rinde, welche direct unter der Epidermis liegen, im Gegensatz zu den mehr nach Innen gelegenen Rindenparenchym-Partieen, einen kleineren Querdurchmesser besitzen.

Die nächsten Angaben macht Unger[1]). Unter Bestätigung der kreisförmigen Stellung der Gefässbündel, die mehr nach der Mitte als nach der Peripherie des Stammes liegen, fügt derselbe noch einige (1—2) weitere Bündel hinzu, welche sich im Innern dieses Kreises, eingebettet in das Markgewebe, vorfinden sollen. Die an *Cusc. Europaea* angestellten Beobachtungen ergeben für jedes Bündel 3—6 nebeneinanderliegende spiral-und netzförmige Gefässe, umgeben von einer Anzahl dünnwandiger Parenchym-Zellen. Die Zahl der kreisförmig gestellten Bündel des Stammes ist 5—6; getrennt sind diese durch etwas verdickte Parenchym-Zellen, die als Markstrahlen angesehen werden sollen. Gegenüber Mohl erwähnt Unger das Vorhandensein von Spaltöffnungen.

Decaisne[2]), ohne die Arbeit Ungers zu kennen, sagt im Allgemeinen nichts wesentlich Neues. Spiral-Gefässe sowohl wie Spaltöffnungen in der Epidermis wurden an der von Decaisne untersuchten Art *(Cusc. Epithymum)* nicht vorgefunden. Dagegen berichtet derselbe von einem voluminösen Milchsaft-Gefäss[3]), welches an die Gefässzellen der einzelnen Gefässgruppen grenzen soll. Hinsichtlich der schuppenförmigen Blattorgane des Cuscuta-Stammes stellt Decaisne fest, dass solche ohne Gefässe und von einem so einfachen Bau seien, dass sie hierin denen der Moose ähnelten.

Eine ziemlich umfangreiche Untersuchung an den Arten *C. Epithymum* L.; *major* D. C. *(Europaea* L.*)*; *Americana* L.; *densiflora.* Soy.

---

[1]) Unger, Beiträge zur Kenntniss der parasitischen Pflanzen a. a. O. p. 46.

[2]) Decaisne, a. a. O. pag. 247.

[3]) Dass in dem Cuscuta-Stamme Milchsaft-Gefässe auftreten, erkannte schon Schultz (Sur la circulation et sur les vaisseaux laticifères. Paris 1839), indem er Cuscuta unter den Milchsaft-Gefässe besitzenden Pflanzen aufführt.

Will. *(Epilinum* Weihe); *reflexa.* Roxb. *(verrucosa* Sw. Brit.); und
*monogyna* Vahl. *(lupuliformis* Krocker); liegt uns von Chatin[1]) vor.
Nach dessen Beobachtungen zeigt *C. Epithymum* einen sehr einfachen Bau. Es sind da 5 kreisförmig gestellte Gefässgruppen von je
3—4 Gefässzellen vorhanden, die, ohne irgend welche Bastbildungen,
in ein gleichmässig aus dünnwandigen Zellen bestehendes Grundgewebe eingebettet erscheinen. Die Zellen des letzteren zeigen nirgends
eine Verdickung.

Bei den Arten *C. major* und *Americana* ist das Verhältniss im Wesentlichen dasselbe. Der Hauptunterschied dürfte nach Chatins Zeichnungen darin liegen, dass das interfasciculare Gewebe einige Verdickung
erlangt hat, und bei *C. Americana* die Gefässzellen der einzelnen Gruppen
nicht direct aneinanderstossen, sondern einige nach Art der Faserzellen
verdickte Zellformen zwischen sich sehen lassen. Die Gefässgruppen
sind wieder kreisförmig gestellt, und bei *Cusc. major* nicht so gleichmässig ausgebildet, wie bei *Epithymum* und *Americana* (4—14 Gefässe
der einzelnen Bündel). Ausserdem ist die Zahl der einzelnen Bündel
bei beiden Arten (10—14) gegenüber der erst betrachteten *C. Epithymum* eine grössere.

*Cusc. densiflora* und *reflexa* sind *Cusc. Epithymum* wieder insofern ähnlich, als die einzelnen Gefässe, ohne durch verdickte Zellformen
getrennt zu sein, wieder direct an einander stossen, und dass das interfasciculare Gewebe wieder aus dünnwandigen Zellen besteht. Die Zahl
der Bündel wie deren Gefässzellen kommt derjenigen von *Cusc. major*
und *Americana* ziemlich nahe.

Als wesentlich von diesen Arten unterschieden erweist sich *Cusc.
monogyna.* Während Chatin sämmtlichen anderen Arten irgend welche
Andeutung von Bastzellen fehlen lässt, sind solche hier vorhanden.
Wir finden bei dieser Art kreisförmig gestellte Gefässgruppen, die durch
verdickte, interfascicular gestellte, Holzzellen mit einander in Verbindung
stehen. Dieser Holzring zieht sich nach Chatin unter den einzelnen
Gefässbündeln hin und zeigt poröse Verdickung seiner Zellen. Die
phloemartigen Elemente bestehen aus langgestreckten dünnwandigen
Zellen, mit etwas geneigten Querwänden, und liegen nach der Peripherie
des Stammes hin. Die Holzgefässe sind ring-, spiral- und netzförmig

---

[1]) Chatin. Anatomie comparée des végétaux. Paris 1856. Livr. 8.

verdickte Formen. Ausserdem zeigen sich in den rudimentären phloemartigen Elementen auch einzelne stark verdickte Bastfaser-Zellen.

Bei sämmtlichen Arten giebt Chatin nur kreisförmig gestellte
Gefäss-Gruppen. Die endogen gestellten Gefässe, welche Unger fand,
sind von demselben nicht beobachtet worden. Von dem Vorhandensein von Milchsaft-Gefässen ist endlich in dessen Arbeit nirgends die Rede.

Bei Uloth findet sich nichts wesentlich Neues. Es wäre da nur
einer eigenthümlichen Ansicht bezüglich des Entstehens der Gefässe
zu erwähnen [1]). Während der jungen Keimpflanze vor dem Ansaugen
an ihre Nährpflanze vermittelst der Haustorien jedes Gefäss fehlen soll,
bildet sich, nachdem der Haustorial-Körper entwickelt ist, in diesem, und
zwar in dem den Gefässen der Nährpflanze anliegenden Theil desselben,
zuerst ein Gefäss, und von da schreitet die Gefäss-Bildung rückwärts
in das Haustorium und von da in den Cuscuta-Stamm fort. Dies soll
sich jedoch nur auf die Anlage der ersten Haustorien beziehen, die
späteren derartigen Bildungen finden alsdann bereits Gefässe im Cuscuta-Stamme vor.

Ueber den Bau des Gefäss-Systems sagt Uloth [2]): »Das Centrum
wird durch ein in mehrere Gruppen vertheiltes Gefässbündel gebildet.
Jede Gruppe besteht gewöhnlich aus einem Gefäss, um welches nach
Aussen eine Partie Cambium gelagert ist, welches sich von dem Parenchym scharf abgrenzt.«

Es geht hieraus nicht deutlich hervor, ob Uloth an ein einziges centrales Gefäss-System oder an mehrere nach Art der höheren Pflanze gestellte Gefäss-Gruppen glaubt. Mir scheint mehr das letztere der Fall
zu sein.

Schliesslich ist noch zu erwähnen, dass Uloth an der älteren
Cuscuta-Pflanze Spaltöffnungen vorfand.

Die neueren von Dorner [3]) an *Cusc. Epithymum* u. a. angestellten Untersuchungen stimmen im Wesentlichen mit denjenigen von Unger und Chatin überein. Seiner Auffassung nach ist ein unvollkommener Gefässring vorhanden, der weder nach dem Mark noch nach der
Rinde hin eine scharfe Abgränzung erfahren hat. Die Existenz der Markstrahlen dürfe nicht, wie dies Chatin thut, ausser Frage gestellt werden.

----

[1]) Uloth, a. a. O. pag. 277.
[2]) Uloth, a. a. O. pag. 278.
[3]) Dorner, a. a. O. pag. 130.

Ferner liege zwischen Rinde und Gefässbündel-Kreis ein Ring von Milchsaft-Gefässe führenden Bastzellen.

Spaltöffnungen der Epidermis sah Chatin im Gegensatz zu Unger und Uloth nicht.

Die letzten Mittheilungen liegen uns in der Solms-Laubach'-schen Arbeit[1]) vor. Derselbe nimmt wie Dorner einen aus 5—7 Gefässbündeln bestehenden Gefässring an. An der Grenze der Bündel gegen das Mark befinde sich ein Intercellular-Gang, der an Stelle der verschwundenen ersten Spiralgefässe getreten sein soll. Solms-Laubach glaubt, dass das grosse Milchsaft-Gefäss, von dem Decaisne als innerhalb des Gefässbündels liegend spricht, identisch mit diesem durch Resorption der frühen Spiral-Gefässe entstandenen Intercellular-Gang sei.

Ferner besitze die äussere Seite jedes Gefässbündels einen grösseren oder kleineren Weichbast-Strang, der besonders bei *Cusc. lupuliformis* stark ausgebildet sei. Während Mark und primäre Rinde aus grossen parenchymatischen Zellen zusammengesetzt sind, lassen die zwischen den Gefässbündeln gelegenen Markstrahlen häufig dickwandigere und mehr in die Länge gestreckte Zellformen sehen.

Die Milchsaft-Gefässe verlegt Solms-Laubach in die Rinde, während Dorner dieselben als in einen kreisförmigen Weichbast-Ring eingebettet erachtet. Beobachtet sind von Solms-Laubach die Arten *Epithymum* L.; *lupuliformis*. Krocker (*monogyna* Vahl.); *tenuiflora* Engelm. und *Trifolii* Bab.

Es geht aus allen diesen Beobachtungen, aus denen hier das Wesentlichste kurz referirt worden ist, hervor, dass der Bau des Gefässbündels bei *Cuscuta*, der uns hier vorzugsweise interessiren muss, ein ziemlich unvollkommener ist. Die vorliegenden Resultate sind noch keineswegs erschöpfende zu nennen, und es herrscht in den vorhandenen Ansichten keine genügende Uebereinstimmung, die uns gestattete, uns ein klares Bild über diese Verhältnisse zu entwerfen. Diese Unsicherheit trifft einestheils den Bau des einzelnen Gefässbündels und seine Differenzirung in einen Holz- und Basttheil nach Art unserer höheren Gewächse, und anderntheils, und in vielleicht noch höherem Grade, das Gewebe, das sich zwischen den einzelnen Bündeln vorfindet. Während von einem eigentlichen Bastgewebe nur

---
[1]) a. a. O. pag. 575.

von Solms-Laubach berichtet wird, — denn die Angaben Ungers
lassen hinsichtlich der Deutung der prosenchymatischen Formen, in
welche die Gefässe eingebettet erscheinen, noch bedeutenden Spielraum,
und diejenigen Dorners, welche den Milchsaftring als Bast auffassen,
sind nicht geeignet, uns eine sichere Meinung über dieses Gewebe zu
geben, — ist es das Interfascicular-Gewebe, hinsichtlich dessen wir in einer
noch bedeutenderen Ungewissheit sind. Dasselbe ist parenchymatischer
Natur, besitzt in manchen Fällen eine schwache Verdickung und wird
bald als Holzring, bald als Markstrahlen angesehen.

Wenn wir die Literatur durchsehen, so lässt sich nicht verkennen, dass im Grunde genommen zwei verschiedene, oft nicht deutlich ausgesprochene, Ansichten über den Bau des Gefässbündels durch
dieselbe gehen. Nach der einen haben wir ein nach Art der höheren
Gewächse angelegtes Gefäss-System mit der charakteristischen Kreis-
stellung der einzelnen Bündel, einen, wenn auch nur rudimentären
Holzring nebst Markstrahlen und gesondertem Markgewebe; nach der
andern wird eine niedere Organisation und mit ihr nur ein nach Art
der niederen Pflanzen central gestelltes Gefässbündel angenommen.
Damit fällt ein gesondertes Markgewebe, ebenso wie Markstrahlen und
Holzring fort.

Die erstere Ansicht ist durch die meisten Forscher vertreten und
in den neueren Arbeiten von Dorner und Solms-Laubach ziemlich
deutlich, in den meisten anderen mehr unbestimmt ausgesprochen.
In dem letzten Fall lässt sich aber immer bemerken, dass man mehr
geneigt war, in dem Gefäss-System ein nach Art der höheren Pflanzen
construirtes zu sehen.

Zu der zweiten Ansicht neigt sich zunächst Chatin, indem
er die Existenz der Markstrahlen leugnet, und darauf aufmerksam
macht, dass in manchen Fällen, beispielsweise bei *Cusc. Epithymum*,
das Markgewebe sehr wenig entwickelt sei (»la moëlle est quelque
fois si réduite qu'elle semble manquer«), und indem er ferner die sehr
wenig scharfe Abgrenzung des Gefässringes gegen das centrale, wie
das seitliche Gewebe hervorhebt.

Direct spricht Decaisne [1] sie aus, indem er, im Gegensatz zu
der Anatomie von *Cassytha*, die einen mehr monokotylen Bau des
Gefäss-Systems ergiebt, folgendes sagt:

[1] a. a. O. p. 248.

»— celle de la cuscute dénote une organisation plus simple qui rapprocherait cette plante des cryptogames vasculaires, si on se laissait guider par les organes de végétation pour établir des affinités entre les genres ou les familles.«

Um uns über diese Verhältnisse etwas näher zu orientiren und uns für die eine oder andere Ansicht entscheiden zu können, wird es zweckmässig sein, zunächst an einer Art die Entwicklung des Gefäss-bündels von frühen Anfängen an, und nicht, wie es seither geschah, nach fertigen Zuständen zu studiren. Gerade die Entwicklungs-Geschichte dürfte uns die gewünschten Aufschlüsse am sichersten ergeben, und es möge jetzt gestattet sein, die Resultate, die ich bei der successiven Beobachtung des Baues des Stammes von *Cusc. Epilinum*, als einer in dieser Hinsicht noch wenig untersuchten Art erlangte, hier vorzulegen.

Fertigt man sich auf die oben angegebene Weise genügend dünne Querschnitte des Cuscuta-Stammes, den man aus dem aufgelockerten Endosperm des Samens genommen, an, oder, was hier auch möglich, führt man direct Schnitte senkrecht auf die Richtung des spiralig gerollten Embryo durch den noch nicht aufgeweichten Samen so sind es zwei Zellarten, die besonders ins Auge fallen. Wie bei der Wurzel ist ein central gestellter Procambial-Strang vorhanden, der noch keinerlei ausgeprägte Gefässbündel-Elemente sehen lässt. — Die Reactionen mit Fuchsin-Lösung oder Chlorzinkjod ergeben, dass in demselben noch keine verholzten Elemente vorhanden sind, und wir es noch hinsichtlich der Membranen mit reiner Cellulose zu thun haben.

Ferner muss Erwähnung finden, dass nicht selten an einzelnen Stellen des centralen procambialen Bündels Zellen vorkommen, die sich einestheils durch etwas intensivere Theilung und anderntheils durch einen dichteren Inhalt auszeichnen. Sie sind etwas peripherisch gestellt, aber durchaus nicht immer in einen Kreis formirt. In manchen Fällen gehen sie bis in den centralen Theil des Procambium-Stranges hinein.

Man könnte schliessen, in ihnen die Anfänge der gewöhnlich im Procambium zuerst auftretenden Faserzellen vor sich zu haben, allein die späteren Zustände lehren, dass solche überhaupt hier nicht vorhanden sind, und dass wir in ihnen die entstehenden ersten Gefässe sehen müssen.

Die diesen procambialen Strang umschliessenden Parenchym-
Zellen der Rinde sind im Querdurchmesser um das zehn- bis zwölf-
fache grösser, als die des Procambium-Körpers. Der Uebergang des
einen Systems in das andere ist plötzlich, hinsichtlich der Grösse sind
vermittelnde Zellformen nicht vorhanden.

Die Rindenzellen zeigen sich betreffs ihrer Grösse untereinander
nicht verschieden, und die von Mohl (siehe oben) erwähnte Differenz
der Grösse der Zellen der peripherisch gelegenen Rindenpartien gegenüber den centralen konnte ich an *Cusc. Epilinum* nicht beobachten.

Im Gegensatz zu der deutlich ausgeprägten Epidermis sind die
Rindenzellen reichlich mit Stärke versehen, deren Körner eine zusammengesetzte Structur besitzen. Die Reactionen mit Fuchsin —
die mit Chlorzinkjod-Lösung sind wegen des reichlichen Stärke-Inhaltes
der Zellen unangenehm ausführbar — ergeben die Wände der Rindenzellen als reine Cellulose, dagegen sind die Aussenwände der Epidermis-
Zellen schwach gefärbt und die *Cuticula* tritt als zarte Lamelle deutlich hervor.

Fig. 12 Taf. 2 giebt die Abbildung eines derartigen quer durch
den Embryo geführten Schnittes. Die bei *h* an drei Stellen des procambialen Stranges aufgetretenen intensiveren Zelltheilungen sind in
der Zeichnung stärker hervorgehoben. Ganz dasselbe anatomische
Bild wie der embryonale Stamm geben Querschnitte, die genügend
dicht unter dem Vegetations-Punkt des älteren Stamms oder dessen
Seitensprossen geführt wurden. Auch hier ist ein einziger central gestellter Cambium-Strang vorhanden und nicht mehrere peripherisch gestellte Stränge.

Sehen wir jetzt, wie wir die Verhältnisse finden werden, wenn
die Plumula eben aus dem keimenden Samen ausgetreten ist. Hier
sind zunächst zarte Längsschnitte orientirend, und diese lassen im
Wesentlichen noch den früheren Bau sehen. Es geht aber auch noch
aus diesen hervor, dass das ganze Gebilde parenchymatischer Natur
ist. Selbst die Querwände der Zellen des procambialen Stranges sind
da noch nicht genügend geneigt, dass wir in ihnen prosenchymatische
Formen sehen dürften; dagegen sind die Zellen selbst im Verhältniss
zu ihrer Länge sehr schmal.

Während die meist aus fünf Lagen bestehenden Parenchym-
Zellen der Rinde nach dem Vegetations-Punkte hin eine auffallend

regelmässig kubische Gestalt besitzen, präsentiren sie sich, wenn man tiefer in den Stamm hinabgeht, als mehr angeschwollen und bedeutender in die Länge gezogen.

Das erste Auftreten der Gefässe fand ich bei Stammtheilen, die seit zwei Tagen aus dem Samen ausgetreten waren. Die ersten Gefässe waren da sehr zartwandige Ring- und Spiral-Gefässe. Beide Formen gingen in derselben Zelle in einander über, und die Stellung dieser Gefässe selbst in dem Procambium stimmte ganz mit der Lage derjenigen überein, die wir in dem Procambium des Embryo als von den andern ausgezeichnet oben geschildert haben. Sie waren meist etwas peripherisch in demselben gruppirt und fanden sich nicht in den älteren Stammtheilen, sondern mehr in der Nähe des Vegetations-Punktes vor.

Es scheint ferner, dass es in den Theilen des Stammes, welche aus Ursache des Wachsthums der Spitze dem Absterben anheimfallen, gar nicht zur Gefässbildung kommt, wenigstens beobachtete ich nie an den unteren Partien des Stammes des jungen Keimlings Gefässe. Gerade durch den Umstand, dass sich im Keimungs-Stadium die Gefässe zuerst in der Nähe des Vegetations-Punktes sehen lassen, mag es gekommen sein, dass Mohl der jungen Keimpflanze die Gefässe überhaupt abspricht. Wenn Uloth[1]) noch weiter geht und zwischen deren Entstehung und der Bildung der ersten Haustorien Beziehungen aufstellt, so muss ich dem widersprechen. Es mag, besonders wenn *Cuscuta* sehr früh an eine Nährpflanze gelangt, Fälle geben, wo die Bildung der Gefässe gleichzeitig mit der der Haustorien erfolgt; meistentheils sind aber bei der Bildung der letzteren die Gefässe, wenn auch nur in geringer Anzahl, schon vorhanden. Noch viel weniger nimmt die Gefäss-Entstehung ihren Ursprung in den jüngsten Theilen der ausgebildeten ersten Haustorien, und schreitet von da rückwärts in den Cuscuta-Stamm hinein. Die Entstehung der Gefässe im Haustorium selbst geht, wie wir später sehen werden, gerade umgekehrt von statten, und es sind nicht die jüngsten, sondern die ersten Zellen desselben, die sich zuerst zu Gefässen umformen. Die Gefässe des Stammes sind endlich hinsichtlich ihrer Bildung völlig unabhängig von den Haustorial-Gebilden, und ich habe mich durch viele Präparate

---

[1]) a. a. O. pag. 277.

überzeugt, dass sie bei der Entstehung, selbst der ersten Haustorien. in der Keimpflanze bereits angelegt wären. Damit ist natürlich nicht gesagt, dass sie jeder Schnitt sofort offen·darlegen muss, denn es ist selbstverständlich, dass sie bei der geringen Zahl, in der sie zu Anfang auftreten und bei ihrer unterbrochenen kreisförmigen Stellung an manchen Präparaten fehlen werden. Das beweist aber nicht, dass sie dann überhaupt nicht vorhanden sind.

Während ich bei der Keimpflanze von *C. Epilinum*, bevor dieselbe sich an eine Nährpflanze angesaugt hatte, nie andere als spiral- und ringförmige Gefässe beobachten konnte, gesellen sich diesen, nachdem das Anheften an eine Nährpflanze einmal erfolgt ist, und *Cuscuta* aufs Neue zu wachsen beginnt, neue Elemente in Gestalt von netzförmig und porös verdickten Formen hinzu, und in späteren Stadien sind nur noch verhältnissmässig wenig Spiral- und Ring-Gefässe zu sehen.

Ob diese Formen alsdann verschwinden und an ihre Stelle Intercellular-Gänge treten, wie dies Solms·Laubach[1]) annimmt, will ich, da ich eine derartige Resorption nicht direct beobachtete, nicht behaupten, halte es aber nicht für unwahrscheinlich, denn thatsächlich treten später Intercellulär-Räume an den einzelnen Bündeln auf und spiral- und ringförmige Gefässe lassen sich seltener beobachten. Wo sie aber vorhanden sind, da finden sie sich nach dem Centrum des Stammes hin gestellt, und das stimmt wieder mit der Solms-Laubach'- schen Ansicht überein, denn diese Stellung an den einzelnen Gefässbündeln nehmen ja auch meist die auftretenden Intercellular-Gänge ein.

Von dem Stadium der Ausbildung des Gefäss-Systems, wie wir es zur Zeit des Entstehens der ersten porös- und netzförmigen Gefässe beobachten können, bis zur definitiven Vollendung desselben ist nur noch ein Schritt. Während bei Beginn des Entstehens dieser letzteren sich an dem centralen Procambium-Strang des Cuscuta-Stammes noch nichts weiter geändert hat, zeigen sich, wenn diese einmal angelegt sind, über diesen Bündeln in der Richtung der Peripherie des Stammes dünnwandige, mehr in die Länge gezogene Zellformen, welche sich von den früher da gelegenen Zellformen des Procambiums nicht sehr wesentlich unterscheiden, und jetzt mehr dadurch hervorgetreten sind, dass das centrale Procambium ebenso wie das interfasciculare nicht

---

[1]) a. a. O. 575.

in demselben Grade mit in die Länge gewachsen ist, sich mehr quer
getheilt hat, und damit nicht so bedeutend gestreckt wurde. Damit
haben die Zellen der letzteren Gewebe-Partien im Querdurchmesser
etwas gewonnen und sind somit denen des Rinden-Parenchyms in ihrer
Gestalt etwas näher gerückt, unterscheiden sich aber von diesen noch
dadurch, dass sie in longitudinaler Richtung immer noch weit grösser,
in radialer weit kleiner als die Zellen jenes Gewebes sind. Damit
ist also eine Differenzirung des Procambiums eingetreten, und es haben
sich einestheils über den einzelnen Gefässgruppen phloemartige Partien
herangebildet, während anderntheils der centrale und interfasciculare
Theil des Procambiums mehr einen parenchymatischen, den Rindenzellen ähnlichen Charakter angenommen hat.

Betrachten wir beispielsweise den Querschnitt des Gefäss-Systems von *Cuscuta Epilinum* zur Zeit der beginnenden Blüthe dieser
Pflanze, also in einem Stadium, in dem man annehmen darf, dass
sich an demselben nichts Wesentliches mehr ändern wird. In Fig. 18
Taf. 2 ist die Zeichnung eines solchen gegeben, und wir sehen da
zunächst an den mit H bezeichneten Stellen fünf Gruppen aneinander-
grenzender Gefässzellen. Fassen wir zunächst die Stellung dieser
Bündel ins Auge, so kann man hier immerhin noch sagen, dass sie
eine kreisförmige ist. Aber das Bild, wie es hier vorliegt, ist nicht
immer vorhanden; es kommen sehr häufig Fälle vor, wo einzelne
Bündel bis ins Centrum des Stammes hineingehen, und da entweder
mit centralgestellten Gefässgruppen, deren Vorkommen ja bereits
Unger erwähnt, verschmelzen oder bis zu dem Gefässbündel greifen,
das auf der entgegengesetzten Seite des Kreises zu finden ist und, sich
da mit diesem vereinigen. Ebenso können die Bündel seitliche Ver-
einigungen eingehen und es entsteht auf der einen Seite eine sehr
mächtig entwickelte Gefässgruppe von 10—15 Gefässen, während seitlich sich eine grosse Lücke in dem ideellen Gefässbündel-Kreis einstellt.

In solchen Fällen begegnet man Gruppirungen, die zur Annahme
eines Gefässbündel-Kreises einige Phantasie voraussetzen, und die es
fraglich erscheinen lassen, ob wir in Anbetracht dieser Variationen
und im Hinblick auf die geringe Entwicklung des centralen Gewebes
überhaupt noch einen Gefässring annehmen dürfen.

Was die Zahl der nebeneinander gestellten Gefässe anlangt, so
ist diese, wie schon aus Obigem hervorgeht, eine sehr variirende.

Während auf unserer Figur eine mehr gleichmässige Vertheilung derselben zu sehen ist, kommen Fälle vor, wo Bündel aus 10—15 Gefässen construirt sind, während nebenstehende deren nur 2—3 besitzen. Ebensowenig ist in der Gruppirung der einzelnen Gefässe in den Bündeln selbst etwas Gesetzmässiges zu sehen.

Meist hinter den einzelnen Bündeln, nach dem Centrum des Stammes hin, finden sich die oben erwähnten, in unserer Zeichnung mit *i* bezeichneten Intercellular-Gänge vor. Doch ist auch diese Stellung nicht durchgehendes Gesetz, denn dieselben können, wie an einem Intercellular-Gang unserer Figur zu sehen ist, auch seitlich des Bündels angebracht sein.

Was die phloemartigen Elemente anlangt, so richtet sich deren Formirung nach derjenigen der Gefässzellen. Bei ihnen erweist sich das Gesetzmässige, dass sie stets über den Bündeln nach der Peripherie des Stammes gelegen sind. Ist die Aneinander-Reihung der Gefässe eine mehr bandförmige, so folgt diese Zellform in ihrer Anordnung nach.

Das sehr schwach entwickelte centrale und das sehr unregelmässig angeordnete interfasciculare Gewebe erinnert in seiner Form noch sehr an die procambialen Elemente, aus denen es hervorgegangen und führt meist einen gelben Zellsaft.

Wenn von Dorner und Solms-Laubach für die von ihnen untersuchten Arten, unter denen sich beiläufig bemerkt *C. Epilinum* nicht vorfindet, von einem Ring von Milchsaft-Gefässen gesprochen wird, so kann ich *C. Epilinum* keinen solchen zuerkennen. In der Rinde eingebettete Milchsaft-Gefässe treten da nur sehr vereinzelt auf.

Einen die Fig. 13 ergänzenden Längs-Schnitt durch das Gefäss-System des Cuscuta-Stammes finden wir in Fig. 18 Taf. 3 gezeichnet. Aus ihm können wir Näheres über die Structur der einzelnen oben betrachteten Gewebe entnehmen.

Was zunächst die Gefäss-Zellen betrifft, so sehen wir ausser den netzförmigen und porösen Formen auch noch ein Spiralgefäss, dessen Spirale oben in die einzelnen Ringe übergeht.

Interessant ist die Verbindung der einzelnen Gefäss-Zellen untereinander. Während eine solche im normalen Falle durch Resorption der Querwände zu Stande kommt, finden wir hier, dass die Querwände noch erhalten geblieben sind, ja dass deren Poren noch als geschlossen erscheinen. Dass geschlossene Poren vorhanden, und ich beobachtete nur solche, erkennt man an den Schnitten, die das Gefäss und mit ihm die Querwand halbirt haben. Aber auch da lässt sich nicht in allen Fällen die Schliesswand des Porus optisch wahrnehmen, denn die Querwände besitzen einen verschiedenen Bau. In dieser Hinsicht lassen sich vorzugsweise zwei Arten der meist schief gestalteten Querwände unterscheiden. Entweder sind diese gleichmässig von kleinen Poren durchsetzt, — und in diesem Fall gelang es mir bei der Kleinheit der Poren nicht, festzustellen, ob noch eine Schlussmembran vorhanden, — oder es zeigt sich ein einziger grosser Porus, und alsdann ist es, wenn man diesen durchschnitten hat, deutlich wahrzunehmen, wie sich eine dünne Membran als scharf abgegrenzte Linie zwischen den beiden massiveren Stücken der Querwand hinzieht. Dass diese Schlussmembran des Porus von einer ziemlich festen Natur ist, schliesse ich daraus, dass ich sie nie durch den Schnitt zerrissen, sondern stets noch straff angespannt vorfand.

Schliesslich giebt es noch eine Combination dieser beiden Formen, nämlich die, dass die Querwand theils einen grossen Porus, theils kleinere Poren zeigt. Die letzteren finden sich aber da meist grösser vor, als in den Fällen, wo die Querwand nur kleine Poren sehen lässt, und alsdann ist es möglich, wie bei dem grossen Porus auch an den kleinen das Vorhandensein der trennenden Membran optisch zu constatiren.

Aus der Analogie zu schliessen, dürfte desshalb auch an den ganz kleinen Poren der Querwände eine Schlussmembran vorhanden sein, wenn sich solche auch nicht mehr optisch nachweisen lässt.

In unserer Figur (Fig. 14 Taf. 2) finden sich diese verschiedenen Arten der Poren der Querwände gezeichnet.

Was die die Gefässzellen begleitenden Weichbast-Stränge angeht, so stehen diese noch auf einer sehr niederen Entwicklungs-Stufe, denn zur Ausbildung wirklicher Siebröhren oder ähnlicher Formen kommen dieselben nicht. Sie repräsentiren sich uns als aus dünnwandigen, gestreckten Zellen bestehend, die hinsichtlich ihrer Querwände keine Durchbrechungen zeigen, und die auf Querschnitten, abgesehen von dem geringeren Querdurchmesser der einzelnen Zellen, sich durch eine charakteristisch weisse Färbung der Membranen auszeichnen, die an diejenige des Collenchyms erinnert.

Von irgend welchen stark verdickten Zellen, die Holz- oder Bastfasern des Gefässbündels entsprechen könnten, ist nirgends die Rede, und die Reactionen mit Fuchsin und Chlorzinkjod-Lösung weisen da mit Ausnahme der Gefässzellen nirgends welche, verholzten Theile nach.

Was endlich die von manchen Autoren beobachteten Spaltöffnungen angeht, so habe ich deren ebenfalls welche vorgefunden. Indessen sind diese so sparsam in der Epidermis vertheilt, dass sie, wenn man nicht grössere Stücke derselben untersucht, leicht übersehen werden können.

Bezüglich ihres Baues und ihrer Lage sind diese Spaltöffnungen völlig denen der höheren Gewächse entsprechend.

Suchen wir jetzt, gestützt auf die entwicklungsgeschichtlich an *C. Epilinum* erlangten Resultate, Schlüsse über die beiden Ansichten über das Gefäss-System des Cuscuta-Stammes zu ziehen, und fassen wir zunächst diejenige Ansicht ins Auge, welche einzelne nach Art der höheren Gewächse kreisförmig gestellte Gefässgruppen und mit ihnen Markgewebe und Markstrahlen annimmt.

Sehen wir selbst ab von den bedeutenden Variationen hinsichtlich der Grösse und Stellung der einzelnen Bündel, die die Annahme eines ideellen Gefässbündel-Kreises immerhin gefährdet, so tritt uns in dem Bau der einzelnen Gefässbündel eine Einfachheit entgegen, die normal sich in den Fibrovasal-Strängen der Angiospermen nicht vorfindet. Man würde allerdings bei der Annahme einzelner Fibro-vasal-Stränge einen Holz- und Basttheil unterscheiden können; jeder dieser Theile bestände aber dann nur aus einem einzigen Element, nämlich den Gefässen des Holztheils einerseits und den langgestreckten Weichbast-Strängen, die in ihrer Entwicklung nicht bis zur Bildung von Gitterzellen oder Siebröhren gelangen, anderseits. Während das Fehlen der Faserzellen des Holz- und Basttheils, das bei dem Gefässbündel der Mono- und Dikotylen häufiger zu beobachten ist, nichts gegen eine höhere Auffassung des Cuscuta-Gefässsystems beweisen würde, und die geringe Ausbildung des Phloem-Theils ebenfalls nicht ohne Analogie dasteht, sind doch die Fälle selten (niedere Wasser-pflanzen, z. B. *Aldrovanda*) und deuten auf eine sehr tief stehende anatomische Ausbildung jener Theile, wo ausser sehr rudimentären Weichbast-Lagen nur noch Gefässzellen vorhanden sind.

Was die mit einer höheren Auffassung des Cuscuta-Gefässsystems Hand in Hand gehende Annahme des Vorhandenseins von Markgewebe und Markstrahlen angeht, so begegnen wir bedenklichen Zweifeln, ob wir auf Grund der Entwicklungs-Geschichte derartige Gewebe dem Cuscuta-Stamm zuerkennen dürfen.

Bei der Entstehung der Fibrovasal-Stränge der mono- und dikotylen Pflanze bilden sich, zunächst meist in dem periblematischen Theil des Gewebekörpers procambiale Stränge, die, bei den Monokotyledonen ohne bestimmte Anordnung, bei den Dikotyledonen mehr kreisförmig gestellt sind. In diesen procambialen Elementen vollzieht sich die Umbildung in die verschiedenen Zellarten des Gefässbündels.

Mit der Entstehung der procambialen Stränge der Dikotylen ist aber eine Differenzirung des Gewebes, in das diese eingebettet sind, erfolgt. Das Grundgewebe ist in einen centralen Theil, das Mark, und einen peripherischen, die Rinde, getrennt worden, verbunden durch die interfascicular gelegenen Partien des Grundgewebes, die Markstrahlen. Letztere sind als primär im Gegensatz zu denjenigen zu bezeichnen, welche später in den Gefässbündeln selbst auftreten. Mark, Rinde und die zuerst entstandenen Markstrahlen sind daher primäre Gebilde, die direct aus dem Urmeristem des Vegetations-Punktes hervorgingen.

Wie gestaltet sich das bei *Cuscuta Epilinum?*

Hier sind keine procambialen Stränge des Periblems vorhanden, sondern nur ein einziger procambialer Strang und letzterer liegt im Plerom des Stammes. Aus diesem centralen Procambium-Strang entstehen Holz- und Basttheil der einzelnen Gefässgruppen ebenso aber auch das mehr parenchymatische centrale und interfasciculare Gewebe. Die letzteren Formen sind also nicht primärer, sondern secundärer Natur. Sie entsprechen, wie sie sich auch später ausbilden mögen, keineswegs dem Mark oder den Markstrahlen der dikotylen Gewächse, sondern gehören entwicklungsgeschichtlich zum Gefässbündel.

Mit der Ansicht eines einzigen centralen Gefäss-Systems stimmt ferner noch der Umstand überein, dass wir bei *Cuscuta* nur ein sehr schwach entwickeltes centrales Gewebe vorfinden, und dass die Abgrenzung der Gefässgruppen gegenüber dem centralen, wie interfasciculären Gewebe eine so schwache und unvollständige ist.

5

Wir werden also dahin geführt, dem Stamme von
*Cuscuta Epilinum* kein nach Art der dikotylen Gewächse
geordnetes System kreisförmig gestellter Gefässbündel,
sondern nur ein einziges, central gestelltes Gefäss-System
zuzuerkennen, ähnlich dem axilen Fibrovasal-Strang
mancher dikotylen Wasserpflanzen *(Hippuris, Aldrovandia,
Ceratophyllum* u. a.).

Ueberhaupt dürfte sich *Cusc. Epilinum* hinsichtlich des anatomischen Baues ihres Stammes den genannten Wasserpflanzen direct
zur Seite stellen lassen.

Wie die letzteren sich in ihren anatomischen Charakteren bereits
soweit von dem angiospermen Typus entfernt haben, dass sie hinsichtlich des Baues ihres Gefäss-Systems sich weit mehr den vereinfachten Formen der Gefäss-Kryptogamen nähern, so zeigt sich auch
bei *Cusc. Epilinum* ein ähnliches Verhältniss. Die Structur seines Gefäss-
Systems entspricht lange nicht mehr derjenigen der normalen dikotylen
Pflanze.

Wenn wir uns so für *Cusc. Epilinum* der Ansicht von Decaisne
anschliessen müssen, nach welcher, wie bereits oben erwähnt, das Gefäss-System von *Cuscuta* eine sehr tiefe Stellung einnimmt, so dürfte
doch anderseits noch die Frage in Erwägung zu ziehen sein, ob andere
Cuscuta-Arten sich nicht anders verhalten, und mit einem höheren
Bau des Gefäss-Systems eine höhere Stellung beanspruchen; ob die
höhere Auffassung des Gefäss-Systems, die, wie wir oben sahen, von
manchen Autoren angenommen wird, für bestimmte andere Cuscuta-
Arten ihre Berechtigung besitzt.

Daher wurden, ausser der entwicklungsgeschichtlichen Behandlung der Gefäss-Entstehung von *Cusc. Epilinum* noch eine Reihe von
Cuscuta-Arten in Bezug auf die fertigen anatomischen Verhältnisse
in das Bereich der Untersuchung gezogen. Es wurden dazu Herbarium-
Exemplare genommen, die sich zu diesem Zwecke ziemlich gut verwenden liessen und recht brauchbare Präparate lieferten. — Bezüglich
der Herstellung der letzteren will ich hier noch erwähnen, dass das
Aufquellen der Schnitte, welche nach Einschmelzen der trockenen
Stammtheile in Paraffin angefertigt wurden, durch Behandlung mit
einer concentrirten Ammoniak-Lösung geschah und dass in hartnäckigeren
Fällen das Kochen in einer solchen Lösung immer zum Ziele führte.

Diese Untersuchungen ergaben, **dass bei den verschiedenen Cuscuta-Arten bemerkenswerthe Unterschiede in dem anatomischen Bau des Stammes vorhanden sind, dass die Arten gewissermassen ein Bild der verschiedenen Entwicklungs-Stufen des Gefässbündels in seiner höheren oder niederen Ausbildung bieten.**

Ich möchte jetzt die Anatomie der von mir untersuchten Cuscuta-Arten folgen lassen und zwar in der Reihenfolge, die, soweit deren Feststellung ohne besondere Verfolgung der Entwicklungs-Geschichte überhaupt möglich, der steigenden Entwicklung des Gefässbündels etwa entsprechen dürfte.

### Cuscuta Kotschyana. Boiss.

In ihr begegnen wir derjenigen Art, bei welcher auch die fertigen Zustände keinerlei Zweifel über die Natur des Gefässbündels zulassen. In der Mitte des ziemlich bedeutend entwickelten Stammes liegen da direct aneinandergereiht 28—30 Gefässzellen, deren Gruppirung untereinander eine sehr schwach hufeisenförmige Gestalt sehen lässt. Die Hauptmasse der Gefässzellen, die aus netzförmigen und porös verdickten Formen besteht, ist central aneinandergestellt, einige wenige kleinere reihen sich seitlich an und veranlassen so die geschilderte Form. Ausser dieser Hauptgruppe liegen noch vereinzelte Gefässe zwischen dem offenen Theil der schwach hufeisenförmigen Gefässgruppe. Die Zahl dieser Gefässzellen variirt und diese selbst sind fast immer kleiner als diejenigen des inneren Theils der grösseren Gefässgruppe. Um dieses System von Gefässzellen herum, zum Theil auch zwischen dieses hinein, sind langgestreckte Zellformen gestellt, die bei ihren dünnen, weichen Membranen und der weissen Farbe der letzteren sich als Weichbast zu erkennen geben.

Der ganze centrale Gefässkörper ist von der grosszelligen Rinde ziemlich scharf abgegrenzt und nimmt im Verhältniss zu letzterer einen ziemlich kleinen Raum ein. Von irgend einem Gewebe, das dem Mark auch nur in seiner äusseren Gestalt ähnelt, ist nirgends die Rede, ebenso sind nirgends Faserzellen zu beobachten. Milchsaft-Gefässe fand ich keine vor. Nach den Reactionen mit Fuchsin sind verholzt die Gefässzellen, verkorkt die äussersten Rindenlagen. Die Rinde führt reichlich Stärke von zusammengesetzter, dreikörniger Structur.

## Cuscuta brevistyla. A. Braun.

Hier begegnen wir einem ganz ähnlichen Bau wie bei der eben betrachteten Art. Auch hier ist ein centraler Complex von aneinander gereihten Gefässzellen vorhanden, der häufig eine S-förmig gebogene Form besitzt, und in ein Gewebe von phloemartigen Zellen eingebettet erscheint. Die Zahl der Gefässzellen fand ich grösser als bei *C. Kotschyana*, sie schwankte zwischen 45—50. Die Rinde zeigte sich ebenso bedeutend entwickelt und liess keine Milchsaft-Gefässe sehen. Alles Andere stimmt vollkommen mit dem oben Gesagten überein.

## Cuscuta Arabica. Fresen.

Bei dieser Art treten bereits Abweichungen von der oben betrachteten Structur des Gefäss-Systems auf. Die aneinander gereihten Gefässzellen sind verschwunden und an ihre Stelle eine Anzahl kleinerer Gefässgruppen getreten, die indessen noch eine ganz centrale Stellung im Stamme einnehmen. Gewöhnlich sind 7 sehr unregelmässige Gruppen vorhanden, deren jede 4—9 Gefässzellen zählt. Also ein nicht unbedeutender Spielraum innerhalb der Zahl der letzteren.

Ueber jeder dieser Gefässgruppen liegen einige wenige phloemartige Zellformen, die sich durch die weisse Färbung ihrer Membranen auszeichnen. Die interfascicular gestellten Zellen nehmen in ihrer Gestalt eine mehr parenchymatische Form an, ähnlich denjenigen von *C. Epilinum*. Von einer Verdickung dieser Zellen ist nirgends etwas zu gewahren. Die ziemlich bedeutend entwickelte Rinde erweist sich in ihren äussersten Lagen als verkorkt und führt zusammengesetzte Stärkekörner.

## Cuscuta halophyta. Fries.

Diese Art besitzt eine ähnliche Structur des Gefäss-Systems wie *C. Arabica*, nur sind die sehr unregelmässig gestellten und ebenso sehr unregelmässig ausgebildeten Gefässgruppen in grösserer Anzahl vorhanden. Es finden sich deren meist 15—18 vor, und die Zahl der Gefässzellen schwankt von 2—8. Das interfasciculare Gewebe ist zum Theil markähnlich entwickelt und während die centralen Gefäss-Complexe nur sehr wenig phloemartige Formen über sich liegen haben, von denen man bei deren unregelmässiger Stellung kaum sagen kann, zu welchem Bündel sie gehören, scheint sich über den äusseren Gefässgruppen ein Ring von phloemartigen Zellformen zu

construiren, der sich von der grosszelligen Rinde scharf abhebt. Theils
in der letzteren, theils in diesem Phloem-Ring sind Milchsaft-Gefässe eingebettet, und diese anastomosiren mit einander. Faserzellen sind nirgends
zu sehen, verholzt und verkorkt erweisen sich nur die Gefässe und die
äussersten Lagen der Rinde nebst Epidermis. Ferner treten an den
einzelnen Gefässgruppen Intercellular-Gänge auf.

### Cuscuta Epithymum. L. (minor DC.)

Die einzelnen Gefässgruppen besitzen hier eine regelmässigere
Stellung im Stamme und es können Präparate vorkommen, wo diese
als eine fast kreisförmige erscheint und nur wenige central gestellte
Bündel vorhanden sind. Diese Regelmässigkeit ist aber nur eine scheinbare, denn in der Mehrzahl der Fälle sind ziemlich viele solcher
central gestellten Gefässgruppen vorhanden, und die kreisförmige Anordnung der Bündel erweist sich als eine mehr verwischte. Immerhin
ist eine grössere Regelmässigkeit in Bau und Anordnung der Gefässgruppen gegenüber den Arten *Arabica* und *halophyta* nicht zu verkennen. Die Zahl der Gefässgruppen und deren Gefässzellen ist eine
variirende, gewöhnlich sind 4—6 Bündel mit 6—8 Gefässzellen vorhanden. Ueber jedem Bündel treten nach der Peripherie des Stammes
hin phloemartige Zellen auf, und die interfascicularen Zellen werden
grösser und dem Rinden-Parenchym ähnlicher. Intercellular-Gänge sind
an einzelnen Gefässgruppen vorhanden und Milchsaft-Gefässe treten,
wenn auch vereinzelt, in der Rinde auf.

### Cuscuta Europaea. L. (major DC.)

In ihrem anatomischen Bau der *C. Epithymum* sehr ähnlich, besitzt
diese Art 8—10 Gefässgruppen mit je 8—12 Gefässzellen. In der
Rinde sind mehr Milchsaft-Gefässe eingebettet. Die einzelnen Weichbast-Stränge über jedem Bündel erweisen sich als etwas bedeutender
entwickelt. Ausser den netzförmig und porös verdickten Gefässzellen
des älteren Bündels fand ich auch einige ring- und spiralförmig verdickte Formen vor. Alles andere stimmt mit der zuletzt betrachteten
Cuscuta-Art überein.

### Cuscuta Chilensis. Nutt.

Bei ihr nimmt das ganze Gefäss-System im Stamm ein grösseres
Verhältniss an, es ist im Vergleich zu der Rinde bedeutender entwickelt,

als bei den oben betrachteten Formen. Die Stellung der einzelnen
Gefässgruppen im Stamm erscheint noch als eine recht unregelmässige.
Milchsaft-Gefässe treten in der Rinde seltener auf, und es dürfte noch
zu erwähnen sein, dass die phloemartigen Elemente relativ sehr gering
entwickelt sind und auf den einzelnen Gefässgruppen deren nur wenige
liegen.  Das interfasciculare und centrale Gewebe, in das die einzelnen
Gefässgruppen zerstreut eingebettet liegen, erweist sich in seiner Gestalt der Zellen als dem Rinden-Parenchym ähnlich, nur sind seine
Zellformen mehr in die Länge gestreckt als jene.  Faserzellen sind
ebensowenig wie bei den anderen betrachteten Arten vorhanden.

### Cuscuta Gronovii.  Willd.

Der zuletzt betrachteten Art sehr ähnlich.  Wir begegnen da im
Innern des ziemlich bedeutend entwickelten Stammes 14—16 zerstreut
liegenden Gefässgruppen mit je 6—8 Gefässzellen.  Das Gewebe, in
das jene eingebettet, ist ebenfalls mehr parenchymatischer Natur, die einzelnen Gefässgruppen sind ebenfalls mit nur wenigen phloemartigen Zellformen versehen.  Milchsaft-Gefässe sind dagegen in der ziemlich stark
verkorkten Rinde häufiger vorhanden, und es treten in dieser auch
nicht selten Harzgänge auf.  Eigenthümlich ist ferner noch das Vorhandensein grösserer Luftgänge in der Rinde, an der Stelle, wo diese
dem Gefäss-System angrenzt, die aus dem Zerreissen von Zellen und
der Resorption deren Wände hervorgegangen sind, und noch die Reste
dieser Membranen sehen lassen.

### Cuscuta rostrata.  Schuttl.

Diese Art schliesst sich sehr eng an *Cusc. Gronovii* an.  In dem
Stamme sind etwa 10—12 sehr zerstreut liegende Bündel mit 6—12
Gefässzellen vorhanden.  Die Phloem-Partien über jedem Bündel sind
etwas reichlicher entwickelt, besonders bei den mehr peripherisch gestellten
Gefässgruppen.  Milchsaft-Gefässe sah ich dagegen weniger häufig und
mehr vereinzelt auftreten.  In der grosszelligen Rinde finden sich
ebenfalls Harzgänge vor.

### Cuscuta Africana.  Willd.

Waren bei den zuletzt betrachteten Arten die einzelnen Gefässgruppen noch sehr unregelmässig im centralen Gewebe des Stammes

vertheilt, so giebt sich bei *C. Africana* eine grössere Regelmässigkeit in der Anordnung zu erkennen. Obwohl hier ebenfalls noch centrale Gefässgruppen vorkommen, so sind diese doch seltener, und die peripherischen Stränge erweisen sich als mehr in einen Kreis gestellt. Ferner tritt eine bedeutendere Entwicklung des Phloem-Theils über jedem Bündel an den Tag, der, wenn dessen Elemente auch immer noch aus langgestreckten Zellformen ohne jede Andeutung von Gitterzellen oder Siebröhren sind, und nie an ein fortbildungsfähiges Cambium grenzen, sich doch von den seither betrachteten Arten durch die grössere Menge der Zellen selbst auszeichnet. Die Zahl der Gefässgruppen beträgt 6—8 mit etwa ebensoviel Gefässzellen. Die endogen gestellten Gefässgruppen sind dagegen, wo sie vorkommen, schwächer ausgebildet. Centrales wie interfasciculares Gewebe lassen wieder die schon mehrfach erwähnte Aehnlichkeit mit Markgewebe und Markstrahlen sehen, und die Zellen des interfascicularen Gewebes sind dünnwandig. Milchsaft-Gefässe konnte ich hier nicht auffinden.

### Cuscuta Americana. L.

Bei ihr finden sich ähnliche anatomische Verhältnisse wie bei *Cuscuta Africana*. Auch hier die mehr gleichmässig kreisförmige Stellung bei weniger endogen gestellten Gefässgruppen und bedeutenderer Ausbildung des Phloem-Theils einer jeden derselben. Milchsaft-Gefässe fand ich hier ebenfalls nicht. Bei den ziemlich gleichmässig entwickelten 6—8 Gefässgruppen des Stammes mit je 7—9 Gefässzellen mit porösnetz-, zuweilen auch ring- und spiralförmiger Verdickung ist ebensowenig wie bei den seither betrachteten Arten eine scharfe Abgrenzung gegen centrales wie interfasciculares Gewebe zu gewahren. Ebenso fehlt jedes fortbildungsfähige Cambium.

### Cuscuta monogyna. Vahl. (C. lupuliformis. Krocker.)

Haben wir in den seither betrachteten Formen nur, hinsichtlich der Ausbildung, relativ tiefstehende Gefässbündel kennen gelernt, so tritt uns bei *Cuscuta monogyna* eine sehr vollendete Form der Fibrovasal-Stränge entgegen; eine Form, zu der, von den bisher betrachteten Arten ausgegangen, die directen Uebergänge, wenigstens was die bis jetzt untersuchten Arten anlangt, fehlen.

Betrachten wir einen genügend dünnen Querschnitt dieser Cuscuta-Art, so fällt uns zunächst in's Auge, dass hier ein wirklicher Holzring vorhanden ist. Während bei allen obigen Cuscuta-Arten die interfascicular gelegenen Gewebe-Partien dünnwandige Zellen besitzen, sind hier diese Zellen schwach verdickt und erscheinen auf dem Längsschnitt als Zellformen mit schwach schräg gestellten Querwänden und poröser Verdickung der Membranen. In diesem Holzring, der ein deutlich entwickeltes Mark einschliesst, liegen die einzelnen Gefässbündel, und zwar sind deren 18—20 an der Zahl. Das einzelne Bündel ist zusammengesetzt aus 8 bis 10 Gefässzellen, die nach der Mitte des Stammes hin zu liegen kommen, und einem ziemlich bedeutend entwickelten Weichbast-Strang, der über die Gefässzellen, nach der Peripherie des Stammes hin, gestellt ist. Zwischen beiden Elementen befindet sich, was seither bei keiner der betrachteten Cuscuta-Arten gewahrt werden konnte, ein fortbildungsfähiges Cambium, und die von diesem zuletzt abgetheilten Zellen des Holz- oder Basttheils des Gefässbündels lassen noch deutlich die Theilungsrichtung der Cambium-Zellen wahrnehmen.

Ausser diesen Verschiedenheiten, die *Cusc. monogyna* die höchste Stellung unter den Cuscuta-Arten geben, zeigen sich bei ihr auch noch die ersten ächten Faserzellen. Diese sind einzeln in dem primären Bast vertheilt, aber nicht in grösserer Zahl vorhanden.

Was die tracheidalen Zellen des interfascicularen Gewebes betrifft, so besitzen diese kein fortbildungsfähiges Cambium. Sie scheinen aus procambialem Gewebe hervorgegangen zu sein, und da diese interfasciculare Schicht nicht im Stande ist, neue Zellen anzulegen, da ein interfasciculares Cambium fehlt, so werden durch das fernere Wachsthum der Gefässbündel die über diesem Holzring gelegenen parenchymatischen Zellen, soweit sie zwischen dem Basttheile der einzelnen Gefässbündel gelegen sind, radial gedehnt und erhalten so eine den Zellen der Markstrahlen ähnliche Form. Zu Theilungen scheint es in diesen Zellen nicht zu kommen, da das Wachsthum der Gefässbündel, eventuell die Verdickung des Stammes keine allzubedeutende ist und wohl bald sistirt wird.

Was das Markgewebe angeht, so ist dasselbe im Hinblick auf dasjenige der früher betrachteten Cuscuta-Arten sehr viel bedeutender entwickelt und macht etwa den vierten Theil des ganzen Stammes aus.

Seine Zellen sind, was bei anderen Gewächsen ziemlich selten vorkommt, sehr schön ausgebildete Collenchym-Zellen. Von endogenen Gefässbündeln, die in dieses Markgewebe gestellt wären, habe ich nie etwas wahrgenommen.

Das Rindengewebe besteht aus ziemlich grossen Parenchym-Zellen, die reichlich mit zusammengesetzten Stärkekörnern angefüllt sind. Milchsaft-Gefässe kommen hier ebenfalls vor, wenn auch nicht so reichlich, wie bei manchen andern der oben betrachteten Cuscuta-Arten. Sie gehen nicht selten bis in die Weichbast-Stränge hinein und anastomosiren mit solchen Milchsaft-Gefässen, die in diesen verlaufen.

Ein sehr instructives Bild über die anatomischen Details liefert noch die Reaction mit Fuchsinlösung. Gefärbt werden durch sie die Gefässzellen, die tracheidalen Formen, die wenigen Bastfasern, die sonst leicht übersehen werden können, und die Aussenwände der Epidermis-Zellen nebst der Cuticula. Hinsichtlich des Baues der einzelnen Gefässzellen zeigen passend geführte Längsschnitte, dass sowohl spirnlige und ringförmige, wie leisten- und netzförmige Formen vorhanden sind. Die ersteren liegen ebenfalls wieder central den einzelnen Gefässbündeln, und sind nicht so häufig vorhanden. Die Poren der Querwände der Gefässzellen entsprechen, soweit ich es untersucht habe, der für diese Dinge oben für *Cuscuta Epilinum* gegebenen ausführlichen Erklärung, die zu wiederholen ich hier unterlassen möchte.

Die Zellen des Weichbast-Stranges sind langgestreckte Zellformen, in denen eigentliche Gitterzellen oder Siebröhren fehlen. An Stelle der letzteren scheinen aber ähnliche Formen getreten zu sein, die wie jene wohl die bauchige Anschwellung der Längswände, an der Stelle, wo die Querwände angelegt sind, sehen lassen, ohne dass diese letzteren siebförmig durchbrochen wären. Der Inhalt dieser Zellformen ist, wie bei den ächten Siebröhren, ein schleimig gelatinöser.

Es möge mit der Betrachtung der anatomischen Verhältnisse dieser höchst gestellten Cuscuta-Art die Gesammt-Anatomie des Cuscuta-Stammes geschlossen sein. Ich bedauere, dass es mir nicht möglich war, gerade von *Cuscuta monogyna* Samen zu erlangen, um diese Art cultiviren zu können, die bei Verfolgung der Entwicklungs-Geschichte wohl noch interessante Einzelheiten hätte abgeben können.

Werfen wir auf die eben erörterten anatomischen Verhältnisse des Cuscuta-Stammes einen Blick zurück, so ergiebt sich, dass wir im

grossen Ganzen dreierlei verschiedene Entwicklungs-Stufen
des Fibrovasal-Systems unter den betrachteten Cuscuta-
Arten gefunden haben. Der ersten, niedersten dieser Entwicklungs-
stufen gehören die Arten *Cusc. Kotschyana* und *brevistyla* an. Beiden
ist charakteristisch, dass sie ohne jede Andeutung eines
Markgewebes ein Gefässbündel haben, dessen axile Natur,
selbst nach den fertigen anatomischen Verhältnissen zu
urtheilen, nicht bestritten werden kann.

Anders verhält sich die Sache bei den für die zweite Stufe zu
betrachtenden Arten. Hier ist das völlig axile Gefäss-System
geschwunden; es sind an seine Stelle eine Anzahl Gefässgruppen getreten, deren jede einen kleineren oder grösseren
Weichbast-Strang besitzt. Die einzelnen Stränge, obwohl
im Vergleich zu dem übrigen Theil des Stammes ziemlich
central gestellt, sind theils sehr unregelmässig, theils
regelmässig kreisförmig in ein Gewebe eingebettet, das,
nach den fertigen Zuständen zu urtheilen, als Markgewebe
aufgefasst werden könnte. Dass aber eine solche Auffassung eine
falsche, lehrt die oben gegebene Entwicklungsgeschichte von *Cuscuta
Epilinum*, eine Art, die hinsichtlich des fertigen anatomischen Baues
zu dieser zweiten Gruppe gestellt werden muss. Wir fanden da, dass
das scheinbare Mark ebenso dem centralen Procambium-Strang sein
Entstehen verdankt, wie die Gefässzellen und die Weichbast-Stränge.
Wir sind für *C. Epilinum* zu der Annahme gelangt, dass nur ein einziges, axil gestelltes, stammeigenes Fibrovasal-System vorhanden ist.
Es liegt daher nahe, nach der Aehnlichkeit, die der anatomische
Bau von *Cusc. Epilinum* in fertigen Zuständen mit denjenigen
der hier betrachteten Arten der zweiten Entwicklungsstufe des Gefäss-
Systems besitzt, für die letzteren ein ähnliches Verhältniss anzunehmen, und auch ihnen nur ein einziges axiles Gefäss-System
zuzuerkennen. Wenn ein solcher Schluss auch streng genommen
noch der entwicklungsgeschichtlichen Bestätigung für jene Arten be-
dürfte, so erscheint doch jene Hypothese, die aus der Analogie der
fertigen anatomischen Details hervorgegangen ist, vorläufig wahrscheinlich und besitzt eine gewisse Berechtigung.

Ausser *Cusc. Epilinum* gehören hierher die Arten *Arabica, halophyta, Epithymum, Europaea, Chilensis, Gronovii, rostrata, Africana* und

*Americana*, also die meisten der von uns besprochenen Arten. Für diese dürfte noch zu bemerken sein, dass die Entwicklung des Gefäss-Systems bei den Arten *rostrata*, *Chilensis*, *Gronovii*, *Africana* und *Americana* im Vergleich zu den anderen Arten eine bedeutendere ist, dass die Rinde im Verhältniss zu diesem eine geringere Ausbildung im Stamme besitzt. Ferner, dass sich bei *Cusc. Africana* und *Americana* eine grössere Regelmässigkeit in Stellung und Bau der einzelnen Gefässgruppen nicht verkennen lässt, die mehr an das Gefäss-System der dikotylen Pflanze erinnert.

Was endlich die dritte, nur durch eine einzige Art, *Cuscuta monogyna*, vertretene Entwicklungs-Stufe des Gefäss-Systems angeht, so zeigt diese den der höheren dicotylen Pflanze völlig entsprechenden Bau der Gefässbündel, einen Bau, den sämmtliche Cuscuta-Arten ihrer systematischen Stellung nach besitzen sollten. Wir finden bei ihr einen wenn auch nicht sehr ausgebildeten Holzring, und in diesen eingebettet die durch wirkliches Cambium fortbildungsfähigen Gefässbündel; ferner höhere Entwicklung des Phloem-Theils desselben unter Vorhandensein ächter Bastfaser-Zellen. Endlich ein ächtes, ziemlich bedeutend entwickeltes Markgewebe. — Während wir uns bei den unter 2. betrachteten Cuscuta-Arten der Ansicht zuneigen müssen, immer noch einen einzigen axilen Fibrovasal-Strang vor uns zu haben, wenn auch fertige Zustände theilweise für die gegentheilige Ansicht zu sprechen schienen, ist bei *Cuscuta monogyna* die normale Entstehung der einzelnen peripherischen Gefässbündel auch ohne Entwicklungs-Geschichte nicht in Frage zu stellen, ebenso wie das bei *Cusc. Kotschyana* und *brevistyla* hinsichtlich der centralen Entstehung eines einzigen Bündels der Fall ist.

Ob bei den Arten *C. Africana* und *Americana* hinsichtlich des Entstehens des Procambiums am Vegetations-Punkte Uebergangsstufen zu *Cusc. monogyna* vorhanden sind, und ein einziger centraler Procambium-Strang oder deren mehrere peripherisch gestellte sich bilden, das sind Fragen, die nur die Entwicklungsgeschichte zu lösen im Stande ist, die ich nicht bearbeiten konnte, weil mir nur Herbarium-Exemplare zur Verfügung standen. Ich kann hier nur wiederholen, dass das Urmeristem des Vegetations-Punktes von *Cuscuta Epilinum* keine peripherischen, sondern einen central gestellten Procambium-Strang absondert, und auf die Analogie des fertigen anatomischen Baues jener

Art mit denjenigen der unter 2. betrachteten grösseren Reihe von
Cuscuta-Arten hinweisen. Das interessanteste der anatomischen Untersuchung des Cuscuta-Stammes liegt aber darin, dass innerhalb
einer und derselben Pflanzengattung eine so heterogene
Ausbildung des wichtigsten Theiles desselben, des Gefäss-
Systems, vorkommt, dass das letztere von einer relativ
niederen bis zu seiner höchsten Entwicklung dabei vorhanden ist.

Werfen wir noch einen Blick zurück auf die oben citirten Arbeiten
über den Gegenstand, der uns in diesem Kapitel beschäftigt hat, und
besonders auf die in dieser Richtung ausführlichere Untersuchung
Chatins, so ist nicht zu verkennen, dass der genannte Forscher, mit
Ausnahme von C. monogyna, seinen sämmtlichen Zeichnungen der Gefässgruppen eine zu regelmässige Stellung zuertheilt hat. Bei sämmtlichen derselben ist auch nicht ein einziges Mal ein endogener Gefäss-
Strang vorhanden, wie ihn seiner Zeit schon Unger beobachtete. Wir
erhalten durch Chatin nur ein Bild der regelmässiger oder unregelmässiger ausgebildeten Gefäss-Gruppen und der Anzahl der Gefäss-
Zellen, die jene zusammensetzen. Ich kann nach meinen Untersuchungen
einer derartigen regelmässigen oder unregelmässigen Ausbildung der
einzelnen Gefäss-Gruppen für die allermeisten Cuscuta-Arten keine allzu
bedeutende Tragweite einräumen, denn es kommen da solche Variationen
vor, dass mehr Ausnahmen wie Regeln aufgestellt werden müssten.
Wenn ich daher oben Zahlen angab, so sind diese nicht als absolut
maassgebend zu betrachten, ihre Anführung geschah nur, um einige
Anhaltspunkte zu geben. Ich sehe daher von einer Vergleichung der
Chatin'schen Angaben in dieser Hinsicht, wo sich solche mit den von
mir untersuchten Arten als nicht übereinstimmend erweisen, ab, da
hierauf kein grösseres Gewicht zu legen ist.

Dagegen möchte ich erwähnen, dass Chatin, mit Ausnahme von
Cusc. monogyna, bei seinen Zeichnungen der sämmtlichen anderen
Cuscuta-Arten das Vorhandensein von Weichbast-Strängen übersehen
hat. Es finden sich da nur die Gefässzellen in ein parenchymartiges
Gewebe eingebettet vor. Was das interfasciculare Gewebe angeht,
so hat Chatin den Arten Europaea und Americana ein solches mit
schwach verdickten Zellformen zuertheilt, und bei Cusc. Americana
zwischen die Gefässzellen der einzelnen Gruppen noch etwas stärker

verdickte Zellformen eingezeichnet. Ich muss gestehen, dass ich bei meinen Präparaten dieser Cuscuta-Arten weder die einen noch die andern dieser verdickten Zellformen gefunden habe.

Das Bild endlich, das Chatin von *Cusc. monogyna* giebt, entspricht, mit Ausnahme des Fehlens des fortbildungsfähigen Cambiums, so ziemlich der von mir über diese Cuscuta-Art oben gegebene Schilderung.

Eine weitere Erörterung dieser Dinge, besonders eine Besprechung aller über diesen Gegenstand noch von anderen Autoren gemachten Angaben, wie sie oben kurz referirt wurden, würde zu weit führen und dürfte im Hinblick auf das bereits Gesagte als überflüssig erscheinen.

Wenn wir im vorhergehenden Kapitel gesehen haben, dass die Cuscuta-Wurzel bei einem so relativ einfachen Bau ein Zurückgehen von einer höheren zu einer niederen Form sehen lässt, so tritt bei der Anatomie des Stammes von Cuscuta ein ähnliches, noch deutlicheres Verhältniss hervor. Denn während bei der Cuscuta-Wurzel, im Allgemeinen betrachtet, nur die eine niedere Form vorhanden ist, bei welcher jenes Organ, aus Zellreihen zusammengesetzt, die an dem Scheitel der Wurzel frei münden, während der kurzen Dauer seiner Existenz durch die Scheitel-Zellen jener Reihen wächst und eine höhere Structur nach Art der phanerogamen Wurzel an keiner der von mir untersuchten Arten aufgefunden wurde, ist das bei dem Cuscuta-Stamme anders. Hier lassen sich noch eine Reihe von Entwicklungs-Phasen, vorzugsweise in dem Bau des Gefäss-Systems, nachweisen, und die höchst entwickelte Art *Cuscuta monogyna* stimmt sogar noch hinsichtlich des Baues ihres Fibrovasal-Systems völlig mit dem derjenigen grossen Pflanzen-Gruppe überein, der *Cuscuta* systematisch angehört.

Allerdings darf hier nicht übersehen werden, dass die hinsichtlich der Stamm-Anatomie untersuchte Zahl der Cuscuta-Arten eine viel bedeutendere war, als diejenige, welche mir zur Erforschung der anatomischen Verhältnisse der Wurzel zur Verfügung standen, und es wäre möglich, dass sich hinsichtlich der letzteren bei etwaigen ferneren Arbeiten über diesen Gegenstand ebenfalls noch Uebergangsstufen auffinden liessen. Besonders wäre hier das Verhalten von *Cuscuta monogyna* interessant, von der mir, wie gesagt, leider keine Samen zur Verfügung standen.

Im Allgemeinen kann hinsichtlich der Anatomie des Cuscuta-Stammes das wiederholt werden, was schon im vorigen Kapitel über die Cuscuta-Wurzel gesagt wurde, nämlich, dass jener ebenfalls keine so hohe Organisation fordert, und bei wahrscheinlich vereinfachten physiologischen Functionen zu grösserer Einfachheit der Formen zurückgekehrt ist, welche mit seinen physiologischen Anforderungen in möglichster Uebereinstimmung stehen.

## 5. Bau und Verzweigungs-Verhältnisse des Vegetations-Punktes.

Da in dem vorhergehenden Kapitel auf den anatomischen Bau des Vegetations-Punktes des Stammes von Cuscuta keine Rücksicht genommen wurde, so ist es jetzt unsere Aufgabe, diesen etwas näher in's Auge zu fassen und zu sehen, ob, im Hinblick auf die Abnormitäten, die sich in der Structur des Scheitels der Wurzel geltend gemacht haben, auch der Vegetations-Punkt des Stammes ein ähnliches Verhalten zeigt.

Zur Orientirung über diese Verhältnisse dienen zarte Längsschnitte, die man sich aus der Stammspitze des jungen Keimlings, nachdem dieser in die Schmelzmasse eingelegt wurde, anfertigt. Ferner hat man ausser den betreffenden Präparaten von Keimpflanzen auch passende Schnitte des Vegetations-Punktes älterer Stammtheile zu berücksichtigen, die durch ihre bedeutendere Grösse sich ohnehin leichter anfertigen lassen. ·

Betrachtet man nun einen geeigneten Längsschnitt durch den Vegetations-Punkt des jungen, eben aus dem Samen getretenen Cuscuta-Stammes, und das möge der Einfachheit halber ein solcher sein, der von einer Cuscuta-Art angefertigt wurde, deren Embryo ohne Blatt-Organe ist, wie z. B. *Cuscuta Epilinum*, so ergiebt sich, **dass der Bau desselben ein dem normalen dicotylen Typus völlig entsprechender ist.** Dass die Abnormitäten des Vegetations-Punktes der Wurzel, — wenn wir von den kleinen Unregelmässigkeiten, wie die oben angeführten tangentialen Theilungen in der Epidermis, die in den ersten Keimentwicklungs-Stadien vorzukommen pflegen, absehen, — keine Analogie in demjenigen des Stammes finden.

In Fig. 15 Taf. 3 liegt die Abbildung eines Längschnittes durch den Vegetations-Punkt des Stammes von *C. Epilinum* vor, welch letzterer, etwa seit zwei Tagen aus dem Samen getreten, bereits die Anlage von

Blättern sehen lässt. Ferner geht der völlig normale Bau deutlich aus dieser Abbildung hervor. Die scharf ausgeprägte Epidermis des Stammes überzieht an dessen Scheitel die aus zwei Lagen bestehenden Reihen von Initial-Zellen des Periblems, welche die constante radiale Theilung zeigen, und deren Segment-Zellen durch Theilungen parallel der Axe neue Vegetations-Curven anlegen.

Das Plerom endlich läuft in eine aus unregelmässig gestellten Zellen bestehende Initial-Gruppe aus, welche sich völlig inconstant theilt, und deren Segmente erst weiter unten im Stamm die reihenförmige Anordnung der Zellen sehen lassen.

Dasselbe Bild geben die Präparate der Vegetations-Punkte der Zweige älterer Pflanzen; diese Verhältnisse sind da wegen der bedeutenderen Grösse des Organs noch deutlicher zu sehen.

Während wir so dem Cuscuta-Stamm einen den dikotylen Gewächsen entsprechenden Bau und damit auch eine diesen entsprechende Wachsthumsweise zuerkennen müssen, ist es die Art und Weise der Verzweigung und Blattbildung, die in mancher Hinsicht nicht mit derjenigen der höheren dikotylen Pflanze übereinstimmt. Das giebt sich schon aus dem Bau des Embryo in dem Zustand, wie er sich im reifen Samen vorfindet, zu erkennen.

Während, wie schon oben erwähnt wurde, ältere Autoren wie Linné[1], Gaan[2] und Mirbel[3] berichten, dass der Embryo der Cotyledonen entbehre, ist es Schleiden[4], der zuerst dessen rudimentäre Blatt-Organe fand und zeigte, dass diese an einzelnen Cuscuta-Arten vorhanden sind, während sie bei anderen fehlen. Er fand diese Blatt-Organe zuerst an dem Embryo von *Cuscuta monogyna*, und indem er mit Recht glaubte, dass diese Art nicht die einzige sei, bei der Blätter vorhanden, erwähnt er das Fehlen solcher bei *Cusc. Americana, arvensis, congesta, Epilinum, Epithymum, Europaea, nitida* und *umbrosa*. Uloth[5] vervollständigte das, indem er ausser der Bestätigung der Angaben Schleidens an den von ihm untersuchten Arten nachwies, dass an den Arten

---

[1] Linné a. a. O. pag. 139.
[2] Gaan a. a. O. pag. 16.
[3] Mirbel a. a. O. pag. 54.
[4] Schleiden a. a. O. pag. 176. (III. Aufl.)
[5] Uloth a. a. O. pag. 262.

*Cephalanthi Chilensis, vulgivaga* und *compacta* Blätter an dem Embryo vorhanden sind.

Ferner dürfte hier noch anzuführen sein, dass Schacht[1]) erwähnt, *C. Epilinum*, — eine Art, die gewöhnlich ohne Blattanlage ist, — besitze an dem Scheitel des embryonalen Stammes Andeutungen von Blatt-Organen. Diese Ansicht theilt Uloth[2]) nicht, und erkennt dem Stamme von *Cusc. Epilinum* eine völlig glatte Stammspitze zu. Uloth neigt sich zu der Ansicht, dass die Arten sich in dieser Hinsicht constant verhalten, und entweder in dem reifen Samen einen Embryo mit oder völlig ohne Blätter besitzen.

Ich kann die Ansicht einer derartigen Constanz nicht theilen, denn ich glaube die Entwicklung dieser Blatt-Organe von einer geringeren oder bedeutenderen Entwicklung des Embryo im Samen abhängig machen zu müssen.

Wenn dabei auch bei einer und derselben Cuscuta-Art der Ausbildung des jungen Individuums im Samen bestimmte Grenzen gestellt sind, so erweisen sich diese immerhin noch als weit genug, dass bei einer Cuscuta-Art, deren Embryo sonst keine rudimentären Blätter besitzt, recht gut Fälle vorkommen können, bei denen das junge Individuum schon im Samen durch eine Erhöhung am Scheitel der Plumula die erste Andeutung eines Blattes erfahren hat. Ich muss in dieser Hinsicht die Schacht'schen Angaben insoweit bestätigen, als ich sowohl bei *C. Epilinum* als auch bei *C. Europaea* derartige Fälle vorfand. Anderseits hat aber auch Uloth Recht, denn in der Mehrzahl der Fälle fehlt an dem embryonalen Stamme von *C. Epilinum* u. a. jede Andeutung eines Blattes.

Ebenso schwankt auch die relative Ausbildung der einzelnen Blätter des Embryo derjenigen Arten, an deren Embryo sich stets Blattbildungen wahrnehmen lassen, wie z. B. bei *Cuscuta Cephalanthi* und anderen. Auch hier begegnet man einer bedeutenderen oder geringeren Entwicklung des jungen Individuums innerhalb bestimmter Grenzen.

---

[1]) Schacht. Lehrbuch der Anatomie und Physiologie II. pag. 450.
„        Beiträge etc. pag. 168.
[2]) Uloth a. a. O. pag. 263.

Nach allen Beobachtungen stimmen in Bezug auf Stellung und Ausbildung der Blätter des Embryo diese Verhältnisse ganz mit denen überein, die sich hinsichtlich der Blattbildung und Verzweigung an allen Vegetations-Punkten älterer oder jüngerer Cuscuta-Pflanzen fortwährend beobachten lassen. Mit dem Studium der letzteren erlangen wir auch das Verständniss der fertigen Zustände des Embryo, wie er sich in dem reifen Samen vorfindet.

Wenden wir uns zunächst zu dem letzteren, so lässt sich beobachten, dass der Embryo der Arten, die regulär Blätter besitzen, deren meistens zwei hat. Davon findet sich das eine, erste etwas abstehend von dem Vegetations-Punkt an tieferen Stellen des Stammes, während das zweite, jüngere mehr in die Nähe des Scheitels des Stammes gestellt ist. Je nachdem dieses letztere höher oder tiefer gestellt ist, oder mit anderen Worten, je nachdem der Embryo sich mehr oder minder im Samen entwickelt hat, kommt zu diesen zwei Blättern noch die Anlage eines dritten. Aber auch nur die Anlage eines solchen, denn weiter als zu einer kleinen Erhöhung der Epidermis gelangt diese Bildung in dem Samen nicht.

Die Vertheilung dieser Blätter an der Axe, der sie ansitzen, ist eine spiralige. Das schuppenförmige Blatt umfasst, ohne jeden Blattstiel, mit seiner breiten Basis etwa die Hälfte des Stammes, und läuft von da in die Blattspitze aus.

Sowohl in der Entwicklung, wie in der Ausbildung dieser ersten embryonalen Blätter liegt ein Unterschied gegenüber den Kotyledonar-Blättern des normalen dikotylen Embryo.

Während bei der Anlage des letzteren an dem Plumula-Ende der primären Axe eine sehr bedeutende Ausbildung der beiden gegenständigen ersten Blätter der Kotyledonen stattgefunden, und die zwischen diesen liegende Stamm-Knospe nur eine sehr geringe Entwicklung erlangt hat und fast nur der Anlage nach vorhanden ist, verhält sich die Sache bei *Cuscuta* gerade umgekehrt. Alles geht da auf den Bau des Axen-Organs aus, und während es hier der Vegetations-Punkt des Stammes ist, der eine relativ bedeutende Ausbildung zeigt, ist diejenige der ersten Blätter ganz in den Hintergrund getreten. Letztere stehen ferner nicht gegenständig, sondern sind spiralig am Stamm vertheilt, und entsprechen in ihrem Stellungs-Verhältniss dem der später ausserhalb des Samens entstehenden Blätter.

6

Das letztere ist bei den Kotyledonen des normalen dikotylen Embryo ebenfalls nicht der Fall; diese sind immer gegenständig und unabhängig von der Blattstellung der späteren Blätter, wenn wir von den Ausnahmefällen bei den Dikotylen absehen, in denen überhaupt nur ein Kotyledon vorhanden (*Corydalis, Cyclamen, Carum Bulbocastanum*).

Schliesslich kommt es bei den ersten Blättern des Embryo der dikotylen Gewächse nicht vor, dass diese wie bei *Cuscuta* eine ungleichmässige, successive Ausbildung erlangen, oder dass sich gar noch die Anlage eines dritten Blattes sehen lässt.

Alle diese Umstände müssen uns veranlassen, an dem Embryo der *Cuscuteen* keine Kotyledonen im eigentlichen Sinne des Wortes anzunehmen. Hierfür spricht noch der Umstand. dass *Cuscuta* überhaupt keine andern als Niederblätter bildet und damit ganz entsprechend keinen Gegensatz zwischen Kotyledonen und Laubblättern gewahren lässt.

Ist die Ausbildung des Embryo im Samen eine tieferstehende, wie bei den Arten *Epilinum* und *Europaea* u. a., so zeigt sich ohne jede Kotyledonar-Bildung höchstens die Anlage eines sich später weiter entwickelnden Blattes. Bei einer bedeutenderen Entwicklung des Embryo dagegen, wie bei *Cusc. Cephalanthi* u. a. sind ebensowenig eigentliche Kotyledonen vorhanden und die Blattbildung, die sich bei den ersteren Arten ausserhalb des Samens vollzieht, geschieht hier noch innerhalb der embryonalen Wachsthums-Periode.

Scharfe Abgrenzungen zwischen diesen beiden äussersten Entwicklungs-Phasen der sich so gegenüberstehenden Arten der *Cuscuteen* sind, wie aus Obigem hervorgeht, nicht vorhanden. Beide haben das Gemeinsame, dass an Stelle der eigentlichen kotyledonaren Bildungen der dikotylen Pflanze eine bevorzugte Entwicklung des Stammes getreten ist, welche es möglich gemacht hat, dass die Art der Blattentwicklung, die sonst erst ausserhalb des Samens zu erfolgen pflegt, mehr oder weniger ins Bereich der embryonalen Bildungen gezogen worden ist.

Wenden wir uns jetzt von den fertigen embryonalen Zuständen denen zu, welche sich durch die Beobachtung der Blattbildung und Verzweigung am Vegetations-Punkt des Stammes und dessen Zweigen

ergeben, und verfolgen wir fortlaufend diese Bildungen von dem
Stadium an, wo die junge Pflanze aus dem Samen heraustritt. Als
Gegenstand sei *Cusc. Epilinum* gewählt, deren Embryo gewöhnlich
im Samen weder Blätter, noch Blattandeutungen besitzt, an dem sich
also diese Bildungen am leichtesten von Anfang an studiren lassen.

Nachdem das Plumula-Ende den Samen verlassen, zeigt sich gewöhnlich eine kleine Erhöhung an der einen Seite des Vegetations-
Punktes des Stammes, in der wir die erste Blatt-Anlage zu sehen
haben. Bald darauf entsteht an der — da die Blätter eine spiralige
Anordnung erhalten — nicht völlig entgegengesetzten Seite eine zweite
Anschwellung, während die erste etwas tiefer an dem Vegetations-Punkt
hinabrückt und sich weiter entwickelt. Unterdessen gewahrt man aber
auch in der Achsel der ersten Bildung eine Aufbauchung, die sich zum
ersten Seitenspross entwickelt, und kurz nach deren Entstehung erscheint auch eine analoge Auftreibung in der Achsel des zweiten Blatts.

Sämmtliche Verzweigungen und Blattbildungen am Vegetations-
Punkte zeigen in ihrer Ausbildung die successive Entstehung, und es
muss noch hinzugefügt werden, dass bei der Entstehung der Seitensprosse diese letzteren im Verhältniss zur Axe, aus der sie entstanden
sind, sehr bedeutend entwickelt erscheinen. In manchen Wachsthums-
Phasen hat es daher den Anschein, als sei der Vegetations-Punkt geradezu in zwei oder drei Theile getheilt, ein Verhältniss, das etwas
an Dichotomie oder Trichotomie erinnert. Besonders deutlich wird
das, wenn am Vegetations-Punkt die Anlagen von zwei Seitensprossen
zu stehen kommen; dann sieht es oft so aus, als habe sich dieser in
drei gleiche Theile gespalten, denn die in der Mitte liegende Anschwellung, welche als die Haupt-Axe aufzufassen ist, ist dann nicht
grösser, als die beiden seitlichen Sprosse. Selbstverständlich kann
bei der successiven Entstehung und stetigen Beibehaltung der ursprünglichen Wachsthumsrichtung dieser Gebilde in derartigen Fällen von
einer dichotomen Theilung nicht die Rede sein; es sollte hier nur auf
diese etwas abnormen Grössen-Verhältnisse der entstehenden Seitensprosse gegenüber der Haupt-Axe aufmerksam gemacht werden.

Die hier geschilderten Zustände sind fortlaufend in den Figuren
18—21 Taf. 3 gezeichnet und bedürfen keiner weiteren Erklärung.

Im späteren Verlauf rückt, wie dies Fig. 22a Taf. 3 vergegenwärtigt, der erste Spross mit seinem zugehörigen Blatt unter weiterer
Ausbildung am Stamm hinab, und es zeigt sich, dass dann diese

Axe zweiter Ordnung ähnlich der Haupt-Axe einen neuen Seitenspross (Fig. 22b Taf. 3) anlegt, aber mit dem Unterschied, dass
diesem nicht die Bildung eines neuen Blattes vorausgeht, sondern dass
derselbe ohne solches entsteht. Dabei bleibt es nun nicht stehen, an
diesem zweiten Spross bildet sich ein dritter, ebenso ohne ein Tragblatt
(Fig. 23 Taf. 3), und das Endresultat ist, dass über dem ersten,
jetzt ziemlich grossen Blatte eine Anzahl Seitensprosse stehen; von
denen keiner ein Stützblatt besitzt, und von denen einer aus dem
andern entstanden ist (Taf. 3, Fig. 24 Achselknospe von *C. Cephalanthi*). Dabei ist das eigenthümlich, dass sämmtliche Seitensprosse nicht, wie dies z. B. bei *Aristolochia Sipho*, *Gleditschia horrida* u. a. vorkommt, in eine Mediane zu liegen
kommen, sondern dass sie auch seitlich dieser entstehen.
Ferner ist es nicht nothwendig, dass aus dem nächst älteren Spross
nur ein jüngerer, und aus diesem letzteren wieder ein solcher sich
bildet, sondern der betreffende ältere Spross vermag auch mehrere
jüngere Sprosse aus sich entstehen zu lassen.

Hinsichtlich der Zahl der so über einem Deckblatt vereinten
Sprosse verhalten sich die verschiedenen Cuscuta-Arten verschieden.
Während ich für *C. Epilinum* als Maximum deren 4 fand, beobachtete
ich bei der grösseren *C. Cephalanthi* deren bis 6 über einem Deckblatt. Möglicherweise ist deren Zahl noch eine weit grössere.

Was die fernere Ausbildung dieser so vereinten Sprosse angeht,
so besitzen die ältesten derselben die bedeutendste Entwicklungs-Fähig-
keit. Während es meist die zuerst entstandenen beiden Sprosse sind,
die im weiteren Verlauf ihres Wachsthums sich ganz verhalten wie
die Haupt-Axe, aus der sie entstanden, und wieder Blätter und über diesen
vereinte Sprosse erzeugen, bleiben die übrigen im gewöhnlichen Verlauf auf einer niederen Wachsthums-Stufe stehen. Sie verharren
unter dem sie deckenden Blatte und scheinen einestheils erst dann
eine Rolle zu spielen, wenn durch irgend eine Verletzung die ersten
Sprosse in ihrer Existenz gefährdet werden. Anderntheils können
aus ihnen in späteren Stadien kurze Axen mit zahlreichen Blüthen
sich entwickeln.

Von diesem an der jungen Pflanze angelegten Verzweigungs-
System unterscheiden sich die Verzweigungen an den Vegetations-
Punkten der älteren Pflanze insofern, als bei ihnen die Anzahl der

über einem Deckblatt vereinten Sprosse eine geringere wird, und die
meisten derselben, die als solche nur eine sehr schwache Entwicklung
erlangen, sich zu Inflorescenzen ausbilden.

Ein Unterschied zwischen der Blatt- und Sprossbildung, die wir
soeben erörtert haben, gegenüber den weiter oben betrachteten analogen
embryonalen Zuständen bliebe uns hier noch zu erwähnen. Es lässt
sich nämlich vorzugsweise an dem ersten, ältesten Blatte des Embryo,
wie es sich an den normal mit Blatt-Anlagen versehenen Arten an
tiefer gelegenen Stellen des embryonalen Stammes im Samen vorfindet,
keine deutliche Anlage eines axillären Sprosses erkennen, und ich habe
auch nie beobachtet, dass sich in den nächsten Wachsthums-Stadien
ausserhalb des Samens solche da entwickeln.

Physiologisch dürfte die Unterdrückung dieser Bildung damit zu
erklären sein, dass diese Stellen des Stammes während der Keimungs-
Periode, eventuell der der Erreichung einer Nährpflanze, bei dem von
hinten her erfolgenden Absterben des Stammes doch dem Untergang
anheimfallen. Derartige Sprosse wären also für die Pflanze ohne
Nutzen. Morphologisch interessant ist dagegen dieses Zurückbleiben
der Sprossbildung dadurch, dass es uns an die Kotyledonar-Blätter der
höheren Gewächse erinnert, die normal ebensowenig Achsel-Knospen
bilden. Wenn wir oben sahen, dass die ersten embryonalen Blätter
bei *Cuscuta* nicht den normalen Kotyledonen entsprechen, so liegt hierin
doch eine Annäherung an derartige Formen, und *Cuscuta*, die sonst
nur Niederblätter besitzt, lässt hierin schon eine leichte Differenzirung
seiner ersten und seiner späteren derartigen Bildungen gewahren.

Etwas ähnliches scheint auch für das zweitentstandene Blatt gelten
zu können. Ueberhaupt erfolgt eine ergiebige Sprossbildung erst dann,
wenn die Existenz der Pflanze durch Erreichung der Nährpflanze ge-
sichert ist. Bei solchen Cuscuta-Culturen, bei denen die Nährpflanzen
fern gehalten waren, und bei denen die *Cuscuteen* aus Mangel an
Nährstoffen zu Grunde gingen, habe ich nie äusserlich sichtbare Sprosse
wahrgenommen.

Während endlich in der ersten Zeit nach dem Anheften von
*Cuscuta* an eine Nährpflanze die Verzweigung vorzugsweise darauf gerichtet ist, möglichst viel Seitensprosse zu erzeugen, die ihrerseits
wieder eine Anzahl Nährpflanzen zu befallen vermögen, treten in
späteren Stadien der Wachsthums-Periode diese Bildungen in mehr

vegetativer Richtung zurück, um den sexuellen Platz zu machen, und
dann entstehen vorzugsweise solche Sprosse, die sich zu Inflorescenzen
entwickeln. Zu diesen Inflorescenzen der jüngeren Theile von *Cuscuta* gesellen sich die seiner Zeit normal am Vegetationspunkt angelegten, dagegen bisher noch steril unter den Deckblättern gelegenen
Sprosse der älteren Stamm-Theile. Auch diese werden, abgesehen von
den 1—2 Sprossen unter jedem Blatt, die sich gewöhnlich schon früh
zu vegetativen Seiten-Achsen ausgebildet haben, zu Blüthenständen.

Hiezu tritt noch eine neue Art der Bildung von Blüthenständen
an älteren Stammtheilen von *Cuscuta*, nämlich eine solche adventiven
Ursprungs.

Schon S o l m s - L a u b a c h [1]) erwähnt adventiver Verzweigungen an
*C. Europaea*. Ich kann das für *C. Cephalanthi* bestätigen, muss dagegen hinzufügen, dass es mir scheint, als seien derartige Gebilde nur
manchen Cuscuta-Arten eigen, wenigstens gewahrte ich an *C. Epilinum*
nie solche Verzweigungen.

Ferner bleibt mir zu erwähnen, dass sich aus solchen adventiven
Knospen nur höchst selten vegetative Sprosse entwickeln; in den allermeisten Fällen entstehen aus ihnen Blüthenstände.

Ueber das Vorkommen derartiger adventiver Knospen, wie ich
sie an *C. Cephalanthi* gewahrte, wäre noch hinzuzufügen, dass diese sich
fast ausschliesslich an älteren Stammtheilen in der Nähe der Haustorien,
also an dem Orte der stärksten Ernährung und der bedeutendsten Dicke
des Stammes bilden. Da entstehen sie aber auch in grosser Masse
so, dass 20—30 dicht aneinander gestellte Knospen keine Seltenheit
sind. Diese bedecken später den ganzen Stammtheil völlig mit
Blüthen, während sie erst, so weit ich es beobachtete, nur einseitig
nach der Richtung der Nährpflanze hin an der Contact-Stelle mit dieser
nach oben wie nach unten hervorbrechen, also ganz in der Nähe der
Haustorien.

Doch würde man sich sehr täuschen, wenn man diese Adventiv-
Gebilde als aus den Haustorien selbst entstanden [2]) betrachten würde.

---

[1]) a. a. O. pag. 584.
[2]) Wenn S c h a c h t (Beiträge zur Anatomie pag. 169) anzunehmen scheint,
dass aus den Haustorien adventive Sprosse entstehen können, und sagt, dass er
solche Bildungen bei *C. verrucosa* dann beobachtet, wenn er *Cuscuta* völlig von

Die genauere mikroskopische Untersuchung lehrt, dass sie mit diesen Gebilden keine Analogie haben, und auf ganz andere Art entstehen wie jene. Während, wie wir später sehen werden, bei der Entstehung der Haustorien eine Anzahl von Zellreihen, hauptsächlich aber eine nahe der Epidermis in der Rinde gelegene Zellschicht betheiligt ist, geht die adventive Knospe des Stammes aus einer Zelllage des Stammes hervor, die sich als direct an die Gefässe des Stammes oder an procambiale Formen angränzend erweist, einer Zellschicht, die, wenn man für Stammtheile diesen Ausdruck gebrauchen darf, völlig dem Pericambium der Wurzel der Mono- und Dikotylen entsprechen dürfte.

Ueberhaupt besteht zwischen der Entstehung dieser Adventiv-Gebilde und der der normalen mono- und dikotylen Wurzel, wie diese von Reinke[1]) festgestellt wurde, die grösste Aehnlichkeit.

Die ersten Theilungen in der erwähnten Zellschicht sind, wie bei der Entstehung der Nebenwurzel, tangentiale, nur scheint mir, während bei der Nebenwurzel die obere, nach der Epidermis hin liegende Reihe des neuen Gebildes zum ausgesprochenen Dermatogen wird und nur die Elemente der Wurzelhaube aus sich entstehen lässt, bei dem adventiven Spross die Sache insofern anders zu sein, als diese zuerst abgetheilte Zelllage durchaus nicht das Dermatogen des jungen Gebildes

der Nährpflanze getrennt, die in manchen Fällen durch die Einwirkung des Schmarotzers Rinden-Anschwellungen gebildet, so möchte ich dem widersprechen. Zunächst habe ich nie derartige Rinden-Anschwellungen, die durch den Parasiten verursacht sein sollen, wahrgenommen; sie müssen demnach nur Ausnahmefälle sein. Anderntheils zeigte die Untersuchung, dass aus dem Haustorium selbst nie adventive Sprosse entstehen, sondern stets nur in der Nähe dieser Gebilde in der Cuscuta-Rinde, ein Resultat, das vollständig mit den Beobachtungen von Solms-Laubach (a. a. O. pag. 584) übereinstimmt. Wahrscheinlich ist Schacht zu dieser Ansicht dadurch gelangt, dass die adventiven Sprosse so nahe an den Haustorien sich bilden, und dass bei der Wegnahme der Cuscuta-Pflanze von der Nährpflanze in der Anschwellung der letzteren noch Rindenstücke zurückgeblieben sind. Bei völliger Wegnahme des Parasiten habe ich nie gesehen, dass solche Gebilde entstanden.

[1]) Reinke, Wachsthumsgeschichte und Morphologie der Phanerogamen-Wurzel.

vorstellt, sondern dass dieses sich erst in späteren Stadien aus den
tangentialen Theilungen dieser oberen Zellpartie heraus differenzirt.

Was die Sonderung der Zellen des neuen Adventiv-Sprosses in
Periblem und Plerom betrifft, so erscheinen mir diese Vorgänge ziemlich analog denjenigen, die bei der später zu betrachtenden normalen
Sprossbildung am Vegetations-Punkte stattfinden. Es verhält sich da
nur anders das Dermatogen, das bei dem Adventiv-Spross neu angelegt
werden muss, während es bei der normalen Verzweigung am Vegetations-Punkt bereits vorhanden. Ferner differirt die endogene Lage
des Theilungs-Heerdes der Zellen des Adventiv-Sprosses und das Durchbrechen der über ihm liegenden Rinden-Zellen.

Bezüglich der Durchbrechung der Rinden-Zellen durch die adventive Neubildung dürfte schliesslich noch Erwähnung finden, dass sich,
sofort nach Beginn der Zelltheilungen in der oben bezeichneten Zelllage, die Rindenzellen über der Neubildung scharf von dieser abgränzen,
dass diese Zellen aus ihrem Verbande gelöst erscheinen, und bald
von dem neu angelegten Spross zusammengedrückt werden.

Nunmehr bliebe uns noch übrig, einiges Specielle über Entstehung und Bau der Blätter und Sprosse der *Cuscuteen* dem oben Gesagten hinzuzufügen.

Was zunächst das Blatt angeht, so stimmt dessen Entstehung,
trotz seines einfachen, den Trichom-Gebilden sehr ähnlichen, anatomischen Baues, doch mit derjenigen des hochstehenden, dikotylen
Blattes überein. Bei seiner Bildung treten zunächst lokal tangentiale
Theilungen meist nur in der ersten, unter der Epidermis liegenden,
periblematischen Zellreihe auf, und diese veranlassen eine Dehnung
der über ihr liegenden Stelle der Epidermis. Bei den Theilungen der
letzteren habe ich eine andere als die dieser Zellschicht entsprechende
radiale Theilung nie wahrgenommen. Die Betheiligung der Epidermis an
dem Blattgebilde erfolgt also nicht etwa, wie es der rudimentäre Bau
des ganzen Organs vermuthen lassen könnte, nach Art der den
Trichomen eigenthümlichen Theilungsvorgänge.

Was die in tangentiale Theilung getretene erste periblematische
Zellreihe angeht, so ist der lokale Zell-Complex, der diese Theilung
sehen lässt, ein nicht sehr bedeutender. Im Allgemeinen sind es nur
wenige Zellen, die sich daran betheiligen, und dadurch die Dehnung
der epidermidalen Zellreihe veranlassen.

Betrachtet man den Bau des vollendeten Blatt-Organs, so zeigt
dieses in seiner Mitte, als an dem Orte seiner bedeutendsten Entwicklung, eine Structur, welche an diejenige der Blätter der Moose erinnert,
ein Vergleich, der bereits von Decaisne[1]) aufgestellt worden ist. Dass
ihre Entstehungsweise anders, sahen wir oben, denn sie gehen nicht
aus den Segment-Zellen einer Scheitel-Zelle, die die Spitze des Vegetations-
Punktes des Stammes einnimmt, hervor, und wachsen ebensowenig mit
einer Scheitel-Zelle.

An der Spitze des Blattes liegt unter der Epidermis eine ein-
zellige Zelllage, welche an der Basis desselben sich zu einer 2—3zelligen
Lage vermehrt zeigt. Von einer Sonderung in verschiedene Gewebe-
Systeme ist ebensowenig etwas zu sehen, wie von irgend einer An-
deutung von Gefäss-Bündeln oder eines sie vertretenden Procambium-
Stranges.

Gezeichnet sind diese verschiedenen Entwicklungs-Studien des
Cuscuta-Blattes in den Fig. 15—17 Taf. 3. Während in Fig. 15 bei
*n* die erste Anlage eines solchen zu sehen ist, zeigt sich bei *k* dieses
Gebilde schon weiter fortgeschritten. In Fig. 16 geht das noch weiter
und in Fig. 17 ist die Entwicklung in einem Stadium angelangt, das
etwa als dasjenige des vollendeten Blattes angesehen werden kann.
Alles weitere ergiebt sich aus den Abbildungen und ich möchte noch
hinzufügen, dass nur solche Präparate zum Studium der Entwicklungs-
Geschichte des Blattes Verwendung finden dürfen, die median durch
dieses gegangen sind. Ist das nicht der Fall, so erhält man Bilder,
die eine relativ zu niedere Entwicklung des Blattes zeigen. Häufig besteht es dann nur aus zwei Zellreihen. Das letztere erklärt sich,
wenn man die schuppenförmige Gestalt des Blattes und das dadurch
bedingte Auslaufen desselben in den Stamm berücksichtigt. Ein Schnitt,
der das in diesen auslaufende Ende des Blattes tangirt, kann so unter
Umständen nur die Blatt-Epidermis treffen und so Bilder entstehen
lassen, die zu falschen Begriffen führen können.

Ueber die Blattstellung ist es schwierig, etwas Bestimmtes zu
sagen. Dass sie eine spiralige ist, ist sicher, aber genau das Stellen-
Verhältniss anzugeben, stösst bei dem breiten Auslaufen des schuppenförmigen Blattes in den Stamm auf Schwierigkeiten, die noch dadurch

---

[1]) Decaisne, a. a. O. pag. 248.

grösser werden, dass das Blatt mehr oder weniger den Stamm umfassen kann und nicht immer die Hälfte desselben zu umspannen
braucht, sondern oft darin mehr oder weniger variirt.

Was die Entstehung des jungen Sprosses angeht, so zeigt Fig. 17
Taf. 3 die axillär gestellte Anlage eines solchen. Zunächst ist es da
die erste periblematische Zellreihe, die, ähnlich dem Blatt, mit lokalen
tangentialen Theilungen beginnt. Später gesellt sich diesen noch die
zweite Reihe hinzu. und deren Theilungen, in derselben Theilungsrichtung, reichen dann häufig noch weiter in den Vegetations-Punkt
hinauf, als diejenigen der ersten Reihe. Sie veranlassen mit die in
späteren Stadien ziemlich bedeutende Anschwellung des jungen Sprosses
am Vegetations-Punkte des Stammes, deren wir oben gedacht haben.

Bei der weiteren Entwicklung dieser jungen Spross-Anlage bietet
das unter der gedehnten Epidermis liegende Gewebe zunächst noch
ein höchst unregelmässiges Bild dar ohne die entsprechende Sonderung
in die drei charakteristischen Gewebe-Systeme. Erst später tritt eine
solche Sonderung ein, und zwar so, dass zunächst nur eine einreihige
Lage periblematischer Zellen an der neuen Axe zu gewahren ist.
Diese umgeben jetzt den noch regellosen centralen Bildungsheerd. Jetzt
scheinen sich zunächst die Periblem-Initialen dieser ersten Reihe,
gegen ihre sonstige Gewohnheit, tangential zu theilen, und anschliessend
an diese entsteht aus dem unregelmässigen Gewebe der centralen Partie
die zweite Periblem-Curve, die jedoch im Hinblick zur ersten nicht so
regelmässig gestaltet ist, und noch keine so scharfe Abgränzung dem
Plerom gegenüber erfahren hat. Ist das einmal geschehen, so kommt
mehr Ordnung in den Bau des ganzen Gebildes. Die Periblem-Curven
treten schärfer von dem von ihnen eingeschlossenen Plerom hervor und
letzteres behält dann nur noch seine regellos gestellte Initial-Gruppe
bei, während es sich an älteren Stellen reihenförmig anordnet.

Damit geschieht denn auch der reguläre Anschluss des Periblems
und Pleroms an die betreffenden Gewebe-Systeme der Mutter-Axe.
Während vorher unregelmässige Zellen innerhalb oder angrenzend an
die geordneten Reihen der Mutter-Axe zu sehen waren, und nur das
Dermatogen dasjenige Gebilde vorstellte, welches während des ganzen
Vorganges als solches zu erkennen war, ist jetzt der junge Spross in
seinem Bau die Wiederholung der Structur des Axen-Organes, dem er
seine Entstehung verdankt.

Haben wir bei der Blatt-Entwicklung das Unterbleiben der Ausbildung jeglicher Gefässe constatiren müssen, so ist das bei dem jungen Spross eine andere Sache. Hier sondert sich, ähnlich der primären Axe, ebenfalls ein centraler Procambium-Strang aus dem Plerom, und in diesem entstehen genau so, wie wir es oben gelegentlich der Gefässbildung im Haupt-Stamm gesehen haben, zunächst die ersten ring- und spiralförmigen Gefässe und später die treppenförmig und porös gestalteten Gefäss-Zellen. Alles wie im Haupt-Stamme selbst. Was die aus solchen Axen-Gebilden zweiter Ordnung hervorgehenden Sprosse dritter und höherer Ordnung angeht, so ist deren Entstehung ganz analog derjenigen, die wir oben betrachtet haben. Nur bleiben die jüngsten dieser Gebilde auf niederer Entwicklungsstufe stehen, so dass bei den sterilen über dem Deckblatt liegenden Sprossen meist 1—2 zu finden sind, in denen sich die Sonderung in die drei Gewebe-Systeme noch nicht völlig vollzogen hat.

Aus den Betrachtungen des vorliegenden Kapitels geht hervor dass der Vegetations-Punkt des Stammes der Cuscuteen im Gegensatz zu demjenigen der Wurzel noch die normale Wachsthumsweise der angiospermen Pflanze beibehalten hat. Wenn auch, wie uns die Embryologie lehrt, in den ersten Keimentwicklungs-Stadien kleine Unregelmässigkeiten, wie tangentiale Theilungen des Dermatogens an dem Scheitel des embryonalen Stammes, auftreten, die in mancher Hinsicht an ähnliche Vorgänge bei den Coniferen erinnern, so sind diese Unregelmässigkeiten doch von keiner zu grossen Tragweite, und es dürfte gerade der Vegetations-Punkt der *Cuscuteen*, wie wir ihn kennen gelernt haben, der systematischen Stellung unserer Pflanze noch am meisten entsprechen.

## 7. Entwicklungs-Geschichte und Wachsthumsweise des Cuscuta-Haustoriums.

Die erste ausführlichere Schilderung des Entstehens der Cuscuta-Haustorien lieferte, wie bereits oben erwähnt, Guettard[1]. Seiner Ansicht nach öffnet sich bei der Bildung der warzenförmigen Anschwellung des Stammes die Epidermis von *Cuscuta*, und lässt die Parenchym-Zellen der Rinde austreten, welche letztere dann den *mamelon* bilden. Aus diesen zunächst geschlossenen Warzen sollen dann an der Spitze die longitudinalen Fasern des Stengels als *suçoir* heraustreten, und letzteres allein sich in die Nährpflanze Eingang verschaffen. Guettard sagt hierüber ganz bestimmt: »c'est le suçoir seul qui doit s'y faire une entrée.«

Diese Ansicht wurde von Mohl insofern widerlegt, als derselbe nach-zuweisen suchte, dass die Anschwellung des Stammes eine Folge des Wachsthums des Axen-Cylinders des Haustoriums (des *suçoir* Guettards) selbst sei. Erst später entständen die papillenförmigen Anschwellungen der Epidermis. Das *suçoir* bestehe nicht, wie Guettard glaubt, aus den longitudinalen Gefässen des Stammes, — denn diese laufen unge-stört in demselben fort, — sondern es sei eine ganz neue Bildung von Zellreihen, welche auf der Axe des Stammes senkrecht stehen und Gefässe bilden.

Diese aus der Correctur der Ansichten Guettard's hervorgegangene Anschauung Mohl's bildet die Grundlage aller ferneren Untersuchungen. Ersterer unterschied bereits richtig die Anschwellung des Stammes (*mamelon*) von dem Axen-Cylinder des Haustoriums (*suçoir*).

Bei Uloth[2] finden wir über die Entstehungsart des Haustoriums nur sehr wenig Wesentliches gesagt. Es heisst da unter Anderem:

»An der Stelle, wo das Wärzchen entsteht, bemerkt man zuerst eine unbedeutende Anschwellung, die, wie man auf dem Querschnitt sehen kann, mit einem cambiumartigen Gewebe ausgefüllt ist, welches mit dem Cambial-Strang der Keimpflanze in Verbindung steht.«

---

[1] Guettard, Mémoires sur l'adhérance de la cuscute etc. a. a. O.
[2] Uloth a. a. O. pag. 276.

Genauer geht Solms-Laubach[1]) auf die Entwicklungsgeschichte des Haustoriums der Species *Cuscuta Trifolii* ein. Es ist dies die einzig existirende, zusammenhängende Schilderung des Entstehens dieses Saug-Organs. Ich möchte hier bei der Wichtigkeit dieser Schilderung für unsere fernere Betrachtung dessen wesentlichste Beobachtungen folgen lassen.

»Zuvörderst hebt die Entstehung des Haustoriums mit der in der Tiefe der Rinde des Cuscuta-Triebes stattfindenden Entstehung eines normalen Adventiv-Wurzelanfangs an, während dessen Anlegung die im früheren zum wenigsten in ihren Resultaten besprochene Vermehrung und Dehnung des umgebenden Rindengewebes, sowie das papillöse Auswachsen sämmtlicher Zellen des über demselben gelegenen Epidermis-Stückes behufs Herstellung der Ansatzfläche vor sich geht. Innerhalb des so gebildeten Rindentheiles des Haustoriums, der also nur eine leichte Erweiterung der primären Rinde des Cuscuta-Stengels vorstellt, hat in dem jungen Adventiv-Wurzelanfang beträchtliche Vergrösserung statt-gefunden und beginnt derselbe, während in seinem vorderen Theile eine starke Zelldehnung anhebt, die ihn bedeckenden Parenchym-Schichten wie die Epidermis zu inhaltleeren Membran-Massen zusammen-zudrücken.

Die Adventiv-Wurzel weist jetzt eine länglich eiförmige Gestalt auf; ihr hinterer aus kleinen, Protoplasma und kleinkörnige Stärke führenden Zellen bestehender Theil steht mit dem Gefässbündel des Cuscuta-Stengels in Verbindung, und hebt sich mit ziemlich deutlicher Grenzlinie gegen den vorderen ab. Dieser von nahezu kugeliger Form stellt den mit deutlicher Wurzelhaube versehenen Vegetations-Punkt vor. Man erkennt, dass die Wurzelhaube aus wenigen Lagen unregel-mässiger, polygonaler Zellen besteht, die ebenso dünnwandig und pro-toplasmareich erscheinen, wie die des darunter liegenden Vegetations-Punktes. Dieser zeigt deutlich reihenweise Anordnung seiner kleinen im Allgemeinen tafelförmigen Zellen, deren Gestalt in den äusseren Lagen durch Eintritt starken Längenwachsthums modificirt, und an den vordersten derselben schon ins gestreckt cylindrische übergeführt er-scheint. Indem dieses Wachsthum in dem vorderen Theil andauert, werden die ihre Spitze deckenden zerdrückten Zellreste durchbrochen

---

[1]) Solms-Laubach a. a. O. pag. 582.

Auch die Wurzelhaube, von der in den späteren Zuständen nichts
mehr zu sehen ist, dürfte dasselbe Schicksal erleiden.«

Soweit die Solms-Laubach'sche Schilderung. Nach ihr durfte
die morphologische Natur des Haustoriums als Wurzel kaum zu bezweifeln sein; sie war eine Bestätigung der bereits von Mohl ausgesprochenen Ansicht, der die Haustorien mit den bei den verschiedensten
Pflanzen vorkommenden Luftwurzeln vergleicht und erwähnt, dass sie
kaum einen besonderen Namen (Haustorium von DeCandolle) verdienten.

Ein nicht unwesentlicher Unterschied gegenüber den Ansichten
Mohl's liegt darin, dass nach Solms-Laubach die warzenförmige
Anschwellung nicht allein durch das Wachsthum des Axencylinders
(*suçoir*) verursacht wird, sondern dass sich Rinde und Epidermis durch
Anschwellung und Bildung von Papillen auf's wesentlichste daran be-
theiligen, ja sie fast allein ausmachen.

Es wird jetzt unsere Aufgabe sein, etwas näher auf diese Verhältnisse einzugehen und die Resultate zu betrachten, wie sie sich aus
der fortgesetzten Untersuchung der verschiedensten Entwicklungs-
Stadien der Cuscuta-Haustorien ergeben haben. Diese Untersuchungen
wurden an *Cuscuta Cephalanthi*, *C. Epilinum* und *C. Europaea* angestellt, und es fand sich dabei eine solche Uebereinstimmung des Wesentlichsten, dass es unnöthig erscheinen muss, hier die verschiedenen
Arten speciell zu betrachten. Die Schilderung einer einzigen Species,
— und das möge hier *Cuscuta Epilinum* sein —, wird zur Klarstellung
dieser Verhältnisse völlig genügen. Beobachtet man geeignet dünne
Längsschnitte des Cuscuta-Stammes, die median geführt sein müssen,
so lässt sich in dem sehr regelmässigen, zur Zeit der Entstehung der
ersten Haustorien ganz parenchymatischen Bau der Zellen ersehen,
dass normal auf die Epidermis vier Lagen Rindengewebe mit fast
kubischen Zellen folgen, die, je weiter man den Stamm hinuntergeht,
polyedrisch und mehr in die Länge gezogen werden.

Diesem reiht sich ein centraler Complex von procambialen Zellen
an, die sehr in die Länge gezogen sind und in denen später die Gefässbündel entstehen.

Es handelt sich nun zunächst darum, zu erforschen, welche Zellreihen in Theilung treten, welche Lagen besonders bei der Entstehung
der Haustorien betheiligt sind. — Entstehen die Haustorien nach Analogie der Wurzel, so müssen sich die hauptsächlichsten Theilungen in

einer dem Pericambium der Wurzel entsprechenden Zellreihe vollziehen,
die in dem Cuscuta-Stamm wohl unter dem Rinden-Gewebe in der
Nähe der bei der Anlage der ersten Haustorien bereits meist vorhandenen ersten Spiral-Gefässe liegen müsste.

Bei der Beobachtung geeigneter Präparate ist nun über die ersten
Theilungs-Vorgänge und die weiteren Entwicklungs-Stadien nicht so leicht
in's Reine zu kommen, wie bei denen der Seiten-Wurzeln, wo ein richtig geführter Schnitt uns gleich eine Reihe der fortlaufenden Entwicklungs-
Stadien zeigt. Hier war eine Vergleichung der verschiedensten Präparate
nöthig, um sich eine fortlaufende Entstehungs-Geschichte zu combiniren.

Die ersten Theilungen bei der Bildung des jungen Haustoriums
gehen sehr rasch vor sich, und treffen, wie Fig. 25 Taf. 4 zeigt, fast
zu derselben Zeit die sämmtlichen Zellen des Rindengewebes. Die
Epidermis zeigt in den ersten Stadien nur eine radiale Theilung,
während diese bei den darunter liegenden Schichten eine tangentiale
ist, wobei zu bemerken ist, dass die Ausdrücke »radial und tangential«
sich auf die Oberfläche des Stammes beziehen.

Der Einfachheit halber soll von jetzt an die Epidermis nicht besonders bei den verschiedenen Vorgängen genannt, sondern einfach als
erste Zellreihe erwähnt werden, eine Bezeichnungsweise, die in sämmtlichen Zeichnungen gewahrt ist, und nach welcher also 5 Zellreihen
über den procambialen Strang zu liegen kommen.

Während der genannten Theilungen — wahrscheinlich an der
Stelle, von der der Reiz zur Bildung des Haustoriums durch die um-
schlungene Stütze oder Nährpflanze ausging — schwellen die Zellen
der zweiten Zellreihe an zwei Stellen im Stamme — ohne sich da zunächst besonders intensiv zu theilen — an, und verursachen an ihm
die in Fig. 25 mit a bezeichneten Erhöhungen.

Die erste Anlage des warzenförmigen Haft-Organs ist damit gegeben. Die Zellen der dritten und vierten Schicht sind jetzt an dieser
Bildung nur insofern betheiligt, als sie in vereinzelten Fällen ebenfalls
durch Anschwellen dazu beitragen können. Besonders gilt dies für die
dritte, weit weniger für die vierte und fünfte Zellreihe.

Zwischen diesen beiden erhabenen Stellen des Stammes befindet
sich der Heerd der hauptsächlichsten Theilungs-Vorgänge. Es ist schwer,
bei dem, wie es scheint, ziemlich gleichzeitigen Auftreten der Theilungen
zu sagen, ob diese nicht doch in den einzelnen Schichten successiv

stattgefunden haben. Nach der Intensität der Theilung lässt es sich fast schliessen, dass sie, obwohl schnell aufeinander, doch von Aussen nach Innen erfolgen, und an der von einer anliegenden Stütze gereizten Stelle zunächst und zwar in der ersten Rinden-Zellreihe unter der Epidermis beginnen.

Die Theilungsrichtung in dieser zuletzt genannten Reihe ist zunächst eine tangentiale; es werden aber in den weiteren Stadien — ausgenommen die Epidermis, die, wie erwähnt wurde, sich zuerst nur so theilt — hier die ersten radialen Wände gebildet.

Die dritte Reihe, von der wir im weiteren Verlauf sehen werden, dass sie eine bevorzugte Rolle zu spielen berufen ist, legt die neuen tangentialen Wände (c) Fig. 25 Taf. 4 gleichmässig schief an, und zeichnet sich sehr früh durch einen dichteren protoplasmatischen Inhalt aus.

Die Reihen vier und fünf sind in diesem Stadium noch weniger in die Theilungen verwickelt (e. m. Fig. 25 Taf. 4); einzelne Zellen haben sich da noch gar nicht getheilt.

Dagegen verdient erwähnt zu werden, dass ihre neuen tangentialen Wände symmetrisch schräg gestellt sind gegen eine Linie, die man sich durch die Mitte des Zelltheilungs-Heerdes gelegt denkt, ein Verhältniss, das später noch viel deutlicher hervortritt.

In Fig. 26 Taf. 4 liegt ein Bild des ferneren Bildungsganges vor. Die erste Lage Zellen hat sich jetzt wesentlich an den bereits erwähnten Anschwellungen des Stammes betheiligt (a. a.). Ihre durch frühere radiale Theilung neu entstandenen Zellen haben sich papillenartig in die Länge gestreckt, dicht an die Nährpflanze (deren Peripherie durch die Linie f bezeichnet ist) angelegt, und jetzt auch tangential getheilt, und so die Reihen der Zellen vermehrt.

Bei b hat sich eine neue kleine papillöse Ausstülpung an der Stelle gebildet, die später von dem Haustorial-Kern durchbrochen wird.

Die einzelnen Epidermis-Papillen zeigen schon an ihrem oberen der Nährpflanze zugewendeten Theil charakteristische, in's Innere des Lumens ragende Membran-Einfaltungen der Wände. Einzelne Papillen, die nicht an der Nährpflanze liegen, wachsen zu langen keulenförmigen Haaren aus.

Der Saugansatz ist hier also schon zum wesentlichsten Theil fertig und besteht aus einer concaven, der Nährpflanze anliegenden

Fläche, die bei *b* an der Stelle, wo das Durchbrechen des Haustorial-Kerns erfolgen soll, noch unterbrochen ist.

Sehr wesentlich für die ganze Bildung ist ferner die zweite Zellreihe geworden. Sie hat sich unter *a* Fig. 26 Taf. 4 stark daran betheiligt. Ihre Zellen sind in der Richtung der Anschwellung, ähnlich den Epidermis-Papillen, länger geworden und haben ebenso durch tangentiale Wände ihre Reihe vermehrt. Unter *a* noch zweireihig, zeigt sich eine lebhaftere Theilung bei *b*, wo durch tangentiale und radiale Wände eine Menge neuer sehr kleiner Zellen entstanden sind.

Haben wir bereits gesehen, dass im ersten Stadium das Verhalten der dritten Zellreihe für den weiteren Verlauf des Processes zu dem Schlusse ,berechtigte, dass diese Zellen eine wesentliche Rolle spielen würden, so findet sich das hier nur weiter bestätigt.

Wir sehen bei *c*, Fig. 26, Taf. 4, dass sich diese Zellen auch radial getheilt und einen Zell-Complex gebildet haben, der sich einestheils durch seinen dichteren protoplasmatischen Inhalt, anderseits dadurch auszeichnet, dass er zwei Lagen repräsentirt, deren obere sich gegen die zweite Zellschicht mehr abzurunden sucht und vorerst nicht weiter theilt, deren untere dagegen die radiale Theilung vorerst noch fortsetzt. Durch diesen Vorgang wird bewirkt, dass das Gebilde sich an seinem basalen Theil, nach dem Innern des Stammes hin, erweitert und eine keilförmige Gestalt gewinnt.

Die darunter liegende vierte, weniger die fünfte, Zelllage theilt dies Bestreben, indem sie sich durch Einschieben radialer und tangentialer Wände dieser Form anzupassen sucht.

Ein sichreres Bild dieser ganzen Verhältnisse erhalten wir in Fig. 27 Taf. 4.

An der Form der Epidermis-Zellen hat sich wenig geändert. Die concave Saugfläche an der Nährpflanze erscheint insofern vergrössert und vervollständigt, als sich die in Fig. 26 mit *b* bezeichneten Zellen der Nährpflanze nähern und endlich anschliessen, und sich ferner nachträglich an der Seite entstandene Haare ebenfalls papillös anlegen.

Dagegen hat die Haustorial-Anlage eine definitive Gestalt erlangt, und es lassen sich jetzt zwei entgegengesetzte Formen im Innern des Stammes wahrnehmen.

Die erste ist aus den sehr vermehrten radialen und tangentialen Theilungen der zweiten Zellreihe bei *d* (Fig. 27 Taf. 4) hervorge-

7

gangen. Ihre tangentialen Wände liegen in, zu der Oberfläche des
Cuscuta-Stammes convexen Ebenen, während die radialen Wände in
strahlenförmiger Anordnung in der Richtung eines Punktes geneigt
sind, den man sich etwa in die Mitte der letzten Zellreihe der Rinde
gelegt denken kann.

Die gerade entgegengesetzte Form hat der tiefer liegende durch
die Theilungen der drei tieferen Reihen entstandene Gewebe-Complex
erlangt. Er besitzt etwa die Form eines abgestumpften Kegels,
dessen Basis an die procambialen Zellen im Innern des Stammes stösst,
dessen abgestumpfte Spitze nach der Nährpflanze hin gerichtet ist und
von äusserst charakteristischen, in die Länge gezogenen Zellen $g$ (Fig. 27
Taf. 4) eingenommen wird. Diese letzteren sind aus den ersten Theilungen der dritten Zellreihe hervorgegangen; nach Aussen zeigen sie
sich abgerundet, nach Innen stehen sie in Verbindung mit den weiteren
Zelllagen, deren Theilungen in der oben beschriebenen Weise so weiter
erfolgten, dass die kegelartige Form des ganzen Gebildes entstehen
musste.

Die an $g$ (Fig. 27 Taf. 4) sich anschliessenden Zellen zeigen jetzt
das Bestreben, sich reihenförmig den oberen Zellen anzuordnen und
Reihen zu construiren, die oben mit schmalen, mit dichtem Plasma
gefüllten Zellen beginnen, und nach dem Inneren des Stammes hin in
breitere, besonders aus der dritten und vierten Partie hervorgegangene
Zellen, auslaufen.

Fassen wir die beiden Formen ins Auge, so kann es nicht zweifelhaft sein, dass wir es mit der zuletzt betrachteten als der eigentlichen,
ins Innere der Nährpflanze dringenden Anlage des Haustoriums, dem
sogenannten Haustorial-Kern, zu thun haben.

Welche Rolle der darüberliegende, aus den Theilungen der zweiten
Zellreihe entstandene, Zell-Complex spielt, wird aus der ferneren Entwicklung hervorgehen. Wohl können wir aber schon hier eine gewisse
Analogie dieser Zellgruppe mit den Theilungen der inneren Rindenzellen bei der Anlage der Nebenwurzel im Pericambium aufstellen, die
nach Reinke[1] bestehen, und die später von der jungen Wurzel durchbrochen werden.

[1] Reinke, Wachsthumsgeschichte der Phanerogamen-Wurzel etc. pag. 45.

Halten wir an dieser Annahme einstweilen fest und sehen wir, ob sie sich in den folgenden Wachsthums-Phasen bestätigt.

Der Hauptsache nach ist in Fig. 27 Taf. 4 unser junges Haustorium angelegt; es müssen uns aber bei seiner Betrachtung Zweifel hinsichtlich seiner morphologischen Natur aufstossen. Sehen wir uns eine entstehende Nebenwurzel an — und mit ihr wurde ja die Bildung des Haustoriums seither verglichen — so entstehen in dem Pericambium erst tangentiale Theilungen. Die obere Lage der neu entstandenen Zellen wird Dermatogen, die untere wird nach weiteren Theilungen zu Periblem und Plerom, und wir haben endlich in der jungen Anlage eine nach allen Regeln construirte Wiederholung der Form der Axe, der sie entsprossen, die nur noch die über ihr liegende Rinde, die sich mittlerweile ebenfalls — zu welchem Zweck, ist noch ziemlich unklar — getheilt hat, durchbrechen muss, um als selbständige Wurzel zu vegetiren.

Bei Entstehung des adventiven Sprosses, — und als adventive Bildung kann das Haustorium nur angesehen werden, da es nicht im Vegetationspunkt angelegt wird —, ist abgesehen von dessen erster Anlage, die noch nicht so klar uns vorliegt, wie diejenige der Wurzel, aber ebenfalls in der Nähe der Gefässe stattfindet, das Endresultat das nämliche.

In unserem Fall ist, selbst abgesehen von dem Ort des Entstehens, die Sache eine ganz andere. Die im Rindengewebe entstandene und da eingebettete Haustorial-Anlage repräsentirt sich uns als eine Anzahl von, wenn wir so sagen dürfen, Zellfäden, die mit ihrem basalen weiten Ende an das centrale Procambium des Stammes und die darin entstehenden Gefässe grenzen, deren Spitze von Zellen eingenommen ist, die nicht als Dermatogen-Zellen, sondern als Initialen dieser Zellreihen erscheinen, und nur mit Scheitelzellen verglichen werden können. Damit ist die junge Anlage kein geschlossenes Organ; sie entspricht in ihrer Anlage und ferneren Entwicklung weder der jungen Wurzel, noch dem jungen Spross der höheren Gewächse, denen die ganze Pflanze doch systematisch angehört; ihre Wachsthumsweise wird sich weder nach der der *Phanerogamen*, noch der höheren *Kryptogamen* richten können; sie wird, wenn wir die bestehenden Wachsthums-Typen berücksichtigen, nur unter die der Pilze zu zählen sein.

Gehen wir einstweilen in dem Entwicklungsgange weiter. In weiteren Wachsthums-Phasen hat sich die Epidermis von *Cuscuta* in

Form einer concaven Platte völlig an die Nährpflanze angelegt und heftet, wahrscheinlich durch ein ausgeschiedenes Secret, fest an derselben. Diese Festigkeit wird noch dadurch erhöht, dass die junge Pflanze in engen Windungen mit einem gewissen Druck, nach Art der reizbaren Ranken, an der umwundenen Pflanze anliegt.

Die Zellen der Haustorial-Anlage haben sich jetzt völlig reihenförmig geordnet, ihre Initialen (g) sind bedeutend in die Länge gewachsen, und es erfolgt jetzt, wie wir voraussahen, das Zusammendrücken der über denselben liegenden, aus der zweiten Reihe entstandenen Zellen, sowie der Epidermis. Beide haben mittlerweile sich verkorkt, und eine intensiv gelbe Membran-Färbung angenommen.

Dem Zusammendrücken folgt sofort das Durchbrechen. Es geschieht dies direct über der Haustorial-Anlage, an der Stelle, wo die Epidermis sich erst später an die Nährpflanze anlegte. (Fig. 26 Taf. 4, b.)

Dieses Stadium zeigt Fig. 28 Taf. 4. Man sieht in allen Fällen, wie die gelbe verkorkte Epidermis und die über dem Haustorium liegende zweite Zellschicht mit in die Nährpflanze eingedrückt ist. (Fig. 28 Taf. 4, i.)

Die Anfangszellen des Haustorial-Kerns (g) sind hier noch zu einer compacten Masse zusammengehalten, besitzen immer noch den trüben Inhalt und haben eine annähernd gleiche Grösse. Die sich ihnen zunächst anschliessenden Zellen erscheinen noch sehr klein, werden nach der Basis hin bedeutend länger, und erweisen sich als deutlich von den Initialen bei dem ferneren Wachsthum abgeschnürte Segment-Zellen.

Gefässe fand ich in diesem Stadium in dem Haustorium noch nicht entwickelt; die Zellreihen sind hinsichtlich ihrer Breite in dessen Mitte, wo die ersten Gefässe entstehen, etwas schmäler, als die nach Aussen liegenden.

Mit dem Eindringen des Haustoriums in die Nährpflanze hat indessen das Zusammenhalten der einzelnen Fäden die längste Zeit gedauert, und es zeigt sich hier so recht, wie wenig das Haustorium Anspruch auf Anerkennung als ein nach Art der höheren Pflanzen wachsendes geschlossenes Organ machen darf. Denn kaum sind sie eingedrungen, so durchwuchern sie auf's selbständigste die Gewebe der Nährpflanze nach allen Richtungen, indem sie dasselbe mit Leichtigkeit durchdringen und von keiner Zellenart, selbst den Holz-Zellen, zurückzuschrecken

scheinen. Sie dringen in das Markgewebe, legen sich an die Gefäss-
bündel an, und gehen in den parenchymatischen Elementen sehr tief
in den Stamm hinab.

Den früheren trüben plasmatischen Inhalt führen die Scheitelzellen
der einzelnen Reihen nicht mehr; sie sind gegen früher bedeutend
grösser geworden, schwach keulenförmig angeschwollen (Fig. 29 Taf. 4, *g*),
und soweit ich es beobachten konnte, besitzen sie nicht die Fähigkeit,
sich eigentlich zu verzweigen, sondern sind nur im Stande, sackförmige
Ausstülpungen hervorzubringen, die besonders da auftreten, wo die
einzelnen Fäden die Gefässzellen der Nährpflanze erreicht haben und
sich selbst zu solchen, im Anschluss an sie, ausbilden.

Hier haben diese Reihen ganz den Charakter der Pilzfäden; wie
diese wachsen sie; wie das Mycel durchwuchern sie die Gewebe der
Pflanze, die sie befallen haben, nur dass alles in verhältnissmässig
grösserem Maasstab vor sich geht. Die später erfolgende Gefässent-
stehung in demselben ist eine sehr rudimentäre und dürfte wohl kaum
den Vergleich mit den Hyphen gefährden.

Ueber die Entstehung der Gefässe im Haustorium selbst bliebe
uns noch folgendes zu bemerken:

Soweit ich es beobachten konnte, entstehen sie erst, nachdem die
Initial-Gruppe in der Nährpflanze angelangt ist, und dieselbe zu durchwuchern beginnt. Es bilden sich dann die centralen Fäden (Fig. 29
Taf. 4, *m*) zu ringförmig bis netzförmig verdickten Gefässzellen aus, die
durch einen grossen Porus der Querwand mit einander in Verbindung
stehen. Diese Gefässbildung geht nicht bis zur Spitze des Fadens
hinauf; die Initial-Zellen derselben sind in den meisten Fällen noch
nicht in Gefässe umgeformt, sondern noch die einfachen Scheitelzellen,
die in das Gewebe wachsen, und deren Segmente als die einfachste
Art Procambium aufgefasst werden können, das später in die Gefässzellen
übergeht. Eine Ausnahme machen hiervon nur diejenigen Initial-Zellen,
die bei Erreichung einer Gefässzelle ihrer Nährpflanze ihr Wachsthum
abschliessen und da selbst zu Gefässzellen werden. — Die Gefässzellen
des Haustoriums brauchen nicht seitlich mit den übrigen Gefässen der
Zellreihen in Verbindung zu stehen, sondern sie liegen, wenn sie einmal
in dem zu durchwuchernden Gewebe angelangt sind, häufig isolirt in
demselben.

Machen, wie es häufig vorkommt, die obersten Zellen der Reihen
Windungen und Biegungen in dem Gewebe, und schwinden so aus
dem Gesichtsfelde, so gewinnt es den Anschein, als besässen die Gefässe, welche dann bis zur Spitze der Zellreihen zu gehen scheinen,
die Fähigkeit, durch Spitzenwachsthum in die Gewebe der Nährpflanze
hineinzuwachsen, was, wie oben erwähnt, entschieden nicht der Fall ist.

Ein längeres Zusammenbleiben der Haustorial-Fäden, wenn sie
erst einmal in ihre Nährpflanze gelangt sind, habe ich nur selten beobachten können. Es scheint mir nur da vorzukommen, wo sehr geringe Entwicklung der parenchymatischen Rindenzellen der Nährpflanze
vorhanden, und das junge Haustorium durch den Gefässring ins Mark
geht, nachdem es diesen durchbrochen; Dinge, auf die wir später zurückkommen werden.

Die Verbindung der Haustorial-Gefässe mit denen des eigenen
Stammes geschieht etwas später und dann dadurch, dass die basalen
polyedrischen Zellen der Fäden, die aus der fünften Reihe hervorgegangen, wie die zwischen diesen und den Gefässen des Stammes liegenden Zellen, sich ebenfalls in Gefässzellen umformen, die sehr klein
sind und noch die polyedrische Form besitzen. (Fig. 29 Taf. 4, l.)
Höchst wahrscheinlich haben die Theilungen der vierten und fünften
Reihe des Stammes, die vor Entstehung des Haustoriums schon den
Charakter des Dauergewebes angenommen hatten, nur den Zweck,
diese Theile wieder in ein bildungsfähiges procambiales Gewebe über-
zuführen, und nur die Vermittlung der eigentlichen Haustorial-Anlage
aus der dritten Reihe, sei es durch Gefässe oder durch jüngere zu
diesen Gebilden richtig gestellte Zellen, mit den Gefässen des Stammes
oder dessen centralen Theilen zu übernehmen.

In Fig. 29 Taf. 4 sind diese Endverhältnisse dargestellt, deren
Erklärung nur noch wenig hinzuzufügen ist.

Die seitliche Verbindung des ausgebildeten Haustoriums mit den
Rindenzellen der eigenen Pflanze ist mit Ausnahme der ersten und
zweiten Zellreihe, welche ja durchbrochen werden, eine vollständige.
Von diesen beiden Lagen liegen seitlich noch zusammengedrückte gelbe
Zell-Membranen als Ueberreste der Durchbrechung dieser Partien.
Für die dritte Lage scheint in späteren Stadien etwas Aehnliches ein-
treten zu können, und einige Zellen dieser Lage, welche halb noch der
Rinde angehören, halb in die Neubildungen des Haustoriums hinein-

gezogen wurden, gehen dann zu Grunde. Auch zeichnet sich dann die
Cuscuta-Rinde vor den weissen Haustorial-Zellen durch intensiv gelbe
Färbung der Membranen aus, so, dass der von Solms-Laubach[1]) angeführte Vergleich, dass die Haustorien nagelkopfförmig in ihre Rinde
eingebettet liegen (welche Form ja auch in Fig. 29 Taf. 4 schon hervortritt), eine gewisse Berechtigung hat. Dagegen möchte ich mit demselben nicht übereinstimmen, wenn er sagt, dass eine seitliche Communication der Haustorial-Zellen mit denen der Cuscuta-Rinde nicht
stattfindet, und der Zusammenhang nur durch die Gefässe erfolge.
In jungen Stadien ist (wie schon Fig. 29 zeigt) dies keineswegs, in
älteren wohl kaum vollständig, der Fall, wenn ich auch zugeben will,
dass die Hauptverbindung von *Cuscuta* mit ihrer Nährpflanze durch
die Gefässe, aber auch durch die basalen Endzellen der Reihen, die
noch keine solche besitzen, vermittelt wird.

Ausser den vollständig ausgebildeten Haustorien sei auch noch
derer Erwähnung gethan, die ihren physiologischen Zweck verfehlt haben,
die wir als verkümmerte Haustorien betrachten müssen. Auf die
Physiologie ihres Entstehens will ich erst später eingehen und hier
nur auf ihr Vorhandensein und ihre Entwicklung aufmerksam machen.

Brandt[2]) scheint der erste gewesen zu sein, der diese zu spitzen
Warzen ausgewachsenen verkümmerten Haustorien beobachtete; Uloth[3])
giebt eine Abbildung derselben, aus der aber über ihre wahre innere
Structur gar nichts hervorgeht; endlich finden dieselben bei Solms-
Laubach[4]) weitere Erwähnung und etwas eingehendere Behandlung.

---

[1]) Solms-Laubach a. a. O. pag. 678.

[2]) Brandt a. a. O. Linnaea 1849.

[3]) Uloth a. a. O. Taf. 3 Fig. 22.

[4]) Solms-Laubach sagt hierüber a. a. O. pag. 584 folgendes: „An
solchen Stellen des Cuscuta-Stengels, wo derselbe seine Nährpflanze nur locker
oder gar nicht umschlingt, bilden sich nichts desto weniger in den meisten Fällen
Haustorien aus, aber dann wächst das die Adventiv-Wurzel umgebende Gewebe
durch Dehnung und Theilung seiner Zellen weiter und entwickeln sich daher
solche Haustorien zu mehr oder weniger spitzen Hervorragungen des Cuscuta-
Stengels.

Ihr Längenwachsthum erlischt indessen nach kurzer Zeit und bestehen sie
dann einfach aus einem axilen Gefässbündel, welches Gefässe und dünnwandig

Ist man erst einmal über die normale Entstehung der Haustorien
im Klaren, so bietet die Entstehung der verkümmerten keine Schwierigkeit. Sie ist mit ersterer grösstentheils identisch und von ihr nur
insofern verschieden, als die letzten Wachsthums-Phasen sich etwas
anders gestalten. Die charakteristischen Initialen und ihre Zellreihen
entstehen bei ihrer Entwicklung ganz wie das oben bei den normalen
Haustorien geschildert wurde; die Zelltheilungen über diesen sind eingetreten, nur werden diese neuentstandenen Zellen der zweitersten
Zellreihen des Stammes — da sie keiner Nährpflanze anliegen — nicht
verkorkt und durchbrochen, sondern bleiben theilungsfähig über den
Initialen der Zellreihen liegen. Das Endresultat ist schliesslich das,
dass bei der Streckung des inneren, fertigen Haustorial-Kernes diese
Zelllagen sehr bedeutend gedehnt und nicht durchbrochen werden,
und so eine warzenförmige Wucherung des Stammes, von der in Fig. 30
Taf. 4 die Zeichnung eines Längsschnittes vorliegt, entsteht. Diese
Abbildung zeigt deutlich die Uebereinstimmung mit der oben gegebenen
Entwicklungs-Geschichte; $g$ sind die Initialen der Zellreihen, $d$ die
fortbildungsfähig gebliebenen, oben polyedrisch gewordenen, Zellen der
ersten Rinden-Zelllage des Stammes, die seitlich (bei $a$) durch das
Wachsthum des Haustoriums stark in die Länge gezogen sind.

Die papillenartige Form der Epidermis-Zellen kann, nachdem das
verkümmerte Haustorium eine Zeit lang sich lose an einer Stütze be-
funden hat, vorhanden sein oder nicht. In unserer Zeichnung ist das letztere
der Fall. — Da der innere Haustorial-Kern durch die umgebenden Rindenzellen schliesslich an seinem Wachsthum gehindert wird, so verlieren
seine Initialen endlich ihre Theilungsfähigkeit, erlangen einen klaren

---

gestreckte Zellen enthält, und einer dasselbe umhüllenden grosszelligen, von
Epidermis bedeckten Rinden-Parenchymschicht.

    An der Spitze des Ganzen liegt zwischen eben dieser Gewebeschicht und
der Endigung des Gefässbündels eine diese letztere umgebende Gruppe von
Parenchym-Zellen, die sich von den übrigen durch ihren klaren, wasserhellen
Inhalt auszeichnen, und der in Dauergewebe übergegangenen Wurzelhaube ihre
Entstehung zu verdanken scheinen."

    Unter diesen letztgenannten Zellen kann Solms-Laubach nur die Initialen
der Zellreihen, die schliesslich, wenn sie nicht mehr weiter wachsen können,
auch klar werden, verstanden haben.

Inhalt, und es bilden sich dann auch im Innern einige Gefässe. In diesem Stadium verharrt das Gebilde.

Eine weitere Eigenthümlichkeit zeigen die Haustorien, die sich bilden, wenn Cuscuteen um Stützen winden, in die sie ihrer Festigkeit wegen keine Haustorien einzusenden vermögen, wie dies beispielsweise an Holz und Metallstäben u. a. der Fall ist.

Die Entwicklung ist hier ebenfalls ganz die frühere, nur behalten, weil hier das Gebilde einem festen Gegenstand anliegt, die über dem angelegten Haustorium liegenden Zellen, nicht wie bei obiger Art, ihre Theilungsfähigkeit, sondern werden ganz normal zusammengedrückt. Die Zellreihen können dagegen nicht austreten, bleiben aber längere Zeit in einem wachsthumsfähigen Zustand, bis sie endlich auch diesen verlieren. — Ob sich in diesen Haustorien ebenfalls Gefässe entwickeln, konnte ich nicht constatiren; in keinem der von mir untersuchten Fälle fanden sich solche. Es leuchtet dagegen nicht recht ein, warum sie sich hier nicht ebenso gut bilden wie bei denjenigen, die zu spitzen Warzen auswachsen. Diese letzteren vermögen sich allerdings etwas weiter zu entwickeln, doch dürfte dies so viel kaum ausmachen, dass es die Gefässbildung wesentlich beeinflusst.

Löst man solche Haustorien von den Stäben los, so bleiben die zusammengedrückten Zelllagen meist an diesen hängen, und die Endzellen der Haustorial-Fäden treten frei zu Tage.

In Fig. 31 Taf. 4 ist die Abbildung eines derartigen verkümmerten Haustoriums gegeben und bedarf diese wohl keiner weiteren Erklärung.

Resümiren wir das Wesentlichste der Entstehungs-Geschichte unter Berücksichtigung der vorliegenden Literatur.

Zunächst ist es völlig berechtigt, wie dies schon von Guettard geschah, die Bildung des Saug-Ansatzes von der des Axen-Cylinders des Haustoriums, welch letzterer als das Wesentlichste der ganzen Anlage betrachtet werden muss, zu unterscheiden.

Die Bildung des Saug-Ansatzes einestheils ist Folge des Wachsthums, besonders des der Epidermis und der darunter liegenden ersten Zelllage des Rindengewebes des Cuscuta-Stammes. Durch deren Dehnung und Theilung wird, zuerst an zwei Stellen, eine Ansatzfläche gebildet, die schliesslich durch das Wachsthum der mittleren Partie, also an der Stelle, an der der Haustorial-Kern später durchbricht, geschlossen wird.

Anderseits entsteht während dieser Bildung durch Zelltheilung,
vorzugsweise der dritten Zellreihe von aussen, ein Gewebe-Complex,
der sich in einzelne Zellreihen auf das Innere des Stammes sondert.

Deren weiter basaler Theil schliesst an die Gefässe des Stammes
an; deren oberer enger wird durch eine Anzahl charakteristischer Scheitelzellen eingenommen, die unter den vielfachen Theilungen der ersten
Rinden-Zellreihe des Stammes liegen, diese in geeignetem Momente durchbrechen, in die Nährpflanze eindringen und in deren Gewebe umherwuchern.
In ihr haben wir es mit der eigentlichen Haustorial-Anlage zu thun.

Während nach Guettard die Ansatzfläche durch Rinden-Paren-
chym-Zellen, die durch die geöffnete Epidermis austreten, zu Stande
kommt, nach Mohl durch Dehnung dieser Partien in Folge des
Wachsthums des Axen-Cylinders des Haustoriums entsteht, spricht
Solms-Laubach die Ansicht aus, dass es mit die Rindenzellen seien,
welche selbständig durch Anschwellung und Theilung Ursache ihres Entstehens würden. Diese letzte Ansicht kann ich modifizirt auf die
beiden ersten Zellschichten bestätigen, und noch die eigenthümliche
Art des Anlegens, das zuerst an zwei Stellen des Stammes erfolgt,
hinzufügen.

Was dagegen die Ansicht von Solms-Laubach hinsichtlich
der Bildung des Haustorial-Kernes anlangt, so vermag ich, wie aus
obigem hervorgeht, mich nicht mit demselben einverstanden zu erklären. Wir haben es bei der Anlage des Haustoriums ganz entschieden nicht mit einem Adventiv-Wurzelanfang zu thun, der, da
ein Pericambium des Stammes einestheils, und ein Interfascicular-
Cambium anderntheils fehlt, nur an den bereits meist bestehenden
jungen Gefässen des Stammes liegen müsste. Wir fanden gerade die Rinde und speciell deren zweite Lage (dritte Schicht incl.
Epidermis) als den Ort, welcher die Haupttheilungs- und Ent-
stehungs-Vorgänge in sich schliesst. Deren Theilungen verdankt
das ganze Gebilde vorzugsweise sein Entstehen; diese sind —
selbst abgesehen von dem Ort seiner Bildung — mit denen des Peri-
cambiums schon insofern nicht identisch, als die durch die erste tangentiale Theilung entstehende obere Zellreihe nicht zum Dermatogen und
der Wurzelhaube, sondern zu Initialen von Zellreihen, die auf die Ge-
lässe des Stammes gestellt sind, wird; ferner dadurch, dass die darunter

liegenden Lagen nicht zu Periblem und Plerom werden, sondern sich reihenförmig an diese Initial-Zellen anschliessen.

Das ausgebildete Haustorium zeigt keine Aehnlichkeit in seinem Bau mit dem des Axen-Organes, aus dem es entsteht, und ist nach seinem Entstehen, seinem Bau und seinem Wachsthum grundverschieden von einer jungen Wurzel oder einem jungen Spross.

Dass Solms-Laubach dem jungen Haustorium eine aus wenigen Lagen unregelmässig polygonaler Zellen bestehende Wurzelhaube zuerkennt[1]) (in dessen citirter Untersuchung auf Taf. 35 Fig. 4 d abgebildet), dürfte eine Folge davon sein, dass derselbe bei der grösseren Ausdehnung seiner Untersuchung, die sich ja mit einer ganzen Reihe von Schmarotzer-Gewächsen befasste, nicht so genügend in die Einzelheiten gehen konnte. Liegen uns nun Präparate vor, wie sie zum Beispiel Fig. 27 Taf. 4 der gegenwärtigen Arbeit giebt, so ist es erklärlich, dass man unter dem Eindruck der seither festgehaltenen, von Mohl eingeführten, Analogie des Haustoriums mit der Nebenwurzel die Theilungen der Zellen der zweiten Reihe des Stammes, über den Initialen der Zellfäden, als Wurzelhaube auffasst. Diese Zellen können von Solms-Laubach nur gemeint sein, da derselbe direct unter seine vermeintliche Wurzelhaube die charakteristischen Scheitel-Zellen der einzelnen Haustorial-Reihen zeichnet. Letztere dürften demselben bereits aufgefallen sein; sie sind bei ihm mit Zellen des Vegetations-Punktes bezeichnet unter dem Eindruck, dass von ihnen die Wurzelhaube abgeschieden würde. Ihre eigentlichen Beziehungen waren also dem genannten Forscher noch fremd.

Ueber das weitere Schicksal dieser vermeintlichen Wurzelhaube spricht Solms-Laubach die Vermuthung aus, dass sie wohl von den Zellen des Vegetations-Punktes durchbrochen werde[2]). Das ist nun allerdings der Fall, spricht aber wohl eher gegen als für ihre Existenz als Wurzelhaube. Organe, die für die Pflanze physiologisch ohne Bedeutung, — und das dürfte hier für die vermeintliche Wurzelhaube gelten, — verschwinden wohl im Laufe der Zeit bis auf rudimentäre Andeutung ihrer früheren Existenz. Dass sie aber doch angelegt werden, bloss um wieder gewaltsame Zerstörung zu finden, wäre eine für die Biologie der Pflanze schwer zu begreifende Einrichtung.

---

[1]) Solms-Laubach a. a. O. pag. 583.

[2]) a. a. O. p. 584.

Nach meinen Untersuchungen über die Bildung des Cuscuta-Haustoriums kann ich nur die Ansicht aussprechen, dass dasselbe nach Anlage und Wachsthum weder als eine Analogie der Wurzel, noch des endogenen wie exogenen Sprosses erscheint.

Die Haustorien sind local vereinte, im Stamme entstehende, Zell-reihen, die sich im weiteren Wachsthum zu den Hyphen analogen Fäden ausbilden, um, in der Nährpflanze angelangt, eine sehr freie Existenz zu führen, nachdem sie vorher untereinander doch in einem gewissen Verband gestanden. Ihre morphologische Dignität festzustellen, stösst um so mehr auf Schwierigkeiten, als bei den höheren Pflanzen der-artige Bildungen selten sind, und wo sie vorkommen, noch nicht ge-nügend auf ihre Entstehung untersucht wurden. Wenn es schon jetzt gestattet ist, über deren Beziehungen zur ganzen Pflanze etwas anzu-führen, so dürfte es wohl das sein, dass man sie als physiologisch die Stelle der Wurzel vertretende, morphologisch sehr tief stehende, Er-nährungs-Organe betrachtet, welche höchstens mit Wurzelhaaren eine annähernde Aehnlichkeit haben, die sich lokal vereint, unter Auslassung des eigentlichen Wurzel-Organs, am Stamme selbst gebildet haben.

## 8. Physiologisches über das Entstehen und fernere Verhalten des Cuscuta-Haustoriums.

Was die physiologische Entstehungs-Ursache der Haustorien an-geht, so glaubt Mohl[1]) diese einem Reiz zuschreiben zu müssen, der von einem fremden Körper (Stütze oder Nährpflanze) auf den Cuscuta-Stamm ausgeübt wird. Mohl sagt hierüber, dass der Körper, der den Reiz ausübt, keineswegs die Nährpflanze zu sein braucht, sondern dass auch leblose unorganische Materialien denselben Effect hervorzubringen vermögen. Er weist experimentell nach, dass die Pflanze um Glas- und Metallstäbe, ebenso wie um Holzstäbe windet, und Haustorien bildet, und dass einzelne Zweige dasselbe sowohl an ihrem eigenen Stamm, wie an nebenstehenden *Cuscuten* zu vollbringen im Stande sind.

Die Beweisführung Mohl's würde genügend gewesen sein, wenn derselbe die zu spitzen Warzen ausgewachsenen verkümmerten Hausto-

---

[1]) Mohl a. a. O. pag. 131.

rien, die sich zuweilen an ganz frei stehenden oder lose gewundenen
Stengeltheilen vorfinden, beobachtet und mitbehandelt hätte. Brandt
fand, wie bereits oben erwähnt, diese Art der Haustorien, und glaubte
in ihrer Existenz eine Widerlegung der Mohl'schen Reizbarkeits-Theorie
sehen zu dürfen.

Es lag allerdings nahe, zu schliessen, dass, wenn sich an
freien Cuscuta-Stämmen Haustorien finden, diese nicht einem von einer
Stütze ausgehenden Reiz ihr Entstehen verdanken könnten.

Von da an sind die Meinungen über die Entstehungsweise getheilt.

Während sich Uloth mehr an die Mohl'sche Auffassung hält,
sagt Solms-Laubach gelegentlich des Citirens der Literatur, dass
Brandt diese Ansicht Mohls widerlegt habe, lässt also die Reizbarkeits-Theorie fallen, die ohnehin nicht recht zu seiner Anschauung über
die Entstehung des Haustoriums nach Analogie der Nebenwurzel passt.

Meines Erachtens hat die Mohl'sche Ansicht viel zu viel für
sich, als dass die blosse Existenz der verkümmerten Haustorien sie in
Frage stellen könnte; das Vorhandensein derselben lässt sich recht
wohl mit ihr vereinen, denn es könnte nicht eher etwas beweisen, bis
nachgewiesen wäre, dass auch keine vorübergehenden Reizungen stattgefunden haben.

Dagegen scheint mir ein anderer Umstand, der seither viel zu
wenig beachtet wurde, und der viel dazu beiträgt, die Verhältnisse
complicirter zu machen, hier angeführt werden zu müssen.

Mohl experimentirte wegen der schlechten Keimfähigkeit der
Samen, die ihm zur Zeit seiner Untersuchung zu Gebote standen, nur
mit den älteren Zweigen eines einzigen Exemplars von *Cusc. Europaea*,
und spricht daher auch nur für diese seine Ansicht über die Entstehung der Haustorien aus. Die junge Keimpflanze scheint sich dagegen wesentlich anders zu verhalten, als die, welche sich bereits an
eine Nährpflanze angesaugt hat. Dies bezieht sich zunächst auf das
Winden oder Nichtumwinden todter Körper, indirect aber damit auch
auf die Bildung der Haustorien.

Mohl glaubt in Bezug hierauf, die junge Pflanze scheine sich
nicht um todte Stützen zu winden, spricht aber diese Ansicht nicht
bestimmt aus, da es ihm wegen Mangels an Material nicht möglich
war, hierüber weitere Versuche anzustellen.

Mohl[1]) sagt hierüber mit Bezug auf das einzige Exemplar von
*C. Europaea:*

»Neben dieses Exemplar, dessen unterer Theil noch in der Samen-
hülle steckte, und welches gegen zwei Zoll lang war, steckte ich einen
Messingdraht, so dass er die Pflanze berührte. Nach drei Tagen hatte
sich diese auch nicht im Mindesten um denselben gewunden. Ebensowenig rankt sie sich um ein dünnes Stäbchen von Tannenholz. Sobald
ich sie aber neben eine lebende Nessel gesetzt hatte, so dass sie ihren
Stengel berührte, wand sie sich innerhalb neun Stunden um dieselbe.«

Etwas ähnliches findet sich bei Schacht[2]). Hier heisst es:

»Wenn die junge *Cuscuta* nicht bald eine Nährpflanze erhält,
so welkt sie und stirbt dahin. Um einen Glasstab, dessgleichen um
ein dürres Holzstäbchen windet sie nicht.«

Ferner bestätigt der genannte Forscher die Mohl'sche Angabe
bezüglich des Umwindens von Glasstäben seitens *Cusc. verrucosa*, ohne
indessen zu erwähnen, dass genannte Art sich bereits an einer Nährpflanze angesaugt habe.

Die Gegensätze zwischen dem Verhalten jüngerer *Cuscuten* und
der bereits angesaugten Pflanze sind damit von Schacht nicht hervorgehoben worden.

Um mich über diese Verhältnisse zu orientiren, säete ich
Samen von verschiedenen Arten in Töpfe und gab denselben Stützen
von Holz, Glas und Metall. Dabei fand sich, dass die Pflanzen, ohne
die Stützen zu umschlingen, oder Haustorien zu bilden, auf Kosten des
hinteren Theils wuchsen und schliesslich zu Grunde gingen. Wieder-
holungen hatten stets dasselbe Resultat; die todten Stützen, organischen
wie unorganischen Materials, waren für die ersten Stadien ebensogut
wie gar keine. Dagegen wurden diese leicht umschlungen, wenn sich
die jungen Pflanzen an zufällig aufgegangenen Pflanzen angesiedelt
hatten und kräftiger geworden waren. In diesen Fällen entstanden
Haustorien an der der Stütze anliegenden Seite, bei denen indessen die
Haustorial-Initialen nicht die über ihnen liegenden Rindenschichten
durchbrechen, sondern nur fest gegen die Stütze sie zusammendrücken,
ganz wie sie oben geschildert und in Fig. 23 Taf. 4 abgebildet wurden.

---

[1]) Mohl a. a. O. pag. 128.
[2]) Schacht, Beiträge etc. a. a. O. pag. 168.

Mit der Bildung der letzteren haben wir eine Bestätigung der Mohl'schen Versuche über die Entstehung des Haustoriums durch den Reiz, der hier von einer leblosen Stütze ausgeübt wird, eine Ansicht, die derselbe, wie bereits erwähnt, nur für die Pflanzen aufstellte, die bereits einer Nährpflanze angelegen hatten, und später an diese leblosen Stützen gingen.

Denselben Beweis für die junge Keimpflanze zu führen, würde wohl ebenfalls gelingen, wenn diese nicht mit der für sie physiologisch wichtigen Eigenschaft ausgestattet wäre, todte Körper nicht zu umschlingen. Dass sich aber an Keimpflanzen, denen die Nährpflanze vorenthalten wird, keine Haustorien bilden, und diese, wie ich mich durch viele Schnitte überzeugte, auch im Innern des zu Grunde gehenden Stammes nicht angelegt sind, spricht doch ziemlich klar für die Ursache ihres Entstehens durch äussere Einflüsse.

Die scheinbar gegen diese Ansicht sprechenden verkümmerten Haustorien, die zu spitzen Warzen ausgewachsen sind, und die sich an freistehenden Cuscuta-Trieben vorfinden, entstehen erst in späteren Wachsthums-Stadien, nachdem sich die junge Pflanze bereits angesaugt hat, und sich dann von der Nährpflanze zu einer neuen oder zu höher liegenden Partien der alten Pflanze wendet.

Es ist ein eigenthümliches Verhalten, auf das wir später noch zurückzukommen haben werden, dass die junge Cuscuta-Pflanze, nachdem sie einige enge, fest anliegende Windungen um ihre Nährpflanze gelegt und Haustorien in diese gesendet hat, auf einmal ihre seither befolgte Art zu schlingen aufgiebt, in lockeren Spiralen an der Nährpflanze aufsteigt, und sich schliesslich, ziemlich gerade wachsend, ganz von ihr zu einer neuen Pflanze wendet, und da wieder unter fester Anlage neue Haustorien entwickelt.

In die Zeit des losen Windens fällt das Entstehen der verkümmerten Haustorien, und es liegt ziemlich nahe, anzunehmen, dass sie ebenfalls einem Reiz ihr Entstehen verdanken, der zur Zeit des losen Windens um die Nährpflanze auf sie ausgeübt wird; dass dieser Reiz genügt, ihr Entstehen zu veranlassen, dass aber zu ihrer normalen Ausbildung der genügende Druck fehlt, mit der diese Bildung sonst gegen die Nährpflanze gepresst wird, wenn sie überhaupt einer solchen noch lose anliegt und nicht durch das mittlerweile erfolgte rasche Wachsthum ihres Stammes frei gestellt worden ist. Dass ein Reiz der

Bildung der verkümmerten Haustorien vorhergegangen, dafür spricht
noch der Umstand, dass diese stets an der Seite des Cuscuta-Stammes
entstehen, der der Nährpflanze während des losen Windens zugekehrt ist.
Während der Zeit des losen Windens — bei der des geraden Wachsthums
lässt es sich wegen der Drehungen, die vorkommen können, nicht so
sicher constatiren — fand ich die verkümmerten Haustorien nur an der
Seite, die dem Contact mit der Nährpflanze ausgesetzt gewesen war.

Ferner dürften diese Haustorien auch auftreten, während der
Stamm gerade wächst (also während des Ueberganges von der einen
zu der andern Nährpflanze) und vorübergehend von irgend einem
Gegenstand gereizt wird. Wenigstens spricht der Umstand dafür, dass
sie sich besonders häufig da vorfinden, wo man durch Anbringen vieler
Holzstäbe und dürrer Zweige in Töpfen, in denen *Cuscuta* und ihre
Nährpflanze wächst, den freiwachsenden Cuscuta-Enden viel Gelegen-
heit zur Berührung mit diesen geboten hat.

Den directen Beweis ihres Entstehens durch Reiz experimentell
zu liefern, ist wegen der Unsicherheit eines solchen Versuchs unterlassen worden. Es hätten vielleicht Cuscuta-Triebe, deren Pflanzen
bereits angesaugt waren, — die Keimpflanzen konnten ja nach obigem
keine Verwendung finden — durch Reize künstlich zur Bildung der
verkümmerten Haustorien gebracht werden können, allein ein derartiges Experiment hätte kaum als beweisend betrachtet werden dürfen,
denn *Cuscuta* befand sich mit ihrer Nährpflanze bereits in Berührung,
und es ist durchaus unabsehbar, welche Dauer und welche Dimensionen
die durch Reiz einmal inducirten Haustorial-Bildungen annehmen, und
wie spät sie noch nach dem ersten Reiz auftreten können. Das umgekehrte Experiment, derartige Triebe vor jeder Berührung zu schützen,
so dass man später sicher sagen kann, es habe absolut kein Reiz
stattgefunden, erweist sich aus denselben Gründen als nicht wohl
durchführbar.

Schliesslich scheint mir ein derartiger directer Versuch, wenn
auch wünschenswerth, doch nicht durchaus nöthig. Statt dass man
auf solche sehr unsichere Art den Beweis bringt, dass Haustorien in
Folge eines vorübergehenden Reizes angelegt und zu verkümmerten
Bildungen veranlasst werden können, dreht man die Sache um und
zeigt, — und das kann an jungen Pflanzen ja mit Sicherheit geschehen,
— dass ohne Reiz überhaupt keine solchen angelegt werden.

Wie aus der Entwicklung der verkümmerten, zu spitzen Warzen ausgewachsenen Haustorien, wie sie oben gegeben und in Fig. 30 Taf. 4 gezeichnet worden ist, hervorgeht, ist diese identisch mit der normalen Entstehung, nur werden die über den Haustorial-Fäden liegenden Zellen nicht zusammengedrückt, sondern bleiben fortbildungsfähig und werden in die Länge gezogen, bis sie endlich dem Wachsthums-Bestreben des inneren Theils einen solchen Widerstand entgegensetzen, dass dieses erlischt. Ein Zusammendrücken oder Durchbrechen dieser Partie findet wegen des Fehlens des nöthigen Druckes gegen einen festen Gegenstand (Stütze) nicht statt.

Die Frage ist also die: Sind äussere Reize Ursache des Entstehens der Haustorien überhaupt, oder können letztere an freien Stämmen gebildet werden, ohne dass ein solcher vorausgegangen ist, allein in Folge ihrer physiologischen Nothwendigkeit?

Der letztere Theil dieser Frage ist im Hinblick auf die Versuche, in denen den Keimpflanzen die Nährpflanze vorenthalten wurde, und die ohne Bildung von Haustorien zu Grunde gingen, obgleich sie, wenn innere Wachsthums-Eigenschaften ihr Entstehen veranlassen, alle Ursache gehabt hätten, solche anzulegen, zu verneinen. Es darf daher wohl sicher angenommen werden, dass verkümmerte wie normale Haustorien sich in Folge äusserer Reize entwickeln.

Ueber die Länge der Dauer des zu diesen Bildungen nothwendigen Reizes, ferner darüber, ob ein einmal erfolgter Reiz zu einer Reihe von Haustorial-Bildungen, oder nur zu einer einzigen Anlass giebt, ferner ob ein solcher spätere Bildungen inducirt, endlich ob sämmtliche Theile des Stammes gleich empfindlich gegen äussere Reize sind, oder ob eine Periodicität in den verschiedenen Wachsthums-Phasen existirt, alles das sind Fragen, die noch keine genügende Bearbeitung gefunden haben, und die es lohnend erscheinen lassen würden, sich mit ihnen specieller zu befassen.

Gehen wir jetzt dazu über, die Anlage der Haustorial-Papillen an die Nährpflanze, deren Befestigung an derselben, das Eindringen des Haustorial-Kerns in die Nährpflanze, sowie das Wuchern der Haustorial-Zellen in derselben etwas näher in's Auge zu fassen.

Die Befestigung der Epidermis-Papillen an der Nährpflanze ist schon von früh her verschieden gedeutet worden.

Während Guettard[1] glaubt, dass die Warzen, ehe das Suçoir heraustritt, Form und Wirkung einer »Ventose« besitzen, und nach Schleiden[2] die Rinde über der sich bildenden Nebenwurzel zu einer Scheibe anschwillt, welche, anfangs sich flach an den Gegenstand anlegend, später durch den sich vorzugsweise ausdehnenden Rand concav wird und durch einen luftleeren Raum sich an der Unterlage befestigt, (ganz wie bei der Saugscheibe des Blutegels und den Fussstummeln der Raupe,) erklärt sich Mohl zu einer andern Ansicht[3]). Nach seiner Meinung ist eine derartige Befestigungsweise nicht möglich, weil die Oberfläche der Warze keine zusammenhängende Fläche bildet, sondern mit Papillen befestigt ist. Die Anheftung erfolge wahrscheinlich durch einen ausgeschiedenen Saft. Mohl fand das dadurch, dass nach der Entfernung einer *Cuscuta*, die sich um eine silberne Röhre geschlungen und durch ihre Warzen festgeheftet hatte, die Röhre an der Contact-Stelle glänzende, wie mit einem Firniss überzogene Stellen gewahren liess.

Uloth endlich entscheidet sich nicht bestimmt für eine dieser Ansichten, sondern hält beide für möglich.

Nach meinen Untersuchungen möchte ich mich, obgleich manches nicht gerade gegen die Befestigung durch Luftdruck spricht, doch mehr der Mohl'schen Ansicht zuwenden.

Die Befestigung durch Luftdruck setzt vor allen Dingen voraus, dass die Ansatzfläche vorher eine völlig anliegende war. Wenn nun auch nach meinen Präparaten der erste Ansatz des Haustoriums an seine Nährpflanze nicht diesen völligen Anschluss sehen liess, sondern als eine concave Platte erschien, die, in der Mitte unterbrochen, seitlich an zwei Stellen durch Rinden-Anschwellung befestigt war (Fig. 26 Taf. 4, *a*), so dürfte doch bei dem ersten Anlegen, bevor die genannten Anschwellungen sich entwickelt hatten, die Anlage eine vollkommene gewesen sein, und es könnte dann allerdings gerade durch diese Anschwellungen der Rinde der mittlere Hohlraum, in dem später der Haustorial-Kern durchbricht, entstehen und das Ganze luftdicht festgepresst werden. Allein dies erfordert ein ganz gleichmässiges Entstehen genannter Anschwellungen um die Peripherie des mittleren Hohlraums und diese Gleichmässigkeit scheint mir nicht immer vorhanden zu sein.

[1]) Guettard. a. a. O. pag. 186.
[2]) Schleiden, a. a. O. pag. 126.
[3]) Mohl a. a. O. pag. 180.

Ferner müsste jede Gasdiffusion an den Membranen dieses mittleren Raums aufgehoben, und die *Cuscuta* sowohl wie die Nährpflanze da etwa durch eine starke Cuticula luftdicht gemacht sein. Von einer solchen starken Cuticula ist aber nirgends etwas zu sehen, und selbst wenn sich überhaupt die Luftdichtmachung einer so zarten lebenden Pflanzen-Membran an *Cuscuta* vermöge einer besonderen Organisation denken liesse, so könnte das doch nicht für die Nährpflanze, der sie sich angelegt hat, und an der sich sogar an der befallenen Stelle Spalt-öffnungen vorfinden können, gelten.

Es sprechen somit gegen die Erklärung des Anheftens durch Luftdruck eine genügende Menge von Gründen, so dass ich mich um so weniger zu ihr bekennen kann, als sie mir überhaupt nicht als nothwendig erscheint.

Die von Mohl gefundenen klebenden Secrete der Epidermis-Papillen fand ich ebenfalls, wenn ich Cuscuta-Triebe um blanke Metall-stäbe winden liess. Nur bin ich über die Natur derselben nicht im Klaren. In Alkohol sind sie jedenfalls löslich, denn wenn man z. B. fest an der Nährpflanze haftende Haustorien einige Tage in absoluten Alkohol legt, so kann man beide mit Leichtigkeit trennen. Die Papillen sind dann losgelöst und lassen noch die Vertiefungen allenfalsiger, durch Haare etc. bedingter, Unebenheiten der Stelle, der sie anlagen, sehen. Eine eigentliche Verschleimung oder organische Verbindung der beiden gegenseitigen Membranen zu einer einzigen ist nicht erfolgt. Beide zeigen nach der Trennung ihre frühere Structur noch vollständig.

War das Haustorium schon eingedrungen, und das ist für das eben erwähnte Verhalten der Epidermis gleichgültig, so reissen die zarten Haustorial-Fäden aus dem Nährgewebe schon sehr leicht beim blossen Schneiden los, und man sieht dann noch die verkorkte aufge-rissene Epidermis von *Cuscuta*, die sich mit aus der Nährpflanze herausgezogen hat, nebst einem Büschel blossliegender, mit Zellresten vermengter Haustorial-Fäden.

Da sich die verbindende Substanz in Alkohol löst, und die Structur der anliegenden Epidermis-Membranen nicht als eine verschleimte, oder untereinander organisch verbundene zeigt, so dürften nähere Versuche noch feststellen, ob wir es nicht mehr mit einem harzigen, als mit einem gummösen oder schleimigen Secret zu thun haben.

Die bereits erwähnten Membran-Einfaltungen der Cuscuta-Papillen
scheinen zu deren Befestigung in einer bestimmten Beziehung zu stehen,
wenigstens konnte ich sie nur da beobachten, wo *Cuscuta* einem lebenden
oder todten Gegenstand wirklich anlag. Nach Solms-Laubach[1] verdanken diese Einfaltungen, die an den der Nährpflanze zugewendeten
Zellwänden der Epidermis sich vorfinden und bis in's Innere des Zell-
Lumens ragen, einem fortgesetzten Flächen-Wachsthum der fest untereinander verbundenen Zell-Membranen ihre Existenz.

Die Befestigung der jungen *Cuscuta* um ihre Nährpflanze ist ferner
darum schon eine so intensive, weil deren Umschlingung, nach Analogie
der reizbaren Ranke, schon eine sehr feste ist. Lässt man Cuscuta-
Triebe um Metallstäbe winden und entfernt diese, ehe sie sich durch
ihr Secret fest angeheftet und ehe sich Haustorien gebildet haben, so
sieht man, dass der Radius der Windungen kleiner und die Anzahl
der letzteren grösser wird.

Ein derartiges festes Anliegen ist für die normale Entstehung
der Haustorien, die, wie wir gesehen haben, andernfalls verkümmert
werden, von Wichtigkeit.

In Anbetracht dieses frühen festen Anlegens der jungen *Cuscuta* wie
des ausgeschiedenen klebenden Secretes der Epidermis-Papillen der Haustorien ist die Folgerung gewiss gerechtfertigt, dass die Befestigung der
letzteren eine Folge dieser beiden Umstände, und die Mohl'sche Anschauung diejenige ist, die hier als die wahrscheinlichste erscheinen muss.

Ferneres Interesse dürfte die Frage haben, auf welche Art die
Haustorial-Initialen die über ihnen liegenden Zellen durchbrechen, um
in die Nährpflanze zu gelangen.

Es würde am einfachsten sein, für sie anzunehmen, dass sie nach
Analogie der Hyphen die Fähigkeit besitzen, vor ihnen liegende Membranen zu verschleimen und sie dann zu durchdringen, allein das scheint
mir hier nicht so unbedingt angenommen werden zu dürfen, da die
Anfangs-Zellen nicht direct an die Membranen der Nährpflanze stossen,
sondern durch die über ihnen liegenden Zellen der Rinde von ihnen
getrennt sind. Es scheint, dass die über diesen Anfangszellen liegenden, aus den Theilungen der zwei ersten Zellschichten entstandenen
Zellen hier eine Rolle spielen. (Fig. 26 Taf. 4 *b* und *d.*) Bei dem Anlegen an die Nährpflanze schon aus Dauergewebe bestehend, werden

---

[1] Solms-Laubach a. a. O. pag. 577.

sie in eine Art bildungsfähiges Gewebe übergeführt. An dieser Stelle — an der später das eigentliche Haustorium durchbricht — liegen sie dann, wie wir oben gesehen, zunächst noch nicht der Nährpflanze an, während zu beiden Seiten die Anschwellung erfolgt. Erst in späteren Stadien, nachdem der innere Kern bereits seiner Hauptsache nach vorhanden, treten sie da an die Epidermis der Nährpflanze, und zeigen dann einen dichteren plasmatischen Inhalt. Es liegt jetzt nahe, anzunehmen, dass sie in diesem Stadium auf die Organisation der anliegenden Membranen der Nährpflanze irgendwie — etwa durch Verschleimung, einwirken. Dann verkorken sie rasch und werden von dem Haustorial-Körper von innen her zusammengedrückt und durchbrochen. — Die Ueberreste dieser Membranen finden sich immer in die weichen Zellen der Nährpflanze eingedrückt und zeichnen sich von diesen durch eine intensiv gelbe Färbung aus.

Sind die Haustorial-Initialen auf solche Art mit den Zellen der Nährpflanze einmal in Berührung gelangt, so geschieht ihr weiteres Wachsthum ganz nach Analogie des wuchernden Mycels, und sie durchbrechen die vor ihnen liegenden Membranen mit Leichtigkeit und ohne sie wesentlich zu verletzen.

Dass sie diese Fähigkeit hinsichtlich der früher über ihnen liegenden eigenen Rinde nicht besitzen, scheint mir daraus hervorzugehen, dass einestheils von dieser nicht wesentlich viel fehlt, oder als gelatinös gesehen wird, sondern die eingedrückten Membranen, wenn man sie wieder in die alte Lage zurückbringen könnte, die Cuscuta-Rinde wieder völlig schliessen würden, anderntheils, dass man an Präparaten (wie sie in Fig. 28 Taf. 4 gegeben) beobachten kann, dass die Haustorial-Initialen, wenn sie in die Nährpflanze gelangt sind, nicht sofort deren Zellen anliegen, sondern dass Zwischenräume mit zerrissenen Membran-Stücken vorhanden, ähnlich als wenn ein Keil in dieselbe eingetrieben worden wäre.

Beobachtet man die Leichtigkeit, mit der die Haustorial-Fäden im ferneren Verlauf, fast ohne zu verletzen, durch das Nährgewebe gehen, so wird es sofort wahrscheinlich, dass dieses erste Eindringen ein gewaltsames ist. Da ein solches Eindringen, meines Erachtens, nicht durch den blossen physikalischen Druck des Haustorial-Kerns gegen ein in normaler Organisation befindliches Gewebe stattfinden kann, und die Initialen von jenem, wegen der dazwischen liegenden

Zellschichten, gehindert sind, direct, etwa verschleimend, auf dasselbe zu wirken, so glaube ich, dass der erste Angriff eben durch die sich erst später anlegende Schicht der Epidermis erfolgt. Nach der Desorganisation der Membranen des Nährstengels an der Stelle, wo die genannte Zell-Partie anlag (Fig. 26 b), dürfte es den wachsenden Haustorial-Reihen möglich sein, durch einen rein physikalischen Druck zunächst ihre eigene Rinde mechanisch zu durchbrechen, und, unter Eindrücken der Reste derselben, in die Nährpflanze zu gelangen.

Liegen die Haustorial-Initialen einmal den Zellen des Nährge-webes an, so ist deren Durckwuchern eine völlige Analogie zu dem wuchernden Mycel der Pilze. — Die Art des Durchwucherns ist für die Zellarten, die von den Haustorial-Fäden getroffen werden, eine ver-schiedene. Während der Haustorial-Faden bei wasserreichen dünn-wandigen Parenchym-Zellen deren Wand durchbricht und durch deren Lumen geht, aber bei dieser Gelegenheit an der Durchbrechungs-Stelle gewissermassen eine organische Verbindung mit den anliegenden Mem-branen der Nährpflanze eingeht, ist das Verhältniss bei stark verdickten Holzzellen ein anderes. Hier ist der Durchgang wesentlich erschwert, und der Haustorial-Faden geht nicht mitten durch die Zelle, sondern zwischen je zwei Zellen hin, indem er deren Verband an dieser Stelle durch Verschleimen der peripheren Partie der Zell-Wand aufhebt.

Die Gefäss-Zellen scheinen mir endlich nur sehr selten durchsetzt zu werden, denn soweit ich es beobachten konnte, trieben die Hausto-rial-Fäden, wenn sie an ihnen angelangt waren, nur eigenthümliche sackförmige Ausstülpungen, die sich der Länge nach mit ziemlich grosser Fläche an die Gefäss-Zellen anlegten und dann ihr Wachsthum beendigten.

Die erste Art, das Durchgehen durch dünnwandige wasserreiche Parenchym-Zellen, ist am meisten charakteristisch und am häufigsten vorkommend. Das Durchdringen dagegen von stark verdickten Zell-Partien, z. B. des Holzringes, geschieht selten und wohl nur dann, wenn diese Schichten durchsetzt werden müssen, um zu den centralen Gewebepartien der Nährpflanze zu gelangen, was anderseits wieder von dem anatomischen Bau der Letzteren abhängig sein dürfte, da sich bei stark entwickelter Rinde wohl kaum die Nothwendigkeit eines solchen Eindringens einsehen liesse, wenn nicht gerade das Auflösen der dicken Membranen zur Ernährung von *Cuscuta* beitrüge. Das letztere scheint mir nicht der Fall zu sein. Einestheils müsste man dann häufiger die Haustorial-Fäden in den Holztheilen der Nährpflanze antreffen, anderntheils auch die Verwüstung sehen, die durch eine völlige Resorption dieser Zellen entstehen würde. Beides zeigt sich nicht, und *Cuscuta* ernährt sich daher wohl zumeist von dem plasmatischen Inhalte der Zellen seiner Nährpflanze und deren metaplasmatischen Einschlüssen. Damit stimmt auch überein, dass ich nie Haustorial-Fäden in Zellen, die mit Luft erfüllt waren, sah. Hierin zeigt sich ein Unterschied zwischen den Mycelien mancher Filze, die sich auf einem todten, aus ausgetrockneten Zellen bestehenden Substrate herumtreiben und unter Resorption desselben ernähren.

Die erstere Art, das Eindringen in die Zellen mit plasmatischem Inhalt, ist damit die wichtigere und auch die interessantere. Fassen wir sie etwas näher in's Auge.

Die Durchbrechung der Membran, die ja hier die Hauptsache, geschieht, wenn ein Haustorial-Faden an ihr angelangt ist, nicht sofort, mit dessen ganzer Breite, sondern der Faden legt sich, in Folge seines Wachsthums, erst mit seiner Spitze und dann etwas flacher an dieselbe an. Während jetzt die beiden Membranen grossentheils noch optisch zu unterscheiden sind, beginnen sie, zunächst an der ersten Berührungsstelle, sich zu vereinigen, und bilden endlich da eine optisch nicht mehr zu unterscheidende homogene Wand. An der Stelle, an der der Haustorial-Faden die Zellwand zuerst berührt, entsteht jetzt eine kleine Aussackung nach dem Lumen der nächsten Zelle hin; diese vergrössert sich, der Faden gelangt in der zweiten Zelle an und beginnt, nachdem er diese durchwachsen, dasselbe Spiel von neuem.

Bei diesem ganzen Vorgange dürfte das Verschmelzen der beiden Membranen der Zellen zweier verschiedenen Pflanzen das Interessanteste sein. Sie nehmen erst gleiche Organisation an, ehe der Haustorial-Faden weiter wächst, und es ist nie zu sehen, dass an der Stelle des Durchgangs des Fadens die Zellmembran an der durchbrochenen Stelle, — etwa wie bei dem ersten Eindringen des Haustorial-Kerns die Epidermis der Nährpflanze, — miteingedrückt, nach Innen oder Aussen gebogen ist, was, wenn keine so innige Verbindung zwischen den beiden bestände, bei der durch das Eindringen des Fadens in der einen Zelle wohl verschieden gestellten Turgescenz, oder auch durch die Gewalt des Eindringens des Fadens selbst zu erwarten wäre.

Am besten sind diese Verhältnisse zu sehen, wenn man *Cuscuta* auf Balsaminen erzieht. In dem dünnwandigen wasserreichen Gewebe dieser Nährpflanze lassen sich bei hinreichend dünnen Schnitten leicht diese verschiedenen Stadien auffinden, und es ist da auch leicht zu beobachten, wie tief die Haustorial-Fäden in den Stamm hinabzugehen vermögen.

Fig. 32 Taf. 4 giebt die Abbildung einzelner Fäden in verschiedenen Wachsthums-Phasen, welche im Gewebe einer Balsamine wucherten. Faden 1 hat sich bei *o* mit den eigenthümlichen Aussackungen — die einzige beobachtete Art der Verzweigung — an eine Gefässzelle gelegt, und wird da später selbst zum Gefäss, indem sich leistenförmige Verdickungs-Streifen bilden.

Die Fäden 2, 3 und 4 zeigen die verschiedenen oben geschilderten Stadien des Durchbrechens der Membranen der Nährpflanze. Bei *p* haben sie sich gerade mit derselben vereint und die kleine Aussackung gebildet. Bei *q* sieht man, wie an der bereits durchbrochenen Zelle der Faden an seinem älteren Theil an der Contact-Stelle noch grössere Breite besitzt, ein Verhältniss, das im weiteren Verlauf wieder etwas verwischt wird. — Es geht ferner aus der Abbildung hervor, wie wenig das so befallene Gewebe in seiner Structur geändert worden ist.

Diese Art des Durchdringens der Membranen scheint sehr rasch vor sich zu gehen, dagegen sind die auf verdickte Zellen gestossenen Fäden häufig hinter den anderen in ihrem Wachsthum zurückgeblieben. Handelte es sich um kleine verdickte Zell-Complexe, so waren diese häufig von den Fäden umgangen. Bei dem Durchbrechen grösserer Holzschichten waren meist mehrere Fäden vereint, um, nachdem sie sich den Durchgang gebahnt, sich wieder zu trennen. An Stellen, wo der Holzring gespalten, sehen meist die anliegenden Holz-Zellen der Nährpflanze wie macerirt aus.

Es darf indessen bei diesen Betrachtungen nicht übersehen werden, dass ein derartiges Durchbrechen stark verdickter und verholzter Zellen immerhin in jugendlichen Wachsthums-Stadien der Nährpflanze oder deren Zweigen erfolgte, dass also in diesem Alter an eine sehr intensive Verholzung und Verdickung derartiger Partien noch nicht zu denken ist. Wenn man daher in späteren Stadien an Schnitten findet, dass die Haustorial-Fäden den völlig verholzten Holzring gespalten haben, so ist zu berücksichtigen, dass dessen Durchbrechung in einer

Zeit geschah, wo die Verdickung der einzelnen Zellen noch keine so bedeutende gewesen ist.

Die hauptsächlich zur Ernährung von *Cuscuta* dienende Art des Durchwucherns des Nährgewebes bleibt immer die, bei welcher sich die Membranen der beiden Pflanzen bei dem Durchgang organisch vereinigen. Das von manchen Autoren, wahrscheinlich weil es seltener vorkommt, bezweifelte Spalten des Holzringes[1] ist immer als Mittel zum Zweck zu betrachten und letzterer der, zu Gewebepartien zu gelangen, die in Folge ihrer dünnen Membranen und ihres plasmatischen Inhaltes leicht durchbrochen werden und sich vorzugsweise zur Ernährung eignen.

## 9.  Ueber das Winden oder Ranken des Cuscuta-Stammes.

In dem Vorstehenden ist, obgleich vielfach dazu Veranlassung gewesen wäre, um die Schilderung nicht zu complicirt zu machen, auf die Verhältnisse des Windens oder Rankens des Cuscuta-Stammes nicht eingegangen worden. Diese sollten, da es sich lohnt, sich näher mit ihnen zu befassen, speciell behandelt werden, und wir würden jetzt in diesem Abschnitt auf die Frage einzugehen haben, ob das Anlegen des Stammes von *Cuscuta* an ihre Nährpflanze oder Stütze eine Folge des Reizes ist, den diese auf ihn ausüben oder nicht, ob mit anderen Worten wir in dem Cuscuta-Stamm und seinen Seitensprossen physiologisch eine Ranke oder eine Schlingpflanze vor uns haben.

Mohl benutzte in seiner obengenannten Abhandlung gerade *Cuscuta* mit zu seiner Theorie der Reizbarkeit des schlingenden Stammes. Dieser Theorie standen entgegen die Ansichten Palm's[2] und später Darwin's[3], die das Winden ohne Annahme einer solchen Reizbarkeit zu erklären suchten, eine Anschauung, die bekanntlich ihre definitive

[1] Sorauer giebt neuerdings in seinem Handbuch der Pflanzenkrankheiten pag. 209 an, dass man auf Klee nicht selten Haustorien findet, die den allerdings dünnen Holzring durchbrochen haben und in das Markgewebe hinein gewachsen sind. Diese Angabe stimmt völlig mit meinen Beobachtungen überein.

[2] Palm a. a. O. Ueber das Winden der Pflanzen.

[3] Darwin. On the movements and habits of climbing plants 1865. Journ. of the Linn. Soc. Vol. IX. pag. 1—118.

Bestätigung durch die neuere Arbeit von De Vries[1]) fand, welch`
letzterer nachwies, dass die Schlingpflanzen keinerlei Reizbarkeit des
Stammes besitzen, und sich gerade dadurch von der Ranke unterscheiden.

Von De Vries sowohl, als auch von Sachs[2]) ist über das Verhalten von *Cuscuta* in dieser Hinsicht die Meinung ausgesprochen, dass
diese sich anders verhält, wie die Schlingpflanzen, dass sie eine ausgesprochene Reizbarkeit besitzt, und desshalb mehr der Ranke entspricht. Aus diesem Grunde ist sie in der De Vries'schen Arbeit
über Schlingpflanzen nicht weiter berücksichtigt worden.

Wenngleich vieles für eine derartige Auffassung spricht, so hatte
ich doch bei Cuscuta-Culturen vielfach Gelegenheit, zu beobachten,
dass auch mancherlei gegen eine solche Analogie mit der Ranke vorge-
bracht werden kann. Diese Beobachtungen, welche, wie wir sehen
werden, in Vielem mit Ergebnissen übereinstimmen, welche in den
Arbeiten von Mohl und Palm niedergelegt sind, aber bei den vielfach
entgegengesetzten Ansichten der beiden Verfasser in ihrer Richtung gedeutet wurden, möchte ich hier folgen lassen. Das nähere Eingehen
auf diese dürfte wohl dadurch genügend motivirt sein, dass, seitdem
sich die Begriffe von Winden und Ranken geklärt, *Cuscuta* weder auf
diese Verhältnisse untersucht, noch die vielen früheren, hierher ein-
schlagenden, sich zum Theil widersprechenden, Angaben von diesem
neueren Standpunkte aus etwas näher geprüft, eventuell modificirt
worden sind.

Wenn die junge Cuscuta-Pflanze aus der Erde hervortritt, so
ist deren Stamm meist in der Art gebogen, dass das Plumula-
Ende senkrecht auf die Erdfläche zu stehen kommt. Bald richtet
es sich auf, und besitzt dann nur noch eine leichte horizontale
Neigung seiner Stammspitze. Mit diesem Momente beginnen die Nutationen, und zwar ist die Nutations-Richtung in allen Fällen, die ich
beobachtete, eine von rechts nach links gehende[3]). Ueberzeugen kann

---

[1]) De Vries. Zur Mechanik der Bewegung von Schlingpflanzen. —
Arbeiten des botanischen Instituts Würzburg. Heft III.

[2]) Lehrbuch der Botanik, Aufl. III. pag. 768.

[3]) Wenn Dutrochet für *Cusc. Epithymum* bereits in seiner Arbeit: Recherches sur la volubilité des tiges etc. Comptes rendus 1844 pag. 298 sagt:

»j'ai pu observer le mouvement révolutif des sommets libres des tiges fili-
formes de cette plante, mouvement que j'ai vu affecter la direction de droite a

man sich hiervon leicht, wenn man gerade Linien in der Längsrichtung des Stammes aufträgt und deren bald convexe, bald concave Krümmungen beobachtet.

Die Schnelligkeit der kreisenden Bewegung scheint mir eine sehr inconstante, völlig von dem Wachsthums-Stadium der Pflanze abhängige, Grösse zu sein, so dass ich es unterlassen habe, Zahlen hierfür aufzustellen [1], die hier nur einen geringen Werth besitzen können.

Während der ersten zwei Tage ist der Stamm noch meist in der Erde befestigt und steht aufrecht; nach diesen dagegen ist die Wurzel abgestorben und der dünne Faden liegt mit seinem untern Ende flach auf der Erde, während sein oberes schwach geneigt in der Luft steht, fortwächst und die Nutationen fortsetzt.

Liegt die Wurzel, wie das vorkommen kann, frei auf der Erde, so ist die Sache im Wesentlichen die nämliche. Die Wurzel und ein Stück des Stammes sind dann ebenfalls flach dem Boden angedrückt, während der obere Theil frei ist, und die kreisförmige Bewegung beschreibt.

Die durch die Spitze der Pflanze beschriebenen Kreise werden durch das Wachsthum derselben immer grösser, und erstere gelangt im normalen Verlauf bald mit einer Nährpflanze in Berührung. Darauf entsteht eine Krümmung an der Berührungsstelle nach der Peripherie der Nährpflanze hin; es kommen, sowohl damit wie durch das weitere Wachsthum, immer neue Stellen mit ihr in Berührung, und durch gesteigertes Wachsthum der nicht berührten oder vermindertes der berührten Seite entstehen einige enge, fest anliegende Windungen. Der Stamm stirbt jetzt bis zur Berührungsstelle ab, und die angelegten Theile lassen die Haustorien entstehen, während das Längen-Wachsthum des Stammes einige Zeit sistirt bleibt.

---

gauchos, so kann ich das — diese Art stand mir nicht zur Verfügung — auch für *Cusc. Cephalanthi*, *Epilinum* und *Europaea* bestätigen. Es scheint, dass die verschiedenen Arten keine Verschiedenheiten hierin zeigen.

[1] Die von Dutrochet angeführten Zahlen bewegen sich ebenfalls in etwas weiten Gränzen und sind ausserdem an nicht sehr vielen Exemplaren angestellt. Er sagt hierüber:

»Dans quatre espériences faites simultanément par une température de 17 degrés centésimaux j'ai vu les révolutions s'accomplir en 1 heure 15 minutes, en 1 heure 35 minutes, en 1 heure 45 minutes, et enfin en deux heures.«

Hinsichtlich der Sprosse und Stammtheile bereits angesaugter Pflanzen ist die Sache im Wesentlichen dieselbe; auch hier nutirt die Spitze, dagegen scheint die Nutation hier eine geringere Intensität zu besitzen, und nicht mit der Lebhaftigkeit wie bei der jungen Keimpflanze vor sich zu gehen.

Ein weiteres, schon oben gelegentlich der Entstehung der Haustorien erwähntes, Verhältniss des Umwindens der Nährpflanze fesselt jetzt unsere Aufmerksamkeit. Die Pflanze giebt, nachdem sie einige enge fest anliegende Windungen beschrieben, diese Art des Windens auf, steigt in losen Spiralen an ihr in die Höhe, um sich an eine andere, oder zu höheren Theilen der alten Nährpflanze zu wenden, dort wieder einige enge Windungen zu bilden und dasselbe Spiel nach einiger Zeit wieder von Neuem zu beginnen. Hierbei ist noch zuzufügen, dass diese Erscheinung besonders deutlich bei der jüngeren Pflanze, bei der älteren weit weniger scharf zu gewahren ist und da sich mehr verwischt. Die Zahl der engen Windungen der Periode sind in der Regel drei bis vier, die losen Windungen in der Regel mehr, überhaupt überwiegt das Gesammtwachsthum während des losen Schlingens und Geradestehens des Cuscuta-Stammes bedeutend dasjenige, welches gelegentlich der engen Windungen auftritt.

Wenn mir die Nutations-Richtung stets eine constante zu sein schien, so möchte ich das nicht von der Richtung des Windens um die Nährpflanze sagen. Allerdings ist diese in den meisten Fällen eine der Nutations-Richtung entsprechende, von rechts nach links gehende, also linksläufige; anderseits sah ich aber auch Fälle, wo einzelne Individuen derselben Art rechts winden, ja sogar solche, wo die einmal befolgte Richtung des Windens an derselben Nährpflanze aufgegeben wurde, und eine *Cuscuta*, die erst links wand, auf einmal rechts zu winden anfing.

Eine Torsion des Stammes konnte ich an den mit einer Linie auf der Längsseite markirten Exemplaren nicht finden.

Ein weiteres eigenthümliches Verhalten ist es, dass junge wie alte Cuscuta-Stämme um horizontale oder stark nach der Erde geneigte Stützen schlingen[1]). Ich spannte Fäden, die nicht allzudick waren, in den verschiedensten Winkeln zur Erdfläche, sowie horizontal, auf; die Cuscuta-Stämme (natürlich nur solche, die sich bereits an Nähr-

[1]) Dutrochet a. a. O. pag. 298.

pflanzen angesaugt) wanden um diese, ja sogar abwärts nach der Erde zu.

Was die Schnelligkeit des Umwindens im Allgemeinen anlangt, so ist diese für die junge Keimpflanze am bedeutendsten. Während junge Pflanzen bei 15 ° Cels. in etwa einer halben Stunde 1—2 Windungen um die Nährpflanze zu machen vermochten, (welche Zahl indessen nicht für alle Fälle constant, und, abgesehen von den äusseren Wachsthums-Bedingungen, davon abhängig ist, in welchem Wachsthums-Stadium die Pflanze selbst an die Nährpflanze gelangte, und wie. viel bereits von ihr abgestorben,) wartet man an älteren Trieben oft lange vergeblich, bis sie sich entschliessen, die dargebotene Stütze oder Pflanze zu umschlingen. Es scheint mir hier noch viel weniger, wie bei den Nutationen, möglich, bestimmte Zahlen aufzustellen, da viele nur schwer zu beseitigende Einflüsse sie alteriren.

Dass die *Cuscuteen*, wie bereits De Candolle[1]) erwähnt, unempfindlich gegen das Licht sind, das ihnen als Parasiten ja ohnehin nichts zu nützen im Stande wäre, kann ich nur bestätigen. Sie befallen ihre Nährpflanzen, auch wenn man sie mit ihnen ins Dunkle bringt, und zeigen keinerlei Heliotropismus, wenn man eine einseitige Lichtquelle auf sie wirken lässt. Gerade bei den Versuchen in dieser Richtung waren die Pflanzen ganz inconstant gestellt.

Erwägen wir jetzt die Gründe, welche dafür sprechen, dass das Umschlingen als Folge des Reizes an der Contact-Stelle zu betrachten ist.

Hierfür sprechen zunächst die festen und engen Windungen, die die junge Cuscuta zuerst um ihre Nährpflanze legt, und die immer zu beobachten sind, wenn diese letztere nicht zu sehr an der Spitze gepackt wird, und durch rasches Wachsthum sie da etwas auseinander zerrt. Wäre hier von einem Winden in der eigentlichen Bedeutung des Worts die Rede, so müsste diese erste Anlage, da sie durch die Hemmung der revolutiven Nutation und nicht durch Reiz zu erfolgen hätte, eine lose sein, und die Windungen sich erst im späteren Verlauf enger anlegen.

Weiter spricht hierfür das eigenthümliche Verhalten gegen horizontale Stützen. Die Fähigkeit, solche zu umschlingen, ist sonst nur der Ranke eigen.

---

[1]) Mém. de la sociét. d'Arcueil T. 2. pag. 108.

Endlich lässt sich auch in gewissem Grade die Inconstanz der Windungsrichtung hierfür deuten.

Wenn M o h l sowohl wie P a l m [1]) sagt, dass die *Cuscuteen* immer links (von der Rechten zur Linken) winden, so kann ich mich damit nach obigem nicht einverstanden erklären. Diese Richtung, die mehr Aussicht hat, häufiger vorzukommen, da sie der Nutations-Richtung entspricht, und die Pflanze nach dieser mit ihrer linken Seite an die Nährpflanze stösst, dort gereizt wird und sich links legt, ist nicht die einzige. Ich fand, allerdings seltener, auch Exemplare rechts, und selbst inconstant an derselben Pflanze, winden, die wahrscheinlich durch irgend welche Zufälligkeiten, vielleicht gelegentlich des Umfallens beim Absterben der Wurzel, an die rechte Seite der Nährpflanze zu liegen kamen.

Wenn es beispielsweise auch vorkommt, dass manche Pflanzen (wie D a r w i n fand, *Scyphanthus elegans* und *Hibbertia dentata*) inconstant selbst an einem Stengel winden, so besitzen doch die meisten Arten der Schlingpflanzen eine constante Windungsrichtung, und es ist die Ranke, die willkürlich und nach der Stelle zu schlingt, auf die der Reiz auf sie ausgeübt wurde.

Diese Punkte deuten völlig genügend darauf hin, — und das ist uns von P a l m, dem Gegner der M o h l'schen Theorie von der Reizbarkeit des schlingenden Stammes, zugegeben — dass bei dem Winden des Cuscuta-Stammes Reizbarkeits-Erscheinungen mit ins Spiel kommen.

Fassen wir jetzt die Gründe in's Auge, die für eine entgegengesetzte Ansicht sprechen dürften.

Die Ranke ist in morphologischer Hinsicht entweder metamorphosirter Spross oder metamorphosirtes Blatt; es kann der Blattstiel oder die sich über das Blatt hinüber verlängernde Mittelrippe desselben als solche dienen; immer sind das dann Organe, die zur Befestigung des Stammes dienen. Dass aber Stammtheile selbst, und zwar der Hauptstamm, sich auf solche Art befestigen, dafür wäre *Cuscuta* der einzige Fall. Eine derartige Befestigungsweise, die die Existenz der

---

[1]) M o h l sagt das für die deutschen *Cuscuteen* a. a. O. pag. 125. P a l m dagegen a. a. O. pag. 51 spricht es allgemein aus. — Bei meinen Versuchen waren verwendet *Cusc. Cephalanthi*, *Europaea* und *Epilinum*, also zwei von den deutschen *Cuscuteen*.

Pflanze nur gefährden könnte, ist in der Natur vermieden; die normale Befestigungsweise für Stammtheile, welche sich nicht selbst tragen können, ist da eben das eigentliche Winden ohne Reizbarkeit des Stammes.

Wenn wir annehmen würden, dass Stammtheile ranken, so wäre die Folge für diese, dass die an der Contact-Stelle inducirte Krümmung nach der Stütze immer neue reizbare Stellen an diese anlegt, und dass der wachsende Vegetations-Punkt bei seinem Wachsthum ähnliches veranlasst. Das Endresultat für die ganze Pflanze wäre das, dass sie in sehr eng anliegenden Spiralen emporsteigt, ihre Blätter — von parasitischen Pflanzen möge hier abgesehen sein — aufeinanderhäuft und in eine möglichst ungünstige Stellung für die Assimilation bringt.

Bei kletternden Schmarotzer-Pflanzen wäre das Verhältniss kein minder ungünstiges. Die Pflanze wäre dann nur im Stande, einen kleinen Theil ihrer Nährpflanze zu befallen. Sie würde, während diese rasch wächst, sich verholzt und damit an der älteren Stelle mehr und mehr zu ihrer Ernährung untauglich wird, bei ihren engen Windungen um das Vielfache schneller wachsen müssen, um mit ihr gleichen Schritt zu halten und an ihre oberen Theile zu gelangen. Ja es wäre sehr fraglich, ob der meist junge Nährstengel zu einem so ergiebigen Wachsthum das nöthige Material zu liefern im Stande wäre. Es dürfte ferner ein Uebergehen der Pflanze von einer Nährpflanze zur anderen, das im Interesse ihrer Ernährung wünschenswerth erscheinen muss, fast ganz ausgeschlossen sein, da sie wohl eher ihre Nährpflanze ruinirt haben würde, als dass sie in so dichten Spiralen an ihre Spitze hätte gelangen und sich von da abwenden können.

In der That ist bei *Cuscuta* ein solches Winden ganz vermieden, diese schlingt abwechselnd lose und fest. Gerade dieses lose Schlingen lässt nach unseren heutigen Begriffen über die Ranke keine Analogie mit einer solchen zu.

Palm[1]) sagt, ohne auf dieses eigenthümliche Verhalten näher einzugehen, dass in dem Maasse, als sich an den engen Windungen Papillen (Haustorien) bilden, diese darauf lose werden, bis die Pflanze wieder neuer Nahrungs-Säfte bedarf, wieder eng windet, und neue Papillen entstehen.

---

[1]) Palm a. a. O. pag. 47.

Es kommt damit noch das neue Moment hinzu, dass die Haustorial-Bildung in bestimmte Beziehung zu den engen Windungen gebracht wird.

Mohl bemerkt im Wesentlichen dasselbe[1]), stellt aber keine Beziehung zur Haustorial-Bildung auf, die Palm wenigstens andeutet, sondern erklärt diese Erscheinung damit, dass die Reizbarkeit durch die ersten engen Windungen erschöpft sei, und in bestimmter Zeit wiederkehre.

Ein letzter Grund gegen die Analogie mit der Ranke liegt ferner darin, dass die letztere kein unbegränztes Wachsthum besitzt. Sie bildet sich für ihren Zweck aus, und ist im geeigneten Moment ihres Wachsthums mit Reizbarkeit ausgestattet. Nur während dieses, und seine Zeit ist eine begrenzte, kann sie ihren physiologischen Zweck erfüllen und sich an eine Stütze anklammern; in späteren Stadien ist sie verholzt und dazu unfähig. — Der Cuscuta-Stamm lässt nichts von diesem Verhalten sehen; er befällt Nährpflanze oder Stütze während seiner ganzen Existenz und fängt damit bereits sehr frühe an.

Nimmt man auf alle diese Momente Rücksicht, so geht daraus hervor, dass *Cuscuta* weder die reinen Eigenschaften der Ranke, noch die des windenden Stammes besitzt; in ihr finden sich gleichsam beide Eigenschaften vereint. *Cuscuta* macht, nachdem sie die Nährpflanze befallen, einige enge Windungen nach Art der Ranke und schlingt dann lose nach Art des windenden Stammes.

In die Zeit der festen Windungen fällt nun vorzugsweise die Entstehung der Haustorien, die, wenn sie zur Zeit des losen Windens angelegt werden, was immerhin selten geschieht, verkümmert bleiben,

---

[1]) Hierüber sagt Mohl pag. 114 folgendes:

„Es scheint die Reizbarkeit des Stengels hier eine so geringe zu sein, dass sie nur auf eine kurze Zeit dem Stengel eine so starke Biegung mittheilen kann, als dazu gehört, wenn dieser eine Spirale mit engen Windungen beschreiben soll. Wenn diese Summe von Reizbarkeit erschöpft ist, wächst er eine Strecke lang gerade, wie eine andere jeder Reizbarkeit entbehrende Pflanze, oder windet sich in sehr weiten Spiralen, wozu eine sehr geringe Biegung gehört, bis er an einer entfernten Stelle die Kraft erhält, wieder einige enge Windungen zu machen.“

und ihre Physiologische Bestimmung verfehlen, da zu ihrer normalen Ausbildung der Druck fehlt, mit dem sie nur der Nährpflanze angepresst werden kann. wenn diese rankt. Eine bestimmte Beziehung scheint also zweifellos zwischen Entstehung der normalen Haustorien und den zu gleicher Zeit auftretenden Erscheinungen des engen Windens zu bestehen. Ich möchte daher nach alledem nicht damit übereinstimmen, dass *Cuscuta* physiologisch als Ranke zu ·betrachten sei, denn die charakteristischen Erscheinungen des Rankens treten bei ihr keineswegs präcis genug hervor, um sie als solche zu definiren. Ich möchte gerade die entgegengesetzte Ansicht aussprechen, nämlich die, dass wir es bei *Cuscuta* doch mit einer von Natur aus schlingenden Pflanze zu thun haben, deren charakteristische Eigenschaften zeitweise durch eine Reizbarkeit des Stammes verdeckt werden, die eng mit der Haustorial-Bildung zusammenhängt.

Mit der Bildung der Haustorien scheint die Reizbarkeit des Stammes einer Erschöpfung Platz zu machen, welche äusserlich dadurch sichtbar wird, dass die eigentliche Eigenschaft des Stammes zu winden überwiegt und die losen Spiralen zu Stande kommen. Diese letzteren halten sich so lange, bis die Reizbarkeit sich so weit wieder gesteigert hat, dass sie wieder vorherrscht und sich enge Windungen unter neuen Haustorial-Bildungen zeigen.

Mit dieser Annahme erlangen wir erst den richtigen Ueberblick über die Entstehung der Haustorien.

Der von Natur aus windende Cuscuta-Stamm lässt einen periodischen Reizbarkeits-Zustand gelegentlich der Bildung seiner Haustorien beobachten, der, wenn er vorhanden, Erscheinungen veranlasst, die mit denen der Ranke in gewisser Hinsicht übereinstimmen, und deren physiologischer Zweck für die Entwicklung der normalen Haustorien nicht verkannt werden kann. Dieser Zustand erlischt oder stumpft sich nach der Entstehung der letzteren ab, und tritt erst dann wieder auf, wenn die mit der Ernährung zusammenhängende physiologische Nothwendigkeit neuer Haustorial-Bildungen für die Pflanze wiederkehrt.

Unsere frühere Anschauung von der Entstehungs-Ursache der Haustorien durch den Reiz der Berührung, den ein fremder Körper

auf den Cuscuta-Stamm ausübt, wird dadurch keineswegs alterirt; es
kommt nun ein neues Moment hinzu, nämlich das, dass der Zustand,
in dem äussere Reize wirksam sind, periodisch ist und mit abhängt
von der physiologischen Nothwendigkeit der Ernährung der Pflanze.

Das Vorkommen der verkümmerten Haustorien, die relativ selten
zu sehen sind, spricht dafür, dass der Reizbarkeits-Zustand während
zweier Phasen der Haustorial-Bildungen nicht völlig verschwunden ist,
und dass diese der während dessen etwa aufsteigenden oder absteigenden
Periode der Reizbarkeit ihr Entstehen verdanken.


Indem ich hiermit die vorliegende, in dem botanischen Institut
der Universität Heidelberg ausgeführte Untersuchung schliesse, komme
ich noch der angenehmen Pflicht nach, meinem verehrten Lehrer, Herrn
Professor Pfitzer, für vielfache freundliche Unterstützung, die mir
bei meiner Arbeit zu Theil wurde, meinen besten Dank auszusprechen.

Heidelberg, im Juni 1874.

# Erklärung der Abbildungen.

---

## Tafel 1.

### Fig. 1.

Längsschnitt durch den Vegetations-Punkt der Wurzel von *Cuscuta Cephalanthi*, wie sich solche an dem Embryo des reifen Samens vorfindet. Der Scheitel (*y*) des Wurzel-Organs ist von den Zellen *r. s. t, u, v, w, x* eingenommen, die ihrerseits als die Initialen primärer Zellreihen aufzufassen sind, und deren untergeordnete Segmente durch Theilungen parallel der Axe secundäre, tertiäre etc. Vegetations-Curven eingeleitet haben. Die jeder dieser primären Anfangs-Zellen untergeordneten Zellreihen sind an der abgebrochenen Stelle der Zeichnung mit denselben Buchstaben bezeichnet, und die Reihen selbst zur schärferen Unterscheidung theils schraffirt, theils hell gelassen. Die primären Initial-Zellen erscheinen bei *y* unsymmetrisch, dagegen wird durch Theilungen parallel der Axe auf der Seite, die die wenigsten Anfangs-Zellen besitzt, das ungleiche Verhältniss dadurch ausgeglichen, dass hier mehr Zellreihen angelegt werden. Vergr. 1 : 300.

### Fig. 2.

Aehnlicher Schnitt durch den Vegetations-Punkt von *Cusc. Cephalanthi* in späteren Stadien des ausserhalb des Samens erfolgten Wachsthums der Wurzel. Bei *y* die bereits erwähnte Initial-Gruppe, die hier eine symmetrische ist. Alles Uebrige wie oben. Die den centralen Anfangs-Zellen unterstellten Reihen zeigen eine bedeutendere Streckung ihrer Zellen, die um so mehr hervortritt, je höher man in der Wurzel hinaufgeht. Vergr. 1 : 150.

### Fig. 3.

Längsschnitt durch die ganze Wurzel von *Cuscuta Epilinum* kurz nach dem Austreten derselben aus dem Samen. Die Verhältnisse sind im

Allgemeinen dieselben wie bei den Fig. 1 und 2, nur tritt bei *a* eine keulenförmige Anschwellung des Wurzel-Organes auf, die sich dem Stamm *b* gegenüber auch deutlich dadurch wahrnehmen lässt, dass in letzterem die Zellen noch reichlich mit Stärke erfüllt sind, während diese in der Wurzel selbst, als dem Heerde von Zellstreckungen und Theilungen, bereits verschwunden ist. Vergr. 1 : 110.

### Fig. 4.

Aehnlicher Schnitt der Wurzel von *Cuscuta Epilinum* wie Fig. 3, nur im älteren Wachsthums-Stadium. Bei *y* ist aus dem keulenförmigen Wurzel-Organ, das hier nicht vollständig gezeichnet ist, ein Auswuchs durch stärkeres Wachsthum der centralen Gewebe gegenüber den peripherischen entstanden, wobei immer noch der Zusammenhang der beiden Schichten gewahrt geblieben ist. Vergr. 1 : 110.

### Fig. 5.

Ansicht der Wurzelspitze von *Cuscuta Epilinum*, schräg von oben gesehen. Frühes Wachsthums-Stadium. Bei *y* die Wurzelspitze mit ihren Initial-Zellen, von denen einige (*d*) in ihrem Wachsthum zurückgeblieben sind. Die Stellen, an denen die Anfangs-Zelle die Oberfläche der Wurzel noch nicht erreicht, erscheinen dunkler und sind in der Zeichnung schraffirt gehalten. Vergr. 1 : 60.

### Fig. 6.

Abnormer Fall der Trennung der peripherischen Schichten der Wurzel von *Cuscuta Epilinum* von den centralen Partien. Letztere haben, ihrem Wachsthumsbestreben folgend, sich sehr bedeutend in die Länge gestreckt und für sich eine Grösse erreicht, die ebenso bedeutend ist, wie diejenige des eigentlichen Wurzelkörpers, aus dem sie herausgewachsen. *c* das herausgewachsene Stück des centralen Wurzelgewebes. Dessen Zellen sind, da die Trennung derselben von dem peripherischen Gewebe in den letzten Stadien des Wurzel-Wachsthums erfolgt ist, bereits geschrumpft und etwas eingefallen. Vergr. 1 : 60.

## Tafel 2.

### Fig. 7—11.

Entwicklung des Keimlings von *Cuscuta Epilinum*.

### Fig. 7.

Frühes Stadium. Die Zellen bei *g* lassen den Embryo aus sich entstehen. Diejenigen bei *f* bilden sich zu einem angeschwollenen Gewebe.

Complex aus, der nicht in die Embryonal-Bildung eingeht. *e* Zellen des Vorkeims. Vergr. 1 : 450.

## Fig. 8.

Weiteres Entwicklungs-Stadium. *i k* neu entstandene Querwand. Bezeichnung wie oben. 1 : 500.

## Fig. 9 und 10.

Fernere Entwicklung des Keimlings. Bei *v* tangentiale Theilung des Dermatogens. Bei *q* Quertheilungen des angeschwolleuen Gewebe-Complexes, die den abschliessenden Theilungen der sonstigen Hypophyse ähneln. Vergr. 1 : 350.

## Fig. 11.

End-Stadium der Embryo-Entwicklung im reifen Samen (Plumula und Radicular-Ende), Bezeichnungen wie oben. Vergr. 1 : 300.

## Fig. 12.

Querschnitt durch den Stamm des Embryo von *Cuscuta Epilinum*, wie sich solcher im reifen Samen vorfindet. *R* Rinde und Epidermis. *C* procambialer, central gestellter, Strang, in dem sich bei *h* die erste Anlage von Gefäss-Zellen gewahren lässt. Vergr. 1 : 245.

## Fig. 13.

Querschnitt durch ein derartiges Gefäss-System von *Cusc. Epilinum* zur Zeit der Blüthe der Pflanze. Bezeichnungen wie bei Fig. 12. *i* Intercellular-Gang. *B* Weichbaststränge. Vergr. 1 : 245.

# Tafel 3.

## Fig. 14.

Längsschnitt durch ein vollendetes Gefäss-System des Stammes von *Cuscuta Epilinum* zur Zeit der Blüthe der Pflanze. *R* = Rinde; *H* = Holzgefässe; *B* = Weichbast-Stränge. Verschiedene Arten der Durchbrechungen der Querwände, deren Poren stets als geschlossene erscheinen. Vergr. 1 : 200.

## Fig. 15.

Längsschnitt durch den Vegetations-Punkt des Stammes von *Cuscuta Epilinum*. *Dg* = Dermatogen, *Pb* = Periblem, *Pl* = Plerom. Bei *l* die erste, bei *m* die zweite Lage periblematischer Initial-Zellen. *n* die erste Anlage des Blattes; bei *k* die weitere Ausbildung eines solchen durch Auftreiben des Dermatogens seitens des darunter liegenden, in Theilung getretenen, Periblems. Vergr. 1 : 200.

### Fig. 16 und 17.

Weitere Stadien der Blattentwicklung am Vegetations-Punkte. Bei *a* in Fig. 17 die erste Anlage des jungen Sprosses, durch Theilungen der periblematischen Schichten der beiden ersten Periblem-Reihen entstanden. Vergr. 1 : 200.

### Fig. 18—22.

Fortlaufende Darstellung der Verzweigung und Blattbildung am Vegetations-Punkt von *Cuscuta Epilinum*.

*St* = Stamm.

*Bl* = Blätter desselben.

*Sp* = Sprosse erster Ordnung.

Vergr. 1 : 60.

### Fig. 22a—24. Fortsetzung von 18—22.

*Sp* = Sprosse erster,

*Sp* 1 = Sprosse zweiter, *Sp* 2 dritter u. s. w. Ordnung.

*Bl* 1 = Blätter der Sprosse erster,

*Bl* 2 = Blätter der Sprosse zweiter Ordnung,

*Sch* = Scheitel der Sprosse erster Ordnung.

Vergr. 1 : 50.

### Fig. 24.

Verzweigung und Blattbildung von *Cuscuta Cephalanthi*. Bezeichnung wie oben. Vergr. 1 : 40.

## Tafel 4.

### Fig. 25.

Erste Anlage des Haustoriums im Stamme von *Cuscuta Epilinum*. *a* erhöhte Stellen der Epidermis, in der hier nur radiale Theilungen auftreten. *d* Theilungen der ersten, *c* der zweiten, *e* der dritten und *m* der vierten Rindenschicht. In den weiteren Zeichnungen wird eine Trennung der Rinde von der Epidermis, der Einfachheit halber, nicht weiter festgehalten werden, und die erste Rinden-Zellreihe des Stammes als die zweite des ganzen Organs Bezeichnung finden u. s. w. Ferner sind sämmtliche Abbildungen der verschiedenen Entwicklungs-Stadien der Haustorien nach Präparaten von *Cusc. Epilinum* gezeichnet worden. Vergr. 1 : 200.

### Fig. 26.

Weiteres Stadium der Haustorial-Bildung. Die Anschwellungen bei *a* sind bedeutender geworden, und jetzt auch in der ersten Schicht tangentiale

Theilungen eingetreten. Bei *b*, an der Stelle der spätern Durchbrechung,
hat sich eine kleine papillöse Anschwellung gebildet, und unter dieser läset
die zweite Schicht (*d*) bedeutende tangentiale Theilungen sehen. Die dritte
Zellreihe bei *c* zeichnet sich durch die Intensität der Theilungen und durch
einen sehr charakteristischen, dichten protoplasmatischen Inhalt der Zellen
aus. Die vierte und fünfte Zellreihe ist endlich weniger in diese ganzen
Vorgänge hineingezogen. *f* bezeichnet die Peripherie des Stammes der
Nährpflanze, welcher *Cuscuta* anliegt. Vergr. 1 : 155.

### Fig. 27.

Drittes Stadium der Entwicklungs-Geschichte des Haustoriums. Die
Theilungen der zweiten Zellreihe bei *d* haben zugenommen. Aus der dritten
Reihe ist ein charakteristisches Gebilde entstanden, dessen obere Zellpartie
jetzt allein noch den dichteren plasmatischen Zellinhalt führt, und dessen
Zellen *g* eine langgestreckte Form angenommen haben. Die unter diesen
liegenden, ebenfalls aus der dritten Reihe hervorgegangenen, Zellpartien
schliessen sich an die Zellen *g* an, und wir haben in den letzteren die Anfangszellen des eigentlichen Haustorial-Kernes zu sehen, der hier schon
völlig angelegt erscheint. Die Zellen der dritten und vierten Reihe theilen
das Bestreben, sich reihenförmig den über ihnen liegenden unterzuordnen.
Vergr. 1 : 155.

### Fig. 28.

Zeigt die Durchbrechung der ersten und zweiten Zellreihe durch die
eigentliche Haustorial-Anlage. Diese ist durch die Initial-Zellen *g* erfolgt,
und die Ueberreste der beiden Reihen finden sich bei *i* in die Nährpflanze
eingedrückt vor. Den Haustorial-Initialen haben sich sämmtliche darunter
liegende Zellen reihenförmig untergeordnet. Vergr. 1 : 110.

### Fig. 29.

Hier hat das Haustorium im Wesentlichsten seine endgültige Gestalt erreicht. Die Initialen *g* wuchern im Gewebe der befallenen Nährpflanze (*linum*),
und haben ihren dichten plasmatischen Inhalt verloren. Sie führen jetzt, ähnlich dem Pilzmycel, in der Nährpflanze eine ziemlich freie Existenz, und in dem
noch zusammengehaltenen Theil im Cuscuta-Stamm selbst entstehen. (*m*) Ge-
fässbildungen, die sich an den Zellen *l* etwas später mit den Gefässen
des Stammes in Verbindung setzen. Vergr. 1 : 110.

### Fig. 30.

Verkümmertes, zu einer Warze ausgewachsenes, Haustorium, an dem
eine Durchbrechung der Zellen der ersten und zweiten Zellreihe des Stammes

nicht erfolgt ist, da das ganze Gebilde keiner Nährpflanze oder Stütze anlag. Beide Reihen sind bei *d* fortbildungsfähig geblieben, und durch das Wachsthum der eigentlichen Haustorial-Anlage *g* bei *a* stark in die Länge gezogen worden. Vergr. 1 : 60.

Fig. 31.

Aehnliches verkümmertes Haustorium, das einer Stütze anlag, in die es nicht einzudringen vermochte, und bei dem die Zelllagen 1 und 2 durch das Haustorial-Gebilde zusammengedrückt wurden. *f* bezeichnet die Richtung des Umfangs der todten Stütze, der das Haustorium anlag. Vergr. 1 : 110.

Fig. 32.

Längsschnitt durch einen Theil des Stammes einer Balsamine, in der die Haustorial-Fäden von *Cuscuta Epilinum* wuchern. Bei *p* und *q* die verschiedenen Stadien der Durchbrechung der Zell-Membranen der Nährpflanze. Bei *o* die sackförmigen Ausstülpungen eines Haustorial-Fadens, der bis zu den Gefässen des Nährstammes gelangt ist. Vergr. 1 : 245.

---

Druck von Carl Georgi in Bonn.

# Inhalt.

## Untersuchungen über die Entwicklung der Cuscuteen.

## Berichtigung.

S. 61 in der Ueberschrift l, statt 4: 5.
S. 78 „ „ „ l statt 5: 6.

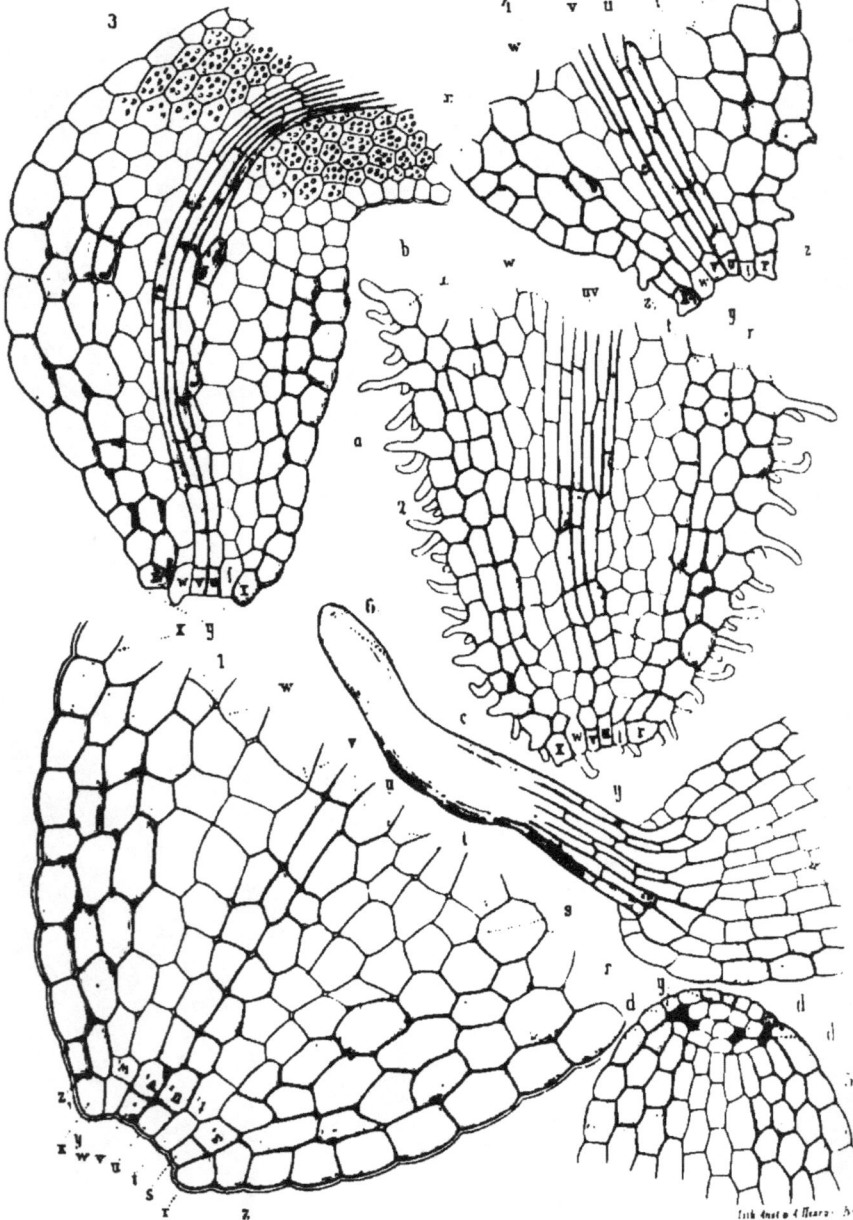

Taf I.

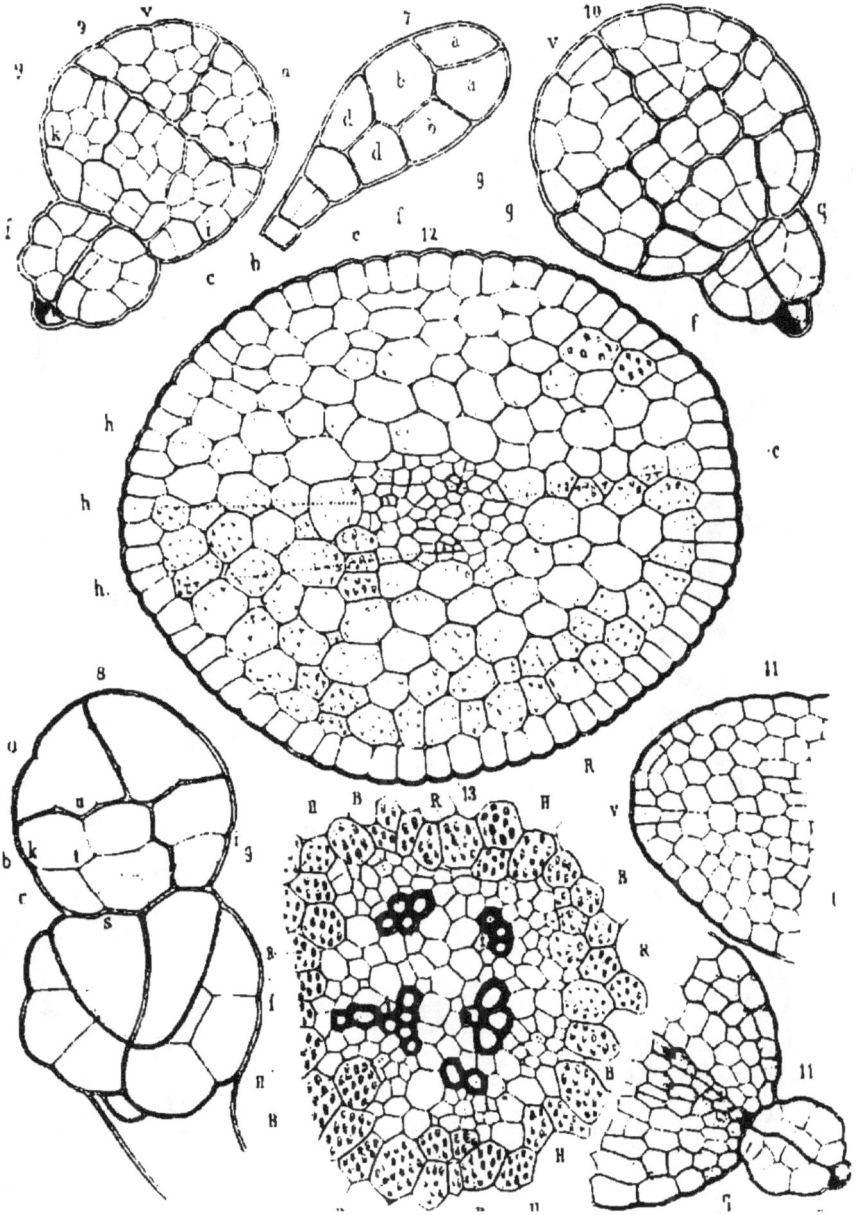

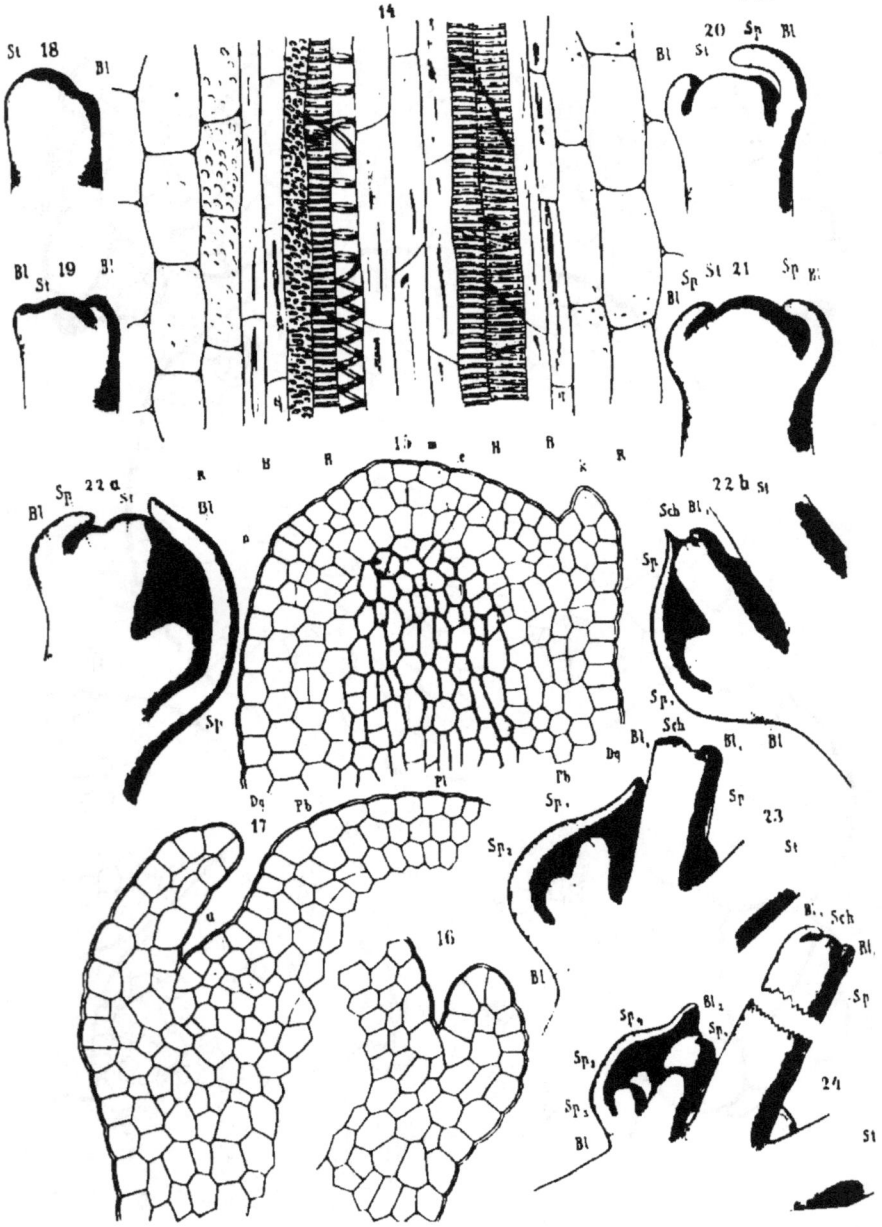

Taf 3.

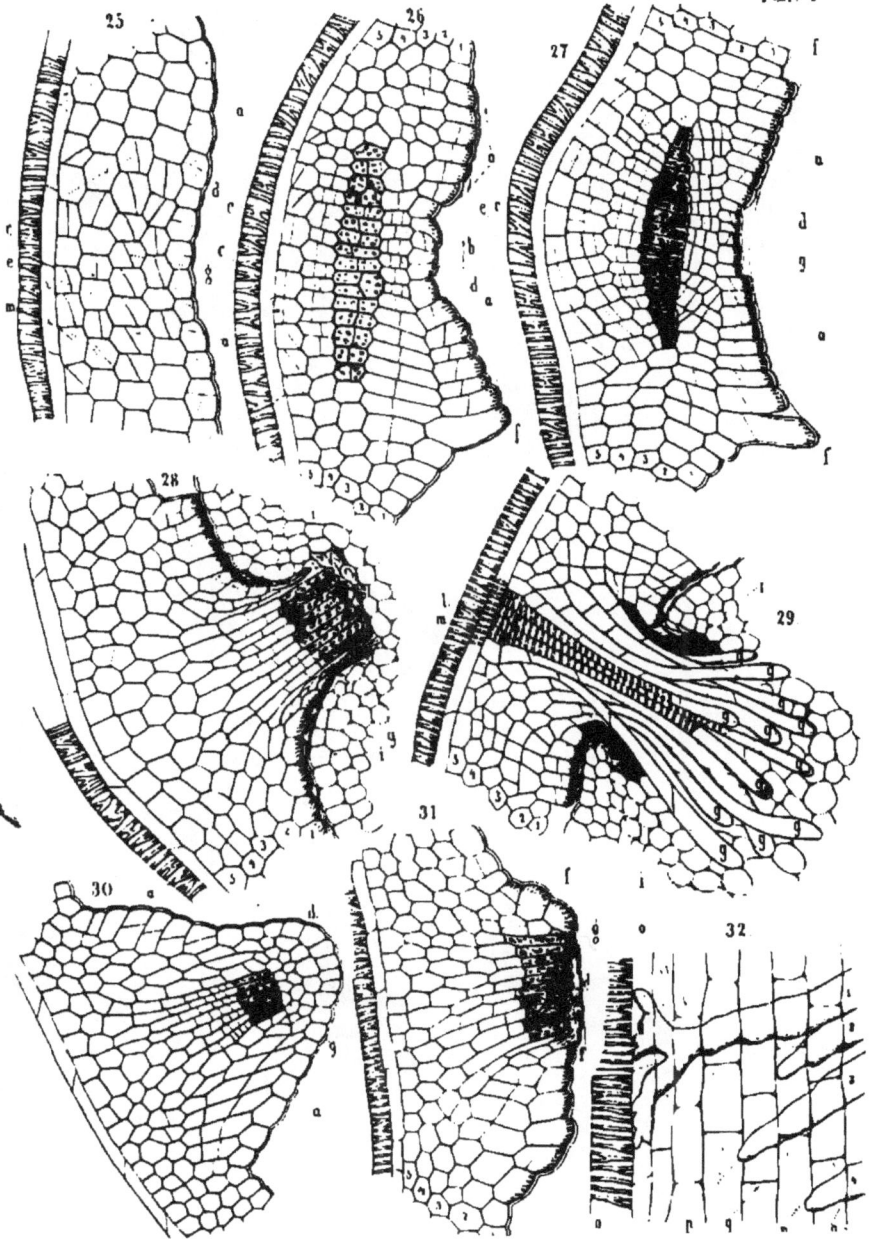

Taf. 4

# BOTANISCHE ABHANDLUNGEN

## AUS DEM GEBIET

## DER MORPHOLOGIE UND PHYSIOLOGIE.

HERAUSGEGEBEN

VON

### Dr. JOHANNES HANSTEIN,
PROFESSOR DER BOTANIK AN DER UNIVERSITÄT BONN.

### ZWEITER BAND.
Mit Beiträgen von Fr. Schmitz, E. Warming. L. Koch, C. Delbrück.
MIT 21 TAFELN.

BONN,
BEI ADOLPH MARCUS.
1875.

# DIE

# PFLANZEN-STACHELN.

VON

## Dr. CONRAD DELBROUCK.

MIT 6 LITHOGRAPHIRTEN TAFELN.

BONN,
BEI ADOLPH MARCUS.
1875.

# Inhalt.

—

## Die Pflanzen-Stacheln.

# Die Pflanzen-Stacheln.

Das nahezu gleichzeitige Erscheinen von fünf Arbeiten, welche
sämmtlich die Pflanzen-Stacheln ausschliesslich oder doch vorzugsweise zum Gegenstande haben, und deren Verfasser meist gar keine,
oder doch nur eine unvollständige Kunde der gleichzeitig gemachten
Untersuchungen besassen, lässt es wünschenswerth erscheinen, die verschiedenen in diesen Arbeiten niedergelegten Resultate an einem Orte
vereinigt, geprüft, ergänzt und wissenschaftlich verwerthet zu sehen.
Diese Sichtung und Ergänzung des in neuester Zeit über die Stacheln
zu Tage geförderten Materials, so wie die Verarbeitung desselben zu
einem Ganzen, das uns einen Ueberblick über den gegenwärtigen
Stand unserer Kenntniss dieser Gebilde und ihres Verhaltens zu anderen
Organen giebt, ist der Zweck der vorliegenden Arbeit.

Bevor ich näher auf die Pflanzen-Stacheln eingehen kann, muss
ich zuvor mich bestreben, das in Betracht kommende Gebiet zu um-
grenzen, soweit dieses bei der Menge von Mittelformen, welche die
verschiedenen Organ-Gruppen mit einander verknüpfen, überhaupt möglich ist.

Stachel nenne ich ohne Rücksicht des morphologischen Werthes
ein Organ, das in eine starre Spitze endigt, die im Stande ist, weichere
Körper zu verletzen. Die hier zu besprechende Organ-Gruppe ist demgemäss eine rein physiognomische, auf Merkmale der Analogie ge-
gründete.

Es fallen unter dieselbe ausser den gewöhnlich als Stachel
bezeichneten Gebilden noch die Dornen, Stachelborsten, Brennhaare,
Hakenborsten, Blattzahn-Stacheln etc. Der Name »Stachel« in dem

1

hier von mir aufgestellten Umfange fällt demgemäss nahezu zusammen
mit De Candolle's Bezeichnung »piquant« [1]).

## Litterarisches.

Die ältere Litteratur über die Pflanzen-Stacheln ist recht dürftig,
und selbst das Wenige, was über dieselben geschrieben ist, findet sich
hier und dort in andern Abhandlungen als gelegentliche Bemerkungen
zerstreut oder in Lehrbüchern anmerkungsweise erwähnt: ein um
fassenderes Werk über diese Gebilde existirt nicht.   Dazu kommt
noch, dass wir oft bis zum Ueberdruss von verschiedenen Schrift-
stellern mit neuen Worten das Alte wiedererzählt finden, dass endlich
zwar Mancher eine neue Meinung über ihre Entstehung geäussert
hat, doch äusserst Wenige sich die Mühe gaben, ihre Ansicht zu
beweisen.   Wir finden daher bezüglich der morphologischen Bedeutung
dieser Gebilde zwar manche Conjecturen, aber fast gar keine Thatsachen. Dass es unter den obwaltenden Umständen fast unmöglich
ist, eine ganz vollständige Litteratur-Angabe zu bringen, ist einleuchtend, und habe ich dieses auch um so eher unterlassen zu dürfen
geglaubt, als bei der Beschaffenheit dieser Litteratur ihre vollständige
Aufzählung wissenschaftlich fast werthlos gewesen wäre, und mich
damit begnügt, das zu erwähnen, was mir zur Charakterisirung der
jeweiligen morphologischen Anschauungen von besonderer Wichtigkeit
zu sein schien.

Sehen wir von einigen Angaben aus dem Alterthume (z. B. von
Theophrast) ab, welche einfach das Vorhandensein von Stacheln
constatiren, ohne auf deren Struktur einzugehen, so ist die erste
genauere Notiz, die wir über diesen Gegenstand besitzen, meines

---

[1]) In seiner Dissertation hatte Verfasser die stacheligen Bildungen
(piquans), für welche kein besonderer Collektiv-Name aufgestellt war, eingetheilt
in Stacheln und Dornen, mehr aus Pietät gegen das Hergebrachte, als aus
morphologischen Gründen.  Doch da wir in der Natur drei gleichwerthige
Organ-Gruppen finden, so ist die im Namen gegebene Zweitheilung nicht durchzuführen, ohne der Natur Zwang anzuthun.  Deshalb zog Verfasser es vor,
den Namen »Stachel« als Collektiv-Begriff über die ganze Gruppe auszudehnen
und den Namen »Dorn« als Bezeichnung einer morphologischen Gruppe
ganz fallen zu lassen.

Wissens von Hooke[1]). Derselbe untersuchte die Brennhaare von *Urtica* und gab eine Abbildung derselben, welche für seine Zeit gar nicht schlecht ist. Die Art und Weise der Entleerung des Giftes durch Druck auf den untern erweiterten Theil der Haarzelle giebt er ganz richtig an.

Malpighi[2]) ist der Erste, der eine grössere Anzahl stacheliger Pflanzen mikroskopisch untersucht hat. Er widmet ihnen nebst den Haaren ein ganzes Kapitel seiner Anatome plantarum. Seine Darstellung hat vor den meisten der spätern Schriftsteller den Vorzug, dass er die unmerklichen Uebergänge, welche zwischen den verschiedenen hierher gehörigen Gebilden existiren, richtig erkannt hat. Weit entfernt, die Natur in ein von ihm aufgestelltes Schema hineinzwängen zu wollen, beschreibt er schlicht und einfach die Gebilde so wie sie sind, und nimmt es ihnen nicht übel, wenn sie ihn unmerklich aus einem Gebiete in das andere hinüberführen. So schreitet er von den einfachen Trichom-Stacheln (*Borragineen, Cucurbitaceen* etc. continuirlich fort zu den complicirteren Stacheln der *Rosen*, und auch von diesen constatirt er wieder eine lückenlose Reihe bis hinauf zu den Kaulom-Stacheln von *Citrus, Ononis* und *Crataegus*.

Grew[3]) sucht eine schärfere Scheidung der stachelartigen Gebilde durchzuführen. Er stellt zwei Classen derselben auf: Holz-Stacheln und Rinden-Stacheln (Lignous thorns and cortical thorns). Als Beispiel für die erstere Art wird *Crataegus oxyacantha* angeführt und angegeben, dass dieselben ihren Ursprung aus dem Holzkörper zunächst dem Mark nehmen. An diese typische Form werden die ebenfalls von der Rinde umhüllten Stacheln von *Berberis, Ilex, Genista, Carduus* etc. angeschlossen. Dieselben entstehen aus den äussern, weniger fruchtbaren Schichten des „lignous body." Die Cortical-Stacheln (*Rubus*) gehen entweder ganz oder doch fast ganz von der Rinde aus: höchstens betheiligen sich die äussersten Schichten des Holz-Körpers an ihrer Bildung. Ferner wird den Holz-Stacheln die Tendenz zugeschrieben, aufwärts zu wachsen; den Rinden-Stacheln, abwärts zu streben. Grew's Eintheilung, die seither sich wie ein rother Faden durch alle Beschreibungen dieser Gebilde hindurchzieht, ist wohl die

---

[1]) Hooke: Micrographia. London 1665.
[2]) Malpighi: Anatome plantarum. 1668 tomus II, de pilis et spinis.
[3]) Grew: The anatomie of plants. London 1681.

erste Andeutung einer Sonderung in Stacheln und Dornen, die später
dadurch, dass man die Mittel-Formen ausser Acht liess, Anlass zu
manchen Verwirrungen gab.

Auf Guettard's [1] grosse Arbeit hier näher einzugehen, ist wohl
nicht nothwendig, da dieselbe von Weiss und Martinet so weitläufig erwähnt wird, dass ein nochmaliges Referat über dieselbe ganz
zwecklos erscheint. Ich bemerke nur, dass in derselben mehr Material
niedergelegt ist, als in allen spätern Trichom-Arbeiten bis auf Weiss.
Einzelne Irrthümer, die in derselben vorkommen, sind hinlänglich
entschuldigt durch die Mangelhaftigkeit der Instrumente; die Gesammt-
Resultate sind jedoch derart, dass sie bis auf die neueste Zeit die
Grundlage aller Trichom-Arbeiten bildeten.

Da Guettard die Trichome als Organe der Sekretion ansieht und
ihren Bau von diesem Gesichtspunkte aus ins Auge fasst, so kommen die
Stacheln am übelsten weg. Nach ihm besitzt jedes Trichom ein Fussgestell
(mamelon) und demzufolge unterscheidet er: glandes (Drüsen): flache
Hervorwölbungen des Gewebes, ohne differenzirtes Haar; poils (Haare):
ein derartiger Höcker trägt einen dünnen, nicht starren Fortsatz:
épines (Stacheln): der Fortsatz ist so starr, dass er verwunden kann.
Von den Stacheln sagt er, dass sie auf dem Stengel sowohl wie auf
dem Blatte vorkämen, dass sie im letztern Falle sich fast stets auf
den Nerven und fast nie in den Maschen fänden, dass, wenn nur die
eine Blattseite Stacheln trüge, dieses stets die untere sei etc. Ihrer
Funktion nach hält er sie sowohl wie die andern Trichome für Aus-
führungs-Gänge von Drüsen.

An Guettard's Arbeit schliesst sich an das fast ein halbes
Jahrhundert später erschienene Werkchen Schrank's [2]. Es steht
noch fast ganz auf dem Standpunkte Guettard's und ist nicht
viel mehr als ein mehrfach ergänzter Auszug aus dem erstern.
Guettard's Eintheilung nimmt er mit geringen Modifikationen an,
erhöht jedoch ihre Uebersichtlichkeit dadurch, dass er den einzelnen
Typen eine kurze, aber bündige Charakteristik beifügt. Was die Funk-

---

[1] Guettard: Sur les corps glanduleux des plantes, leurs filets ou poils
et les matières qui en sortent.

Mémoires de l'Académie royale des sciences. Paris 1745—1769.

[2] Schrank: Von den Neben-Gefässen der Pflanzen. Halle 1794.

tion der Haare anbetrifft, so hält sie Schrank im Gegensatze zu
Guettard für einsaugende Organe. Ausserdem haben sie den Zweck,
die Pflanze gegen die Folgen zu schnellen Temperatur-Wechsels zu
schützen, die Organe in der Knospenlage vor Druck zu bewahren, die
Verbreitung des Samens zu erleichtern, und sie fungiren endlich häufig
als Kletter-Organe etc.

Wenn Guettard für die einfacher gebauten Trichom-Stacheln
bis in die neueste Zeit als Auctorität galt, worauf sämmtliche spätere
Schriftsteller recurrirten, ja oft ihn ohne Weiteres abschrieben, so muss
man, was die übrigen Stachel-Bildungen anbelangt, denselben Rang
unstreitig Duhamel[1]) zuerkennen. Fast Alles, was wir bis in die
neueste Zeit über die complicirteren Stachel-Formen wissen, findet sich
schon in seiner Physique des arbres. In Betreff der einfachen Trichome
begnügt er sich, die fast gleichzeitigen Resultate Guettard's zu
citiren. Dagegen bringt er über die zusammengesetztern Stachel-
Bildungen ganz ausgezeichnete anatomische Details. Im Anschluss an
Grew's hierauf bezügliche Untersuchungen hat er eine grössere
Anzahl von zusammengesetzten Stacheln einer eingehenden Bearbeitung
unterworfen und über die Morphologie derselben, insoweit es die
damaligen Beobachtungs-Methoden erlaubten, Aufschluss gegeben. Die
anatomische Untersuchung der Rosen-Stacheln zeigte ihm, dass dieselben,
wie es schon Grew für Rubus constatirt hatte, in keinem unmittelbaren
Zusammenhange mit dem Holzringe standen, sondern dass sie dem
Rinden-System angehörten, aus dem sie hervorgingen »wie die Nägel
des Menschen aus der Haut«. Im Gegensatze hierzu constatirt er
bei den Stacheln von *Prunus*, *Citrus* etc., dass die Mittellinie des
ganzen Gebildes eingenommen sei von einem soliden, dem Holzgewebe
angehörigen Kerne, den das stachelbildende Gewebe einkleide »wie die
Hörner des Ochsen den soliden Knochenkern«.

Es lässt sich nicht leugnen, dass Duhamel in dieser schon von
Grew angebahnten Aufstellung zwei Grund-Typen aufgefasst hat, um
die sich eine grössere Anzahl von Formen gruppirt, und zwar sind
diese Typen um so beachtenswerther, als wir bei den charakteristischen
Repräsentanten zweier morphologischer Gruppen (Trichom-Stacheln und
Kaulom-Stacheln) diese Struktur typisch wiederkehren sehen. Duhamel

---

[1]) Duhamel de Monceau: Physique des arbres. Paris 1758 livre II chapt. IV.

hat jedoch hiermit durchaus nicht sämmtliche Stacheln eintheilen wollen in solche, die mit dem Holzringe in Verbindung stehen und in solche, bei denen dieses nicht der Fall ist, sondern er hat nur zwei Typen aufstellen wollen, von denen der eine auf eine bestimmte Art aus dem Rinden-Gewebe hervorginge, der andere aber durch eine bestimmte typische Betheiligung des Holz-Gewebes zu Stande käme.

Nach diesem Schema sämmtliche Stacheln in zwei Gruppen ein-zutheilen fällt ihm nicht ein, wie eine ganze Anzahl von Beispielen zeigt, auf die er sich gar nicht bemüht, diese Eintheilung anzuwenden, sondern die er ganz ruhig nebenhergehen lässt. Dieses Schematisiren ist erst das Werk Späterer. Abgebildet hat er eine Anzahl von Stacheln bei *Rosa, Gleditschia, Citrus, Berberis, Prunus, Ilex, Fagus, Aesculus* etc. und zwar sind diese Abbildungen meist ganz gut gelungen. Auch das Verschwinden gewisser Arten von Stacheln (*Prunus* etc.) durch die Cultur ist ihm bekannt.

Linne[1]) theilt die Stacheln ein in spinae und aculei. Dieser Einthei-lung liegt Grew's Unterscheidung von lignous und cortical thorns zu Grunde: die »spinae« geben aus dem Holz-Körper, die »aculei« aus der Rinde hervor. Die »spinae« sind umgewandelte Sprosse, Blätter, Kelchzipfel etc.

In Guettard's und Duhamel's Werken ist das Thatsächliche, was über die gröbere Morphologie der Pflanzen-Stacheln gesagt werden kann, im Wesentlichen niedergelegt. Dieselben Thatsachen begegnen uns fortan fast in jedem neuen Werke bald nach dieser, bald nach jener Seite hin zum Aufbau anderer Systeme verwerthet: bald als Beispiele für eine trockene Terminologie, bald als Fundamente für eine sehr in der Luft schwebende morphologische Theorie.

Was die Geschichte der Morphologie zu Ende des vorigen und zu Anfang dieses Jahrhunderts so ungeniessbar macht, ist das Ausein-andergehen derselben in zwei einander entgegengesetzte Richtungen, die gleich weit vom rechten Wege abweichen. Die eine begnügt sich mit der blossen Nebeneinanderstellung von Thatsachen, ohne sich um deren innern Zusammenhang zu bekümmern, und artet zuletzt in eine blosse Terminologie aus. Die Vertreter dieser Richtung haben eine ungeheure Menge von Material aufgehäuft und in mehr oder minder lexikonartigen Büchern niedergelegt, welche zwar eine reiche Fund-

---

[1]) Linne: Philosophia botanica.

grube für Stoff zu neuen Arbeiten enthalten, aber meist von vorn
herein den Belehrung Suchenden durch ihren Wust von Namen zurück-
scheuchen. Die andere Richtung sucht aus dem rein abstrakt gefassten
»Begriff der Pflanze« die ganze Morphologie a priori herauszuent-
wickeln, doch schweben ihre Theoreme, da schon ihr Ausgangspunkt,
der Begriff der Pflanze selbst, nicht recht klar gestellt werden konnte,
sämmtlich in der Luft. Immerhin hat diese Richtung das Verdienst,
Anregung zu weiterem Forschen gegeben zu haben, da sich bei diesen
Hypothesen Streitfragen erhoben, welche nur durch exakte Forschun-
gen gelöst werden konnten.

Als zur terminologischen Richtung hinleitend muss hier angeführt
werden Aug. Pyr De Candolle[1]). In seiner Organographie végétale
beschreibt er eine grosse Anzahl von stacheligen Organen und sucht
sie systematisch zu ordnen. Hierzu reichte als Eintheilungs-Princip
der von Duhamel betonte Antheil des Holzringes an der Stachel-
Bildung nicht hin: es wurde daher als Merkmal das Vorhandensein
und Fehlen der Gefässe aufgestellt und hiernach die Stacheln (piquans)
in épines und aiguillons eingetheilt. Jedoch gesteht de Candolle
ehrlich ein, dass diese Eintheilung nicht auf alle Gebilde anwendbar
sei, und dass eine scharfe Grenze zwischen aiguillon und épine sich
nicht ziehen lasse. Was die Beschreibung der einzelnen Formen angeht, sowie die Aufstellung der typischen Formen, so ist dieselbe
ausgezeichnet: es ist fast kein wichtiger Typus unberücksichtigt geblieben; für die feinere Morphologie hingegen leistet De Candolle nichts.

Den Höhepunkt der terminologischen Richtung bezeichnet G. W.
Bischoff[2]). Bei ihm ist die starre Systematik der Organe durchgeführt: alles ist unter ein Schema gebracht. In seinem Handbuche
der botanischen Terminologie hat er auch über Stacheln ein immenses
Material niedergelegt, aber trotz der schönsten Classifikation bleibt es
eine rudis indigestaque moles. Er gibt jedem Dinge einen Namen
und damit ist's abgethan; um den innern Zusammenhang der Organe
kümmert er sich nicht. Seine Haupt-Typen stimmen mit denen De
Candolle's im Wesentlichen überein: er vermehrt dessen Beispiele,
doch sind seine Angaben nicht immer zutreffend.

---

[1]) Aug. Pyr De Candolle: Organographie végétale. Paris 1828.
[2]) W. Bischoff: Handbuch der botanischen Terminologie. Nürnberg 1830.

Dieselbe Richtung hat in Frankreich in verschiedenen Dictionaires des sciences naturelles ihren Ausdruck gefunden, über welche ich nur das über Bischoff's Terminologie Gesagte wiederholen kann: sie sind Fundgruben für Material zu spätern Arbeiten, tragen aber selbst zur Förderung der Wissenschaft wenig bei.

Als Beispiel für die entgegengesetzte Richtung will ich Raspail[1]) erwähnen. So wie er im Allgemeinen Alles auf die letzten Ursachen zurückführen will ohne eine genaue Kenntniss der vermittelnden Gesetze, so auch bei den Stacheln. Indem er nach einer Erklärung der Stacheln sucht, glaubt er in der Vergleichung mit den Ranken den Schlüssel zum Verständniss dieser Gebilde gegeben. Die Ranke ist nach ihm ein Organ, das durch ungleichseitige Beleuchtung das Gleichgewicht verloren hat und sich spiralig aufrollt[2]). Der Stachel entsteht auf dieselbe Art, doch durch ein Missverhältniss der innern und äussern Entwicklung erstarrt er schon, bevor die Krümmung möglich war, in der Periode, wo er noch gerade gerichtet ist[3]). In Bezug auf die Entstehung der Stacheln macht er bisweilen etwas gewagte Erklärungen. So lässt er z. B. die Stacheln von *Rosa* und *Rubus* aus Adventiv-Knospen hervorgehen.

Die verschiedenen botanischen Lehr- und Handbücher bis auf die neueste Zeit reproduciren fast nur das seit Duhamel Bekannte; höchstens werden einige neue Ansichten über die Entstehung dieser Gebilde mitgetheilt, aber meist ohne Begründung.

Mirbel[4]) reproducirt in anatomischer Beziehung nur den Duhamel, höchstens mit dem Unterschiede, dass er eine strengere Zweitheilung der Stacheln durchführt, als jener gethan. Was hingegen die biologische Seite dieser Gebilde anbetrifft, so stellt er Gesichtspunkte

---

[1]) Raspail: Nouveau système de physiologie végétale. Bruxelles 1837.

[2]) Il perd l'équilibre pour ainsi dire, on le voit se courber en crosse au sommet et ensuite se rouler sur lui même en hélice aussi regulièrement, que le fait la spire dans le sein du cylindre générateur.

[3]) Une épine est un organe tigellaire, dont le développement intérieur n'a pas été secondé par le développement extérieur. C'est un emboitement des cônes internes dont l'extérieur est resté stérile tout en prenant sa direction vers le ciel et la lumière ce qui en a rendu le sommet aigu.

[4]) Mirbel: Traité d'anatomie et physiologie végétales. Paris an X de la république. Tome I livre III chapitre XI.

auf, die jedenfalls zu berücksichtigen sind. Er macht nämlich deutlich auf die Wechsel-Beziehungen zwischen stacheligen Pflanzen und gewissen Thiergruppen aufmerksam, indem er sagt: »nous y voyons des citadelles où se cachent les faibles créatures« etc. und a. a. O. »dans la zone torride, où pullulent les tigres, les chats sauvages, les singes et autres animaux malfaisans, mille espèces d'oiseaux se seraient éteintes, si elles n'eussent pas trouvé un asyle au milieu des buissons et des arbres épineux.«

Sprengel[1]) reproducirt die wesentliche Verschiedenheit von Stacheln und Dornen, als bloss mit der Rinde zusammenhängenden, oder ins Holz übergehenden Gebilden. Nach ihm sind sowohl die Stacheln als auch die Dornen in der Jugend nichts als Haare oder feine Fortsetzungen der Oberhaut von krautartiger Weichheit. Neben diesem in seiner ganzen Allgemeinheit aufgestellten Satze findet man die Bemerkung, der Dorn sei in vielen Fällen ein verkrüppelter Zweig.

Rudolphi[2]), der über Schuppen so eingehend handelt, fertigt die Stacheln mit zwei Worten ab. Er unterscheidet Kraut-Stacheln (murices) von den in der Rinde befestigten Stacheln (aculei).

Treviranus[3]) erwähnt die Beispiele, die schon Duhamel zum grössten Theile kannte, sagt aber alsdann, dass Stacheln und Dornen nicht leicht zu unterscheiden seien. Ein Dorn bilde stets das Ende eines Organes oder eines Theiles von einem Organe; Stacheln dagegen seien überzählig angelegte Gebilde. Die dornigen Gebilde bei *Opuntia* seien eine verwandelte Blattknospe; bei *Mamillaria* hingegen seien es Endigungen eines nur theilweise entwickelten Blattes. Es gebe Mittelbildungen zwischen Stacheln und Köpfchen-Haaren; man könnte sie für Verkümmerungen der leztern halten, wenn nicht auch bei ihnen die Ausbildung mit einer gewissen Selbständigkeit geschähe.

Dornen seien Verkümmerungen, verbunden mit Substanz-Veränderung. Er sucht nach der Ursache, weshalb mit dieser Verkümmerung Zuspitzung und Verhärtung verbunden sei und gesteht, dass ihm dieses räthselhaft sei.

[1] Sprengel: Von dem Bau und der Natur der Gewächse. Halle 1812.
[2] Rudolphi: Anatomie der Pflanzen. Berlin 1807.
[3] Treviranus: Physiologie der Gewächse. Bonn 1835.

St. Hilaire[1] behält den Unterschied zwischen Stachel und
Dorn als gefässlos und gefässführend bei, und erläutert denselben her-
gebrachterweise an den bekannten Beispielen. Die Stacheln unterscheiden sich von den übrigen Trichomen nur durch ihre grössere
Masse. Der Ursprung beider Gebilde ist nach ihm der gleiche.

Schleiden[2] vernachlässigt auffallender Weise die Stacheln
und Dornen fast ganz; er sagt nur gelegentlich von der erstern, dass
sie Gebilde der Epidermis seien.

Endlicher und Unger[3] kehren die bis dahin üblichen Benennungen um, indem der Stachel (spina) als ein überflüssiger Ast bezeichnet wird, der in eine scharfe Spitze zusammengezogen ist, und
der gewöhnlich noch Blatt-Rudimente trägt, wogegen mit dem Namen
Dornen aus mehreren Zahlreihen zusammengesetzte Haare bezeichnet
werden. Noch 1866, nachdem Kauffmann die Entwicklung des
Rosen-Stachels längst studirt hatte, nennt Unger[4] seine Dornen ohne
Weiteres Oberhaut-Gebilde.

Schacht[5] bringt ebenfalls nichts Neues von Bedeutung. Er
nimmt an, dass die Stacheln (aculei) Oberhaut-Gebilde seien und sagt,
sie bildeten Complexe zahlreicher dickwandiger, verholzter Zellen, wogegen er einfache dickwandige verholzte Haare Borsten nennt. Er
sagt von den Stacheln, sie ständen nicht in organischem Zusammenhang mit dem unterliegenden Gewebe, sie lösten sich leicht und glatt
ab, während die Dornen als Axen-Gebilde mit dem Holzringe des
Stammes in unmittelbarer Verbindung blieben. An einem andern Orte
sagt er, dass die Dornen sich von den Stacheln durch Gefässbündel-
Verbindung mit dem Stamm oder Blatt, aus dem sie hervorgehen,
unterscheiden.

Hofmeister[6] giebt eine summarische Entwicklungs-Geschichte
der Trichome: er sagt, die meisten derselben gingen aus einer Zelle

---

[1] Auguste de St. Hilaire: Leçons de botanique comprenant principale-
ment la morphologie végétale. Paris 1841.
[2] Schleiden: Grundzüge der wissenschaftl. Botanik. Leipzig 1845.
[3] Endlicher und Unger: Grundzüge der Botanik. Wien 1843.
[4] Unger: Grundlinien der Anatomie und Physiologie. Wien 1866.
[5] Schacht: Anatomie und Physiologie der Gewächse. Berlin 1856.
[6] Hofmeister: Allgemeine Morphologie. Leipzig 1868, p. 543, 429.

der Oberhaut hervor, doch nicht alle, so beständen z. B. die Rosen-Stacheln von ihrem ersten Auftreten an aus einer Mehrzahl von Zellen; ob dieselben der Oberhaut oder dem unterliegenden Gewebe angehören, darüber fällt er kein definitives Urtheil. Auch erwähnt er das Verhalten der überzählig angelegten Knospen von *Gleditschia*.

Sachs[1]) erwähnt in der zweiten Auflage seines Lehrbuches die Sprossdornen und Blattdornen als metamorphosirte Sprosse resp. Blätter; von den Stacheln sagt er, sie würden zu den haarähnlichen Anhängseln der Oberhaut gerechnet, seien aber bisher zu wenig untersucht, um über ihre wahre Natur mit Sicherheit zu entscheiden. (Ueber die dritte und vierte Auflage später.)

Man sieht also, eine wirklich belangreiche neue Thatsache ist in der Periode von 1758 bis 1870 kaum in die Lehrbücher hineingekommen: man nahm das Thatsächliche von den Frühern an, machte hier und dort eine eigene Ansicht geltend, von welchen manche mit der Zeit geradezu zu Dogmen gemacht wurden. Seit man die Anatomie des Stammes etwas genauer kannte, seitdem man wusste, dass die Differenzirung der Gewebe-Elemente des Stammes selbst später vor sich geht, als die Ausgliederung der Anhangs-Gebilde, seit man wusste, dass die Entstehung von Blättern und Knospen ebenfalls von der primären Rinde (Periblem) ausgeht, und dass die Verbindung mit dem Holzkörper bei allen diesen Organen eine secundäre sei, da musste Duhamel's écorce der Bezeichnung Epidermis weichen um so mehr, als für eine Anzahl anderer Trichome die Abstammung aus der Epidermis nachgewiesen war. So wurde denn der Satz, dass Stacheln Oberhaut-Gebilde seien, stillschweigend angenommen und ging ungeprüft aus einem Lehrbuche in das andere über. In allen andern Dingen herrscht eine grosse Unbestimmtheit vor. Bei den meisten liessen sich allerdings Trichom-Stacheln und Kaulom-Stacheln schön von einander trennen, aber die Phyllom-Stacheln schwanken bei dieser Zweitheilung bald zur einen, bald zur andern Abtheilung hin. Ich mache nur aufmerksam auf Schacht. Er nennt die Dornen einmal schlechthin Axen-Gebilde, schliesst also die Phyllom-Stacheln von ihnen aus; ein anderes Mal nennt er als Charakteristik eines Dornes die Gefässbündel-Verbindung mit dem Stamm oder Blatt, aus welchem er

---

[1]) Sachs: Lehrbuch der Botanik. Zweite Auflage. Leipzig 1870.

hervorgeht; hier ist also der Phyllom-Stachel zu den Dornen gezählt. Was endlich die Namen angeht, so sind sie auch nicht so unverletzlich gehalten worden, dass nicht U n g e r ohne Weiteres den hergebrachten Sprachgebrauch hätte umkehren dürfen.

Während für die Pflanzenhaare die Periode, wo man sich nicht mehr begnügte, das von G u e t t a r d und D u h a m e l Untersuchte ruhig hin- zunehmen, sondern neue Untersuchungen vorzunehmen begann, welche die feinere Anatomie dieser Gebilde so wie ihre Entwicklungs-Geschichte ins Auge fassten, etwa in den dreissiger Jahren ihren Anfang nahm, muss- ten die Stacheln viel länger auf eine gründlichere Bearbeitung warten.

E b l e [1]) erwähnt in seinem Werke über die Haargebilde die Stacheln nur anmerkungsweise. Er hält die (Trichom-)Stacheln für morphologisch und entwicklungsgeschichtlich gleichwerthig mit den echten Haaren. Interessant ist seine wenig beachtete Bemerkung, dass die complicirteren Haargebilde aus dem unter der Epidermis ge- legenen Rinden-Gewebe hervorgingen und dass sie von der Epidermis als einem einfachen Ueberzuge bedeckt seien: eine Behauptung, deren Richtigkeit allerdings dadurch sehr zweifelhaft wurde, dass E b l e's gleichzeitig aufgestellte Entwicklungs-Geschichte der gewöhnlichen Stachel-Borsten, z. B. der *Borragineen*, ganz unhaltbar ist. Er lässt nämlich zuerst den Bulbus entstehen und nachher das Haar daraus hervorwachsen, was nur in den seltensten Fällen (*Acacia acanthocarpa*) wirklich vorkommt.

K r o c k e r [2]) erwähnt nur diejenigen der hierher gehörigen Ge- bilde, welche den echten Haaren ganz nahe stehen: Stachelborsten und verwandte Bildungen und selbst diese nebensächlich. Die zusammen- gesetzten Gebilde berücksichtigt er nicht. Die 33 Jahre früher erschie- nene gleichnamige Dissertation seines Vaters A. K r o c k e r stand mir nicht zur Verfügung.                                          .

M e y e n 's [3]) grosses Werk: Ueber die Secretions - Organe der Pflanzen befasst sich gar nicht mit den Stacheln im engern Sinne.

[1]) E b l e : Die Lehre von den Haaren in der gesammten organischen Natur. Wien 1831.

[2]) K r o c k e r H.: De plantarum epidermide observationes. Vratislaviae 1833. Dissertatio.

[3]) M e y e n : Gekr. Preisschrift: Ueber die Sekretions-Organe der Pflanzen. Berlin 1837.

Nur die Brennhaare der *Urticaceen* und verwandte Gebilde finden Berücksichtigung.

Arendt[1]) berührt in einer Arbeit über Capillar-Activität der äussern Pflanzen-Integumente nebenbei die Stachel-Borsten von *Galeopsis Urtica* und ähnliche.

Bahrdt's[2]) Arbeit de pilis plantarum verdient ebenfalls hier einer Erwähnung, wenn er auch die Stacheln nur mehr nebenher erwähnt. Was er unter »pili« versteht, würde man wohl heute mit dem Namen »Trichome« bezeichnen: eine auf morphologischer Eintheilung basirte Organ-Gruppe. Er macht dieselben ohne Weiteres zu Oberhaut-Gebilden. Recht treffend beleuchtet er die Uebergänge der verschiedenen Trichom-Gruppen in einander. Die Trichome bilden eine continuirlich aufsteigende Reihe: papillae, verrucae, glandulae, pili, aculei. (Wie fast bei allen diesen Arbeiten finden wir auch hier den Uebelstand, dass das Wort pilus einmal als Collektiv-Name für die ganze Gruppe, einmal als Bezeichnung einer Unter-Abtheilung derselben gebraucht wird.) Die verschiedenen Abtheilungen sind unter einander verwandt nicht nur in Beziehung auf die äussere Gestalt, sondern auch in Bezug auf den innern Bau und die Entwicklungs-Geschichte. Es giebt keine natürliche Grenze zwischen Drüsen, Haaren und Stacheln. Diese Formen gehen continuirlich in einander über. Sonderbar ist die Art, wie er die Trichome entstehen lässt. In einer oder mehreren Epidermis-Zellen sammeln sich unbrauchbare Säfte an. Durch den hydrostatischen Druck dieser wird die freie Aussenwand der Zelle herausgewölbt und wächst, da der Druck sich nicht vermindert, zu einem Trichom aus. Reicht das fertige Haar hin zur Aufnahme der unbrauchbaren Säfte, so erhalten wir ein einfaches »lymphatisches« Haar; im andern Falle schwitzt der überflüssige Saft aus der Endzelle aus und wir haben ein Drüsenhaar. Ich denke, so einfach ist die Sache denn doch nicht, denn woher käme die für jede Species so genau charakteristische Struktur der Trichome, wenn sie bloss passiv durch den Druck des Saftes von Innen her geformt

---

[1]) Arendt: Ueber die Capillar-Activität der äussern Integumente einiger Pflanzen. Flora 1843.

[2]) Bahrdt: De pilis plantarum Diss. Bonn 1849.

würden? Bezüglich der Stacheln bringt Bahrdt nichts Neues von
Wichtigkeit.

Crüger[1]) hat eine Anzahl von ein- bis mehrzelligen Trichomen
untersucht, doch fasste er dieselben nur mehr mit Rücksicht auf die
Art und Weise der Wandverdickung ins Auge, welche er in ganz bestimmte Beziehungen zu den Protoplasma-Strömen setzt. Untersucht
wurden besonders die Brennhaare von *Tragia volubilia* (L.), *Pida
urens* (L.), ferner die Trichome eines *Solanum*, bei dem ein Sternhaar
mit einem mehrzelligen Sockel versehen ist.

Caspary[2]) erwähnt in seiner Anatomie von *Aldrovanda vesiculosa* der Haargebilde der Blätter und des Stammes. Von diesen
gehören hierher: 2) sehr lange spitzige Haare. Auf zweizelliger Basis,
die in der Ebene der obersten Zellschicht liegt, erheben sich 4—5
Stockwerke von Zellen, deren jedes aus 2—4 Zellen gebildet ist.
4) stachelartige gerade Haare am Blattrande.

Ausserdem beschreibt er Borsten, die nicht jeder Beziehung zu
Phyllomen entbehren. Der Blattstiel trägt eine Spreite, die von einem
Kranze von 4—6 Borsten umgeben ist. Bisweilen fehlt die Spreite
und an ihrer Stelle ist eine Borste entwickelt.

Nicolaus Kauffmann[3]) ist meines Wissens der erste seit
Duhamel's Zeit, der nach hundertjähriger Unterbrechung das Studium
der morphologischen Bedeutung der Stacheln wieder aufnahm, und der
zwei Arbeiten lieferte, welche den Anforderungen entsprechen, die man
jetzt an eine morphologische Untersuchung zu machen berechtigt ist.
Er untersuchte die Entwicklungs-Geschichte des Rosen-Stachels und
kam zu Resultaten, welche mit der ganzen herrschenden Ansicht vollständig im Widerspruch standen. Er constatirte, dass diese Gebilde
ihren Bildungsheerd nicht in der Oberhaut, sondern in dem darunter-
liegenden Gewebe haben, und dass dieselben sich in der ersten Anlage
als kleine Höcker darstellen, hervorgebracht durch tangentiale Theilungen in einigen Zellen der äussersten Lage der unter der Oberhaut

---

[1]) Crüger: Westindische Fragmente. Bot. Zeitung 1855.

[2]) Caspary: Ueber *Aldrovanda vesiculosa*. Botan. Zeitung 1859 Nr. 13 ff.

[3]) Nicolaus Kauffmann: »Zur Entwicklungs-Geschichte der Cactus-
Stacheln« und »Ueber die Natur der Stacheln«. Bulletin de la soc. imp. des
naturalistes de Moscou 1859. Nr. 2 und Nr. 3.

liegenden Parenchym-Zellen. Die zweite Arbeit behandelt die Stacheln der *Cacteen*. Er erkennt dieselben richtig als umgewandelte Phyllome der Achsel-Knospen, sowohl bei *Opuntia*, wo es Schacht vermuthet hatte, als auch bei *Mamillaria*, wo Schacht in den Stacheln Endigungen des primären Blattes zu sehen glaubte. Kauffmann's Arbeiten, unzweifelhaft die besten seit Duhamel, sind sehr wenig bekannt geworden. Sie wurden niedergelegt im Bulletin de la société des naturalistes de Moscou und geriethen dergestalt in Vergessenheit, dass noch 1873 Warming die Ehre der Entdeckung des periblematischen Ursprunges der Rosen-Stacheln Kauter zuertheilen konnte.

Nitschke[1]) hat in seiner Anatomie des Drosera-Blattes höchst schätzenswerthe morphologische Data gegeben, die, wenn auch nicht speciell die Stacheln betreffend, dennoch hier erwähnt werden müssen, da sie ganz neue Gesichtspunkte aufstellen bezüglich der morphologischen Gliederung der Pflanze mit specieller Berücksichtigung des Verhaltens der sog. accessorischen Organe. Nitschke untersucht die früher schon von Meyen, Grönland und Schleiden erwähnten Gefässe der Köpfchenhaare von *Drosera* und constatirt die Uebereinstimmung des Baues dieser Gebilde mit Organen von höherem morphologischen Werthe. An die gefundenen Thatsachen knüpft er allgemeinere Betrachtungen und kommt zu dem für seine Zeit ganz bedeutenden Resultate: Es gibt keine andere als willkürliche Grenze zwischen Haaren und Blatttheilen oder ganzen Blättern — ein Satz, dem erst die neuesten Untersuchungen allgemeinere Geltung verschafft haben.

Caspary[2]) berichtigt einige kleine Irrthümer Nitschke's und geht dann ganz schonungslos gegen dessen Behauptung von dem Nichtvorhandensein einer natürlichen Grenze zwischen Pyllomen und Trichomen vor, die er als das Resultat einer »wilden Phantasie« bezeichnet.

Bemerkenswerth ist ausserdem Caspary's Arbeit besonders dadurch, dass er auf das Vorkommen von Gefässbündeln bei einer grossen Anzahl von Stacheln aufmerksam macht.

---

[1]) Nitschke: Anatomie des Sonnenthaublattes. Botanische Zeitung 1861. Nr. 33 ff.

[2]) Caspary: Aufforderung an Herrn Dr. Nitschke und noch einige Worte über dessen Arbeit über *Drosera rotundifolia*. Bot. Zeitung 1861.

Wicke[1]) erwähnt die Kieselsäure - Incrustation der Brennhaare von *Urtica*, der Kletter-Stacheln von *Galium*, *Humulus* etc.

Mohl[2]) zeigt, dass es sich nicht um Incrustation, sondern um Imprägnation handelt. Ferner zeigt er, wie besonders bei den *Asperifolien* nicht nur das Trichom selbst, sondern auch die dasselbe umgebende Epidermis stark verkieselt ist.

M. T. Caruel[3]) veröffentlichte eine anerkennenswerthe Arbeit über die Stacheln von *Xanthium spinosum*. Er wies nach, dass dieselben den morphologischen Werth von Phyllomen haben und zwar den ersten Blättern der Achselknospe entsprechen, und brachte dadurch eine auf dem botanischen Congress zu Neapel 1845 zwischen Prestandrea und Gasparini verhandelte Streitfrage zum definitiven Abschlusse.

Weiss[4]) Trichom-Arbeit ist bekanntlich für die einfachen Haare und Köpfchenhaare bis heute noch das bedeutendste Werk. Mit unermüdlichem Fleisse hat er das gesammte bedeutende litterarische Material gesammelt, kritisch bearbeitet und ergänzt, so dass diese einzige Arbeit allein im Stande ist, Aufschluss über den ganzen Stand der Trichom-Frage zu dieser Zeit zu geben. Seine entwicklungsgeschichtlichen Data sind im Allgemeinen genau; sein Haupt-Fehler besteht wohl darin, dass er sämmtliche Trichome auf epidermoiden Ursprung zurückführen will, und mit einer gewissen Scheu allen Formen auszuweichen sucht, die möglicher Weise seine Behauptung, dass sämmtliche Trichome in ihrer ersten Anlage wenigstens der Epidermis entstammten, umstossen könnten. Für das Grenzgebiet zwischen Stachel und Haar ist Weiss' Arbeit bedeutsam. Die eigentlichen, ausgesprochenen Stacheln hingegen berührt er nicht.

[1]) Wicke: Ueber das Vorkommen und die physiologische Verwendung der Kieselsäure bei den *Dikotylen*. Botan. Zeitung 1861 Nr. 15.

[2]) Mohl H. v.: Das Kiesel-Skelett lebender Pflanzen-Zellen. Bot. Zeitung 1861 Nr. 30.

[3]) Caruel M. T.: Sur la signification morphologique des épines de *Xanthium spinosum*. Bull de la soc. bot. de France II 1863.

[4]) Weiss: Die Pflanzenhaare in »Karsten, Botan. Untersuchungen«. Berlin 1865.

Wenn auch nicht direkt die Stacheln betreffend, so verdient hier
doch die Arbeit Hanstein's[1] »Ueber die Organe der Harz- und
Schleim-Absonderung in den Laubknospen« Erwähnung. Hanstein
gibt in derselben u. A. die Entwicklungs-Geschichte einer Anzahl von
Gebilden, welche wegen ihrer vielfachen Beziehungen zu den Stacheln
hier erwähnt werden müssen, wie die Köpfchenhaare von *Rosa*, *Rubus*
*Ribes* etc. Auch beschreibt er nebenher eine Art von zusammengesetzter Stachelborste bei *Azalea*, welche zum Typus der *Papaver*-
Borsten gehört.

Mit dem Jahre 1870 wandte sich plötzlich die Aufmerksamkeit auf
diese bisher so vernachlässigten Gebilde, derart, dass in 4 Jahren mehr über
dieselben geschrieben wurde, als bis dahin in einem ganzen Jahrhundert.

Rauter[2] war der Erste, der den Satz, Trichom-Stacheln
könnten auch Periblem-Gebilde sein, definitiv in die Wissenschaft einführte, und so eine zwölf Jahre vorher gemachte, aber wieder ver-
lorene Entdeckung endgültig feststellte. Rauter's Arbeit ist ein
Muster von Genauigkeit. Alle wesentlichen Data konnten durch Con-
trole-Arbeiten nur unterstützt werden, und die sich ergebenden Abweichungen beziehen sich ausschliesslich auf ganz unbedeutende Einzelheiten. Er erweiterte den Begriff eines Trichoms dahin, dass er auch
die aus dem Periblem herstammenden Gebilde zu denselben rechnet,
falls sie sich nicht durch Stellung etc. als Blatt-Gebilde legitimiren
können. Uebrigens gesteht er, dass er sich nur schwer von der Vor-
stellung losmachen könne, unter Trichomen Oberhaut-Gebilde zu sehen
und sagt, dass diese Organe doch eigentlich nicht mehr zu den Trichomen gehörten, sondern mehr als Mittel-Bildungen zwischen Phyllom
und Trichom aufgefasst werden müssten.

Duval-Jouve[3] veröffentlichte 1871 eine Arbeit über die
Borsten resp. die Grannen der *Gramineen*-Blüthe, in welcher er denselben auf Grund eingehender entwicklungsgeschichtlicher Untersuchungen den Werth von Phyllomen zuerkennt.

---

[1] Hanstein: Ueber die Organe der Harz- und Schleimbereitung in den
Laubknospen. Botan. Zeitung 1868 Nr. 43 ff.

[2] Rauter: Zur Entwicklungs-Geschichte einiger Trichom-Gebilde
Wien 1870.

[3] Duval-Jouve: Étude anatomique de l'arrête des Graminées. Mém. de
l'académie de Montpellier 1872; referirt in Bot. Zeitung 1873 pag. 200.

Martinet[1]) hat in seiner Schrift über die Sekretions-Organe der Pflanzen einige hierher gehörige Gebilde beschrieben, zumal die Brennhaare von *Urtica, Loasa, Wigandia* und *Malpighia*; die übrigen der von ihm besprochenen Organe gehören nicht hierher.

Sachs[2]) trennt in der dritten Auflage seines Lehrbuches die dem Periblem entstammenden Gebilde von den Trichomen und nennt sie Emergenzen. Er spricht die Vermuthung aus, dass die Stacheln von *Rubus* etc. sich ebenfalls als Emergenzen legitimiren würden.

Warming[3]) acceptirt die von Sachs aufgestellten Benennungen und liefert eine Anzahl von wirklich überraschenden Thatsachen zur Beleuchtung der Trichom-Frage. Er weist nach, dass gewöhnliche Haare und selbst Papillen der Blüthentheile periblematischen Ursprungs sein können (Menyanthes). Er untersuchte eine Anzahl von Stacheln und zeigte, dass eine Menge von Formen existirt, welche jeder Eintheilung in Trichome und Phyllome spotten, dass weder die Entstehung aus dem Periblem, noch das Vorhandensein von Gefässen, noch endlich die Stellungs-Verhältnisse ein ganz sicheres Kriterium für die Phyllom-Natur eines Organs abgeben können. Von den von ihm eingehend untersuchten Gebilden gehören speciell hierher die Stacheln von *Gunnera scabra, Datura Strammonium* und *Agrimonia Eupatorium.* Sämmtlich sind dieselben periblematischen Ursprunges; dazu kommt noch, dass sie bei *Datura* Gefässe enthalten und hierzu kommen endlich noch bei *Agrimonia* genau determinirte Stellungs-Verhältnisse. Dennoch kann man weder das eine noch das andere dieser Gebilde zu den echten Phyllomen stellen. Es sind intermediäre Bildungen.

Verfasser[4]) selbst veröffentlichte im vorigen Jahre eine Dissertation unter dem Titel »Ueber Stacheln und Dornen«, in welcher derselbe in gedrängter Kürze die Resultate einer Anzahl von Untersuchungen mittheilte, die derselbe an Stacheln des verschiedensten

---

[1]) Martinet, M. J.: Organes de sécrétion des végétaux. Ann. sc. nat Série V tome 14, 1872.

[2]) Sachs, Julius: Lehrbuch der Botanik. III. Aufl.

[3]) Warming, Eugen: Om Forskjellen mellem Trichomer og Epiblastemer af höjere Rang. Texte danois avec un résumé français. Extrait des »Videnskabelige Meddelelser« Kjöbenhavn 1873.

[4]) Delbrouck, Conrad: Ueber Stacheln und Dornen. Inaugural-Dissertation Bonn 14/8. 1873.

morphologischen Werthes gemacht hatte.  Er versuchte darin zu zeigen, dass zwischen den verschiedenen morphologischen Gruppen intermediäre Bildungen vorkommen und dass weder zwischen den Dermatogen - Gebilden und Periblem-Gebilden, noch zwischen den Trichomen, Phyllomen und Kaulomen sich eine feste Grenzlinie ziehen lasse.  Er behielt es sich damals vor, seine Arbeit weiter auszuführen; das Erscheinen der Suckow'schen und Uhlworm'schen Arbeiten veranlassten ihn, auch diese mit in den Plan seines Werkchens aufzunehmen, und die Resultate der jüngsten Untersuchungen überhaupt mit seinen eigenen zu einem Ganzen zu verarbeiten.  Die Abweichungen in der Eintheilung, welche in der vorjährigen Arbeit zu Grunde gelegt war, und der jetzigen ist schon vorhin besprochen worden.

Uhlworm[1]) hat ebenfalls im Jahre 1873 eine Arbeit über die Entwicklungs-Geschichte der Trichome geliefert.  Von den dort behandelten Gebilden gehören hierher die Trichom-Stacheln von *Rubus Hofmeisteri, R. Idaeus, Gunnera scabra, Cucurbita Pepo, Ecbalium agreste, Cucumis sativus, Datura Strammonium, Aesculus Hippocastanum, Ribes lacustre* und *Rosa pimpinellifolia*, sowie die Phyllom-Stacheln von *Cirsium ciliatum* und Verwandten.  Verfasser kann über diese Arbeit nur sagen, dass er sie in allen Punkten, wo ihm eine vergleichende Untersuchung möglich war, bis auf's Geringste bestätigen kann.  Uhlworm bringt noch manche bis dahin unbekannte Data über das allmählige Uebergehen der verschiedenen Formen in einander. Er erzählt ganz der Natur gemäss die von ihm beobachteten Thatsachen, ohne dieselben in ein a priori aufgestelltes Schema hineinpassen zu wollen.  Er ordnet am Schlusse die gesammte Gruppe der Trichom-Gebilde nach entwicklungsgeschichtlichen Merkmalen in eine Reihe, deren einzelne Glieder continuirlich vom Einfacheren zum Complicirteren fortschreiten.

Suckow[2]) hat gleichzeitig mit Uhlworm eine Anzahl von Stacheln untersucht und Beziehungen derselben zu Köpfchen-Haaren, die sich allerdings nicht läugnen lassen, constatirt.  Doch ging er

[1]) Uhlworm, Oskar: Beiträge zur Entwicklungs-Geschichte der Trichome. Inaugural-Dissertation Leipzig 1873.  Bot. Zeitung 1873, 28/11.

[2]) Suckow, Sigismund: Ueber Pflanzen-Stacheln und ihr Verhältniss zu Haaren und Dornen.  Inaugural-Dissertation Breslau 29/11. 1873.

hierin viel zu weit, indem er die Behauptung aufstellte, dass, wo
Köpfchen-Haare vorhanden sind, diese als Jugend-Zustände der Stacheln
zu betrachten seien (pag. 20), ein Satz, dem Verfasser durchaus nicht bei-
pflichten kann und auf welchen derselbe bei der Besprechung der Rosen
und Brombeer-Stacheln zurückkommen wird. Auch hat S u c k o w den
seit R a u t e r als feststehend betrachteten Satz von der periblematischen
Entstehung des Rosen - Stachels wieder in Zweifel gezogen. Was die
weitere Entwicklung des Rosen-Stachels, die Streckung der ihn bildenden Zellen, das Auftreten der Korkschicht, welche das endliche
Abfallen des Stachels bedingt, anbetrifft, hat S u c k o w immerhin ganz
dankenswerthe Angaben gebracht, dagegen kann Verfasser S u c k o w's
Untersuchungen über das erste Auftreten dieser Gebilde keinen Werth
beilegen.

Die S u c k o w'sche Arbeit hat alsbald in der Botanischen Zeitung [1]
von Seiten U h l w o r m's eine Kritik erfahren, welche die Oberfläch-
lichkeit der dort hinterlegten Untersuchungen ins Licht stellt und die
Unrichtigkeiten derselben hervorhebt, ohne jedoch sich auf eine specielle
Widerlegung einzulassen.

S u c k o w[2] hielt hiergegen in der Sitzung vom 4. Dec. 1873 der
Schlesischen Gesellschaft für vaterländische Cultur einen Vortrag, in
welchem er gegen U h l w o r m polemisirt. Er beschränkt sich darauf,
seine früheren Behauptungen noch entschiedener aufzustellen und zumal
die Entstehung der Rosen-Stacheln aus der Epidermis, die früher
etwas unklar ausgedrückt war, schärfer zu formuliren. Neue Beweise
für seine Behauptungen bringt er nicht: er sagt nur, eingehende Beobachtungen nöthigten ihn, die Ansicht der früheren Beobachter
als falsch zu bezeichnen. An den Relationen zwischen Stacheln und
Köpfchen-Haaren hält er fest.

H a g e n[3] erwähnt in seiner Arbeit über die *Mesembryanthemeen*
die bei diesen vorkommenden Trichom-Stacheln.

S a c h s[4] kritisirt W a r m i n g, weil derselbe die Emergenzen zu

---

[1]) Bot. Zeitung 1873 Nr. 51.

[2]) Bot. Zeitung 1874 Nr. 12 und Nr. 29.

[3]) H a g e n : Untersuchungen über die Entwicklung und Anatomie der
*Mesembryanthemeen*. Dissert. Bonn 23/12. 1873.

[4]) S a c h s : Lehrbuch der Botanik. 4. Auflage. Leipzig 1874.

den Trichomen stellt. Er sucht die alte Weiss'sche Definition von Trichomen als Oberhaut - Gebilden wieder herzustellen und trennt deshalb von denselben die Emergenzen, die er als selbstständige Gruppe zwischen Trichome und Phyllome stellt. Er erkennt an, dass zwischen den verschiedenen Organ - Systemen Uebergänge vorkommen, hält es jedoch zur Vermeidung von Confusion für unerlässlich, scharf umschriebene Gruppen aufzustellen, und die in dieselben nicht hineinpassenden Formen aus denselben auszuscheiden. Die letzten Stachel-Arbeiten sind noch nicht erwähnt. Der *Rubus* - Stachel wird noch provisorisch den Emergenzen zugezählt.

## Specielle Beobachtungen.

Im Folgenden werde ich nun versuchen, die wichtigsten Typen von Stachel-Bildungen, die wir bei den Pflanzen finden, zu schildern, in sofern ihre Morphologie und Entwicklungs - Geschichte bekannt ist. Die verschiedenen Typen sind nach ihrem morphologischen Werthe in eine aufsteigende Reihe geordnet, deren Anfangsglieder überaus einfache einzellige Gebilde darstellen, während ihre Endglieder den morphologischen Werth von selbstständigen Sprossen haben. Bei den verschiedenen Typen erwähne ich meist zunächst das von mir selbst Beobachtete, und schliesse an dasselbe die Beobachtungen Anderer über ähnliche Gebilde an.

## 1. Trichom-Stacheln.

Unter Trichom-Stacheln verstehe ich, wie dieses schon im Worte selbst ausgedrückt ist, solche stachelige Organe, die den morphologischen Werth von Trichomen haben: Gebilde, welche nicht als selbstständige Erhebungen im Vegetationspunkte angelegt werden, noch auch Theil-Produkte bis dahin noch nicht differenzirter Blasteme sind, sondern die als Anhangs - Gebilde bereits fertig angelegter Organe entstehen. Die Trichom - Stacheln können sowohl im Dermatogen, als auch im Periblem angelegt werden, und nach diesem Gesichtspunkte

habe ich dieselben in zwei grössere Gruppen eingetheilt. Damit soll
jedoch nicht behauptet werden, dass man hier mit scharf begrenzten
Classen zu thun habe. Im Gegentheil wird sich ergeben, dass eine
ganze Anzahl intermediärer Bildungen aus der einen Gruppe in die
andere überleitet.

## Dermatogen-Stacheln.

Reine Dermatogen-Stacheln sind seltener, als man nach der
Weiss'schen Definition von Trichomen als Organen, die wesentlich
von einer Epidermis-Zelle abstammten, anzunehmen geneigt sein möchte.
Sobald ein derartiges Organ eine bedeutendere Festigkeit erlangt, sieht
man fast ausnahmslos die benachbarten Zellen sich mehr oder weniger
an seiner Entstehung betheiligen, entweder dadurch, dass sie in die
Bildung des Stachels selbst mit eintreten, oder dadurch, dass sie durch
Zustandebringen eines Fussgestells (mamelon, Guettard) den Stachel
auf seinem Trag-Organe fixiren und ihm so die nöthige Festigkeit verleihen. Dieses Nachrücken der benachbarten Periblem-Zellen ist dort
entbehrlich, wo eine grössere Anzahl kleiner Stacheln zur Bildung
eines einheitlichen Organes zusammentreten, indem hier besonders
günstige Stellungs-Verhältnisse, welche jede Arbeit auf eine Mehrheit
von Stacheln vertheilen, den Mangel an Widerstands-Fähigkeit des
einzelnen Stachels ersetzen. Ein Beispiel hierfür finden wir in der
Familie der

## Cyperaceen.

Hier besitzen die Blattränder sowie die Ecken der kantigen
Stengel eigenthümliche Schneiden, die sich der mikroskopischen Untersuchung als aus einer grossen Anzahl kleiner Stacheln bestehend
erweisen. Sämmtliche Stacheln sind mehr oder weniger gegen die
Spitze des Blattes hin gerichtet. Alle sind einzellig und durch das
Auswachsen von der Epidermis angehörigen Zellen entstanden, ohne
dass sich die andern Epidermis-Zellen noch auch die Periblem-Zellen
irgendwie an ihrer Bildung betheiligten. Ihre Entwicklungs-Geschichte
ist überaus einfach: eine Epidermis-Zelle theilt sich durch eine Scheidewand, welche gegen die auf der Ebene der Epidermis errichtete Senkrechte schwach geneigt ist; von ihren Tochter-Zellen verbleibt die

eine in der Ebene der Epidermis, die andere wächst zu einem Stachel aus in der Art, wie es Weiss für so viele der einfachsten Haar-Gebilde constatirt hat. (Fig. 7.) Näher darauf einzugehen scheint mir nicht nothwendig. Im Baue des fertigen Organes treten nicht unbeträchtliche Verschiedenheiten auf; ich erwähne nur:

*Scirpus Duvalii.*
(Fig. 1.)

Der Blattrand ist dicht besetzt mit einer Reihe hakenförmig nach vorn gekrümmter Stacheln mit stark verdickter Zellwand.

*Scirpus compressus.*
(Fig. 2.)

Stacheln gleichgebaut wie bei *Sc. Duvalii,* nur bedeutend kleiner und spärlicher stehend, mit stärkerer Wandverdickung.

*Scirpus silvaticus.*
(Fig. 3.)

Rand der Blätter sehr dicht, mehrreihig besetzt mit kräftigen Stacheln, welche mehr als die doppelte Länge der Stacheln von *Sc. Duvalii* erreichen.

*Eriophorum alpinum.*
(Fig. 4.)

Die Schneide wird gebildet durch mässig dicht stehende, sehr schlanke, dem Rande angedrückte, spitz kegelförmige Stacheln, die in ihrem obern Theile bis zum Verschwinden des Lumens verdickt sind.

*Eriophorum polystachyum.*
(Fig. 5.)

Stacheln noch viel spärlicher, viel kräftiger und mit stärkerer Wandverdickung als bei *E. alpinum.*

*Carex Davalliana* und *C. paniculata.*

Die Stacheln sind dem Rande noch viel stärker angedrückt als bei *Eriophorum polystachyum,* sind kleiner und stehen dichter.

*Carex irrigua.*

Die Stacheln sind sehr schwach und stehen sehr vereinzelt, sonst sind sie nach dem Typus wie die von *Scirpus Duvalii* angelegt.

*Carex strigosa.*

Die Schneiden sind gebildet durch gedrängt stehende, stark hakenförmig gekrümmte kräftige Stacheln.

*Carex cyperoides* und *C. limosa.*

(Fig. 6.)

Der Blattrand ist sehr dicht besetzt mit hakenförmigen, spitzen
Stacheln. Die andern Zellen des Randes, von denen sich einzelne
mehr oder minder an den Stachel anlehnen, sind an der vordern Seite
in eine scharfe Spitze erweitert, so dass der ganze Blattrand einen unregelmässig gesägten Contour bekommt.

*Carex acutiformis.*

(Fig. 7–8.)

Struktur des Blattrandes ebenso wie bei den vorhergehenden, nur
sind die Stacheln zweiter Ordnung weniger spitz.

Den geschilderten Schneiden der *Cyperaceen* ganz ähnliche Gebilde finden wir bei

### Gramineen.

Sie unterscheiden sich von diesen nur durch meist geringere
Grösse und regelmässigere Anordnung, indem jede zweite Randzelle
zu einem Stachel auswächst. Auch stehen häufig auf den Blattflächen
ähnliche Stacheln. Die Entwicklungs-Geschichte entspricht genau derjenigen der Cyperaceen-Stacheln. (cf. Fig. 13—14.) Wenige Beispiele
dieser Formen werden genügen.

*Panicum glabrum.*

(Fig. 9.)

Der Blattrand ist sehr regelmässig mit einer Reihe schwacher,
vorn hakenförmig gegen die Spitze des Blattes hin gebogener Stacheln
besetzt, die mit sehr langer Basis aufsitzen.

*Alopecurus pratensis*

(Fig. 10.)

besitzt Stacheln, die mit kürzerer Basis aufsitzen, sonst denen von
*Panicum glabrum* ganz ähnlich sind.

*Cynodon Dactylon.*

(Fig. 11.)

Stacheln des Blattrandes gerade, spitzer und kürzer mit stärkerer
Wandverdickung, sonst wie vorige.

*Sesleria coerulea*

hat gerade Stacheln; sie sind stärker als bei *Cynodon Dactylon.*

*Eragrostis bahiensis.*

Die Schneiden der Blätter bestehen aus kleinen, sehr regelmässigen hakenförmigen Stacheln.

*Triticum vulgare.*
(Fig. 12.)

Der Blattrand ist sehr spärlich besetzt mit sehr stark gekrümmten kleinen Stacheln.

*Anthoxantum odoratum*

hat am Blattrande entfernt stehende, schlanke, spitze Stacheln und ausserdem noch auf der Blattfläche längere Stachel-Borsten.

*Glyceria aquatica.*
(Fig. 13—14.)

Am Blattrande stehen die Stacheln dicht gedrängt in mehreren Reihen, ohne die Regelmässigkeit der Stellung, wie sie meist bei den *Gramineen* vorkommt. Der einzelne Stachel ist schwach hakenförmig gebogen.

Die bisher erwähnten Stacheln repräsentiren den niedrigsten Typus von derartigen Organen; sie bestehen während ihrer ganzen Dauer lediglich aus einer einzigen Zelle, ohne dass die umgebenden Zellen auch nur den mindesten Antheil an ihrer Entstehung hätten. Die fertigen Stacheln sind stark mit Kieselsäure imprägnirt.

In der Trichom-Litteratur finden wir wenige Angaben über diese Gebilde.

Guettard scheint sie übersehen zu haben: er sagt von den *Gramineen,* dass sie entweder unbehaart, oder mit cylindrischen Haaren versehen seien.

Schrank hingegen erwähnt bei den *Gramineen* Sichel-Borsten (poils en corne de boeuf).

Raspail (Flora 1826) glaubt Relationen zwischen den Trichomen der *Gramineen* und der Feuchtigkeit resp. Trockenheit des Standortes zu finden.

Ueber Verkieselung cf. Mohl l. c.

Den bei den *Cyperaceen* und *Gramineen* geschilderten Schneiden sehr ähnliche Organe finden wir bei den Dikotylen in der Familie der

## Rubiaceen.

Auch hier sind die Blattränder sowohl, als auch bei vielen Arten die Rippen des Stengels besetzt mit einer Reihe einzelliger, haken-förmig gekrümmter Stacheln. Diejenigen des Blattrandes sind in der obern Hälfte gegen die Blattspitze, diejenigen der untern Blatthälfte, sowie die des Stengels sind meist abwärts gerichtet.

*Galium Aparine.*
(Fig. 15—16.)

Sowohl der Rand der Blätter, als auch die Stengelkanten sind dicht besetzt mit kräftigen, hakenförmig gekrümmten Stacheln. Ihre Entstehung ist analog der gewöhnlichen Entwicklung einzelliger Trichome: eine aus der Theilung einer Epidermis-Zelle hervorgegan-gene Zelle wölbt sich über die Ebene der Oberhaut hervor, spitzt sich zu, nimmt die charakteristische Krümmung an und imprägnirt sich stark mit Kieselsäure. Bis hierher stimmt die Entwicklung noch ganz mit der bei *Gramineen* und *Cyperaceen* betrachteten überein. Doch bleibt sie auf diesem Punkte nicht stehen, vielmehr zeigt sich alsbald ein radiales Wachsthum der unterliegenden Zellen der ersten Periblem-Schicht, wodurch der junge Stachel etwas über die Ebene der Epider-mis hervorgehoben wird. Bei den am Stengel stehenden Stacheln hat es in der Regel mit dieser Streckung der Zellen sein Bewenden, während bei den am Blattrande stehenden auch tangentiale Wände in der ersten Periblem-Lage auftreten. Doch bleibt die Betheiligung des Periblems stets eine ganz untergeordnete.

*Asperula odorata.*
(Fig. 17.)

Bei dieser Species tritt die Betheiligung des Periblems wieder vollständig in den Hintergrund. Selbst am Blattrande finden wir höchstens eine fast unmerkliche radiale Streckung der Periblem-Zellen. Dafür sind aber auch die Stacheln zahlreicher, kürzer und mehr gegen den Blattraud geneigt: Stellungs-Verhältnisse, die sofort einsehen lassen, wesshalb hier eine besondere Befestigung entbehrlich war.

Die Stacheln von *Galium Mollugo*, *Galium insubricum* und *Galium cruciatum* sind von Weiss beschrieben worden; ich begnüge mich um so mehr auf seine Beschreibung einfach zu verweisen, als sie keine besonders nennenswerthen Eigenthümlichkeiten darbieten.

Die *Rubiaceen*-Stacheln sind viel früher Gegenstand der Beachtung geworden, als die ihnen in jeder Hinsicht so nahe stehenden der *Gramineen* und *Cyperaceen*; einerseits wohl ihrer bedeutenderen Grösse wegen, andererseits, weil ihre früh erkannte Funktion als Kletter-Organe ihnen ein höheres Interesse verlieh.

Schon G u e t t a r d erwähnt dieselben und spricht von ihrem Vorkommen am Blattrande und an den Kanten des Stengels.

S c h r a n k nennt sie Haken-Borsten und erwähnt ihre Funktion als Kletter-Organe und ihre Mitwirkung zur Verbreitung der Samen.

E b l e bringt verschiedene Abbildungen derartiger Stacheln: auch erwähnt er ihrer als Haft-Organe.

M e y e n giebt eine Abbildung des Stachels von *Galium Aparine*.

B a r d t erwähnt die Abwärts-Krümmung als eine besondere Eigenthümlichkeit derselben.

Einen andern Typus von zusammengesetzten Organen, die aus Trichom-Stacheln gebildet sind, finden wir bei verschiedenen Arten der

## Mesembryanthemeen.

Eine Anzahl von *Mesembryanthemum*-Arten — ich nenne nur *Mesembryanthemum stelligerum*, *M. radiatum* etc. — stimmen habituell ganz und gar in ihren vegetativen Organen mit *Mamillarien* überein: um den Stamm, dessen Internodien sehr verkürzt sind, stehen dicht gedrängt in spiraliger Anordnung sphäroide oder polyedrische Polster, welche auf ihrer Spitze ein sternförmiges Stachel-Büschel tragen. Sie wiederholen so genau die *Cacteen*-Form, dass man geneigt sein möchte, sie mit dem Namen pflanzlicher Pseudomorphosen zu bezeichnen.

Die Entwicklungs-Geschichte weist von diesen Gebilden nach, dass die polsterförmigen Organe reine Phyllome sind, welche im Vegetations-Puncte ganz normal angelegt werden, und dass die Stachel-Büschel gebildet werden durch einzellige Trichom-Stacheln, deren jeder einzelne durch Hervorwachsen einer Epidermis-Zelle an der Spitze der jungen Blatt-Anlage entsteht. Die Zahl der ein Büschel bildenden Stacheln ist nicht constant.

Diese Form ist insofern von Interesse, als sie deutlich zeigt, wie die Natur auf den verschiedensten Wegen zu demselben Ziele gelangen

kann. Hier, bei *Mesembryanthemum*, ist das Blatt-Polster ein echtes
Phyllom, das Stachel-Büschel ein Kranz von echten Trichomen der einfachsten Art: dort bei den *Mamillarien* ist das Blatt-Polster ein indifferentes Thallom und das Stachel-Büschel wird durch Organe gebildet,
die man nothwendigerweise neben die Phyllome stellen muss: und dennoch sehen sich die fertigen Organe geradezu zum Verwechseln ähnlich.
Untersucht wurden dieselben von Hagen.

Endlich müssen hier noch die Gebilde eine Stelle finden, die
sich bei

*Cornus mas*
(Fig. 18—19.)

finden. Die Blätter dieser Pflanze haben bekanntlich die Eigenschaft,
auf zarten Stellen der Haut durch Berührung einen empfindlichen Reiz
hervorzurufen, der einige Aehnlichkeit mit dem durch Brennnesseln
verursachten besitzt. Diese Eigenschaft rührt her von einer sehr
grossen Anzahl kleiner schützenförmiger Stacheln (p. en navette) mit
starker Wandverdickung und überaus starken Cuticular-Knoten. Sie
sind einzellig und entstehen durch bipolares Auswachsen einer Papille,
welche auf die gewöhnliche Art aus einer Epidermis-Zelle hervorgegangen war. Beide Hälften halten in der Entwicklung ziemlich gleichen
Schritt. Die fertigen Stacheln lösen sich bei der Berührung ab und
dringen in die Haut ein, wobei die Cuticular-Knoten als Widerhaken
fungiren.

Schon etwas höher, als die bisher geschilderten einfachsten Formen stehen die Stacheln, welchen wir bei einigen Pflanzen aus der
Familie der

**Alsinaceen**

begegnen. Hier bleibt der Stachel. der übrigens noch ganz die Stellung
wie bei den *Rubiaceen* hat. nicht während seiner ganzen Dauer einzellig, vielmehr theilt sich die ihn bildende Zelle in mehrere, die allerdings noch alle in einer Linie liegen. Am ausgeprägtesten ist dieses
Verhalten bei

*Stellaria Holostea* (L.).
(Fig. 20—22.)

Hier ist der Blattrand sowohl als die Blattrippe rauh durch
kurze, hakenförmig gekrümmte Stacheln. Sie bestehen aus drei bis

vier Zellen, deren oberste scharf zugespitzt ist. Die Wand aller Zellen
ist sehr stark verdickt. (Fig. 22.)

Ihre Entwicklung folgt ohne Weiteres aus den Fig. 20—21. Die
Krümmung ist nicht bei allen gleichsinnig: einige sind gegen die Blatt-
spitze, andere gegen die Basis gerichtet. Sie stehen in mehreren
Reihen.

*Cerastium semidecandrum* (L.).

(Fig. 23.)

Die Trichome des Blattrandes bestehen aus ca. 1 mm langen 4—6-
zelligen schlanken Borsten, die an den Theilungs-Stellen der Zellen
etwas knotenförmig aufgetrieben sind.

*Cerastium arvense* (L.)

hat nach demselben Typus wie bei *C. semidecandrum* gebaute, doch
viel schwächere Börstchen mit mässiger Wandverdickung.

*Arenaria grandiflora* (All.)

hat statt der Borsten am Blattrande schwache, beim Trocknen colla-
birende Haare nach demselben Typus.

Die conischen mehrzelligen Trichome der *Alsinaceen* sind schon
von Guettard erwähnt worden.

Den geschilderten der *Alsinaceen* sehr ähnliche Borsten-Haare
finden wir bei manchen Pflanzen aus der Familie der

## Labiaten.

Sie stehen zerstreut über die ganze Oberfläche der Pflanze.
Hiermit im Zusammenhange steht eine stärkere Befestigung auf dem
Trag-Organe, welche durch ein besonderes Verhalten der untersten
Zelle bewirkt wird.

Interessant sind diese Gebilde insofern, als sie zeigen, wie morphologisch absolut gleichwerthige Organe funktionell und physiognomisch
so überaus verschieden sein können. Schon bei den *Alsinaceen* sahen
wir, wie ein Gebilde, das bei *Arenaria* ein einfaches Haar ist, bei
*Cerastium* und *Stellaria* stachelartig wird. Bei den *Labiaten* sehen
wir aus morphologisch gleichwerthigem Material die verschiedensten
Trichom-Formen gebildet.

Typisch sind ausser den hier nicht zu betrachtenden Köpfchen-
Haaren für diese Familie Trichome, gebildet durch mehrere in einer

Reihe liegende Zellen, die an der Berührungs-Stelle mit der zunächst
liegenden etwas angeschwollen sind, und deren unterste durch eine
Theilung in 4 bis 5 Zellen eine Art von Fussgestell bildet. Neben
diesen typischen Formen kommen noch andere vor, welche auf einer
tiefern Entwicklungs-Stufe stehengebliebene Gebilde darstellen, indem
an gewissen Stellen, besonders der Blüthen-Theile, die Theilungen der
Basal-Zelle sehr wenig zahlreich sind oder auch wohl ganz unterbleiben. Bei

*Galeopsis Tetrahit* (L.)

Taf. 1. 24—29

ist dieses Trichom als Stachel-Borste entwickelt, die eine Länge von
1,5—2$^{mm}$ erreicht. Ihre Zellwände sind stark verdickt und die Anzahl
der die eigentliche Borste componirenden Zellen beträgt 3—4. Ihre
Entwicklung ist folgende: Eine Epidermis-Zelle wölbt sich hervor
(Fig. 24) und theilt sich durch zu ihrer Wachsthums-Richtung senkrechte Wände, deren unterste wenig über der Ebene der Epidermis
liegt. (Fig. 25.) Die oberen Zellen theilen sich nochmals bis zur erreichten definitiven Zellen-Zahl und nehmen ohne Weiteres durch
Streckung und Wand-Verdickung die definitive Gestalt an. Die untere
hingegen wächst nicht viel in die Länge, sondern bildet eine flache
Scheibe am Grunde des Trichoms, theilt sich darauf in meist 5 Zellen
der Art, dass gewöhnlich die erste Theilungs-Wand nahezu mit der
Längs-Richtung des Trag-Organs zusammenfällt, an welche sich auf
einer Seite 2, auf der andern 1 Wand senkrecht ansetzt. (Fig. 26, 27
und 28.) Zuweilen treten in diesen Basal-Zellen noch weitere Theilungen auf, ohne bestimmte Gesetzmässigkeit. Alsdann umwachsen die
so gebildeten Zellen den Grund der Stachel-Borste derart, dass die
Oberflächen derselben einen Trichter bilden, in den die unterste Zelle
des Stachels eingesenkt ist. (Fig. 29.) Eine nennenswerthe Betheiligung
des Periblems findet nicht statt; höchstens findet man in der ersten
Lage desselben 1—2 getheilte Zellen.

*Galeopsis ochroleuca* (Link.)

besitzt 2—4 zellige schlanke Haare, die ganz nach demselben Typus
angelegt sind, wie bei *Galeopsis Tetrahit*. Sie unterscheiden sich von
denselben nur durch geringere Grösse, etwas schmächtigere Gestalt
und schwächere Wandverdickung.

### Galeopsis Ladanum (L.).

Das Trichom ist wieder etwas kräftiger als das bei *G. ochroleuca*, dem es sonst vollkommen gleicht; von der ersten Zelle an ist es etwas gekniet, aufstrebend.

### Stachys silvatica (L.)

besitzt schlanke 3—4 zellige Haare, die genau nach demselben Typus angelegt sind, doch ist die Verdickung der Zellwand gering.

### Ajuga reptans (L.)

hat auf der Blatt-Unterseite kurz kegelige Haare nach demselben Typus. Die Zellwand ist schwach verdickt.

### Ajuga pyramidalis (L.).

Am Kelchrande stehen lange 5—6 zellige Haare, die nach demselben Typus gebaut sind. Dieselben sind äusserst dünnwandig und sehr schlaff.

### Galeobdolon luteum (Huds.).

Die hier auftretenden Trichome sind schon wieder mehr borstenartig entwickelt. Sie sind 2—3 zellig, kurz, starr und gleichen ganz denen von *Galeopsis*. Sie bedecken Stengel und Blätter.

### Lamium album (L.).

Stengel und Blätter sind bedeckt mit Trichomen, die denen von *Galeobdolon* ganz ähnlich sind; an den Blatt-Insertionsstellen werden sie länger durch Vermehrung der Zellenzahl.

Nach demselben Typus sind auch die von Weiss und Andren beschriebenen Haare der Blumenkrone und der Staubfäden dieser Pflanze gebaut, nur unterbleibt meist die Theilung der Basal-Zelle.

### Lamium maculatum (L.).

Hier begegnen wir wieder vollkommen ausgeprägten Borsten-Haaren. Sie sind meist dreizellig und ganz nach dem beschriebenen Typus angelegt.

### Clinopodium vulgare (L.).

Der Stengel ist zottig durch gerade, 7- bis mehrzellige, schlaffe, nach demselben Typus gebaute Haare.

*Satureia hortensis* (L.).

Die Haare des Stengels sind ganz kurz, 2—3zellig und das Endglied ist bedeutend erweitert. Sonst stimmen sie mit den beschriebenen überein.

*Origanum vulgare* (L.).

Auf dem Stengel stehen sonderbare schlanke 7- bis mehrzellige Haare, die sichelförmig gekrümmt sind, sonst aber den *Labiaten*-Typus noch deutlich erkennen lassen.

*Mentha silvestris* (L.).

Die Pflanze ist zottig durch 6- bis mehrzellige schwach gekräuselte Haare nach demselben Typus.

*Salvia pratensis* (L.).

(Fig. 30.)

Haare vielzellig, genau nach dem bei *Galeopsis Tetrahit* geschilderten Typus gebaut, eine vielfach gekräuselte und verflochtene Wolle bildend. Die Zellwände sind so schlaff, dass sie beim Trocknen collabiren.

*Salvia officinalis* (L.).

Die Haare dieser Pflanze sind nach demselben Typus gebaut wie die vorhin erwähnten der übrigen *Labiaten*. Sie sind vielzellig, bestehen aus sehr langen, dünnen Zellen mit sehr dünnen Wänden und bilden um die Pflanze eine sehr dichte, stark gekräuselte, verfilzte Wolle.

Wir sehen somit bei den *Labiaten*, wie ein Gebilde, das nach demselben Typus bei der ganzen Familie angelegt ist, bei der einen Species einen vollkommen ausgeprägten Stachel bildet, bei der andern Species zum Wollhaare wird, und noch weiter sogar filzbildend auftritt, während wir in den dazwischenliegenden Stadien die verschiedensten Arten einfacher Haare aus demselben hervorgehen sehen: ein auffallendes Beispiel, wie die Natur morphologisch gleichwerthige Organe zu verschiedenartigen Funktionen verwenden kann.

Guettard hat diese Trichome bei sehr vielen Species als filets coniques et articulées beschrieben.

Schrank nennt sie zum Theil Glieder-Haare, zum Theil Zwischenwand-Haare, je nachdem jede folgende Zelle in ihrer ganzen Länge deutlich dünner ist als die vorhergehende, oder die Zuspitzung des Organes eine mehr stetige ist.

Arendt beschreibt in seinem oben erwähnten Werke eine Anzahl von *Labiaten*-Trichomen.

Weiss schildert die Entwicklungs-Geschichte verschiedener hierher gehöriger Gebilde. Auch verweise ich auf ihn in Bezug auf fernere Litteratur-Angaben.

Rauter beschreibt die Entwicklung der Trichome von *Lamium album* mit ausserordentlicher Genauigkeit. Im Wesentlichen stimmt das von mir an *Galeopsis* Beobachtete mit Rauter's Untersuchungen an *Lamium* überein. Was die entwicklungsgeschichtlichen Details angeht, kann ich nur auf Rauter verweisen.

Ungleich höher, als die bisher angeführten Formen von Dermatogen-Stacheln stehen diejenigen, welche zwar ebenfalls aus einer einzigen Epidermis-Zelle hervorgehen, in ihrer vollendeten Gestalt jedoch solide Gewebekörper bilden. Ihre niedrigsten Formen schliessen sich eng an die vorhergehenden an, indem dadurch, dass die Scheidewände, durch welche die ursprüngliche Mutter-Zelle des Stachels getheilt wird, nicht genau senkrecht auf die Wachsthums-Richtung des Organes auftreten, die Zellen nicht mehr in einer geraden Linie hinter einander, sondern zum Theile neben einander zu liegen kommen. Die oberste Zelle ragt noch ganz frei hervor und nur an der Basis des Gebildes verlieren die einzelnen Zellen mehr ihre Selbstständigkeit, um sich einem parenchymatischen Gewebe einzuordnen. Derartige Gebilde sind typisch in der Familie der

## Papaveraceen.

Stengel, Blätter, Kelche und bisweilen Fruchtknoten dieser Pflanzen sind dicht besetzt mit kräftigen Stachel-Borsten, deren definitive Gestalt Fig. 40 zeigt. Ihre Entwicklung wurde studirt an

*Papaver Argemone.* (L.)
(Fig. 31—40.)

Eine Oberhaut-Zelle wölbt sich hervor (Fig. 31) und theilt sich durch eine schiefe Wand in einen grössern, dem obern Theile des Trag-Organes zugewandten, und einen kleinern Abschnitt derart, dass die kuppelförmige Wölbung an der Spitze des ganzen Gebildes dem grössern Abschnitte verbleibt. (Fig. 32. 33.) Darauf wächst der grössere Abschnitt in die Länge und schneidet meist durch eine zur Wachs-

thums-Richtung senkrechte Wand eine obere Zelle ab, worauf in dem
mittlern Theile durch abwechselnd rechts und links auftretende schiefe
Scheidewände ein 2 Zellreihen breiter Gewebe-Körper entsteht. (Fig.
34—35.) Dann tritt auch in dem kleinern Abschnitte der Mutter-Zelle
des Stachels eine schiefe Zellwand auf (Fig. 36), und während die
oberen Zellen nur in die Länge wachsen und ihre Spitzen nach auswärts krümmen (Fig. 38), dauert im untern Theile die Zell - Theilung
noch fort, wodurch die Basis des Organs verbreitert wird (Fig. 39).
bis die in Fig. 40 dargestellte definitive Gestalt erreicht ist. Von dieser
Reihenfolge der Zelltheilungen kommen indessen bisweilen Abweichungen vor.

### Papaver Rhoeas (L.)

hat Stachel-Borsten, die denen von *P. Argemone* ganz ähnlich sehen.
Nur ist ihre meist schwächere Spitze durch ein dunkles Pigment
gefärbt.

Guettard erwähnt diese Trichome, doch ist seine Beschreibung
noch sehr unvollkommen.

Weiss beschreibt diese Trichome recht gut, glaubt aber, dass
der untere Theil aus dem Parenchym des Trag-Organes hervorgehe.

Hieran schliessen sich enge an Gebilde, die von Rauter und
Andern in der letzten Zeit untersucht sind, nämlich die Stacheln von

### Hieracium aurantiacum (L.) und Pilosella. (L.)
#### (cf. Rauter pag. 14, Taf. IV. Fig. 8—19.)

Der Haupt-Unterschied zwischen der Entwicklung dieser Trichome
und jener von *Papaver Argemone* besteht darin, dass, während die
erste Scheidewand bei den *Papaveraceen* die Mutter-Zelle des Stachels
in zwei ungleichwerthige Abschnitte theilt, bei diesen jene Zelle in
zwei ganz gleiche Hälften getheilt wird, die sich auch in der weitern
Entwicklung als gleichwerthig erweisen. Das End-Resultat dieser Entwicklung sind zweispitzige Trichome, während sie bei *Papaver* ein-
spitzig waren. In Beziehung auf die Details verweise ich auf Rauter,
bei dem auch die einschlägige ältere Litteratur angegeben ist.

### Azalea Indica.
#### (cf. Rauter pag. 17, Taf. V Fig. 1—7.)

Die Stachel-Borsten dieser Pflanze stimmen in ihrer definitiven
Form sowohl, als in ihrer Entwicklungs-Geschichte mit *Hieracium-*

Borsten überein; höchstens bildet unter den grössten derselben das Periblem einen kleinen »mamelon.«

Hanstein beschreibt den Bau dieser Trichome meines Wissens zuerst.

## Mimosa prostrata.

Die Borsten-Haare dieser Art sind von Weiss beschrieben worden und stimmen anatomisch genau mit denen der *Papaveraceen* überein. Die von Weiss gegebene Entwicklungs-Geschichte ist lückenhaft, lässt aber ein dem geschilderten ganz analoges Verhalten annehmen.

Genau denselben anatomischen Bau wie diese besitzen die *Pappus*-Haare vieler Compositen. Ihre Entwicklung stimmt ebenfalls genau hiermit überein. (Warming) Ich kann nicht unterlassen, dieses als weiteres Beispiel für das funktionell und physiognomisch ungleiche Verhalten morphologisch und anatomisch gleichwerthiger Gebilde zu erwähnen.

Eine ganz eigenthümliche Art von hierher gehörigen Gebilden finden wir bei den

## Palmen.

Einer eingehenderen Untersuchung verschiedener Palmen-Arten steht die Seltenheit und Kostspieligkeit des Materials zu sehr im Wege, zumal diese Untersuchungen nur an Organen gemacht werden können, die in der unmittelbarsten Nähe des Vegetations-Punktes sich befinden. Die Entwicklungs-Geschichte konnte desshalb nur bei einer Species, nämlich bei *Chamaerops humilis*, verfolgt werden, doch erlaubt die habituell vollkommene Uebereinstimmung der entsprechenden Organe bei den verschiedenen Species von *Livingstonia* und *Corypha*, für dieselben eine analoge Entstehung einstweilen anzunehmen.

Die wahrscheinlich abweichenden Gebilde von *Calamus, Daemonorops* etc. konnte ich wegen Mangels an geeignetem Material nicht untersuchen.

### Chamaerops humilis
### (Fig. 41—48)

hat an den Ecken der auf dem Querschnitt halbkreisförmigen Blattstiele eine Reihe robuster, nach vorn gekrümmter, hakenförmiger Stacheln von sehr verschiedener Länge. Beim Hervorwachsen des

Blattes sind sie bereits vollständig entwickelt. Eigenthümlich ist bei
allen an der Spitze eine Narbe, welche bedeckt ist von einer grössern
Anzahl kleiner, abgestorbener Zellen, welche darauf schliessen lassen,
dass an dieser Stelle im jugendlichen Zustande des Stachels etwas
abgebrochen sei. Die Entwicklung dieser Gebilde gehört wohl zu dem
Sonderbarsten, was überhaupt über die Entwicklung von Trichomen
bekannt ist. Zunächst theilt sich eine der Epidermis-Zellen durch eine
schiefe Wand; die eine ihrer Tochter-Zellen wächst aus der Ebene der
Epidermis heraus und theilt sich alsdann durch mehrere zu ihrer
Wachsthums-Richtung senkrechte Wände. (Fig. 41.)   Jedes Glied des
so entstandenen Zellfadens treibt nun in spiraliger Reihenfolge eine
Ausstülpung, die sich alsbald durch eine Querwand als selbstständige
Zelle abgrenzt und zu einem mehrzelligen Faden wird. (Fig. 42 u. 43.)
Auf diese Weise kommt ein Schopf von Trichomen zu Stande, der mit
seinem Gewirre von vielfach verschlungenen Haaren keine genauern
Struktur-Verhältnisse mehr erkennen lässt. (Fig. 44.)   In dem hierauf
folgenden Stadium (Fig. 45) hat sich dieser Körper um mehr als das
sechsfache Maass verlängert, die einzelnen Haare stehen zerstreut und
wir haben eine dem blossen Auge deutlich sichtbare, mit Haaren besetzte Stachel-Borste vor uns.   Diese bricht beim Entfalten der Blätter
regelmässig ab, woher denn auch die oben erwähnte Narbe auf der
Spitze des Stachels herrührt.   Die Basis der Borste, die sich noch
weiter entwickelt, bildet die Stacheln. (Fig. 46, 47, 48.)

Nachträglich treten in der ersten und zweiten Periblem-Lage
noch einige Zell-Theilungen auf, wodurch ein stärkerer Bulbus zu
Stande kommt.

Unstreitig den Höhepunkt der Dermatogen-Stacheln bilden die
Stacheln von

### Rubus. (L.)

Sie stellen vollständig solide Gewebe-Körper dar, bei denen die
Einzel-Zelle vollständig ihre Selbstständigkeit verloren hat, um sich
dem Ganzen einzuordnen. Im fertigen Zustande sind sie den Stacheln
der Rosen so sehr ähnlich, dass es schwer, wenn nicht geradezu unmöglich ist, beide Gebilde mit Sicherheit von einander zu unterscheiden.

Dieser Aehnlichkeit mit den Rosen-Stacheln verdanken dieselben,
dass sie in neuester Zeit Gegenstand einer Streitfrage geworden sind.

Nachdem durch Rauter's Untersuchungen die periblematische Bildung der Rosen-Stacheln bekannt geworden war, lag es nahe, auch von den *Rubus*-Stacheln eine analoge Entstehung anzunehmen, eine Vermuthung, die auch Sachs in seinem Lehrbuche 3. Aufl. p. 144 ausspricht. Nach des Verfassers Arbeiten, die auch durch die gleichzeitig gemachten Untersuchungen von O. Uhlworm vollständig bestätigt wurden, ist jedoch dieses nicht der Fall, vielmehr sind dieselben reine Dermatogen-Gebilde.

*Rubus fruticosus.* (L.)

(Fig. 49—58.)

Die Entwicklungs-Geschichte der Stacheln ist folgende: Eine Zelle der Epidermis wölbt sich über ihre Nachbar-Zellen hervor und theilt sich durch eine Wand, welche auf die Längs-Richtung des Trag-Organes senkrecht gerichtet ist, so dass wir bei einem Längsschnitte des Trag-Organes zwei hintereinander liegende Oberhaut-Zellen über die Ebene der Epidermis hervorgewölbt sehen: die Basis, mit der das zu bildende Organ in die Oberhaut eingekeilt ist. (Fig. 49.) (Nebenbei sei bemerkt, dass bis zu diesem Punkte die Anlage eines Stachels und die eines Köpfchen-Haares völlig übereinstimmen.) Soll nun ein Stachel aus dieser noch indifferenten Anlage hervorgehen, so tritt in allen von mir beobachteten Fällen zunächst eine Verbreiterung der Basis ein, indem durch eine der ersten Scheidewand parallele Theilung die eine der beiden Basal-Zellen in zwei getheilt wird, so dass jetzt im Ganzen drei Basal-Zellen vorhanden sind. (Fig. 50.) Dann tritt in der vordersten der 3 Zellen eine schiefe Wand auf, wodurch an die Spitze des ganzen Gebildes eine keilförmige Zelle zu liegen kommt, die jedoch keineswegs den morphologischen Werth einer Scheitel-Zelle besitzt. Die beiden andern Zellen theilen sich ebenfalls durch Querwände (auf die Längsstreckung des Stachels bezogen) und unmittelbar darauf tritt in dem äussern Abschnitte der mittlern Zelle eine Längswand auf. (Fig. 51.) Darauf beginnt eine mehr unregelmässige Allwärts-Theilung, jedoch stets so, dass an der Oberfläche des ganzen Organes eine secundäre Epidermis gebildet wird, indem in allen an die Oberfläche angrenzenden Zellen, die falsche Scheitel-Zelle einbegriffen, tangentiale Wände auftreten. (Fig. 52—53.)

In diesem Stadium ist der Stachel in seinen wesentlichen Theilen angelegt und braucht sich nur zu vergrössern, um seine definitive Gestalt zu erhalten.

Endlich strecken sich die Zellen und zwar mit den obersten beginnend, und verdicken ihre Wände, wie es schon von Suckow für die sehr ähnlichen Gebilde der Rosen sehr eingehend beschrieben ist.

*Rubus Idaeus.* (L.)

Von den Stacheln dieser Art giebt Uhlworm eine Beschreibung nebst Zeichnungen, die bis auf die Einzelheiten mit den vom Verfasser von *Rubus fruticosus* gegebenen übereinstimmen. Die vom Verfasser untersuchten Stacheln dieser Art neigten sich mehr zu dem bei *Rubus caesius* zu erwähnenden Typus hin, zeigten jedoch, wie auch Uhl-worm erwähnt, unter sich nicht unwesentliche Abweichungen. Man kann sie demnach als eine zwischen dem Typus von *Rubus fruticosus* und dem von *Rubus caesius*, welch letzterer ja doch nur eine Reduktion des ersteren ist, schwankende Form annehmen.

*Rubus caesius.* (L.)
(Fig. 54 — Fig. 61.)

Wie schon angedeutet kann man den Stachel dieser Species als eine Reduktion des Stachels von *Rubus fruticosus* auffassen. Es unterbleibt nämlich die Bildung der dritten Basal-Zelle übereinstimmend mit der schmächtigern Gestalt, welche die Stacheln bei dieser Art im Vergleiche zu denen von *Rub. fruticosus* haben. Im Uebrigen stimmt die Bildung des Stachels ganz mit jenem überein: in der ersten Zelle tritt die schiefe Scheidewand auf, in der zweiten die Querwand und darauf die Längswand in ihrem äussern Abschnitte. (Fig. 55.) Dann wird die falsche Epidermis gebildet etc. Diese Theilungen treten zwar nicht in jedem Stachel schematisch auf, aber beim Vergleichen einer grossen Anzahl von Stacheln findet man diese Art der Theilung als die typische heraus, auf die sich alle Abweichungen zurückführen lassen.

Ueber die weitere Entwicklung des Stachels sei nur kurz bemerkt, dass die Zellen desselben von oben beginnend sich zu strecken anfangen und dabei ihre Wände an der Spitze und an der Peripherie des Stachels stark verdicken (Fig. 59), während im Innern derselben dünnwandiges grosszelliges Gewebe ist. (Fig. 60.) Unter der Basis des Stachels ist ebenfalls dünnwandiges Gewebe an Stelle des sonst unter der Oberhaut liegenden Collenchyms.

### Rubus Hofmeisteri
#### (cf. Uhlworm.)

ist von Uhlworm sehr genau untersucht worden. Es ist dieses eine noch mehr reducirte Form. Von den beiden Mutter-Zellen des Stachels bleibt sehr oft die eine zurück, und selbst wo sie beide gleich stark entwickelt sind, treten die tangentialen Zell-Theilungen oft in den Hintergrund, wodurch der Stachel sehr schmächtig entwickelt wird. Zudem findet, wie in den meisten reducirten Organen, eine grosse Unregelmässigkeit in der Entwicklung, gleichsam ein Suchen nach der typischen Form statt.

Suckow's Angaben über *Rubus australis* und *caesius* sind zu dürftig, als dass sie entwicklungsgeschichtlich verwerthet werden könnten. Ueber das Verhältniss von Stacheln und Köpfchen-Haaren später.

Die im Vorhergehenden geschilderten Formen stellen die wesentlichsten Typen von Dermatogen-Stacheln dar: nicht, als ob hiermit gesagt sein sollte, dass dadurch der ganze Formen-Reichthum erschöpft sei, — im Gegentheil ist dem Verfasser wohl bekannt, dass bei der unendlichen Mannigfaltigkeit der organischen Formen-Entwicklung noch mancherlei abweichende Typen existiren müssen, — sondern nur in sofern, als durch dieselben eine lückenlose, vermittelnde Formenreihe gegeben ist von dem Einfachsten bis zum Complicirtesten der hierher gehörigen Gebilde, in welche sich alle andern Typen ohne Weiteres einreihen lassen, indem sie sich zu den geschilderten verhalten wie Variationen eines gegebenen Themas.

Doch nicht nur existirt eine derartige überleitende Formen-Reihe, die von den einfachsten Dermatogen-Stacheln zu den complicirtesten führt: es führt eine ganz analoge Reihe vermittelnder Gebilde von den einfachsten Dermatogen-Stacheln zu den Periblem-Stacheln.

Den reinen Dermatogen-Stacheln am nächsten stehen, ja es sind noch zum Theil reine Dermatogen-Stacheln, die Gebilde, welche in der Familie der

### Asperifolien

vorkommen. Bekanntlich sind diese Pflanzen fast ausnahmslos über und über bedeckt mit verschiedenen Arten von Stachel-Borsten. Meist lassen sich dieser Stacheln zwei Arten constatiren, oft mehr, oft nur ein

deutlich ausgeprägter Typus. Stets aber giebt es zwischen den verschiedenen Typen alle möglichen Mittelformen. Die Entwicklungs-Geschichte zeigt, dass beide Typen sich zu einander verhalten wie jüngere
und ältere Stadien desselben Organes: mit einem Worte, die kleinern
Borsten sind im Jugend-Zustande stehen gebliebene Stadien der
grössern. Dieses ist schon von Rauter[1] für *Echium violaceum* nachgewiesen worden und kann ich seine Angaben nur bestätigen. Diese
kleinen Börstchen sind vollständig reine Dermatogen-Stacheln, ebenso
wie es die grossen in ihren Jugend-Stadien sind. Letztere jedoch
bleiben nicht auf dieser Entwicklungs-Stufe stehen; die Entwicklung
geht vielmehr bei den meisten Arten noch einen Schritt weiter, indem
das Periblem nachträglich mit in die Bildung des Stachels eingeht und
unter der ursprünglichen Borste eine Art von Fuss-Gestell (mamelon
nach Guettard) bildet. Die Entstehung dieses Fuss-Gestelles ist
ebenfalls von Rauter zuerst für *Echium violaceum* beschrieben worden;
der Grund der Stachel-Borste erweitert sich trichterförmig nach aussen
und zieht so die umgebenden Epidermis-Zellen mit in die Höhe, so
dass sie um den Grund derselben eine Art von Ringwall bilden.
Zugleich tritt in den unterliegenden Zellen der ersten und zweiten
Periblem-Lage meist ein radiales Wachsthum ein, welches in einigen
Zellen der ersten Reihe bis zur Bildung tangentialer Scheidewände
führen kann, so dass hierdurch die in dem Dermatogen angelegte
Stachel-Borste auf einen vom Periblem gebildeten Gewebe-Körper zu
stehen kommt. In Bezug auf Einzelheiten verweise ich auf Rauter's
ausgezeichnete Abhandlung.

Im Wesentlichen trifft der hier geschilderte Entwicklungs-Gang
auch für die übrigen *Asperifolien* zu. Doch würde man sich irren,
wollte man annehmen, dass für alle Species die erreichte Differenzirungs-
Stufe dieselbe sei. Während nämlich ein Theil die hier geschilderte
Stufe nicht erreicht, giebt es andere Formen, welche bedeutend höher
differenzirt sind, als man es bei diesen Gebilden erwarten zu dürfen
glaubte. Interessant ist es auch bei dieser Familie zu verfolgen, wie
das gestaltende Princip bei der Bildung dieser Gebilde nicht sowohl in
einem starren a priori gegebenen Schema, als vielmehr in der Anpassung
an äussere Verhältnisse, der gegenseitigen Ergänzung verschiedener

---

[1] Rauter l. c. pag. 22, Taf. VI, Fig. 17—20.

Organe, kurz dem Zusammenwirken verschiedener Organe zur Erreichung der grösstmöglichen Leistungsfähigkeit zu suchen ist.

Zu den am niedrigsten stehenden Gebilden dieser Art gehören die Stachel-Borsten von

*Lithospermum arvense.* (L.)
(Fig. 62.)

Die Blätter dieser Pflanze sind auf beiden Seiten dicht bedeckt mit schlanken, spitzen, stark gegen die Blattfläche geneigten, 0,6—0,8 ᵐᵐ langen Stachel-Borsten, die alle gegen die Blatt-Spitze hin gerichtet sind; auf dem Stengel stehen eben solche Trichome. Sie sind einzellig, ihre Wand ist stark verdickt und stark mit Cuticular-Knoten besetzt. An ihrer Bildung nimmt das Periblem keinen Antheil; es geht ganz glatt unter ihnen weg, ohne auch nur das geringste Wachsthum zu zeigen.

Ihre dicht gedrängte Stellung, so wie ihre starke Neigung gegen das Trag-Organ ersetzen den Mangel einer starken Befestigung.

*Myosotis versicolor.* (Sm.)

Die Blätter sind noch viel dichter besetzt mit noch viel schwächern und schlankern Borsten, als bei *Lithospermum arvense.* Die äusserste Periblem-Zelle ist durch die Anschwellung am Grunde der Borste sogar etwas nieder gedrückt.

*Pulmonaria officinalis* (L.)
(Fig. 63.)

hat weniger dicht stehende, bis 1,2 ᵐᵐ lange Stacheln. Die grössten derselben lassen eine geringe Betheiligung von Periblem-Zellen der ersten Schichte erkennen, doch hat es meistens bei einer radialen Streckung von einer bis zwei Zellen sein Bewenden; selten treten Theilungen der Zellen auf. Die Spitze des Gebildes ist eine schwach sichelförmig gekrümmte, unten meist merklich angeschwollene Zelle. mit mässig verdickter, fast glatter Wand.

*Echium vulgare.* (L.)
(Fig. 64 )

Die Betheiligung des Periblems an der Bildung des Stachels ist womöglich noch geringer, als bei *Pulmonaria;* doch gewinnt die Borste durch die stark vergrösserten, ihren Grund umfassenden benachbarten

Epidermis-Zellen einigen Halt.    Die Borsten-Zelle selbst wird bis zu
2 ᵐᵐ lang und hat überaus stark verdickte Zellwände.

Onosma arenaria. (W. K.)

(Fig. 66)

Diese Pflanze hat drei Arten von Trichomen: an den Blatträndern
schlanke, starre, bis 4 ᵐᵐ lange Borsten; auf der Blattfläche zerstreut
etwas kürzere Borsten und zwischen diesen ganz kurze, 0,15 ᵐᵐ lange
steife Börstchen.    Die letztern sind reine Dermatogen-Gebilde, bei den
beiden erstern tritt eine geringe Betheiligung des Periblems ein, so
etwa, dass man zwei bis drei getheilte Zellen in der äussersten Periblem-Lage findet.    Ihre Haupt-Stütze jedoch finden diese Stachel-
Borsten in einem mehrere Zellen im Umkreise ergreifenden Wachsthum
der Epidermis-Zellen, welche die Borste bis auf eine ziemlich bedeutende
Höhe umwachsen.    Bei den auf der Blattfläche stehenden Borsten betrifft dieses Wachsthum der umgebenden Zellen meist nach jeder
Richtung hin zwei Zellen, während bei den Rand-Borsten bis vier Zellen
sich daran betheiligen.

Symphytum officinale. (L.)

(Fig. 66.)

Hier ist die Betheiligung des Periblems an der Stachel-Bildung
von ungleich höherer Bedeutung.    Unter dem Grunde der Stachel-
Borste entsteht durch Zell-Theilungen im Periblem ein grösserer Gewebe-Körper, der auf der Spitze die Stachel-Borste trägt.    Letztere
ist schwach sichelförmig gekrümmt und mit ihrer Spitze gegen die
Spitze des Blattes hin gerichtet.    Der sie tragende Zell-Hügel schliesst
sich dieser Form an: concav auf der einen Seite, ist er auf der basalen
Seite convex gebaut, wodurch, da die Concavität in die Fläche des
Blattes selbst hineingreift, der Stachel fast die Längs-Ausdehnung des
Blattes zur Widerlage bekommt.    Zudem sind die Quellungs-Verhält-
nisse der die Oberfläche des Fuss-Gestelles bildenden Zellen derart,
dass der Stachel nur bei voller Turgescenz des Trag-Organes starr
aufgerichtet ist.    Die Entwicklungs-Geschichte des End-Stachels ist
von Weiss sehr ausführlich beschrieben worden.    Was die Einzelheiten der Entwicklung anbetrifft, so verweise ich auf dessen Beschreibung.

### Borago officinalis. (L.)

Ausser kurzen Börstchen besitzt diese Pflanze starke Stachel-Borsten, die bis 4 ᵐᵐ lang werden und die auf einem bedeutenden periblematischen Zellhügel stehen. Sie sind kegelförmig, starr und ähneln sehr denen der folgenden Species, nur fand ich die unten zu beschreibenden höchsten Entwicklungs-Stadien bei diesen nicht.

### Anchusa arvensis (M. B.)

(Fig. 67. 68.)

hat unstreitig die am höchsten differenzirten Stadien aufzuweisen. Das fertige Trichom (Fig. 68) besteht aus einem 2 — 3 ᵐᵐ langen Dermatogen-Stachel, getragen von einem 1 ᵐᵐ langen schlanken Fuss-Gestell.

Die Pflanze hat kurze, der Epidermis angehörige Börstchen und Stachel - Borsten mit periblematischem Fuss - Gestell. Die meisten der letztern stehen nahezu auf der Differenzirungs- Höhe von *Symphytum* (cf. Fig. 66). Zwischen diesen und durch alle vermittelnden Stadien mit ihnen verknüpft stehen bisweilen ganz eigenthümliche Gebilde, zu denen sich erstere verhalten wie Jugend - Stadien zum vollendeten Organe.

Letzteres ist ganz periblematischen Ursprunges, umgeben von der continuirlichen einschichtigen Epidermis, die in die verschiedenartigsten Leisten etc. sich erweitert, und führt bis auf ³/₄ seiner Höhe deutlich ausgebildete Spiral-Gefässe. Die Gefässe setzen sich an die des Blattes an, durchziehen den Stachel in zwei seitlichen Zügen und gehen im obern Theile des Stachels schlingenförmig in einander über. Das innere Gewebe des Körpers besteht oben aus lang gestreckten Zellen, die gegen den Grund hin kürzer werden und unmittelbar in das Gewebe des Trag-Organs übergehen.

Auch diese Stacheln haben, und zwar in viel vollkommenerem Maasse, als jene von *Symphytum*, die Eigenthümlichkeit, nach der verschiedenen Turgescenz der betreffenden Pflanze eine verschiedene Stellung einzunehmen.

Bei den *Boragineen* können wir also verfolgen, wie der Dermatogen-Stachel allmählig sich mit einem aus Periblem-Zellen gebildeten Fuss-Gestell versieht, welches bei den am höchsten stehenden Formen die halbe Länge der ursprünglichen Stachel-Borste und wohl den doppelten cubischen Inhalt derselben erreicht, und welches, worauf besonders Gewicht zu legen ist, deutlich ausgebildete Spiral-Gefässe enthält. Dieses letztere ist um so wichtiger, als damit die alte Zweitheilung von Stacheln und Dornen, als gefässlosen und gefässführenden Gebilden als vollends unhaltbar nachgewiesen ist, denn wo sollte es hinaus, wenn man von den ganz gleichwerthigen Gebilden von *Anchusa officinalis* und *Symphytum* oder gar von den verschiedenen äusserlich ganz gleichen Stacheln von *Anchusa* die einen den Stacheln, die andern den Dornen beizählen wollte?

Ueber die Trichome der *Asperifolien* liegen schon frühe Untersuchungen vor:

Guettard beschreibt u. A. die Borsten von *Symphytum*, *Cerinthe* und *Myosotis*, letztere jedoch sehr unzutreffend.

Schrank nennt sie Pfriemen-Borsten und beschreibt die von *Borago* und *Echium*.

Schleiden giebt Abbildungen von hierher gehörigen Gebilden und bespricht die Ausfüllung der Haare mit einer Füllmasse.

Mohl beschreibt die Verkieselung dieser und ähnlicher Stachel-Borsten.

Weiss beschreibt sehr ausführlich die Enstehung der einzelligen Spitze von *Symphytum*-Stacheln und andern. Hervorzuheben ist, dass er bei *Anchusa Barrelieri* angiebt, dass die Spitze meist zweizellig sei.

Rauter giebt eine sehr genaue Entwicklungs-Geschichte der Stachel-Borsten von *Echium violaceum*.

Eng hieran kann man anschliessen die

## Urticaceen.

Ihre Entwicklung ist nahezu derjenigen der *Boragineen* parallel. Auch hier wird das ursprünglich im Dermatogen angelegte Organ durch nachträgliche Zelltheilungen im Periblem auf die Spitze eines Fuss-Gestelles gehoben, das einen mehr oder minder beträchtlichen Theil des Gesammt-Volumens des Organes ausmacht.

*Urtica dioica* (L.)

(cf. Rauter pag. 27, Taf. 8, Fig. 20—26. Taf. 9, Fig. 1–8.)

ist sehr genau von Rauter beschrieben worden und kann ich seine Angaben nur bestätigen. Auch hier giebt es zweierlei Formen von Trichomen, welche so aussehen, wie Jugend-Zustand und ausgebildetes Organ. Eine Epidermis-Zelle, welche als Papille über ihre Nachbar-

Zellen herauswächst, ist der Ausgangspunkt beider Gebilde; bleibt die Zelle, abgesehen von einer bedeutenden Verlängerung und starker Wandverdickung, auf diesem Stadium stehen, so erhalten wir eines der Borsten-Haare, welche alle Theile der Pflanze bedecken; — geht dieselbe weitere Differenzirungen ein, so ist das Resultat der Entwicklung ein Brenn-Haar. Diese weitern Differenzirungen bestehen darin, dass die Spitze der langen Papille eine knöpfchenartige Anschwellung abgliedert, dann unter stetem basalem Wachsthum am Grunde eine beutelartige Anschwellung treibt, durch welche die den Grund des Trichoms umgebenden Epidermis-Zellen wallartig emporgezogen werden, während zugleich in der ersten und zweiten Periblem-Schichte Theilungen auftreten, durch welche ein periblematisches Fuss-Gestell unter dem Grunde des Stachels angelegt wird, ganz so wie bei den *Asperifolien*. Nur tritt hierbei der Unterschied ein, dass auch in den die Aussackung umgebenden Epidermis-Zellen tangentiale Theilungen auftreten, was ich bei *Asperifolien* nicht beobachten konnte. In Bezug auf Einzelheiten verweise ich wiederum auf Rauter.

*Urtica urens* (L.)

(cf. Rauter pag. 29.)

stimmt hiermit ganz überein, nur unterbleiben die tangentialen Theilungen der Epidermis. Die Litteratur über *Urticaceen*-Brennhaare ist sehr reichhaltig. Schon Hooke erwähnt dieselben, später haben Guettard, Schrank, Eble, Meyen, Unger, Kützing, Karsten, Schleiden, Wicke, Mohl und Andere über dieselben geschrieben; bezüglich dieser Litteratur verweise ich auf Weiss.

Weiss giebt eine ganz gute Entwicklungs-Geschichte der End-Zelle, jedoch geht er nicht auf die Entstehung des Bulbus näher ein.

Nach Rauter ist noch die Arbeit Martinet's zu erwähnen, doch bringt sie keine neuen entwicklungsgeschichtlichen Data. Was die Litteratur bezüglich des physiologischen Verhaltens dieser Gebilde angeht, verweise ich auf Martinet.

Wie *Urtica* verhält sich auch

## Loasa.

Die Bildung der Spitze beschreibt Martinet als ganz übereinstimmend mit *Urtica*. Die analoge Bildung des Bulbus konnte ich

selbst an jungen Keimlings-Pflanzen constatiren; nur erreicht er nicht
die Ausdehnung wie bei *Urtica*.   Beschrieben sind sie von Meyen
und Schleiden.

## Wigandia

stimmt, sofern ich an dem mir zu Gebote stehenden Material von
jungen Keimpflanzen constatiren konnte, ganz mit dem Obigen überein.
Ausser Meyen und Schleiden hat in neuester Zeit Martinet eine
Beschreibung nebst Abbildung derselben gegeben.

### Humulus Lupulus. (L.)

(cf. Rauter pag. 24, Taf. 7, Fig. 21 — 30, Taf. 8, Fig. 1 cet.)

Diese Pflanze hat ganz eigenthümliche Trichome, die ihrer abweichenden Gestalt wegen zu allen Zeiten die Aufmerksamkeit rege
gemacht haben und die vielfach beschrieben worden sind.   In neuester
Zeit hat Rauter sie entwicklungsgeschichtlich behandelt und zwar so
genau, dass ich seiner Beschreibung nichts hinzuzufügen habe, und
mich darauf beschränken kann, ein kurzes Resumé seiner Untersuchungen zu geben.

Das fertige Trichom stellt einen Körper dar, der gebildet wird
aus einer sonderbaren End-Zelle, deren oberer Theil den Hörnern
eines Ambosses gleicht, während der untere, kolbig angeschwollene
in einen bis 1,5 ᵐᵐ langen Gewebe-Zapfen derart eingesenkt ist, dass
das nach unten sehende Horn der End-Zelle von der Oberfläche des
Trag-Organs weiter absteht, als das gegen die Spitze des Trag-Organs
gerichtete.   Diese Trichome stehen auf sechs Kanten des Stengels und
sind ohne Frage Kletter-Organe.

Die Entwicklung dieser Organe ist kurz die folgende: Eine papillös hervorgewachsene Oberhaut-Zelle wächst an zwei diametral entgegengesetzten Punkten, deren Verbindungs-Linie mit der Längs-
Streckung des Trag-Organes zusammenfällt, kegelförmig aus, und zwar
constant früher an der der Spitze des Trag-Organes zugewandten Seite.
Zugleich bildet sie am Grunde eine mächtige Aussackung, welche die
Epidermis-Zellen mit in die Höhe zieht, und unter welcher später das
Periblem den oben erwähnten Gewebe-Zapfen bildet durch Theilungen,
die, in der ersten Zell-Lage desselben beginnend, sich später tiefer bis
in die zweite und dritte Periblem-Reihe ausdehnen.   Die Details der

Entwicklung sowohl wie der Anatomie dieser Gebilde sind bei R a u t e r zu finden.

Die Litteratur über diese Organe ist recht umfangreich.

G u e t t a r d spricht von ihnen als filets en navette.

S c h r a n k nennt sie Schützen-Borsten und bildet sie ab Taf. 23, Fig. 105. Auch macht er auf ihre Funktion als Kletter - Organe aufmerksam.

E b l e erwähnt dieselben und giebt eine Abbildung derselben.

M e y e n spricht von denselben und macht auf den Unterschied von den Drüsen-Haaren aufmerksam.

W e i s s giebt zuerst eine Entwicklungs-Geschichte, die aber, zumal in Bezug auf den periblematischen Theil, noch Lücken besitzt.

R a u t e r endlich hat dieselben erschöpfend behandelt; des Verfassers nachträgliche Untersuchung bestätigte seine Angaben vollständig.

Den Trichomen von *Humulus* sind in manchen Beziehungen an die Seite zu stellen die Schützen-Borsten von *Malpighia*. In neuester Zeit sind sie beschrieben von M a r t i n e t.

Eine Reihe sehr interessanter Gebilde, die hierher zu zählen sind, hat in neuester Zeit U h l w o r m beschrieben: die Borsten-Haare und Stacheln der

## Cucurbitaceen.
### (cf. U h w o r m.)

Die Jahreszeit erlaubte noch nicht, eine gründlichere Controle-Untersuchung zu machen, doch bei der musterhaften Genauigkeit, die U h l w o r m's Arbeiten auszeichnet, ist es wohl erlaubt, diese Angaben ohne Weiteres zu referiren.

### *Cucurbita Pepo.* (L.)

Diese Pflanze besitzt drei Trichom-Formen: zwei verschieden hoch differenzirte Arten von Borsten - Haaren und eine Art von Organen, die als Stacheln bezeichnet werden. Die erste Form ist ein mehrzelliges, spitz endigendes Gebilde, das in der Mitte die grösste Dicke besitzt, an der Basis hingegen stark eingeschnürt ist, und bei welchem in keiner Zelle, die Basal - Zelle mit einbegriffen, andere Theilungen vorkommen als durch Wände, die auf der Längs-Richtung des Trichoms senkrecht stehen (*Alsinaceen*-Typus); die zweite unterscheidet sich von dieser durch Längs - Theilung der Basal - Zelle, wodurch das Gebilde eine conische Gestalt erhält und robuster wird (*Labiaten*-Typus), auch beginnt schon die Bildung eines periblematischen Fuss-Gestelles. Die dritte als Stachel bezeichnete Trichom-Form geht aus der zweiten unmittelbar dadurch hervor, dass die das Fuss-Gestell derselben bildenden Periblem-Zellen sich vielfach theilen und ganz enorm stark vergrössern, wodurch selbstverständlich in der Epidermis, sowohl in der, welche die Basis des Stachels bildet, als in der den periblematischen Höcker umkleidenden, Theilungen vorgehen müssen, die aber stets (mit der seltenen Ausnahme der Quer-Theilung einer der Basal-Zellen der Borste) im Sinne der Dermatogen-Theilungen vor sich gehen. Das End-Resultat dieser Entwicklung ist ein robuster Periblem-Stachel, welcher auf seiner Spitze einen starken Dermatogen-Stachel trägt. Dass sich diese Formen zu einander verhalten wie jüngere und ältere Stadien desselben Organes, liegt auf der Hand. Jeder höhere Typus muss nothwendiger Weise den niedrigern durchlaufen haben, ehe er zu seiner definitiven Gestalt kommen konnte.

*Ecbalium agreste.*

Die Entwicklung der drei Trichom-Formen ist der bei *Cucurbita Pepo* geschilderten überaus ähnlich; ein Unterschied liegt darin, dass bei Bildung des zweiten und dritten Typus die Längs-Theilung der Basal-Zelle nicht nur auf die unterste der Zellen des Trichoms beschränkt bleibt, sondern dass auch die darüberliegende zweite, ja oft sogar die dritte Zelle der Stachel-Borste längsgetheilt ist, wodurch selbstverständlich eine grössere Betheiligung der Epidermis an der Bildung des Stachels bedingt wird.

*Cucumis sativus.* (L.)

Noch mehr tritt die Betheiligung des Periblems in den Hintergrund bei den Stacheln von *Cucumis sativus*. Der Stachel ist nahezu ganz Produkt der Epidermis und nur eine ganz geringe Betheiligung des Periblems findet noch statt.

Wir sehen bei dieser Familie, wie vom einfachsten Dermatogen-Stachel zum fast vollendeten Periblem-Stachel ein stetiges Fortschreiten stattfindet, der Art, dass alle Stadien dieser Entwicklung Dauer-Formen werden können, und auf der andern Seite, wie von demselben Anfange ausgehend die Natur dasselbe Resultat auf verschiedenen Wegen zu erreichen im Stande ist. Bei *Cucumis sativus* ist das

End-Resultat einer Entwicklung, welche eine einfache Trichom-Borste
zum Ausgangspunkte hat, ein fast reiner Dermatogen-Stachel; bei
*Cucurbita Pepo* resultirt aus der vom gleichen Anfange ausgehenden
Bildung ein jenem ganz genau analoger Stachel, der jedoch fast reines
Periblem-Gebilde ist.

Einzelheiten sind hierüber bei U h l w o r m einzusehen, woselbst
auch die Litteratur angeführt ist. Hier sei nur erwähnt, dass sie beschrieben sind bei G u e t t a r d, S c h r a n k, E b l e und W e i s s.

Etwas höher als die bisher erwähnten Gebilde stehen die
Stacheln der

## Dipsaceen,

insofern bei diesen der aus dem Periblem gebildete Theil des Stachels
den aus der Epidermis hervorgegangenen um das Vielfache an Grösse
übertrifft.

### *Dipsacus laciniatus* (L.).

Stengel und Blätter sind mit ziemlich kräftigen Stacheln besetzt.
Dieselben bestehen aus einem kegeligen soliden Gewebe-Körper, dem
auf seiner Spitze ein etwas gebogener einzelliger Dermatogen-Stachel
eingefügt ist. Die Entstehung dieser Gebilde ist ganz dieselbe, wie
wir sie schon bei so vielen Stacheln dieser Gruppe betrachtet haben :
Eine Epidermis-Zelle wölbt sich hervor, spitzt sich zu, verdickt ihre
Wand, worauf durch Theilungen in der ersten und zweiten Periblem-
Schicht der solide Theil des Stachels zu Stande kommt.

### *Dipsacus silvestris* (L.)
#### (cf. S u c k o w 's pag. 21)

hat Stacheln, die nach S u c k o w 's Beschreibung ganz mit den geschilderten von *Dipsacus laciniatus* übereinstimmen. S u c k o w macht
ausserdem aufmerksam auf die Uebereinstimmung zwischen dem oberen
Theile dieser Stacheln und den Trichomen des Blüthenkopfes.

### *Dipsacus ferox.*
#### (cf. R a u t e r pag. 29.)

Die Stacheln stimmen ganz mit denen von *Dipsacus laciniatus*
überein.

Noch eine Stufe näher den Periblem-Stacheln stehen die Stacheln
mancher

## Solanaceen.

Die Entwicklungs-Geschichte dieser Gebilde wurde vom Verfasser
verfolgt bei

### Solanum robustum.
(Fig. 69—70.)

Eine Epidermis-Zelle des Stammes, des Blattstieles oder einer
kräftigen Blattrippe wächst zu einer Papille aus, theilt sich durch auf
ihre Längsstreckung senkrechte Scheidewände derart, dass ein mehrzelliges, einreihiges Haar entsteht.. Die End-Zelle dieses Haares ist
etwas köpfchenartig vergrössert, anders gefärbt als die übrigen und
anscheinend secernirend.  Alsdann theilt sich die das Haar tragende
Epidermis-Zelle längs und zugleich beginnt im Periblem eine Zell-
Theilung, deren End-Resultat ein schlanker Stachel ist, welcher auf
seiner Spitze das Haar trägt. (Fig. 70.)  Dieses letztere jedoch wird
abgeworfen, noch bevor der Stachel seine definitive Gestalt erhalten
hat.  Die Zell-Theilungen im Periblem lassen sich nicht auf eine bestimmte Regel zurückführen, nur beginnen sie in der äussersten Schichte
und setzen sich später tiefer in das Innere fort.  Fig. 70—71 zeigt den
Vorgang deutlicher als die Beschreibung.

Ausser den Stacheln und mehrzelligen Köpfchen-Haaren hat
S. robustum noch eine Art von Stern-Haaren, indem auf einem mehr-
zelligen Stiele ein Quirl von Trichomen entsteht.  Das ganze Gebilde
gehört der Oberhaut an.  Ich erwähne es desshalb, weil es nach
Suckow bei anderen Species in naher Beziehung zur Bildung der
Stacheln steht.

### Solanum ferox.
(cf. Suckow pag. 22.)

Aus Suckow's Beschreibung der Entwicklungs-Geschichte eines
dieser Species angehörigen Stachels ersehen wir, dass dieselbe in allen
wesentlichen Punkten mit der geschilderten übereinstimmt.  Nur
kommen in der Anlage des Haares einige Complikationen vor.  Das
Köpfchen des Haares ist nicht einzellig, wie bei Solanum robustum, und
ausserdem theilt sich die unterste Zelle des Stieles durch vier senkrecht auf einander stehende Längs-Wände, und jede der vier Tochter-
Zellen wächst in ein gewöhnliches Haar aus, so dass das Köpfchen-
Haar am Grunde einen viergliedrigen Quirl von Haaren trägt.  Die

weitern Vorgänge sind ganz mit *Solanum robustum* übereinstimmend. Auch hier fallen die Haare meist vor Vollendung des Stachels ab.

Wir haben hier schon Organe vor uns, die mit vollem Rechte in ihrem vollendeten Zustande ächte Periblem-Stacheln genannt werden können; nur ihre Jugend-Zustände tragen noch das Merkmal eines Dermatogen-Gebildes in Form eines Haares, denn der Stachel als Unterlage dient, wobei jedoch sehr bald die ursprünglich nebensächliche Periblem-Bildung zur Hauptsache wird, indem ihr das Haar nur als untergeordnetes Gebilde anhängt und endlich ganz abgeworfen wird. Somit hat dann das ganze Organ sich in einen echten Periblem-Stachel verwandelt.

Guettard giebt der Gattung *Solanum* neben Stacheln büschelförmige Haare.

Crüger beschreibt die Entwicklung der Stern-Haare von *Solanum Melongena*.

Insofern Haare und Spalt-Oeffnungen als homologe Gebilde betrachtet werden dürfen, ist es auch hier am Orte, eine ganz eigenthümliche Art von Stacheln zu erwähnen, die sich bei

### Erythrina spinosissima
(Fig. 71—72.)

findet. Hier ist nämlich sowohl der Stamm der Pflanze, als auch Blattstiel und Blattrippen besetzt mit zahlreichen kräftigen Stacheln. Jeder dieser Stacheln trägt auf seiner Spitze eine besondere, anscheinend ein harziges Sekret absondernde Spalt-Oeffnung (Heterostoma). Wenigstens spricht für die Absonderung einer dem Harz nahestehenden Substanz die intensiv blaue Färbung, welche besonders der Innen-Raum der Spalt-Oeffnung, in geringerem Maasse aber auch das umgebende Gewebe bei einer Tinktion mit Anilin[1]) annimmt. Es liefert dieser Fall einen neuen Beitrag zur Kenntniss der secernirenden Spalt-Oeffnungen, von denen auch ausserdem in neuester Zeit im Bonner botanischen Institut mehrere recht interessante Fälle constatirt wurden. So fand P. Jürgens[2]) secernirende Stomata an dem Nektar-Kragen

---

[1]) Hanstein'sche Mischung: 2 Theile Anilinviolett, 1 Theil Fuchsin.

[2]) Sitzungs-Berichte der niederrheinischen Gesellschaft für Natur- und Heilkunde. Sitzung vom 10. März.

der Compositen und G. Odendall[1]) fand an den Endigungen der
Blattnerven der *Begoniaceen* ähnliche, von ihm als Neurostomata bezeichnete Gebilde.

Die Entwicklung dieser Gebilde ist einfach: Das Heterostoma ist
das Primäre; der Stachel entsteht unter demselben durch Theilungen
der unterliegenden Periblem-Zellen ganz wie ein gewöhnlicher Periblem-Stachel. Eine besondere Ordnung der Theilungen habe ich nicht
constatiren können.

Somit haben wir denn von den einfachsten Gebilden der Dermatogen-Stacheln eine ununterbrochene Reihe vermittelnder Gebilde zu
den echten

## Periblem-Stacheln

oder richtiger vielmehr periblematischen Trichom-Stacheln, denn sämmtliche uns bekannte Stacheln von höherem morphologischen Werthe sind
ebenfalls periblematischen Ursprunges. Hier dient also das Wort
Periblem-Stachel bei vorausgesetzter Trichom-Natur der zu betrachtenden Gebilde nur dazu, um sie von den gleichfalls den Werth von
Trichomen besitzenden Gebilden, die in der Epidermis ihren Ent-
stehungs-Heerd haben, zu unterscheiden. Es gehören demnach hierher
alle diejenigen Gebilde, welche bei periblematischer Anlage als Anhangs-Gebilde zweiter Ordnung an bereits fertig angelegten Organen
entstehen. Hierher sind zunächst die Gebilde zu rechnen, welche von
jeher κατ' ἐξοχήν den Namen Stacheln (resp. Dornen) geführt haben,
und welche zu allen Zeiten die Aufmerksamkeit auf sich gezogen
haben und vielfach erwähnt worden sind, die Stacheln von

### Rosa.

#### (Fig. 76 ff.)

Schon Malpighi beschreibt diese Gebilde und giebt eine gute
Abbildung von ihnen.

Duhamel sagt, dass sie aus dem Rinden-Gewebe hervorgehen
und mit dem Holzkörper nicht in Verbindung stehen.

---

[1]) Odendall: Beiträge zur Morphologie der *Begoniaceen*-Phyllome.
Dissertation Bonn 1874.

Sprengel spricht über ihre Entstehung und nimmt an, dass diese mit der von echten Haaren ganz identisch sei.

Schleiden, Schacht, Endlicher und Unger nennen dieselben einfach Oberhaut-Gebilde, wogegen Hofmeister und Sachs (II. Aufl.) kein definitives Urtheil über ihre Natur fällen.

Kauffmann war der erste, welcher auf die Entwicklungs-Geschichte derselben genauer einging; er constatirte ihre Entstehung aus dem Parenchym des Trag-Organes (Periblem). Seine Arbeiten wurden im übrigen Europa kaum bekannt, so dass sieben Jahre später

Unger sie schlechthin als Oberhaut-Gebilde bezeichnen durfte. In den Jahren 1870 — 1873 sind diese Gebilde an verschiedenen Orten mehr oder weniger gleichzeitig viermal Gegenstand der Untersuchung gewesen. Von diesen Untersuchungen gaben drei das gleiche Resultat, während die vierte abweichend ist.

Die erste dieser Arbeiten ist diejenige Rauter's. Ohne Kenntniss von Kauffmann's Arbeit zu haben, schildert er die Entstehung der Stacheln ganz übereinstimmend mit diesem; nur geht seine Arbeit genauer auf die Einzelheiten der Entwicklungs-Geschichte ein und steht dazu auf dem Standpunkte der neueren Theorien.

Eine Arbeit des Verfassers fand im Wesentlichen dieselben Resultate wie Rauter.

Die dritte Arbeit ist von Uhlworm, sie steht ganz auf Seiten Kauffmann's. Die Stacheln sind nach Uhlworm echte Periblem-Gebilde.

Die vierte dieser Arbeiten ist von Suckow. Sie bringt abweichende Resultate. Abgesehen von der dort behaupteten Identität der Köpfchen-Haare und Stacheln, worüber später, lässt sie diese Gebilde entstehen: »in Gestalt eines kurzen, oben abgerundeten Cylinders, der vorerst aus nur wenigen Zellen der von dem unterliegenden Grund-Gewebe noch kaum unterschiedenen (?) Epidermis besteht«.

Gegen Suckow trat Uhlworm in der botan. Zeitung 1873 Nr. 51 mit einer scharfen, aber gerechten Kritik auf, gegen welche sich Suckow in einer auf der Versammlung der schlesischen Gesellschaft für vaterländische Cultur vom 4. Dec. 1873 gehaltenen Rede vertheidigte.

Verfasser hält sich für berechtigt, die folgende Entwicklungs-Geschichte als die zutreffende hinzustellen. Das erste Stadium des jungen Stachels besteht in einem zum Trag-Organe radialen Auswachsen einiger weniger Zellen der ersten Periblem-Lage, worauf in diesen Zellen sofort Theilungen auftreten, die mehr oder minder tangential zum Trag-Organe verlaufen, wodurch die Epidermis in die Höhe gehoben wird und mehr passiv ebenfalls Zell-Theilungen zeigt, die aber alle im Sinne der Dermatogen-Theilungen vor sich gehen. (Fig. 75.) Alsdann beginnt auch in den Periblem-Zellen, welche den zuerst ausgewachsenen benachbart sind, von diesen als Mittelpunkt ausgehend centrifugal fortschreitend Zell-Wachsthum und Zell-Theilung, wodurch der Grund des Stachels verbreitert wird. Die Theilungen in der ersten Periblem-Schichte dauern fort, während die zweite Periblem-Lage sich ebenfalls an der Bildung des Stachels zu betheiligen beginnt, durch Theilungen, die den erwähnten der ersten Periblem-Lage ganz gleich sind. Hierdurch wird ihrerseits diese emporgetrieben und umgiebt als vielschichtiger Mantel den von der zweiten Lage gebildeten Kern des Stachels. Bei kräftigen Stacheln betheiligt sich sodann noch die dritte, vierte bis fünfte Periblem-Lage an der Bildung des Stachels. (Vgl. Fig. 76—80.)

Die weiteren Vorgänge sind von Suckow sehr weitläufig geschildert worden; in wenigen Worten sei nur erwähnt, dass die dem Periblem entstammenden Zellen des Stachels alsbald von der Spitze beginnend und gegen den Grund des Organes fortschreitend sich strecken, eine an die Tracheiden des Laubholzes erinnernde Gestalt annehmen und sich mit Luft erfüllen; dass das Wachsthum des Stachels beendet ist, wenn diese Streckung die Basis des Stachels selbst erreicht hat. Unter der Basis des Stachels entsteht eine Phellogen-Schicht, die den Stachel vom Trag-Organe abschneidet. Sie wird am Umfange des Stachels angelegt und schreitet centripetal fort, bis sie eine continuirliche Lamelle unter dem Grunde des Stachels bildet, welche das Abfallen desselben bedingt. Unter dem Stachel fehlen die Collenchym-Stränge, die sonst unter der Oberhaut des Stengels verlaufen. Die Phellogen-Schicht ist schon von Kauffmann, später von Rauter und Suckow beschrieben worden.

Verfasser hat sich begnügt, diese Vorgänge bei den *Rosen* im Allgemeinen anzuführen, ohne auf die einzelnen Species einzugehen, aus dem Grunde, weil keine Verschiedenheiten bei den von ihm beobachteten Species vorlagen, die tief genug waren, um dieselben einer speciellen Besprechung bedürftig erscheinen zu lassen. Die ganzen Verschiedenheiten lassen sich zurückführen auf die grössere oder geringere Massenhaftigkeit der betreffenden Gebilde; bald nehmen mehr, bald weniger Periblem-Lagen Antheil an der Bildung der Stacheln, das ist Alles, und dieses wechselt bei derselben Pflanze. Untersucht wurden u. a. *Rosa canina*, *pimpinellifolia*, *ferox*, *centifolia var. muscosa* etc.

Sehr ähnlich der Bildung der Stacheln, wie sie bei *Rosa* geschildert ist, ist die Entwicklung der entsprechenden Organe bei den

### Grossulariaceen.

(cf. Delbrouck pag. 19,

Uhlworm pag. 85, Fig. 75—76,

Sadkow pag. 24.)

Eine Anzahl von Species dieser Familie besitzt Stacheln, welche in ihrer fertigen Gestalt die grösste Aehnlichkeit mit denen der *Rosen* haben. An Grösse stehen diese Organe kaum hinter den *Rosen*-Stacheln zurück; die starke Wandverdickung der peripherischen Zellen, die abnehmende Festigkeit gegen die Mitte zu, die lang gestreckte Form der Zellen, das absolute Fehlen der Gefässe sind Merkmale, welche beide Gebilde einander sehr nahe bringen. Eigenthümlich ist den Stacheln der *Grossulariaceen* eine Besetzung mit einzelligen Haaren, die wir am *Rosen*-Stachel nicht fanden. Die *Ribes*-Stacheln repräsentiren hauptsächlich zwei Typen: auf den Internodien steht zerstreut ohne bestimmte Ordnung eine grössere oder geringere Anzahl von Stacheln, während ausserdem an der Blatt-Basis ein mehr oder weniger vollständiger Wirtel von Stacheln sich findet. Die Entwicklungs-Geschichte beider ist vollkommen dieselbe. Von den letztgenannten wird später noch wegen ihres Verhaltens zur Blatt-Stellung die Rede sein.

### Ribes Grossularia.

(Fig. 81—83.)

Die Internodien sind überaus spärlich mit Stacheln besetzt; nur ganz junge Wurzelschösslinge sind oft stärker stachelig, und an solchen ist die Möglichkeit geboten, diese Gebilde zu untersuchen. Der Wirtel an der Blatt-Basis ist auf drei oder einen Stachel reducirt; oft fehlt er ganz, weshalb man viele Schnitte machen muss, ehe man so glücklich ist, einen Stachel im richtigen Stadium der Entwicklung zu erhaschen.

Ueber die Entstehung der Internodial-Stacheln kann ich nur das von *Rosa* Gesagte wiederholen. Tangentiale Theilungen in der ersten Periblem-Lage, unterstützt von entsprechender Zell-Vermehrung in den tiefern Gewebe-Particeen, wölben die Epidermis kuppelförmig empor. und diese vollzieht mehr passiv Zell-Theilung in der gewöhnlichen Weise (Fig. 81. 82). Gerade so werden auch die Wirtel-Stacheln angelegt, nur von Anfang an mit breiterer Basis. (Fig. 83.)

### Ribes triflorum

verhält sich ganz ebenso: nur ist die Zahl der an der Blatt-Basis stehenden Stacheln constanter und zwar meist drei.

### Ribes lacustre.
#### (cf. Uhlworm pag. 37.)

Die Stacheln dieser Species sind von Uhlworm genau untersucht worden und zwar stimmen seine Untersuchungen in entwicklungsgeschichtlicher Beziehung ganz mit des Verfassers Angaben über *R. Grossularia*. Bei dieser Species sind die Internodien dicht mit Stacheln besetzt, und an der Blatt-Basis bilden diese Organe einen vollständigen Wirtel, dessen an der dem Blatt zugewandten Seite stehende Glieder die andern Stacheln an Grösse bedeutend übertreffen, während an der entgegengesetzten Seite dieselben sehr klein und zart bleiben.

### Ribes Oxyacantha.
#### (cf. Suckow pag. 24.)

Was Suckow über diese Gebilde angiebt, stimmt, mit Ausnahme der von ihm aufgestellten Beziehungen zwischen Stachel und Köpfchen-Haar, wovon später die Rede sein wird, mit dem an andern Species Constatirten überein.

Bis auf die neueste Zeit lag keine entwicklungsgeschichtliche Untersuchung über diese Gebilde vor.

Ebenfalls gefässlose Periblem-Stacheln finden wir bei

### Gunnera scabra.
#### (cf. Warming resumé français pag. 2,
#### Uhlworm pag. 16, Fig. 25. 26.)

Im fertigen Zustande unterscheiden sich die Stacheln dieser Pflanze von denen der *Rose* und der *Stachelbeere* durch viel weitmaschigeres Gewebe mit geringerer Wandverdickung. Wie bei *Ribes* ist auch bei diesen Gebilden die Oberfläche mit verschiedenen Trichomen besetzt, und ihre Epidermis zeigt viele Spalt-Oeffnungen.

Diese Stacheln entstehen gerade so wie die von *Rosa* durch Theilungen im Periblem, ohne dass sich die Epidermis anders als passiv daran betheiligt. Einzelheiten hierüber sind bei U h l w o r m erwähnt.

Unter den *Monokotyledonen* finden wir hierher gehörige Bildungen unter den

### Smilacineen.

Von den hierher gehörigen Formen untersuchte Verfasser die Stacheln von

#### *Smilax aspera.*
(Fig. 84.)

Sowohl die Blatt-Stiele und Blatt-Rippen, als auch besonders orientirte Stellen des Stengels sind mit hakenförmig gekrümmten Stacheln besetzt. Dieselben gehen aus den obersten Lagen des Periblems hervor und werden von der continuirlich einschichtigen Epidermis bedeckt.

#### *Smilax China.*
(cf. S u c k o w pag. 21.)

Ein definitives Resultat über die Abstammung dieser Gebilde erhält man aus Suckow's Angaben nicht; doch ist das Abweichende von *S. aspera*, nämlich drei vereinzelte, spitz auslaufende Zellen an der Spitze eines jugendlichen Stachels, möglicher Weise durch einen nicht genau die Median-Ebene treffenden Schnitt veranlasst. Eine Entscheidung hierüber wagt der Verfasser sich nicht anzumassen.

Eine geringe Abweichung von dem Typus des reinen Periblem-Stachels bietet eine Anzahl von Formen dar, bei denen sich an der Entstehung eines im Periblem angelegten Gebildes nachträglich Zellen der Epidermis betheiligen, derart, dass in denselben Wachsthums- und Theilungs-Vorgänge stattfinden, die nicht zu den gewöhnlichen Dermatogen-Theilungen zu rechnen sind, sondern die im Allgemeinen als die Entstehung eines selbständigen Blastems einleitend aufgefasst werden müssen. Dergleichen Formen müssen mehr oder weniger als rückschreitend zu den Dermatogen-Stacheln hinleitende Bildungen betrachtet werden. Hierher gehört der Stachel von

## Acacia acanthocarpa.
### (Fig. 85. 86.)

Das Blatt dieser Pflanze ist beiderseits gestützt von einem kräftigen hakenförmigen Stachel, über dessen Verhalten zu Stipular - Bildungen später die Rede sein wird. Dieser Stachel hat in seinem anatomischen Verhalten grosse Aehnlichkeit mit einem *Rosen*-Stachel. Er entsteht aus dem Periblem, ist stark verholzt, gefässlos, und besitzt an der Spitze langgestreckte Zellen mit starker Wandverdickung. An der Spitze des jungen Stachels wölbt sich eine den andern früher vollkommen gleichwerthige Epidermis - Zelle hervor und wächst zu einem kräftigen einzelligen Dermatogen - Stachel aus. Man sieht, das End-Resultat ist hierbei das gleiche wie bei *Dipsacus*, die Entwicklung jedoch gerade die entgegengesetzte; dort finden wir nachträgliche Bildung eines Periblem-Stachels unter dem Grunde eines fertig angelegten Dermatogen - Stachels, hier entsteht ein Dermatogen - Stachel auf der Spitze eines der Anlage nach fertigen Periblem-Stachels.

In dieselbe Kategorie von zu den Dermatogen - Gebilden zurückleitenden Gebilden gehört der Stachel von

## Aralia canescens.
### (Fig. 87—88.)

Der Stachel wird im Periblem angelegt und bleibt bis zu einem ziemlich hohen Stadium der Entwicklung ein reines Periblem-Gebilde. Später treten im Dermatogen tangentiale Scheidewände auf, die sich rasch vermehren, derart, dass ein grosser Theil des ganzen Gebildes und zumal die Spitze des Stachels von der Epidermis abstammt.

Eine höhere Differenziations-Stufe der periblematischen Trichom-Stacheln ist angezeigt durch das Auftreten von Gefässen in denselben. Eine Anzahl von hierher gehörigen Gebilden entwickelt nämlich deutliche Gefäss-Bündel, die recht schöne Spiral-Gefässe führen, ohne dass wir dadurch irgendwie berechtigt wären, sie von den Trichom-Stacheln zu trennen. Sie sind nämlich ohne alle Frage Anhangs-Gebilde zweiter Ordnung, die meist weit entfernt, direkte Differenzirungs-Produkte des Vegetations - Kegels zu sein, vielmehr sehr spät, und meist später als die übrigen Trichom-Formen, an vollkommen fertig angelegten Organen auftreten. Als Beispiel hierfür kann ich die Stacheln von

## Acacia horrida

anführen. In der ersten Anlage gleichen sie ganz den Stacheln von *Acacia acanthocarpa*: sie sind ebensowohl Blasteme zweiter Ordnung wie jene. In der Folge jedoch entwickeln sie recht kräftige Gefäss-Bündel und nähern sich also auch anatomisch vollkommen den Neben-Blättern, für die sie ihre Stellung zu beiden Seiten des Blattes ansehen lässt. Ueber ihr Verhältniss zu den Phyllomen wird später die Rede sein.

Hierher gehören ferner die Stacheln der Frucht von

## Datura Stramonium.
(cf. W a r m i n g resumé français pag. 2 xyl. 11.)

Die Stacheln, mit denen der Frucht-Knoten besetzt ist, zeigen im fertigen Zustande ganz die Struktur dicotyler Kaulome: Ein Kreis von geschlossenen Gefäss-Bündeln umgiebt einen inneren markähnlichen Theil, während er seinerseits von einem rindenähnlichen Theile umgeben wird. Das Ganze ist umgeben von einer reich mit Spalt-Oeffnungen versehenen Epidermis. Die Entwicklung dieser Gebilde stimmt ganz mit der der *Rosen*-Stacheln überein. Eine Gruppe von Zellen der ersten und zweiten Periblem-Lage zeigt Theilungen, wölbt die Epidermis hervor etc. Während jedoch bei *Rosa* die innere dem Periblem entstammende Gewebe-Masse undifferenzirt bleibt, differenzirt sich dieselbe bei *Datura* später in die oben erwähnten Gewebe-Systeme. Näheres ist bei W a r m i n g einzuschen.

Mit der geschilderten stimmt ganz überein die Entwicklung der Stacheln von

## Aesculus Hippocastanum (L.)
(cf. U h l w o r m.)

Dieselben wurden untersucht und beschrieben von U h l w o r m. Die Absicht des Verfassers, diese Arbeit zu controliren, wurde vereitelt durch den Frost, der in seiner Heimath sämmtliche *Aesculus*-Früchte zerstörte, als eben die Köpfchen-Haare der Anlage nach fertig waren, von den Stacheln jedoch noch keine Spur zu sehen war. Als er später in Strassburg neues Material erhielt, waren die Stacheln schon zu weit entwickelt.

U h l w o r m schildert die Anlage dieser Stacheln ganz mit der von *Datura* übereinstimmend; die Anlage im Periblem, die Entstehung der Gefäss-Bündel, alles stimmt ganz genau mit *Datura* überein.

# Anhang.

## Trichom-Stacheln und Köpfchen-Haare.

In seiner Arbeit »Ueber Pflanzen-Stacheln und ihr Verhältniss zu Haaren und Dornen« sagt Sigismund Suckow über die Köpfchen-Haare: »Sie haben ganz dieselbe Entstehungsweise wie die Stacheln und gleichen in ihrer vollständigen Grösse gänzlich Stacheln im Jugend-Zustande; sie sind nichts als solche, die nicht zu ihrer definitiven Entwicklung gelangt sind«.

Obwohl Verfasser bei seinen früheren Untersuchungen über Stacheln nie speciell die Entwicklungs-Geschichte der Köpfchen-Haare ins Auge gefasst hatte, so schien es ihm doch befremdend, dass ihm eine so nahe Beziehung dieser Gebilde zu den Stacheln entgangen sein sollte. Desshalb unterzog er Stacheln und Köpfchen-Haare mehrerer Pflanzen-Genera einer vergleichenden entwicklungsgeschichtlichen Untersuchung und theilt in Folgendem kurz seine Resultate mit.

### Rubus.
#### (Fig. 89 – 94.)

Bei den verschiedenen Arten von *Rubus* kommen besonders zwei verschiedene Typen von Köpfchen-Haaren vor: keulenförmige und kugelige: erstere wurden vom Verfasser entwicklungsgeschichtlich bei *R. fruticosus*, letztere bei *R. caesius*, wo sie beide Male recht charakteristisch auftreten, untersucht. Den letzteren Typus untersuchte O. U h l w o r m bei *R. Hofmeisteri*, bei dem noch eine Anzahl anderer Köpfchenhaar-Formen auftritt. Schon U h l w o r m 's Untersuchungen beweisen, dass es sich hier nicht um Formen handelt, die auf einer niedern

Entwicklungs-Stufe stehen geblieben sind, sondern dass es sich höchstens um von einem Punkte aus divergirende Entwicklungen handeln kann. Doch wie man schon aus der Stachel-Entwicklung der verschiedenen *Rubus*-Arten sehen kann, ist *R. Hofmeisteri* das möglichst ungünstig gewählte Object, da gerade bei dieser Art die Stacheln am indifferentesten sind. Viel deutlicher zeigt sich die Divergenz beider Typen bei *R. fruticosus*. Hier ist allerdings das Anfangs-Stadium beider Gebilde das gleiche: Eine Epidermis-Zelle wölbt sich etwas über die umgebenden hervor. Auch der folgende Schritt ist noch der gleiche: Die Epidermis-Zelle theilt sich durch eine auf die Längs-Streckung des Trag-Organes senkrechte Wand in zwei Zellen, die Basis, mit der das zu bildende Organ in die Epidermis eingekeilt ist. (Fig. 89a und Fig. 49.) Doch schon beim nächsten Schritte beginnt die Divergenz der Entwicklung. Während beim jungen Stachel für die Verbreiterung der Basis Sorge getragen wird, indem die eine Zelle durch eine der zuerst gebildeten parallele Wand wieder getheilt wird, so dass jetzt das zu bildende Organ auf dem Längs-Schnitte mit drei Zellen in die Epidermis eingekeilt ist (Fig. 50) und sich in der vorhin geschilderten Weise zum Stachel entwickelt, bleibt die Basis des Köpfchen-Haares auf dem Längs-Schnitt stets zweizellig; es tritt nur eine zu der ersten senkrechte Wand in der einen oder in beiden Zellen auf und die so entstandenen drei oder vier Zellen wachsen einfach durch mit der Oberfläche der Epidermis parallele Theilungen zu einem drei- bis vierreihigen Faden aus, dessen oberste Zellen durch stärkeres Wachsthum und Hervorwölben ihrer freien Flächen die keulenförmige Gestalt des Köpfchen-Haares bedingen. (Fig. 89. 90.) Man sieht, hier tritt die Divergenz sehr frühe ein; mit der zweiten Zell-Theilung ist eine durchgreifende Verschiedenheit der beiden Gebilde angezeigt, die mit jeder ferneren Theilung nur grösser wird.

Bei *Rubus caesius* tritt diese Divergenz etwas später ein, wie auch a priori zu erwarten war: es unterbleibt hier die Bildung der dritten Basal-Zelle, die charakteristisch für die Stachel-Natur des fraglichen Gebildes bei *R. fruticosus* war. Doch tritt auch hier die erwähnte Verbreiterung der Basis sehr bald durch innere Theilungen und durch Anschluss der benachbarten Zellen ein, während sich das Köpfchen-Haar durch eine zur ersten senkrechte Theilung und Auswachsen in einen drei- bis vierreihigen Faden alsbald legitimirt. In

einem Stadium, das noch recht weit von einem fertigen Köpfchen-Haare
entfernt ist, sind beide Formen schon gar nicht mehr zu verwechseln.
(Fig. 55 und Fig. 92.) Das ganze Verhalten erläutern die Fig. 54—57
und Fig. 91—94 deutlicher, als jede Beschreibung. Erschwert wird die
Untersuchung dadurch, dass Mittel-Formen zwischen beiden Bildungen
existiren, wozu auch die eine oder andere der von Uhlworm beschriebenen Formen wohl zu rechnen sein dürfte.

Nach dem Gesagten scheint es dem Verfasser erwiesen, dass ein
Stachel bei *Rubus* sich nicht zu einem Köpfchen - Haare verhält, wie
ein älteres Stadium eines Gebildes zu einem jüngern, sondern dass
dieselben höchstens homologe, aber von den frühesten Stadien an
in ihrer Entwicklung divergirende Organe sind.

### Rosa.
#### (Fig. 95—104.)

In Betreff der *Rosen* scheint es, als ob Rauter als Zeuge für
Suckow's Ansicht angeführt werden könne, da er sagt: »Die frühesten
Jugend-Stadien der Stacheln stimmen mit jenen der Drüsen - Haare so
vollkommen überein, dass sie füglich am besten gleichzeitig beschrieben
werden«. Jedoch hat Rauter hierdurch nichts weiter als eine blosse
Homologie beider Gebilde urgiren wollen, indem er später betont, dass
vor Anlage des Köpfchens die Entwicklung beider Gebilde divergirt.

Auf Grund einer nochmaligen Untersuchung kann Verfasser selbst
eine so weit gehende Uebereinstimmung beider Gebilde, wie sie Rauter aufstellt, nicht zugeben, vielmehr tritt die Divergenz, wenigstens
bei den typischen Formen, schon in den allerersten Stadien auf. Denn
abgesehen davon, dass beim jungen Köpfchen-Haar die den Periblem-
Höcker umgebenden Epidermis-Zellen erheblich gestreckt sind, was
beim jungen Stachel nicht der Fall ist, zeigt auch der periblematische
Kern beider Gebilde sehr früh bedeutende Verschiedenheiten. Während
nämlich beim jungen Stachel der erste Anfang in dem Auswachsen
und der Theilung einer Gruppe allem Anschein nach von einander
ganz unabhängiger Zellen der ersten Periblem-Lage besteht, lässt sich
das junge Köpfchen - Haar auf eine, zwei oder drei Zellen der ersten
Periblem-Schicht zurückführen, die so orientirt sind, dass man sie ohne
Weiteres als Abkömmlinge derselben Mutter-Zelle auffassen darf. Die
weiteren Theilungen verlaufen zwar nicht schematisch genau, so doch

mit unverkennbarer Regelmässigkeit nach drei Grund-Typen, jenach-
dem die Entwicklung von einer oder zwei oder drei Zellen ausgeht.
Im einfachsten Falle, wo die Mutter-Zelle des periblematischen Theiles
des Köpfchen-Haares direkt ungetheilt an die Bildung dieses Organes
geht, wächst dieselbe radial zum Trag-Organ aus, theilt sich und
bildet einen Zell-Faden, dessen End-Zelle köpfchenartig angeschwollen
ist. Die Epidermis folgt passiv allen Wachsthums-Vorgängen des periblematischen Theiles. Ich kann diese Vorgänge nicht besser veran-
schaulichen, als wenn ich hinweise auf die von Weiss geschilderten
Vorgänge, wie sie bei *Geranium phaeum* und so vielen andern Pflanzen
bei Bildung von Köpfchen-Haaren aus der Epidermis vorkommen; nur
vergegenwärtige man sich, dass die Zelle, welche den ganzen Prozess
einleitet, nicht in der Epidermis, sondern im Periblem liegt, dass also
das entstandene Gebilde von einer Lage Epidermis-Zellen rings umgeben ist. Der halbfertige Zustand Fig. 95 erklärt diese Vorgänge
ganz deutlich.

Im andern Falle, wo die Entwicklung von zwei Periblem-Zellen
ausgeht, sehen wir im frühesten Zustande eine durch eine etwas geneigte Wand getheilte Periblem-Zelle ein Wenig ausgewachsen (Fig. 96),
ihre beiden Tochter-Zellen wachsen radial zum Trag-Organe aus und
theilen sich durch senkrecht zu ihrer Wachsthums-Richtung gerichtete
oder etwas geneigte Wände. (Fig. 97.) Sofort jedoch zeigt sich eine
Verschiedenheit zwischen beiden Zellen: Die Theilungen der einen sind
so regelmässig wie die bei der ersten Form geschilderten, ihre Tochter-
Zellen gross und mehr oder minder genau cylindrisch, während die
andere viel mehr, aber kleinere und weniger regelmässige Tochter-
Zellen bildet. (Fig. 98.) Die End-Zelle der ersteren Zell-Reihe wird
kugelig und wie im ersten Falle Central-Zelle des Köpfchens. (Fig. 99.)

Im dritten Falle sehen wir die Periblem-Zelle durch eine schiefe Wand
getheilt (Fig. 100), an welche unter rechtem Winkel alsbald eine andere
ansetzt, so dass wir das Bild einer von den beiden andern dachförmig
überwölbten Zelle erhalten. (Fig. 101.) Diese dergestalt überwölbte
Zelle wird die Mutter-Zelle der Central-Zellreihe, die genau so gebildet
wird, wie im ersten Falle, mit dem einzigen Unterschiede, dass sie
rings von einer meist mehrschichtigen periblematischen Hülle umgeben ist, die ihrerseits erst vom Dermatogen umkleidet wird. (Fig.
101—104.) Die End-Zelle des Fadens ist bedeutend angeschwollen,

und Central - Zelle des Köpfchens. Im fertigen Köpfchen kommen meist noch tangentiale Theilungen in der Epidermis vor.

Diese drei Fälle kommen ohne Unterschied bei verschiedenen *Rosen*-Species durch einander vor, allenfalls mit der Beschränkung, dass der einen Species die eine Art, der andern die andere mehr zusagt.

Bis hierhin wäre die Sache nun ziemlich klar und es läge eine Verwechselung beider Gebilde ziemlich fern, wenn es bei den geschilderten Formen bliebe. Dem ist jedoch nicht so; es giebt noch eine ganze Anzahl vermittelnder Formen, sowohl zwischen den verschiedenen Typen von Köpfchen - Haaren selbst, als zwischen diesen und den Stacheln. So kommt es vor, dass bei einem Köpfchen-Haare am Grunde des Stieles nachträglich so viele Zell-Theilungen vorgehen, dass der Stiel, nachdem das Köpfchen abgefallen ist, für sich allein kräftig genug ist, um mit einem kleinen Stachel verwechselt werden zu können, und andererseits ist es keine Seltenheit, dass ein ursprünglich als Stachel angelegtes Gebilde auf seiner Spitze ein Köpfchen - Haar entwickelt, nach dessen Abfallen dasselbe wieder als Stachel weiter fungirt. Die Möglichkeit einer Verwechselung ist somit überaus nahe gelegt, aber die ersten Jugend-Stadien belehren uns, dass wir hier ebenfalls höchstens mit homologen, keineswegs jedoch mit denselben Gebilden zu thun haben.

### Ribes.
#### (Fig. 105—110.)

Die Stacheln sind Periblem-Gebilde, die Köpfchen - Haare mindestens bei *R. sanguineum* nach Rauter[1] Dermatogen-Gebilde; somit schiene denn jeder Gedanke an einer Identität dieser beiden Gebilde von vorn herein beseitigt. Jedoch verhält sich die Sache nicht ganz so, wie man nach Rauter's Angaben anzunehmen geneigt sein möchte. Die Entwicklungs-Geschichte der kleineren Art von Köpfchen - Haaren, welche die verschiedenen Organe besitzen, fand Verfasser bei *R. Grossularia* und *R. rubrum* ganz mit der von Rauter geschilderten in Uebereinstimmung. Was jedoch die grossen meist zusammengesetzten Köpfchen - Haare betrifft, wie solche bei Weiss Taf. XXVII gezeichnet sind, und wie sie besonders an der Blatt - Insertions - Stelle

---

[1] Rauter pag. 12, Taf. III. IV.

den Rändern der dem Blattstiele hügelförmig angewachsenen Neben-
Blätter aufsitzen, so machte schon Rauter's Tafel IV Fig. 3 meinen
Zweifel an der gleichartigen Entstehung dieser Gebilde und der einfachen Köpfchen-Haare rege. Dieser Zweifel fand in der Untersuchung
der betreffenden Gebilde seine Bestätigung. Dieselben entstehen nämlich sowohl bei *R. Grossularia*, wo sie zusammengesetzt sind und meist
mehrere Köpfchen tragen, als bei *R. rubrum*, wo sie ein einfaches sehr
grosses Köpfchen-Haar darstellen, aus der ersten Lage des Periblems,
und zwar genau so, wie es bei *Rosa* geschildert ist. Meist findet man
den zweiten Fall vor, indem gewöhnlich auf dem Längs-Schnitte zwei
Zellen die Bildung einleiten. (Fig. 105, 106, 109, 110.) Das Köpfchen
selbst wird bei *R. rubrum* gebildet, indem die End-Zelle des bevorzugten Zell-Fadens anschwillt und sich die Epidermis-Zellen radiär
um dasselbe herum gruppiren. (Fig. 107. 108.) Wie aus dem Gesagten, zumal bei Vergleichung der Figuren, erhellt, ist das Verhalten von
Stachel und Köpfchen-Haar genau das gleiche wie bei *Rosa*: es sind
homologe aber nicht identische Gebilde.

Bei *R. Grossularia* und *R. rubrum* sind die Anfangs-Stadien ganz
genau gleich; soweit es möglich war ihn zu verfolgen, ist auch der
fernere Entwicklungs-Gang genau derselbe; ich trage desshalb kein
Bedenken, die für *R. rubrum* constatirte Bildung des Köpfchens ohne
Weiteres für *R. Grossularia* anzunehmen. Bei Letzterem war es nicht
möglich, die Bildung des Köpfchen-Haares zu constatiren, da bei
diesem nur an den (zur Zeit schon ganz entwickelten) beiden untersten
Blättern des Sprosses die Köpfchen zur Ausbildung kommen. Die
spätern Blätter haben nur stumpf endigende Stiele, die meist auf der
Spitze ein einzelliges Haar tragen. (cf. Weiss, Taf. XXVII.) Hierin
könnte man einen Fingerzeig für die Bedeutung der Köpfchen-Haare
für das Knospen-Leben des Sprosses erblicken. Bei *R. rubrum*
kommt das Köpfchen stets zur Ausbildung.

Schon Hanstein erwähnt, dass das fertige Köpfchen-Haar eine
oder auch zuweilen mehrere bevorzugte Zell-Reihen besitzt, welche
sich durch regelmässigeren Bau von den übrigen unterscheiden.

## Aesculus Hippocastanum.

Die Entwicklung der Stacheln ist vorhin betrachtet worden; sie
entstehen aus dem Periblem und führen deutliche Gefäss-Bündel. Zur

5

Vergleichuug folge in wenigen Worten die Entwicklungs-Geschichte
der Köpfchen-Haare. Sie ist fast ganz die der Stacheln von *Rubus*.
Im jüngsten Stadium sehen wir zwei bis drei Zellen der Epidermis
hervorgewölbt und durch Wände getheilt, die ganz zu denen von *Rubus*
in Einklang stehen, nur etwas weniger regelmässig sind. (Fig. 111—113.)
Die Zell-Theilungen mehren sich, es bildet sich eine secuudäre Epidermis, ohne dass das Periblem anfänglich in die Bildung des Organes
einträte, und das Gebilde differenzirt sich zu einem becherförmigen
Köpfchen-Haare, das aus demselben plastischen Material aufgebaut ist,
wie der Stachel der *Brombeere*.   Später treten allerdings unterhalb
des Köpfchen-Haares Theilungen des Periblems ein, durch welche dasselbe auf die Spitze eines kräftigen conischen Gewebe-Körpers zu
stehen kommt, der nach dem Abfallen des Köpfchens ganz einem
Stachel gleicht; das eigentliche Köpfchen-Haar jedoch gehört dem
Dermatogen an.

Hier sind also diese beiden Organe Stachel und Köpfchen-Haar,
weit entfernt identisch zu sein, nicht einmal homologe Gebilde.

Verfasser glaubt durch diese Beispiele gezeigt zu haben, dass der
von Suckow aufgestellte Satz, dass da, wo Köpfchen-Haare vorhanden sind, diese als Jugend-Zustände von Stacheln zu betrachten seien [1].
nicht nur nicht in seiner ganzen Allgemeinheit auf Richtigkeit beruht,
sondern dass er vielmehr bei vielen typischen Formen und dazu bei denselben, auf welche er seine Behauptungen stützt, nicht zutrifft.

Bei manchen Pflanzen-Species sind allerdings Köpfchen-Haare und
Stacheln homologe Gebilde, bei anderen dagegen sind sie gänzlich
heterogen — ein Beweis mehr, dass dieselbe Funktion nicht stets an
Organe von gleichem morphologischem Werthe geknüpft zu sein braucht.

## Ueberleitung zu den Phyllom-Stacheln.

Sahen wir schon bisher die verschiedenen mannigfachen Typen
von Trichom-Stacheln sämmtlich durch vermittelnde Formen verknüpft.

---

[1] Suckow pag. 20.

derart, dass wir von der einzelligen Stachel-Borste ohne irgend welchen
Sprung stetig fortschreiten konnten, bis zum vollendetsten Dermatogen-
Stachel einerseits, und andererseits zum periblematischen gefässbündel-
führenden Gebilde, das anatomisch nicht niedriger organisirt ist, als
das dikotyle Kaulom, so sind wir wohl berechtigt, auch hier Mittel-
Bildungen zu vermuthen, welche uns die Kluft zwischen Trichomen
und Phyllomen ausfüllen helfen. Und in der That begegnen wir einer
grossen Anzahl von Formen, welche man, ohne den Thatsachen Gewalt
anthuen zu wollen, weder zu den reinen Trichomen, noch zu den
reinen Phyllomen rechnen kann, sondern die man nothwendiger Weise
als intermediäre Bildungen auffassen muss. Man mag bei der Klassi-
fikation von einem Gesichts-Punkte ausgehen, von dem man will, man
mag das Vorhandensein oder das Fehlen der Gefässe, man mag die
Stellungs-Verhältnisse zu Grunde legen, man mag die Anlage im Vegetations-Punkte endlich als Kriterium annehmen: man findet offenbar
gleichwerthige Organe, von denen das eine Gefässe besitzt, das andere
nicht; man findet offenbar regelmässige Stellungs-Verhältnisse, die
sich doch auf keine phyllotaktische Regel zurückführen lassen; man
findet Organe, die in ziemlicher Entfernung vom Vegetations-Punkte
angelegt werden, und die doch noch ganz den Typus von Differenzia-
tions-Produkten erster Ordnung repräsentiren: mit einem Worte, man
findet Verhältnisse, auf die schlechterdings kein Schema passen will
und denen wir gern oder ungern das Recht einräumen müssen, als
eigenartige Bildungen aufgefasst zu werden, die sich um keine morphologische Regel kümmern.

Durch derartige Gebilde nun kommt eine vollkommene Uebergangs-Reihe zu Stande, die uns vom reinen Trichom-Stachel bis zum
vollständigen Blatt-Stachel sowohl, als auch zum Stipular-Stachel und
Blattzahn-Stachel hinleitet, abgesehen von Gebilden, die neben einer
jeden vermittelnden Reihe als ganz eigenartige Bildungen einhergehen.

Ich werde in Folgendem einige der wichtigsten Typen namhaft
machen. Vorher noch eine kurze Bemerkung. Ich habe als Charak-
teristikon eines Phyllom-Stachels aufgestellt, dass er entweder als besonderer Hügel im Vegetationspunkte entstehen, oder als Theil-Produkt
aus einem noch nicht weiter differenzirten Hügel hervorgehen müsse.
Diese Charakteristik weist die Stacheln von *Ribes, Acacia horrida,
A. acanthocarpa* etc. aus der Gruppe der Nebenblatt-Stacheln, unter

denen sie zum Theil untergebracht waren, in die Reihe der Trichom-
Stacheln, und als solche sind sie auch schon oben betrachtet worden.
Andererseits lässt es sich jedoch nicht läugnen, dass ihre genau definirte
Stellung und ihr unverkennbares Verhältniss zu phyllotaktischen Regeln
sie in gewisse Beziehungen zu Blastemen höherer Ordnung setzen.
Desswegen müssen sie hier bei den Uebergangs-Gebilden nochmals
erwähnt werden.

Als die erste Annäherung, welche die Trichom-Stacheln zu den
Phyllom-Stacheln zeigen, kann man eine gewisse Regelmässigkeit in
der Stellung der *Rosen*-Stacheln ansehen.   Bei *Rosa rugosa* macht
Suckow[1] darauf aufmerksam, dass an jeder Verzweigung drei bis
vier quirlförmig gestellte Stacheln vorkommen, und eine ähnliche
jedoch etwas complicirtere Stellungs-Regel wurde von Hanstein an
*Rosa canina* beobachtet.   Doch sind dieses nur schwache Andeutungen
eines Gesetzes, das nicht einmal bei allen Exemplaren consequent
durchgeführt ist.

Einem consequent durchgeführten Stellungs-Gesetze begegnen wir
zuerst bei den

### Grossulariaceen.
#### (Fig. 115. 116.)

Schon vorhin wurde erwähnt, dass wir bei diesen Pflanzen zwei
Typen von Stacheln unterscheiden können: Internodial-Stacheln und
blattstützende Stacheln.   Erstere sind ganz gewöhnliche Trichome
ohne irgend welche Andeutung zu einer regelmässigen Anordnung;
letztere lassen eine Regelmässigkeit ihrer Stellung nicht verkennen.
Bei *Ribes Grossularia* treten dieselben meist in der Dreizahl am Grunde
der Laub-Blätter auf und zwar so, dass einer am Rücken und je einer auf
jeder Seite der Blatt-Insertions-Stelle aufsitzt, also die beiden letztern
in der normalen Stellung der Neben-Blätter; oft ist nur der rückenständige entwickelt, oft die beiden andern.   Bei *Ribes triflorum* ist die
Dreizahl regelmässiger beibehalten, als bei dem genannten, und bei
*Ribes lacustre* ist ein ganzer Wirtel von Stacheln am Blattrande vorhanden, der Art, dass der rückenständige am grössten ist, der ihm
diametral entgegenstehende am kleinsten.   Ein Stellungs-Gesetz ist
hier nicht zu verkennen, aber dennoch können wir diesen Gebilden

[1] Suckow pag. 16.

den Werth von Phyllomen nicht beilegen, da im Vegetations - Punkte
keine Spur von ihnen vorhanden ist; sie treten vielmehr erst an recht
weit entwickelten Blättern als Anhangs - Gebilde zweiter Ordnung
auf. Fig. 115 und 116 zeigen das erste Auftreten derselben.

Eine ganz merkwürdige Anordnung zeigen die Stacheln von

### Aralia canescens.

Bei dieser Pflanze steht mit ausnahmsloser Regelmässigkeit auf
dem gemeinschaftlichen Blatt-Stiel des doppelt gefiederten Blattes
jedesmal ein Stachel an jeder Abzweigungs - Stelle eines Paares der
opponirt stehenden Fieder-Blättchen, und zwar steht derselbe senkrecht
zur Ebene des Blattes. Ein Stellungs-Gesetz lässt sich hier nicht weg-
läugnen, aber mit allen phyllotaktischen Regeln steht dasselbe direkt
in Widerspruch.

Ganz strenge den phyllotaktischen Regeln untergeordnet sind die
Stacheln vieler *Acacien*: sie stehen zu je einem auf jeder Seite des
Haupt - Blattes, also ganz genau in der Stellung der Neben - Blätter.
In Folge dessen sind sie denn auch schon als Stipular-Stacheln be-
schrieben worden [1]. Verfasser untersuchte

### Acacia horrida.
#### (Fig. 117.)

Die Pflanze besitzt sehr grosse kräftige Stacheln genau in der
Stellung der Neben - Blätter. Dieselben haben deutlich ausgebildete
Gefäss - Bündel. Andere Neben - Blätter besitzt die Pflanze nicht. Ein
Querschnitt durch den wachsenden Vegetations-Kegel zeigt uns, wie die
dort auftretenden Hügel sich ohne Theilung ganz zu Blättern entwickeln, ohne dass von den Stacheln die geringste Spur vorhanden
wäre. (Fig. 117.) Erst viel tiefer, wenn das Blatt im Wesentlichen
schon seine definitive Gestalt erreicht hat, zeigt sich an seinem Grunde
ein kleiner Gewebe-Höcker, der sich sehr schnell weiter entwickelt, so
dass er bald das Blatt an Grösse übertrifft, sich zuspitzt, Gefäss-Bündel entwickelt und sich in einen Stachel verwandelt. Verfasser kann
diesen Gebilden den Werth von Phyllomen keineswegs beimessen, da

---

[1] Vgl. u. a. Bischoff: Handbuch der botanischen Terminologie. *Acacia
horrida* u. a.

dieselben weit entfernt vom Vegetations-Punkte als Anhangs-Gebilde
zweiter Ordnung an bereits fertig angelegten Organen auftreten.

### Acacia acanthocarpa.
(Fig. 118–120.)

Das Blatt besitzt rechts und links ein Nebenblatt und ausserdem
rechts und links je einen Stachel. Im querdurchschnittenen Vegetations-
Punkte sieht man die einfach angelegten Blatt-Höcker, bevor sie irgend
eine andere Differenzirung eingehen, sich in je drei theilen, von denen
das mittlere sich in das Hauptblatt, jedes seitliche in ein Nebenblatt
verwandelt. Von den Stacheln ist auch hier bei jungen Blatt-Anlagen
keine Spur zu sehen (Fig. 118); sie treten erst recht spät am Grunde
des Blatt-Stieles auf. (Fig. 119.) Diesen Gebilden kann ich daher
ebensowenig den Werth von Phyllomen beimessen, als den geschilderten von A. horrida; nichtsdestoweniger stehen sie mit einer solchen
Regelmässigkeit den phyllotaktischen Regeln entsprechend, dass ein
Verhältniss zu Blastemen höheren Ranges ihnen nicht abgesprochen
werden kann.

Gehen wir noch einen Schritt weiter, so kommen wir zu Stacheln,
welche mit grösserem Rechte den Blatt-Organen als äquivalent an die
Seite gesetzt zu werden verdienen: es sind dieses die Stacheln des
Kelches von

### Agrimonia Eupatoria (L.).
(cf. Warming resumé français pag. 7 xyl. VI, VII, VIII.)

Unterhalb des Kelches dieser Pflanze entsteht ungefähr gleichzeitig mit der Anlage der Carpelle ein fünfgliedriger, mit den Kelch-
Blättern alternirender Kreis von Stacheln, dem alsbald in basipetaler
Folge noch mehrere Kreise folgen. Der zweite Kreis besteht aus zehn
Stacheln derart, dass seine einzelnen Glieder in die Mitte des vom ersten
und dritten gebildeten Intervalls hineinfallen. Der dritte alternirt mit
dem ersten, ist fünfgliedrig und also den Kelch-Blättern superponirt,
worauf noch zwei zehngliedrige Kreise folgen, derart, dass der vierte
dem Intervall des ersten und zweiten, und der fünfte dem von dem
zweiten und dritten gebildeten Intervall gegenübersteht. Vom sechsten
an wiederholt sich diese Reihenfolge, so dass der sechste dem ersten,
der siebente dem zweiten superponirt ist. Die Stacheln entstehen ganz
wie gefässführende Periblem-Stacheln, haben eine mit Spalt-Oeffnungen

versehene Epidermis und eine deutlich abgesetzte, Chlorophyll führende
Rindenparenchym-Schicht. Das Nähere über die Stellung und die Entstehung dieser Gebilde ist bei Warming am angegebenen Orte zu
finden. Da tritt denn die Frage an uns heran: Sind diese Gebilde
Trichome oder Phyllome? Existirte nur ein Kreis, so würde man ihn
unbedingt für einen Blattkreis auffassen, entsprechend dem Neben-
Kelche von *Fragaria*, *Alchemilla* etc., denn eine basipetale Entwicklung ist in der Blüthe nicht beispiellos, und die Kelch-Blätter sind
noch nicht so weit entwickelt, dass man geradezu gezwungen wäre,
diese Gebilde als Anhangs-Gebilde zweiter Ordnung aufzufassen; aber
die anderen Wirtel? Was macht man aus diesen? Und wenn es
Trichome sind, was macht man mit dem Neben-Kelch von *Fragaria*,
der doch der ersten Reihe dieser Stacheln homolog ist? Ich muss
hier Warming vollkommen Recht geben, wenn er diese undankbare
Frage unentschieden lässt, da es ja doch nur ein Streit um Worte
ist, und offen eingesteht, dass hier unser morphologisches Schema nicht
passt, und dass wir vor echten Mittel-Formen stehen.

Ein weiterer Schritt aufwärts führt uns zu Gebilden, die wir unbedingt als Phyllome auffassen müssen, sowohl was ihre Entwicklung,
als was ihre Stellungs-Verhältnisse anbetrifft. Der Grund, wesshalb
sie hier unter den Uebergangs-Formen stehen, ist hauptsächlich in
ihrer so sehr abweichenden Form zu suchen, und in einigen andern
Verhältnissen, die später berührt werden sollen: die Stacheln der

## Cacteen.

Schon Kauffmann hat dieselben 1859 ihrer Natur nach richtig
erkannt, und da Verfasser, ohne Kenntniss von dieser Arbeit zu haben,
im Jahre 1872 mit einer andern Untersuchungs-Methode zu genau
dem gleichen Resultate gelangte, so mag diese Uebereinstimmung als
Zeugniss für die Richtigkeit beider Untersuchungen gelten.

Das übereinstimmende Resultat beider Arbeiten ist: Die *Cacteen*-
Stacheln sind unmittelbare Produkte des Vegetations-Punktes, also, wenn
man will, Phyllome und zwar diejenigen Phyllome, welche vor jeder
Ruhe-Periode gebildet werden, also äquivalent den Deck-Schuppen
der Knospe.

Zu diesem Resultate ist Kauffmann gelangt, indem er die
Knospen in dem Momente zu überraschen suchte, wo sie von der

Bildung der einen Art von Phyllomen zur Hervorbringung der andern
überzugehen sich anschickten; Verfasser, indem er den zelligen Aufbau
des Stachels und des ihn hervorbringenden Vegetations-Punktes einer
näheren Betrachtung unterzog. So bestätigen und ergänzen diese
beiden Arbeiten sich gegenseitig.

Folgendes ist kurz die Entwicklungs-Geschichte dieser Organe
und der Theile des *Cacteen*-Thalloms, die zu ihnen in nächster Beziehung stehen.

Der Vegetations-Punkt der *Cacteen* bildet regelmässig in spiraliger
Folge Hügel, die sich in ihrem ersten Auftreten durch Nichts von den
Erzeugnissen normaler Vegetations-Punkte unterscheiden. Jeder dieser
Hügel differenzirt sich alsbald in zwei, von denen der eine die erste
Anlage des Blattes, der andere die der dazu gehörigen Achsel-Knospe
darstellt. (Fig. 121, 122, 123, 124, 125 und 127.) Dann ent-
stehen in dem Winkel zwischen Blatt-Anlage und Achsel-Knospe neue
Hügel (Fig. 121—128), die sich bald conisch zuspitzen und in
die Länge strecken, indem sie ihre Zellwände stark verdicken, während
zugleich an ihrer Oberfläche die für die Stacheln so charakteristischen
Oberhaut-Gebilde in Form von Schuppen, Widerhaken etc. entstehen.
Bei *Echinopsis* sind die Stacheln vom Grunde des Blattes scheidenförmig umfasst, wodurch schon die Möglichkeit ausgeschlossen ist, sie
als Erzeugnisse des Blattrandes aufzufassen. Den thatsächlichen Beweis aber, dass sie überhaupt nicht dem Blatte, sondern der Achsel-
Knospe angehören, liefert ein feiner Längsschnitt durch diesen Vegetations-Punkt (der Achsel-Knospe) und die jüngste Stachel-Anlage
bei einer

*Opuntia.*

(Fig. 121, 122, 123, 128, 129. Fig. 131, 132, 133.)

Ein solcher (Fig. 131, 132) lieferte ein fast schematisch genaues
Bild eines Vegetations-Punktes mit seiner jüngsten Blatt-Anlage. Man
kann jede Periblem- und Plerom-Reihe bis auf die betreffenden Initialen zurückverfolgen, der Art, dass es keinem Zweifel unterliegen kann,
dass dieser Höcker aus dem Vegetations-Punkte der Achsel-Knospe
hervorgegangen ist wie ein anderes Blatt aus einem normalen Vegetations-Punkte. Zugleich zeigt schon die conische Gestalt des ganzen
Organes, dass es sich hier um die Bildung eines Stachels und nicht
eines Laub-Blattes handelt.

In Bezug auf die Entstehungs-Folge der Stacheln giebt der dickere Schnitt Fig. 133 bessere Aufklärung. Auf der dem Stamme abgewendeten Seite hat der Vegetations-Punkt drei Stacheln gebildet: der erste und dritte liegen hinter der Schnitt-Fläche, der zweite ist durchschnitten; zwischen der Ebene von 1 und 3 einerseits und 2 andererseits liegt der Vegetations-Punkt. Auf der dem Stamme zugewandten Seite deutet eine schwache Hervorwölbung das erste Auftreten eines Stachels auf dieser Seite an. Man kann schon hieraus den Schluss ziehen, dass die Entwicklungs-Folge der Stacheln folgende ist. Zuerst entstehen auf der dem Stamme abgewandten Seite (derjenigen, wo der meiste Raum vorhanden ist) die Stacheln in zickzackförmiger Folge, später erst treten auf der dem Stamme zugewandten Seite Stacheln auf, wenn durch Hervorschieben der Knospe dort hinreichender Raum gewonnen ist. (cf. Fig. 129.)

Ich habe das Genus *Opuntia* zum Ausgangs-Punkte genommen. da dasselbe als dasjenige, in welchem die wenigsten nachträglichen Verschiebungen vorkommen, alle diese Verhältnisse am übersichtlichsten zeigt. Später ist es dann leicht, die hier gewonnenen Resultate auf die andern Formen zu übertragen, indem die hier vorkommenden Abweichungen als Folge von durch den ganzen Habitus bedingten Gewebe-Verschiebungen leicht zu verstehen sind. Bei

### *Peireskia*
#### (cf. Kauffmann, Fig. 3. 4.)

bleiben alle Theile in der normalen Lage: es finden gar keine Verschiebungen Statt. Daher kommt es denn, dass sich der Habitus am wenigsten von dem normaler dikotyler Pflanzen entfernt.

Von den übrigen Formen zeigen die geringsten Verschiebungen ausser *Opuntia* die Genera *Phyllocactus* und *Disocactus*. Stärkere Verschiebungen kommen vor bei

### *Cereus.*
#### (Fig. 124.)

Es wächst hier der untere Theil des Hügels, aus dem Blatt und Achsel-Knospe entstehen, zu einer Art von Podium aus, auf dem seitlich auf der dem Hauptstamme zugekehrten Seite Vegetations-Kegel und Stacheln angeheftet erscheinen. Dieses Podium ist weder als Phyllom, noch als Kaulom zu betrachten; es ist ein ganz indifferentes

Blastem, das seinen Ursprung dem basalen Theile des primären Hügels verdankt, welcher die Differenzirung in Phyllom und Kaulom unterlassen hat und sich einfach vergrössert, ohne sich über den Zustand eines indifferenten Thalloms zu erheben.

Noch weiter geht diese Verschiebung bei

*Echinopsis* und *Echinocactus.*

(Fig. 125 und 130.)

Hier nimmt das den Vegetations-Kegel sammt den Stacheln tragende Podium eine solche Grösse an und wird vom Blatte derart scheidenförmig umfasst, dass später die Stacheln bis über die halbe Höhe des Blattes emporgehoben erscheinen und hier als ein Büschel aus der vom Blatte gebildeten Scheide hervorsehen. Später verschmelzen diese Podien alle zu gemeinschaftlichen Längs-Rippen, auf denen die Stachel-Büschel, am Grunde verdeckt von kleinen Schuppen (den Blatt-Rudimenten), spiralig ($\frac{5}{13}$) angeordnet sind. Eine fernere Folge des *Echinocactus*-Habitus ist die, dass die Stacheln nicht mehr regelmässig zickzackförmig stehen, sondern in Folge der Einzwängung in die enge Blatt-Scheide manche Abweichung in der Stellung zeigen.

Ihren Höhepunkt erreicht diese Podium-Bildung bei

*Mammillaria.*

(Fig. 127. 128.)

Hier wuchert unter dem minimalen Blatt-Reste das Gewebe derart, dass ein grosser Höcker entsteht, der auf seiner dem Stamme abgewandten Seite eine fast verschwindende Spur eines Blattes, auf der dem Stamme zugewandten Seite den Vegetations-Punkt trägt, der nun, zwar ohne Nothwendigkeit dennoch die bei den anderen *Cacteen* geltende Regel beobachtend, auf der abgewandten Seite die ersten Stacheln bildet. Im fertigen Zustande trägt jeder Höcker ein sternförmiges Stachel-Büschel ohne die mindeste Spur eines Blattes.

Die fertig gestellten Stacheln verholzen in kurzer Zeit. Doch wozu sollten diese fast steinharten Körper dienen, wenn sie im weichen Parenchym des *Cacteen*-Stammes steckten? Müssten sie nicht vielmehr durch jeden Stoss ins Innere getrieben werden und dort Zerstörungen anrichten? Um dieses zu verhüten müssen sie an ihrer Basis durch resistenteres Gewebe fixirt werden. Zu diesem Behufe tritt zugleich mit dem Verholzen der Stacheln an ihrem Grunde ein dem Kork-Cambium ähnliches Gewebe auf, das periodisch in rascher Folge Schichten derberer Substanz hervorbringt, durch welche die Stacheln auf das festeste mit einander verkittet werden, so dass die schlummernde Knospe nunmehr durch eine massive, mit nach allen Richtungen hin starrenden Stacheln besetzte Korkplatte gegen äussere Insulte jeder Art geschützt ist. (Fig. 134.)

In der nächsten Vegetations-Periode entwickelt sich die Knospe von *Opuntia*, *Cereus* und verwandten Formen ruhig weiter, bildet zuerst neue Stacheln und dann allmählig Laub-Blätter, so dass es oft gelingt, vermittelnde Formen zwischen beiden zu finden. (K a u f m a n n.) Zu diesem Weiterwachsen ist nun erforderlich, dass die oben erwähnte Korkplatte gesprengt wird, und scheinen mir zu diesem Behufe die gerade bei diesen Gattungen so stark entwickelten und so sehr quellungsfähigen Schleim-Zellen dienen zu sollen. Bei *Echinopsis* und *Echinocactus* entsteht der neue Achsel-Spross aus einer andern Knospe, welche sich später oberhalb der stachelbildenden entwickelt. Bei *Mammillaria* wird die auf der Spitze des Podiums stehende Knospe stets entwicklungsunfähig; am Grunde derselben entstehen oft Adventiv-Knospen, die Stacheln bilden, und zuweilen in neue Triebe auswachsen. (*M. multiceps* Fig. 128 c.)

Nach dem bisher Mitgetheilten liegt kein Grund vor, die Stacheln der *Cacteen* nicht ohne Weiteres unter die Phyllom-Stacheln zu stellen. Und doch glaube ich, nicht mit Unrecht sie den Uebergangs-Gebilden angefügt zu haben und zwar aus folgenden Gründen:

Zunächst besitzen die Stacheln der *Cacteen* ganz die Struktur der Trichom-Stacheln; sie entbehren (wenigstens die eigentlichen Stacheln) vollständig der Gefäss-Bündel, höchstens verirrt sich das eine oder andere in die Papille, der der Stachel aufsitzt.

Wichtiger aber für ihre Stellung unter den Uebergangs-Gebilden ist der Umstand, dass sie von ganz verkümmerten Sprossen erzeugt werden, dass der sie bildende Vegetations-Punkt so frühe aufhört, weiter entwicklungsfähig zu sein, dass er endlich dem Blatt-Podium als ein so anscheinend bedeutungsloses Neben-Organ angefügt ist, dass man ihn bei *Mammillaria* nicht wieder erkennen würde, wenn nicht die Vergleichung mit *Opuntia* seine Bedeutung aufklärte.

Endlich spricht für die Stellung dieser Stacheln unter den Uebergangs-Gebilden das stete Fehlen von Achsel-Knospen bei den Stacheln.

Der Hügel, der sich bei der Bildung normaler Laub-Blätter in Blatt
und Achsel-Knospe differenzirt, unterlässt diese Differenzirung und verwandelt sich ganz in einen Stachel. Darin scheint mir ein nicht zu
unterschätzendes Moment bei der Beurtheilung des morphologischen
Werthes der Stacheln zu liegen.

Wir können demgemäss mit Recht den *Cacteen*-Stachel ein phyl-
loides Blastem nennen, dem sich aber immerhin nicht alle Beziehungen
sowohl zu Trichomen als zu Thallomen absprechen lassen.

Somit sind wir wieder von den zweifellosen Trichom-Stacheln
unmerklich Schritt für Schritt durch eine lückenlose Uebergangs-Reihe
weiter geführt worden zu den echten

## 2. Phyllom-Stacheln.

Unter dem Namen Phyllom-Stacheln begreife ich solche stachelige
Gebilde, welche als Anhangs-Gebilde erster Ordnung am fortwachsenden Sprosse entstehen, ohne jemals als selbstständige Sprosse fungiren
zu können; Gebilde, welche als selbstständige Höcker im Vegetations-
Punkte angelegt sind, oder durch Differenziation bis dahin indifferenter
Blasteme als gleichwerthige Theil-Produkte oder Ausgliederungen derselben entstehen. Diese Definition schliesst, wie wir schon gesehen
haben, eine Anzahl von Gebilden, welche besonders den Nebenblatt-
Stacheln zugezählt wurden, aus der Klasse der Phyllom-Stacheln aus.
wie die von *Ribes*, verschiedenen *Acacien* etc. Was nun die übrig-
bleibenden echten Phyllom-Stacheln anbetrifft, so ist zunächst eine
Zwei-Theilung derselben nach ihrem morphologischen Werthe in Haupt-
blatt-Stacheln und Nebenblatt-Stacheln angezeigt.

## Nebenblatt-Stacheln.

Die hierher gehörigen Gebilde bieten überaus wenig Abwechse-
lung dar; derselbe Typus wird mit fast schematischer Regelmässigkeit
in den verschiedenen Fällen zur Ausführung gebracht. Das Charakteristische des Nebenblatt-Stachels besteht darin, dass er aus einem
dem Haupt-Blatte morphologisch gleichwerthigen Theile der primären
Blatt-Anlage gebildet wird.

Bei *Acacia horrida* und *Acacia acanthocarpa* konnten wir den Stacheln nicht den Werth von Neben-Blättern zuerkennen, da dieselben weit entfernt vom Vegetations-Punkte am Grunde bereits völlig differenzirter Blätter entstehen; anders verhält es sich bei

## Acacia armata.
### (Fig. 135.)

Hier zeigt ein Querschnitt durch die Vegetations-Spitze die Blatt-Anlage schon in sehr jungen Stadien dreigetheilt, und es wachsen die beiden seitlichen Theile des ursprünglich einfach angelegten Blatt-Höckers in zwei starke Stacheln aus.    Man sieht, im Grunde ist es derselbe Vorgang, den wir bei *A. horrida* und *acanthocarpa* beobachteten; der ganze Unterschied beruht darauf, dass im einen Falle die Blatt-Anlage bedeutend jünger ist zur Zeit, wo der Stachel gebildet wird, als im andern.  Zwischen diesen beiden Typen können und werden auch der Wahrscheinlichkeit nach alle Mittel-Glieder existiren, die bei den verschiedenen *Acacien*-Arten den Stachel in allen morphologischen Werthen vom reinen Trichom zum ausgesprochenen Nebenblatt erscheinen lassen.

Echte Nebenblätter sind ebenfalls die Stacheln von

## Robinia Pseudo-Acacia.
### (Fig. 136.)

Ein Querschnitt durch den Vegetations-Kegel eines vegetativen Sprosses (Fig. 136) zeigt die in spiraliger Reihenfolge entstandenen Blatt-Anlagen.  Die jüngsten derselben stellen einfache, niedrige Höcker dar; die darauf folgenden lassen zwei anfangs ganz seichte, später tiefere Furchen erkennen, durch welche der Höcker bald dreispitzig wird.   Diese Furchen, welche in einem Unterbleiben des Zell-Wachsthums und der Zell-Theilung an bestimmten Stellen des Gebildes bei kräftigem Wachsthum der andern Theile ihren Grund haben, schneiden immer tiefer in den Höcker ein, so dass wir bald an Stelle des einen Höckers deren je drei sehen, von denen der mittlere, breitere, die Anlage des Hauptblattes, die beiden seitlichen die der Neben-Blätter resp. der Stacheln sind.   Die Stacheln bieten in ihrer weiter Entwicklung nichts Bemerkenswerthes; ihre Zellen strecken sich unter starker Wandverdickung, die mittlere Zell-Partie wandelt sich in ein

Gefäss-Bündel um etc. Hier handelt es sich offenbar um echte Nebenblatt-Stacheln, da sie mit dem Hauptblatte als diesem gleichbürtige
Theil-Produkte desselben Hügels entstanden sind. Wie alle Neben-
blätter eilen dieselben in der Entwicklung dem Hauptblatte weit voraus.
Die bedeutendste Entfaltung finden die Stipular-Stacheln bei den

## Euphorbiaceen.

Die in dieser Familie typisch auftretenden Stacheln sind echte
Nebenblatt-Stacheln. Jedoch entfernen sich dieselben bei den Arten.
welche einen cacteenartigen Habitus besitzen, etwas von der gewöhnlichen Form. Eine Vergleichung zweier hierher gehöriger Pflanzen
stellt dieses Verhalten klar.

### *Euphorbia splendens.*
#### (Fig. 137.)

Blätter und Stämme dieser Art sind normal entwickelt und nicht
cacteenartig verschmolzen. Zur Seite der Blätter steht jederseits ein
kräftiger Stachel. Ueber die Entwicklungs-Geschichte dieser Stacheln
giebt ein Querschnitt durch die Vegetations-Spitze (Fig. 136) Auskunft.
Gerade wie bei *Robinia Pseudo-Acacia* entstehen Blatt und Stacheln
als einheitliche Anlage, die sich später in drei Hügel theilt, deren
mittlerer zum Blatte, und dessen seitliche ohne Weiteres zu Stacheln
werden.

### *Euphorbia trigona*
#### (Fig. 138 a und b.)

Diese Species hat einen vollkommen cacteenartigen Habitus:
säulenförmige Thallome mit dicken, regelmässigen Längs-Rippen, auf
denen in spiraliger Reihenfolge paarweise gestellte Stacheln stehen, die
an den jungen Trieben zwischen sich ein verkümmertes Blättchen haben.
Der Querschnitt durch den tief eingesenkten Vegetations-Punkt zeigt,
dass auch diese Stacheln den morphologischen Werth von Stipular-
Bildungen haben; sie sind Theil-Produkte des einheitlich angelegten
Blatt-Hügels. Alsbald jedoch beginnt am Grunde des dreigetheilten
Hügels in einer zwischen Stamm und Blatt neutralen Zone ein sehr
starkes Wachsthum, wodurch ein grosses Podium gebildet wird, dem
die Erzeugnisse des ursprünglichen Blatt-Hügels als an Masse weit
hinter demselben zurückstehende Gebilde aufsitzen. Somit haben wir

in den *Euphorbiaceen* und *Carteen* einen neuen Beleg dafür, wie die
Natur denselben physiognomischen Typus durch Gebilde von ganz verschiedenem morphologischen Werthe hervorbringen kann.

Die übrigen Formen von Phyllom-Stacheln, welche nicht Stipular-
Bildungen sind, fasst man am besten zusammen in eine grosse morphologische Gruppe unter dem Namen

## Blatt-Stacheln.

Es sind hier vereinigt alle stacheligen Gebilde, welche als metamorphosirte Haupt-Blätter oder integrirende Theile derselben aufgefasst
werden müssen. Es ist diese Gruppe keineswegs eine einheitliche, was
den Habitus der hierher gehörigen Gebilde anbelangt, vielmehr fasst
dieselbe physiognomisch sehr unähnliche Typen unter sich. Dennoch
mussten dieselben, da hier der morphologische Werth als Eintheilungs-
Princip zu Grunde gelegt ist, in eine Klasse vereinigt werden. Das
hier vereinigte Material mag alsdann nach physiognomischen Merkmalen gesichtet werden.

Alle hierher gehörigen Gebilde haben das Gemeinschaftliche, dass
sie hervorgehen aus einem im Vegetations-Punkte gebildeten Zell-Hügel,
derart, dass entweder der ganze Hügel durch blosses Längen-Wachsthum einen einzigen Stachel hervorbringt, oder dass derselbe mehrere
mit ihm zu einem organischen Ganzen verbunden bleibende Auszweigungen bildet, die entweder ganz oder nur in ihrem obern Theile zu
Stacheln werden. Man ersieht schon hieraus, wie nahe die Nebenblatt-
Stacheln diesen Gebilden stehen. Der ganze Unterschied liegt darin,
dass bei erstern die ersten Theil-Produkte des Blatt-Hügels soweit
vom Haupttheile des Blattes entfernt stehen, dass sie selbstständige
Organe vorstellen. Dem entsprechend finden wir denn auch zwischen
ihnen Mittel-Formen verschiedener Art in Gestalt herablaufender Blattränder, geöhrter Blätter etc., die in Stacheln verwandelt sind. (Am
häufigsten bei den *Carduineen*. Hier mag es hinreichen, dieselben
erwähnt zu haben.)

Wenn nun auch davon abgesehen werden musste, die hierher
gehörigen Formen nach morphologischen Gesichtspunkten einzutheilen,
so ist es doch zweckmässig, zur Sichtung des gesammten Materials
einige prägnante Typen herauszugreifen, um welche sich die verschiedenen Formen gruppiren lassen. Als einen solchen Typus nenne ich die

### Blattzahn-Stacheln.

Die Gruppe der Blattzahn-Stacheln ist wohl eine der am wenig
sten in sich abgeschlossenen. Denn einerseits ist es wohl nicht möglich, dieselbe gegen die Trichom-Stacheln abzugrenzen, andererseits
leitet sie so continuirlich zu den Blatt-Stacheln im engeren Sinne
über, dass auch hier eine Abgrenzung zur Unmöglichkeit wird. Nichtsdestoweniger gruppiren sich die hier zu erwähnenden Gebilde so genau
um eine Anzahl typischer Formen, dass eine Zusammenstellung derselben wohl gerechtfertigt erscheinen mag.

Die niedrigste Form von Blattzahn-Stacheln finden wir in einer
Anzahl von *Monokotylen*-Familien. Das im Uebrigen ganz ungeglie-
derte Blatt trägt am Rande eine Reihe mächtiger Stacheln, und endigt
ebenfalls in einer starren Spitze. Diese Gebilde definitiv in die eine
oder andere Gruppe zu setzen ist eine Unmöglichkeit; es hängt ganz
vom subjektiven Ermessen ab, ob man ihnen den Werth von Phyllomen
geben will, oder ob man sie einfach zu den Trichomen stellt. Derartige Gebilde sind die Stacheln der

### Pandaneen.

Von diesen untersuchte ich

*Pandanus gramineus.*
(Fig. 139—141.)

Der Rand des Blattes entwickelt in basipetaler Folge eine ganze
Reihe kräftiger Stacheln, die ungefähr um die Zeit gebildet werden,
wenn die ersten Gefäss-Bündel im Blatte auftreten. Die Form der
Stacheln ist nur eine Weiter-Entwicklung des *Gramineen*-Typus; die
erste Anlage stimmt ganz mit der jener Stacheln überein, welche die
Schneiden der Grässer bilden. In den jüngsten Stadien sehen wir eine
zweigetheilte Epidermis-Zelle, deren eine Hälfte über die Ebene der
Epidermis herauswächst und sich zuspitzt, gerade so, wie wir es bei
den Gräsern sahen. (Fig. 139.) Während jedoch der Gras-Stachel auf
diesem Stadium stehen blieb, geht die Entwicklung bei *Pandanus* noch
einen Schritt weiter, indem unter dem Grunde des Stachels ein
energisches Wachsthum in der ersten und später auch in der zweiten
Periblem-Lage beginnt, wodurch ein Gebilde entsteht, das sich nur
durch die einzige grosse Epidermis-Zelle an seiner Spitze von einem

normalen Periblem-Stachel unterscheidet (Fig. 140—144), während sein Jugend-Stadium ein Gebilde ist, das wir als Dauer-Zustand bei den *Gramineen* finden.

In dieselbe Kategorie müssen wir setzen die Stacheln der

## Bromeliaceen.

Auch hier tragen die mehr oder minder fleischigen Blätter meist am Rande eine Reihe kräftiger Stacheln, welche ihrem Habitus nach jedenfalls als Blatt-Zähne aufgefasst werden dürfen. Die Entwicklung derselben untersuchte ich bei

*Hohenbergia.*

(Fig. 142—146.)

In der unmittelbaren Nähe des Vegetations-Punktes tragen die Blattränder dieser Pflanze ganz schwächliche, aus einer Reihe überaus zartwandiger Zellen bestehende Haare. Unter einem jeden derartigen Haare tritt alsdann in der ersten Periblem-Lage Zell-Theilung ein (Fig. 142), an der sich alsbald auch die unterliegenden Zell-Schichten betheiligen. Hierdurch kommt ein Stachel zu Stande, der, abgesehen von dem schwachen, dazu noch früh abfallenden Haare ganz einem normalen Periblem-Stachel gleicht. (Fig. 146.)

Die Stacheln von

*Dyckia rariflora*

repräsentiren genau denselben Typus: Unter einer dem Dermatogen entstammenden Schuppe entsteht ein Stachel durch Theilungen der unterliegenden Periblem-Zellen. Die Schuppe tritt bei der weitern Entwicklung immer mehr gegen die Masse des Stachels zurück und verschwindet schliesslich vollständig.

*Pitcairnia dasylirioides.*

Halbfertige Stacheln lassen auf eine der geschilderten ganz analoge Entstehung schliessen, doch genügte das mir zu Gebote stehende Material nicht, um die vollständige Entwicklungs-Geschichte zu constatiren.

*Tillandsia humilis* und *Billbergia purpurea rosea.*

(cf. Uhlworm pag. 43. 44.)

Aus einer Zelle des Dermatogens werden Schuppen gebildet, die durch Theilungen im unterliegenden Gewebe auf die Spitze eines

6

Periblem-Stachels zu stehen kommen. Es scheint somit diese Art von
Stachel-Bildungen für die Familie der *Bromeliaceen* typisch zu sein.

Durch sehr starke Stacheln auf dem Rande der mächtig entwickelten fleischigen Blätter sind ebenfalls ausgezeichnet die

## Agaven.

Ich untersuchte diese Gebilde bei

*Agave americana.*
(Fig. 147 — 150.)

Die hier auftretenden Stacheln sind zweierlei Art, und zwar stehen
dieselben nicht in dem Verhältnisse zu einander wie verschiedene
Alters-Stadien desselben Gebildes, sondern sie sind gänzlich heterogene
Blasteme. Die eine Art ist ein einfacher Periblem-Stachel (Fig. 147).
Seine Entstehung stimmt ganz mit der so oft geschilderten normaler
Periblem-Stacheln überein, so dass es nicht nöthig ist, näher darauf
einzugehen. Zwischen diesen, doch mit Vorliebe gegen den Grund des
Blattes hin, steht die andere Stachel-Art, die im Anfange an Grösse
nicht hinter der erstern zurücksteht. Es ist dieses ein reiner Dermatogen-Stachel. Eine Epidermis-Zelle wölbt sich hervor (Fig. 148).
spitzt sich zu, die zunächst an beiden Seiten angrenzenden Zellen
strecken sich ebenfalls, und jede der hervorgewachsenen Zellen theilt
sich durch einige Wände, welche auf ihrer Längs-Streckung senkrecht
stehen, worauf später auch einige Längs-Theilungen vorkommen, doch
ohne genaue Ordnung. Stets aber ist die Theilung derart, dass das
ganze Gebilde conisch wird und an seiner Spitze eine kräftige Zelle,
ähnlich wie *Dipsacus*, trägt. (Fig. 149. 150.)

## Aloineen.

Auch in dieser Familie giebt es eine Anzahl von Species mit
Stacheln auf dem Rande der dicken fleischigen Blätter. Untersucht
wurden dieselben bei

*Lomathophyllum macrum.*
(Fig. 151 — 153.)

Die hier am Blattrande auftretenden Stacheln bilden eine Combination der beiden bei *Agave* vorkommenden Formen. Zuerst entsteht
ein Periblem-Stachel (Fig. 151), dann beginnt eine Streckung der auf

seinem Scheitel stehenden Dermatogen-Zellen und es entsteht auf der
Spitze des Stachels ein Gebilde, das genau mit dem Dermatogen-
Stachel der *Agave* übereinstimmt. (Fig. 152. 153.) Jedes Stadium kann
Dauer-Zustand werden.

### Aloë arborescens.
(Fig. 154.)

Der Stachel entsteht genau so wie der von *Lomathophyllum*, nur
ist er schlanker.

### Aloë echinata.

Die Entwicklungs-Geschichte des Stachels stimmt im Wesentlichen
mit den beschriebenen *Aloineen*-Stacheln überein, dagegen weicht die
Stellung ab, indem auch auf den Blattflächen den Rand-Stacheln völlig
gleichgebaute Gebilde vorkommen.

In allen diesen Fällen lässt es sich nicht entscheiden, ob hier
Phyllom-Stacheln oder Trichom-Stacheln vorliegen; für jede Ansicht
lassen sich gleich viele Gründe vorbringen. Physiognomisch bilden
dieselben Blattzähne, sie entstehen mehr oder minder in der Ebene
des Blattes; hingegen stehen bei derselben Pflanze andere offenbar
ihnen gleichwerthige senkrecht zu dieser Ebene. Ihr periblematischer
Ursprung lässt sich ebensogut mit ihrer Trichom-Natur als mit ihrer
Phyllom-Natur vereinigen, während andererseits die Betheiligung des
Dermatogens durchaus nicht entscheidend für ihre Trichom-Natur ist.
Sie sind die ersten Ausgliederungen des bis dahin undifferenzirten Blatt-
Höckers; aber sie bleiben auch die einzigen. Man sieht, von jedem
Standpunkte aus erscheinen sie uns als intermediäre Bildungen zwischen
Trichom und Phyllom.

Viel höher stehend als diese Gebilde und unzweifelhafte Blatt-
Gebilde sind die Blattzahn-Stacheln mancher *Dikotylen*. Wegen der
grossen Aehnlichkeit aller dieser Formen erwähne ich nur

### Castanea vesca.
(Fig. 155 — 159.)

Zur Zeit, wenn die ersten Spuren der Gefässe in der bis dahin
ganz homogenen Blatt-Anlage sich zu zeigen beginnen, findet man auf
dem Rande die jüngsten Stadien der Blatt-Zähne in Gestalt flacher, aus
Abkömmlingen von Periblem-Zellen der ersten und zweiten Lage

gebildeter Höcker, durch welche der Blattrand eine wellenförmige
Contour erhält. (Fig. 155.) Diese Höcker wachsen unter steter Zell-
Vermehrung in der Art, wie es bei den Periblem-Stacheln erwähnt ist,
in die Länge und biegen sich sehr stark gegen die Spitze des Blattes
hin. Auf dem Scheitel des Blattzahnes entstehen aus Zellen der Oberhaut Köpfchen-Haare mit einreihigem Stiel. In der Mittel-Linie des
Gebildes treten bald mehr Längs- als Querwände auf, wodurch dort
längere schmalere Zellen entstehen. An dieser Stelle treten auch die
ersten Gefässe auf. Im fertigen Zustande hat der Stachel ein sehr
starkes, die Mittel-Linie einnehmendes Gefäss-Bündel, dem derselbe
hauptsächlich seine Starrheit verdankt, an welches sich seitlich bogen-
förmig verlaufende Gefäss-Bündel ansetzen. (Fig. 158.)

Eine Stufe höher als diese Gebilde stehen die Zahn-Stacheln von

## Ilex Aquifolium.
### (Fig. 159. 160.)

Die jüngsten Stadien dieser Stacheln sind mit denen von *Castanea*
ganz identisch; der Rand der jungen Blatt-Anlage wird durch Höcker,
welche der ersten bis zweiten Periblem-Lage entspringen, wellenförmig.
Der einzige Unterschied zwischen dieser Blatt-Anlage und der erstgenannten beruht darauf, dass das Blatt von *Ilex* dicker ist, und dergestalt die jungen Zähne etwa wie bei einem fertigen Aloe-Blatte ein
wenig einwärts gekrümmt sind. Alsbald jedoch zeigt sich eine Abweichung. Nachdem zuerst in der Mitte, wo das Gefäss-Bündel angelegt werden soll, die Zellen eine langgestreckte Gestalt angenommen
haben, zeigt sich auch in den oberflächlichen Periblem-Schichten eine
Streckung der Zellen, welche nach innen fortschreitet, bis sie die vom
Gefäss-Bündel nach aussen hin fortschreitende Zone von gestreckten
und stark verdickten Zellen erreicht hat. Die gestreckten Zellen bilden
alsbald ein prosenchymatisches Gewebe mit äusserst stark verdickten
Wänden. Da diese Prosenchym-Bildung in den äussersten Periblem-
Lagen längs des ganzen Blatt-Randes gleichmässig stattfindet, so
folgt schon hieraus, dass das Blatt-Parenchym in Form eines stumpfen,
von dem mächtigen Gefäss-Bündel in der Mitte durchsetzten Cylinders
in den Grund des prosenchymatischen Stachel-Gewebes eintritt. Diese
Grenze tritt um so schärfer hervor, als das Parenchym des Blattes
überaus locker ist, indem das Gewebe in ganz schmalen Balken die

weiten Intercellular - Räume durchsetzt.　Zu den Blattzahn - Stacheln
sind auch zu rechnen die Stacheln der

## Cycadeen.

Die Spitze sowohl *(Cycas. Dioon)* als auch die Lappen der Fieder-
Blättchen *(Zamia, Encephalartos)* endigen in kräftige Stacheln; ebenfalls sind besonders bei *Cycas* die Blattstiele in ihrem untern Theile
statt der Fiedern mit Stacheln besetzt; entwicklungsgeschichtlich
konnten dieselben wegen Mangels an Material nicht untersucht werden.

Die höchste Entwicklung finden die Blattzahn-Stacheln ohne alle
Frage in der Gruppe der

## Carduineen.
### (cf. Uhlworm pag. 40.)

Die bei diesen Pflanzen auftretenden Stacheln gehören unstreitig
zu den Blattzahn-Stacheln, wenngleich bei manchen Formen die Stachel-
Bildung soweit geht, dass man dieselben füglich den Blatt-Stacheln im
engeren Sinne zuzählen könnte.　Jedoch sind diese Gebilde durch
Zwischen-Formen so enge mit den unzweifelhaften Blattzahn - Stacheln
verknüpft, dass es ganz unmöglich ist, sie von denselben zu trennen.
Dazu ist es nicht einmal erforderlich, diese Mittel-Glieder bei verschiedenen Species zu suchen; ein einziges Cirsium zeigt beim Aufsteigen
aus der Laubblatt - Region in die Hochblatt - Region· alle Uebergänge
vom Blattzahn-Stachel zum eigentlichen Blatt-Stachel und selbst zum
Nebenblatt-Stachel.　Die Entwicklung dieser Stacheln wurde verfolgt bei

### *Cirsium lanceolatum.*
### (Fig. 160—163.)

Im Vegetations - Punkte dieser Species entstehen in spiraliger
Reihenfolge die Blatt - Anlagen als einfache Zell- Hügel in der allbe-
kannten Art und Weise der normalen phanerogamen Phyllome.　Ein
solcher Hügel gliedert sich alsdann vor dem Auftreten der ersten Gefässe unter stetem Längs - Wachsthum derart, dass er eine Anzahl in
derselben Ebene liegende Auszweigungen bildet, die ihrerseits wiederum
einer gleichen Differenzirung unterliegen, wobei jedoch, zumal bei einer
ziemlich grossen Anzahl von Fiedern, der Mangel an Raum ein Verlassen der gemeinsamen Blatt - Ebene bedingt.　Sowohl der mittlere,

aus direkter Verlängerung der ursprünglichen Anlage entstandene Theil,
als auch die seitlichen Auszweigungen haben eine mehr oder weniger
kegelförmige Gestalt. Bis zu diesem Punkte unterscheidet sich die junge
Blatt-Anlage höchstens durch schlankere Gestalt der Spitzen von einem
gewöhnlichen gelappten Blatte. Während jedoch von diesem Zeitpunkte
an bei letzterem ganz überwiegend Zell-Theilungen senkrecht auf die
gemeinsame Blatt-Ebene vorkommen, durch welche die dünnere Blatt-
Spreite zwischen den Blatt-Rippen gebildet wird, findet dieses bei den
*Carduineen* nur am untern Theile der Blatt-Anlage statt, indem die
Zipfel durch gleichmässig nach den verschiedenen Richtungen hin auftretende Wände ihre ursprüngliche Kegel-Form behalten. Dann beginnt eine anfangs geringe, später rasch zunehmende Streckung der
Zellen und zugleich mit dem ersten Auftreten derselben sieht man
gewisse Zell-Partieen sich in Schlauch-Gefässe und in Spiral-Gefässe
umwandeln. Letztere gehen sehr hoch in den Stachel hinauf, während
ich erstere im fertigen Stachel nicht auffinden konnte. Das Gefüge
des fertigen Stachels ist immer ein mehr parenchymatisches; nur in
der äussersten Spitze sind die Zellen etwas abgeschrägt. Die letzten
Differenziations-Produkte der Blatt-Anlage sind ganz gefässlose schwache
Stacheln, durch welche der Blatt-Rand gewimpert ist; man würde sie
ohne Weiteres als Trichome auffassen, wenn sie nicht durch alle möglichen Mittel-Glieder mit den grössern verknüpft wären.

Bei *Carduus crispus* fand ich dasselbe Verhalten.

Ebenfalls stimmen damit überein Uhlworm's Untersuchungen
bei *Cirsium ciliatum*, *Echinops cornigerus* und *Echinais carlinoides*, so
dass ich kein Bedenken trage, ein gleiches Verhalten der ganzen
Gruppe zuzusprechen.

Suckow erwähnt diese Gebilde als Mittel-Formen zwischen
Stachel und Dorn; er stützt sich auf die Verschiedenheit im anatomischen und chemischen Verhalten der obern und untern Hälfte:
unten chlorophyllführend, oben chlorophyllfrei — oben Gelbfärbung
durch Kali, unten nicht — oben gefässlos, unten gefässführend. Be-
denklich ist hier für die Eintheilungs-Normen für Stachel und Dorn
im Allgemeinen der Umstand, dass diese drei Grenzen sich nicht decken;
beispielsweise gehen Gefässe noch sehr weit über die untere Grenze
der Gelbfärbung hinaus.

Die Stacheln, welche in der Laubblatt-Region der *Carduineen* nur den Werth von Blatt-Zähnen repräsentiren, werden beim Aufsteigen in die Hochblatt-Region durch Zurücktreten der übrigen Blatt-Theile stets wichtigere Theile des gesammten Phylloms, bis wir endlich im Aussen-Kelche, zumal bei *Cnicus Benedictus*, das ganze Blatt auf einen Stachel reducirt sehen. Somit haben wir schon hier einen Uebergang zu den

## Blatt-Stacheln im engern Sinne.

Als Blatt-Stacheln im engern Sinne bezeichnen wir solche Gebilde, wobei das ganze Phyllom auf einen einfachen oder zusammengesetzten Stachel reducirt ist. In den *Carduineen* sahen wir die Ueberleitung vom Blattzahn-Stachel zum eigentlichen Blatt-Stachel; — eine andere Uebergangs-Form hatte uns von den Stacheln mit blosser Trichom-Bedeutung direkt zum vollendeten Blatt-Stachel geführt: die *Cacteen*. An diese letzteren schliesst sich unmittelbar eine Reihe von Formen an, die genau das bei den *Cacteen* geschilderte Verhalten wiederholen. Es werden nämlich die ersten Phyllome einer jeden Knospe ganz in Stacheln verwandelt. Dieses Vorkommen fand ich bei .

### Seguieria.

Hier stehen zur Seite eines jeden Blattes in der Stellung von Neben-Blättern conische Stacheln, gegen deren Stipular-Natur jedoch der Umstand spricht. dass sich dieselben erst nach der vollkommenen Ausbildung des Hauptblattes zeigen, während doch sonst die Stipulae dem Haupt-Blatte in der Entwicklung voraneilen.

Nahe dem Vegetations-Puncte besitzt die Pflanze einfache Blätter ohne Neben-Blätter; alsbald jedoch entwickelt die Achsel-Knospe einige Phyllome, von denen regelmässig die beiden erstern sich verlängern, conisch werden und die Gestalt von Stacheln annehmen. Die nahe Beziehung dieser Gebilde zu den Stacheln der *Cacteen* ist nicht zu verkennen.

Hierher gehören einige Formen, die Caruel beschrieben hat, so die Stacheln von

## Xanthium spinosum.

(cf. Caruel Bulletin de la société de botanique en France 1863.)

Die gefiederten Stacheln, welche bei dieser Pflanze in der Stellung von Neben-Blättern auftreten, constatirte Caruel als nicht dem Blatte, sondern der Achsel-Knospe angehörige Bildungen. Sie entstehen nach ihm genau in der Art gewöhnlicher Phyllome an Vegetations-Punkten, welche meist sehr frühe zur Ruhe gelangen. An den fertigen Gebilden ist es nicht möglich, ihre Abstammung zu constatiren.

Die Stacheln von

## Azyma Astracantha und Aristolochia caudata

(cf. Caruel l. c.)

haben genau denselben Entwicklungs-Gang.

Den hier geschilderten Stacheln morphologisch ganz gleichwerthig sind diejenigen, welche sich bei der Gattung

## Berberis

(Fig. 164. 165.)

finden. *Berberis vulgaris*, *Berberis asiatica* etc. haben bekanntlich Triebe, welche keine Spur von andern Phyllomen besitzen, als eben die zu erwähnenden dreitheiligen Stacheln. Diese Triebe sind meist sehr robust und stark in die Länge entwickelt. Mit diesen wechseln andere aus der Achsel der Stacheln entstehende, schwächere, dafür aber reichlich Laub-Blätter entwickelnde Zweige ab.

Die Entwicklung dieser Gebilde ist diese: Im Vegetations-Punkte entsteht ein solcher dreigetheilter Stachel in Form eines ungetheilten normalen Blatt-Höckers, der sich später in drei differenzirt, ganz in der Art, wie bei *Cirsium* die zahlreichen Blattlappen zu Stande kommen. Nur unterbleibt das Wachsthum in der gemeinschaftlichen Blatt-Ebene durch vorherrschend zu dieser senkrechte Wände, welches am Grunde der Distel-Blätter stattfindet und welches die Spreite des Blattes hervorbringt, hier vollständig. Die junge Stachel-Anlage behält stets ihre conische Form. Die Mittel-Linie eines jeden der drei Theil-Stacheln wird von einem Gefäss-Bündel eingenommen. Aus dem Stamme tritt das Gefäss-Bündel einfach in den Stachel ein. An der Gabelungs-Stelle des Stachels sehen wir auch das Gefäss-Bündel dreigetheilt; die beiden seitlichen Zweige desselben biegen nach kurzem horizontalen Verlauf in die betreffenden Theil-Stacheln ein.

Man sieht. diese Gebilde unterscheiden sich von den vorher erwähnten nur dadurch, dass das Internodium nicht verkürzt ist und
dass die Stacheln in grösserer Anzahl gebildet werden.

Sprengel hält die *Berberis*-Stacheln für identisch mit Haaren.
De Candolle betont ihre Blatt-Natur, die auch von den Spätern
zugegeben wird.

Die reichste Entfaltung erreichen unstreitig die Blatt-Stacheln
bei den

### Acacien.

Da jedoch diese Typen alle so einfach sind, dass eine blosse
makroskopische Untersuchung schon hinreicht, um die ganzen Verhältnisse zu verstehen, so halte ich es für unnütz, auf dieselben speciell
einzugehen, um so mehr, als mir zu einer Vergleichung der verschiedenen Formen, die irgendwie auf Vollständigkeit Anspruch machen
kann, das Material nicht zu Gebote steht.

Als wahren Phyllom-Stachel müssen wir nach den Untersuchungen von Duval-Jouve

### die Granne der Gräser

auffassen. Duval-Jouve hat in Betreff derselben nämlich entwicklungsgeschichtlich constatirt, dass die Borste auf der Spitze einer
*Granne* morphologisch der Spreite eines Blattes gleichwerthig ist, der
untere Theil der *Granne* das Homologon des Blatt-Stieles, die Spelze
hingegen einer Blatt-Scheide äquivalent ist. Nachuntersucht habe
ich diese Verhältnisse nicht.

Erwähnen muss ich hier noch eine Form von Stacheln, die bei

### Coulteria

vorkommt. Hier werden nach De Candolle's Angaben die einzelnen
Blatt-Fiedern stachelig. Eigene Untersuchungen konnte ich darüber
wegen Mangels an Material nicht machen.

In Betreff der Nadeln mancher *Coniferen*, die man allenfalls hierher ziehen könnte, verweise ich auf die Arbeiten von Thomas etc.

## Blattstiel-Stacheln.

Eine ganz eigenthümliche Art von Stacheln besitzen mehrere
Genera von Pflanzen aus der *Papilionaceen*-Gruppe der

## Astragaleen.

Hier wird nämlich der Blatt-Stiel eines paarig gefiederten Blattes zum Stachel, und so kommt eine Aehnlichkeit mit einem Kaulom-Stachel zu Stande, die soweit geht, dass man diese Gebilde mit dem Namen pflanzlicher Pseudomorphosen bezeichnen möchte, um so mehr, als auch noch die einzelnen Foliola durch Drehung ihres Blatt-Stieles die gemeinschaftliche Blatt-Ebene verlassen. Die Täuschung wird noch vollkommener, wenn nach dem Abfallen der Foliola der Blatt-Stiel, der noch die Narben derselben erkennen lässt, stehen bleibt.

Ein solches Verhalten giebt Pallas für die Gattungen *Astragalus, Ammodendrum, Halimodendrum* etc. an. Mir stand keines der hier erwähnten Genera in einer stacheltragenden Art zu Gebote, dagegen konnte ich dasselbe Verhalten constatiren an

## Caragana.

Das Blatt entsteht genau nach Art eines normalen gefiederten Blattes, und die Spitze des Blatt-Stieles verwandelt sich in einen Stachel, ohne dass sonst etwas Erwähnenswerthes darüber zu sagen wäre.

Bemerkt möge hier noch werden, dass das Homologon dieses Stachels bei den *Trifolieen* ein assimilirendes Blatt, bei den *Lathyreen* eine Ranke ist; ein neuer Beleg dafür, dass morphologisch gleichwerthige Glieder nicht auch funktionell und physiognomisch analog zu sein brauchen.

## Stacheln, aus Blüthen-Theilen entstanden.

De Candolle erwähnt die Entstehung von Stacheln aus umgewandelten Blüthen-Theilen. So verwandeln sich nach ihm die Kelch-Blätter von *Stachys*, die Kronen-Blätter von *Curiera*, die Staub-Gefässe einiger *Büttneriaceen*, die Griffel von *Marthynia* in Stacheln. Von diesen legitimiren sich die Stacheln von *Stachys* ohne Weiteres auf den ersten Blick als Phyllonie; die andern Formen standen mir nicht zu Gebote, ich trage jedoch kein Bedenken, sie in dieselbe Kategorie zu setzen.

## Ueberleitung zu den Kaulom-Stacheln.

Nachdem ich das scheinbare Uebergangs-Gebilde zwischen Phyllom-Stacheln und Kaulom-Stacheln bei *Caragana* erwähnt habe, will ich mich nunmehr den echten Uebergangs-Gebilden zuwenden.

Wenn man auch hier keinen so grossen Formen-Reichthum findet, wie bei den andern Uebergängen, so fehlt doch auch hier die Vermittlung nicht. Schon bei den *Cacteen*-Stacheln wurde erwähnt, dass dieselben, als entstanden aus Hügeln, die sich normal jeder in Blatt und Achsel-Knospe hätten differenziren sollen, einige Beziehungen zu Kaulom-Stacheln enthalten. Eine deutliche Vermittlung jedoch bietet

### Ruscus aculeatus.

Diese Pflanze besitzt runde Stämme, an denen seitlich in den Achseln kleiner Blättchen Gebilde hervorsprossen, die blattartig in einer Ebene ausgebreitet sind, ein begrenztes Wachsthum haben und auf der Oberseite sowohl als auf der Unterseite aus den Achseln kleiner Blättchen Blüthen hervorsprossen lassen. Gehören nun diese Organe ihrer Stellung in der Blatt-Achsel und ihrer Fähigkeit nach, Blätter und Blüthen zu entwickeln, in die Reihe der Kaulome, so treten sie doch andererseits durch manche Merkmale in nahe Beziehungen zu Phyllomen. Hierher gehört, abgesehen von ihrer vollkommenen Blatt-Gestalt, das begrenzte Wachsthum derselben, sowie vorzüglich das gleichzeitige Vorkommen ganz normaler runder Stämme, denen gegenüber erstere die Rolle von peripherischen Organen spielen.

Ich glaube also diese Organe als phylloide Kaulodien bezeichnen zu müssen. Diese Gebilde werden nun an ihrer Spitze starr und repräsentiren dergestalt ein Organ, das genau in der Mitte zwischen Phyllom-Stachel und Kaulom-Stachel steht. Somit ist auch die letzte grösste Kluft, die zwischen den verschiedenen Formen-Kreisen der stacheligen Organe existirte, durch eine vermittelnde Form ausgefüllt und wir können ohne Unterbrechung fortschreiten zu der letzten und höchsten Form, den

## 3. Kaulom-Stacheln.

Unter dem Namen Kaulom-Stacheln fasse ich diejenigen stacheligen Gebilde zusammen, welche entweder schon als selbstständige

Sprosse fungirt haben, oder doch ihrer Anlage nach als solche hätten
fungiren können: stachelig degenerirte Knospen. Sie bilden unstreitig
die höchste Stufe der Stacheln. Morphologisch gerechtfertigt wäre es,
die hier zusammengefassten Gebilde in zwei Gruppen: Kaulom-Stacheln
und Thallom-Stacheln zu trennen, je nachdem die betreffende Anlage
der Knospe, aus der das Gebilde hervorgeht, vorerst eine Differenzirung
in Kaulom und Phyllome eingeht, oder ob dieselbe ohne jede Differenzirung als indifferentes Thallom verdornt; allein praktisch ist diese
Scheidung ganz und gar unthunlich, weil wir sonst zwei Klassen von
Organen bekämen, die kaum bei einer Species typisch repräsentirt
würden, während die weitaus grösste Mehrzahl zwischen beide fallen
würde. Dazu kommt noch, dass fast alle diese Gebilde in verschiedenen Alters-Stadien sich in Bezug auf Differenzirung verschieden verhalten, indem meistens ein Stachel, der in seinem Jugend-Zustande wohl
differenzirte Blätter trägt, später immer unvollkommnere Phyllome
hervorbringt, bis zuletzt unmittelbar unter der Spitze die Bildung derselben ganz unterbleibt, so dass, während man den untern Theil ohne
Frage als Kaulom bezeichnen muss, die Spitze zweifelsohne den Namen
eines Thalloms verdient. Desshalb zog Verfasser es vor, beide Formen
hier zu vereinigen, zumal dieselben sonst in der Gliederung der Pflanze
die gleiche Rolle spielen und er behält es sich vor, im einzelnen Falle
auf die Beziehungen zu den Thallom-Stacheln hinzuweisen.

Die Kaulom-Stacheln bilden in anatomischer und physiognomischer
Hinsicht eine viel einheitlichere Gruppe, als die bisher betrachteten
Formen; dagegen ist ihre Rolle beim Aufbau der Pflanze eine ver-
schiedene und scheint diese geeignet, um als Eintheilungs-Princip zu
Grunde gelegt zu werden.

## Kaulom - Stacheln aus überzähligen Knospen.

In der Blatt-Achsel entstehen mehrere Knospen nahezu gleichzeitig. Von diesen wird die eine oder die andere oder mehrere zum
Stachel, während unabhängig von dieser aus einer andern dieser Knospen
ein normaler Laub-Spross entsteht[1]. Regel ist dieser Vorgang in der
*Papilionaceen*-Gruppe der

[1] Dieses Vorkommen mehrerer Knospen in einer Blatt-Achsel ist kein den
Dornen allein zukommendes. Andere Fälle findet man u. a. bei Hildebrandt: »Einige
Beobachtungen aus dem Gebiete der Pflanzen-Anatomie, Bonn 1861« schon erwähnt

## Genisteen.

Wir finden hier normal in jeder Blatt-Achsel mehrere Knospen angelegt, deren Verhalten bei den verschiedenen Species verschieden ist. Bei

### *Genista germanica*
#### (Fig. 179—182.)

wird die oberste Knospe an den nicht blühenden Sprossen zum mehrfach verzweigten Stachel. Eine Folge von Längs-Schnitten durch die Blatt-Achseln nahe der Vegetations-Spitze giebt Aufschluss über die Stachel-Entwicklung. Zunächst werden im Vegetations-Punkte ganz normal Blatt-Anlagen gebildet. Jede derselben trägt in ihrer Achsel einen halbkugelförmigen Gewebe-Höcker, der sich alsbald als die erste Anlage eines Achsel-Sprosses erweist. Dieser Höcker gliedert wieder Blatt-Anlagen ab und zwar die beiden ersten in einer zum Haupt-Spross tangentialen Ebene liegend. (Fig. 179.) In dieser Zeit sieht man ganz unabhängig von der erstern Knospe ebenfalls in der Achsel des primären Blattes, und zwar auf der vom Stamme abgewandten Seite, wieder eine Knospen-Anlage entstehen, ganz genau in derselben Art wie die erste. (Fig. 180. 181.) Von diesen beiden Knospen entwickelt sich die zuletzt angelegte erst in der nächsten Vegetations-Periode, die ältere hingegen beginnt sofort ein starkes Wachsthum, bildet mehrere Blätter und in deren Achseln wiederum die charakteristischen beiden Knospen. Unterdessen ist ihre Vegetations-Spitze sehr stark in die Länge gewachsen und schlank kegelförmig geworden; ihre Zellen haben sich gestreckt und das Meristem ist in Dauer-Gewebe übergegangen, womit jede fernere Thätigkeit des Vegetations-Punktes erloschen ist. Von den in den Achseln der Blätter des Stachels entstandenen Knospen hat sich die jedesmalige oberste indessen schon ebenfalls weiter entwickelt und nach Differenzirung einiger Blätter sich in eine stachelige Spitze verwandelt, fast zur selben Zeit wie dieses der Haupt-Stachel gethan. Oft entwickeln sich sogar noch die Stacheln dritter Ordnung, und alsdann sind dieselben fast gleichzeitig ausgewachsen wie der Haupt-Stachel. Hiermit ist der Stachel der Anlage nach fertig und braucht zu seiner definitiven Vollendung nur zu verholzen. Die weitere Entwicklung ist ganz der normaler Kaulome entsprechend, ich bemerke nur, den Gefässbündel-Verlauf

betreffend, dass ausser den Blatt-Spuren noch stammeigene Gefässe
vorkommen, welche in die Spitze eintreten, jedoch konnte ich dieselben
nur eine kurze Strecke oberhalb der letzten Blätter verfolgen.

## Ulex europaeus.

Die Entwicklung der Kaulom-Stacheln stimmt in Allem mit der
bei *Genista germanica* geschilderten überein. Die einzige Abweichung
besteht darin, dass auch die von der Stachel-Knospe gebildeten Phyllome stachelig werden.

## Spartium radiatum

bietet wieder ein auffallendes Beispiel dafür, wie homologe Glieder der
Pflanze eine ganz verschiedene Entwicklung eingehen können. Hier
haben wir ebenfalls die beiden Knospen in der Achsel eines jeden
Blattes, aber von Stacheln finden wir keine Spur. Vielmehr gehen
aus der Knospe, welche bei *Genista germanica* Stachel-Knospe ist,
lange schmächtige Triebe mit begrenztem Wachsthum hervor, die
nicht die geringste Analogie mit Stacheln haben. Morphologisch hingegen sind sie den Stacheln ganz genau homolog; sie entstehen aus
denselben Knospen, nehmen dieselbe Stelle im Sprossbau ein und
haben gleich jenen ein begrenztes Wachsthum.

Zu den aus überzähligen Knospen entstehenden Stacheln gehören
auch die von

## Celastrus pyracantha [1]).
### (Fig. 185—187.)

Ein Querschnitt durch den fortwachsenden Spross-Scheitel zeigt
hier normal spiralig gestellte Blatt-Anlagen, die sich alsbald in je ein
Haupt-Blatt und zwei Stipulae differenziren, welch letztere sich keil-
förmig vor das Haupt-Blatt einschieben, derart, dass sie später aus der
Blatt-Achsel hervorgekommen zu sein scheinen. (Fig. 187.) In der
Achsel eines jeden Blattes entsteht ein kräftiger Stachel. Ueber dessen
weiteres Verhalten giebt ein Längs-Schnitt Auskunft. Ein solcher zeigt

---

[1]) Diese Stacheln sind in meiner Dissertation irrthümlich als aus Achsel-
Knospen zweiter Ordnung hervorgegangene bezeichnet. Veranlasst wurde dieser
Irrthum dadurch, dass ich wegen Mangels an Material die Entwicklung nur auf
Längs-Schnitten untersuchen konnte, wo allerdings die in die Blatt-Achsel ge-
rückten Neben-Blätter der Knospe anzugehören scheinen.

in der Achsel ganz junger Blätter eine normale Knospe, die sich alsbald streckt und zum Stachel wird. (Fig. 185.) Darauf entsteht auf
der dem Stamme zugewandten Seite in der Achsel eine zweite Knospe
(Fig. 186v), welche sich (Fig. 186v') weiter entwickelt und mit deutlichen Phyllomen versehen zeigt. Diese Achsel-Knospe entwickelt sich
in der nächsten Vegetations-Periode ganz normal zum Laub-Sprosse.

Von den *Genisteen* unterscheidet sich *Celastrus* besonders dadurch,
dass bei diesem die Anlage der zweiten Knospe auf der dem Stamme
zugekehrten Seite entsteht, während bei *Genista* die Knospe zwischen
dem Stachel und primären Blatte gebildet wird.

Die Entwicklung von Stacheln aus überzähligen Knospen findet
ihren Höhepunkt bei

### Gleditschia.
#### (Fig. 183. 184.)

Im fertigen Zustande tragen die Internodien der Zweige grosse,
mehrfach verästelte Stacheln, welche ohne Frage zu den grössten aller
hierher gehörigen Gebilde zu zählen sind. Die Entwicklungs-Geschichte
zeigt ihre Bildung aus Achsel-Knospen, und zwar lässt sich Folgendes
constatiren: In der Achsel der jungen Blatt-Anlage zeigt alsbald das
Auftreten eines Gewebe-Hügels die erste Bildung der Achsel-Knospe
an. Dieselbe entwickelt sich überaus schnell und wird dabei durch
Gewebe-Wachsthum an ihrem Grunde aus der Blatt-Achsel eine Strecke -
am Internodium in die Höhe geschoben. (Fig. 183.) Zwischen dem
Grunde dieser Knospe und der Blatt-Insertions-Stelle befindet sich ein
indifferentes Gewebe-Polster, das von dem unteren Theile des
Blatt-Stieles ganz umfasst ist. Aus diesem indifferenten Gewebe differenzirt sich alsdann eine ganze Anzahl von Knospen heraus, die in
zickzackförmiger Reihenfolge geordnet sind, derart, dass die der ersten
Knospe zunächststehende die älteste ist, und die andern abwärts immer
jünger werden. (Fig. 184.) Die erste Knospe entwickelt sich schon in
derselben Vegetations-Periode zum Stachel in der Art, wie es bei
*Genista* geschildert ist, die zweite bildet in der nächsten Vegetations-
Periode einen Laub-Spross, die andern entwickeln sich in den folgenden Jahren der Reihe nach als Stacheln.

Dieses Verhalten wurde durch Oerstedt constatirt. Erwähnt
ist dasselbe bei Hofmeister in seinem Handbuche der Allgemeinen
Morphologie. (l. c.)

## Kaulom - Stacheln aus normalen Achsel - Knospen.

Bei einer ganzen Anzahl von Gewächsen geht der Kaulom-Stachel aus der einzigen normalen Achsel-Knospe hervor, und zwar sind es meist genau orientirte Knospen, welche diese Metamorphose eingehen. Von diesen erwähne ich zunächst als in näherer Beziehung zu den *Genisteen* stehend

### Ononis spinosa.
#### (Fig. 166.)

Der aufsteigende Jahrestrieb ist ein normaler Laub-Spross, eben-falls seine Achsel-Sprosse erster Ordnung. Die Achsel-Sprosse zweiter Ordnung hingegen werden zumal am Grunde des Triebes zu Stacheln, während die obern sich zu Blüthen-Ständen entwickeln. Nie konnte ich mehr als eine Knospe in der Blatt-Achsel auffinden. Ueber die weitere Entwicklung dieser Stacheln ist nicht viel zu sagen; sie stimmt ganz genau mit der von *Genista* überein mit der Ausnahme, dass bei *Ononis* der Stachel sich fast nie verzweigt. Wenn Achsel-Knospen des Stachels zur Entwicklung kommen, so werden dieselben zu Blüthen-Sprossen. Sehr selten findet man eine Achsel - Knospe eines Stachels zu einem Stachel zweiter Ordnung entwickelt.

Den Stacheln von *Ononis* kann man an die Seite stellen jene Gebilde, welche sich bei der *Anacardiaceae*

### Duvaua dependens

finden. Sie stehen ohne besondere Regelmässigkeit in den Achseln verschiedener Blätter. Ihr unterer Theil weicht nicht viel von nor-malen Kaulomen ab und nur gegen die Spitze zu unterbleibt die Differenzirung der Phyllome. Auch hier fehlt jede Spur einer zweiten Achsel-Knospe. Der Stachel geht aus der einzigen normalen Achsel-Knospe hervor.

Viel ausgeprägter finden wir die Stachel-Bildung bei

### Citrus vulgaris.
#### (Fig. 167. 168.)

An den Jahres-Trieben sah ich keine einzige Achsel - Knospe, die nicht auf die eine oder andere Art degenerirt gewesen wäre. Die in

Dauer-Gewebe verwandelte Vegetations-Spitze bildete bei einigen einen Stachel, bei andern eine flache Kuppe. (Fig. 167.) Im einen wie im andern Falle entsteht der neue Spross aus einer Achsel-Knospe zweiter Ordnung. (Fig. 167 k.) Im jungen Stachel sieht man das Procambium sich kuppelförmig oberhalb der Plerom - Initialen zusammenwölben, und wenige Zell - Lagen tiefer erblickt man schon die Gefäss - Bildung einleitende Längs-Theilungen im Procambium. (Fig. 168.)

Die grösste Entfaltung findet dieser Typus von Kaulom-Stacheln in der Reihe der *Rosifloren*, und zwar speciell in den nahe verwandten Familien der

## Pomaceen und Amygdalaceen.

Zur Erläuterung dieses Verhaltens will ich eine recht typische Form herausgreifen, und an diese die andern anschliessen. Als solche eignet sich am Besten

### *Crataegus crus galli.*
#### (Fig. 169—178.)

Die Entstehung der Stacheln ist diese: Zur Zeit, wo der End-Vegetationspunkt eines Jahrestriebes noch in voller Entwicklung ist, beginnt eine Anzahl mit den andern ganz gleichgebauter Knospen in der mittleren Region des Triebes auszuwachsen. Jedoch erscheinen die so entstandenen Zweige schon sofort als abnorme, man möchte sagen rückschreitende Gebilde. Die Internodien sind unnatürlich lang, selbst die untersten, bei normalen Zweigen ganz verkürzten, sind mehr oder weniger in die Länge gestreckt, gerade wie bei etiolirten Gebilden. Auf die vielfach ausgebuchteten und mehr oder minder gefiederten Blätter folgen immer einfachere, bis die letzten zu unbedeutenden Schüppchen zusammenschrumpfen. Die Vegetations-Spitze streckt sich unnatürlich in die Länge, und geht aus der halbkugeligen in die schlank kegelförmige Gestalt über. Die Zellen derselben strecken sich, verdicken ihre Wände und gehen aus dem merenchymatischen in den Zustand des Dauer-Gewebes über, womit natürlich jede weitere Thätigkeit des Vegetationspunktes erloschen ist; mit einem Worte, das ganze Gebilde nimmt die Gestalt eines Stachels an.

Die Veränderung im Baue der Vegetations-Spitze während der Entwicklung des Stachels zeigen die Fig. 175 — 177. Fig. 175 ist der

Vegetationspunkt vor Beginn der Streckung; es ist ganz der normale
Bau der Vegetations-Spitze einer Laub-Knospe, die beiden jüngsten
Blätter legen sich über dieselbe hin. Die weitern Stadien Fig. 176 bis
177 zeigen die allmählige Zuspitzung des Vegetations-Kegels; Fig. 177,
von einem halb erwachsenen Stachel genommen, zeigt, wie die die
Verholzung einleitenden Längs-Theilungen des Procambiums schon fast
bis zur Spitze vorgedrungen sind, wodurch sich das Holz-Gewebe
kuppelförmig über dem Plerom schliesst.

In der Entwicklung zeigen diese Stacheln eine grosse Abweichung
von den bei *Genista, Ononis* etc. geschilderten. Denn während dort
die junge Knospe gleich von ihrer ersten Anlage an ihre Stachel-Natur
durch starkes Längen-Wachsthum verrieth, indem oft schon vor Anlage
der ersten Phyllome die Vegetations-Spitze eine schlankere Gestalt
angenommen hatte, als bei normalen Trieben, ist dies hier durchaus
nicht der Fall. Die Stachel-Knospe entsteht genau wie eine andere
Knospe; die Vegetations-Spitze ist äusserst flach und dieselbe bildet
eine grössere Anzahl von Phyllomen, ehe sie die mindeste Streckung
zeigt. Nach anatomischen Merkmalen ist es einer Knospe durchaus
nicht anzusehen, ob sie einen Laub-Spross oder einen Stachel bilden
soll; man kann dieses nur aus ihrer Stellung am jungen Triebe ableiten.

Die genauere Untersuchung zeigt, dass sich unter den geeigneten
Bedingungen eine normale Knospe in einen Stachel verwandelt durch
Streckung der Internodien bei fehlender Weiter-Entwicklung des
Vegetations-Punktes. Zählt man nämlich bei vollendeten Knospen
die Anzahl der Blätter, so sieht man, dass ihrer nicht mehr sind,
als schon in der unentwickelten Knospe zu finden waren, bei *Crataegus crus galli* 8 — 9 — 10, bei *Cr. Oxyacantha* 6 — 8 — 9 etc., welche
Zahl man schon in Knospen findet, die noch keine Spur von Streckung
zeigen.

Gerade so wie bei *Citrus* entsteht der folgende Jahres-Spross auch
bei *Crataegus* aus der ersten Blattachsel des Stachels.

Einen ganz strikten Beweis für die Identität von Laub-Knospe
und Stachel-Knospe liefern noch zwei Erscheinungen: die nachherige
künstlich bewirkte Umwandlung von Dornen in Laub-Sprosse und
umgekehrt. Wird oberhalb eines noch nicht zu sehr verholzten Stachels
der Haupt-Spross abgebrochen, der Vegetations-Punkt des Stachels
also zum obersten Vegetations-Punkte des ganzen Triebes, dem

mithin die grösste Menge der Reserve-Nahrung zugeführt wird, so gelingt es ihm bisweilen, sich weiter zu entwickeln, Blätter zu treiben (Fig. 174 und 178) und sich in einen normalen Laub-Spross umzuwandeln, der seine Herkunft aus einem Stachel nur noch durch die starke Verlängerung der ersten Internodien verräth, welche selbst sofort aufhört, sobald der dem End-Vegetations-Punkte zugehende Saft-Strom in den Stachel eintritt. Die andere hierher gehörige Erscheinung ist die nachherige Verwandlung von Laub-Sprossen in Stacheln, wie sie besonders schön bei *Crataegus Oxyacantha* vorkommt. Die verzweigten Stacheln dieser Species zeigen durch ihre verkürzten Internodien deutlich, dass sie ursprünglich Laub-Sprosse waren, die aus ihren Achseln Stacheln trieben und nachträglich selbst zu Stacheln wurden.

Die übrigen *Crataegus*-Arten, die stacheligen *Mespilus*, *Pyrus* etc. verhalten sich genau ebenso. Bei *Prunus spinosa* findet insofern eine geringe Abweichung Statt, als dort das Auftreten der Stacheln nicht so genau an bestimmte Stellen des Triebes geknüpft ist, auch die Stacheln selbst nicht so genau in Bezug auf Anzahl der Phyllome etc. mit einander übereinstimmen, und eine weniger scharf in sich geschlossene Organ-Gruppe darstellen, sondern sich sehr den gewöhnlichen Laub-Sprossen nähern, zu denen sie alle Uebergänge aufweisen.

Aus der Entwicklungs-Geschichte der *Crataegus*-, *Pyrus*- und *Mespilus*-Stacheln ergiebt sich auch ohne Weiteres die Erklärung dafür, dass bei diesen Arten die Stacheln durch Cultur verschwinden. Wir haben gesehen, dass die Stacheln hier nur mehr verkümmerte Organe sind, die durch reichliche Nahrungs-Zufuhr in normale Laub-Sprosse verwandelt werden können. Daraus folgt schon, dass bei cultivirten Pflanzen, denen künstlich die günstigsten Bedingungen der Ernährung geboten werden, diese Stacheln verschwinden. Anders ist es bei den Stacheln der *Genisteen*. Hier sind es keine Verkümmerungen, sondern eigenartige Blasteme, die aus überzähligen Knospen hervorgehen. Diese können nicht durch Cultur verschwinden.

Sehr ähnlich den *Crataegus*-Stacheln verhalten sich in jeder Hinsicht die Stacheln von

### *Citriobatus.*

Auch diese Gebilde gehen aus der einzigen normalen Knospe jeder Blatt-Achsel hervor, und bieten auch in der weiteren Entwicklung keine nennenswerthe Abweichung von den erwähnten Formen.

## Terminale Kaulom - Stacheln.

Bei einer Anzahl von Gewächsen, zumal aus der Familie der *Rhamnaceen* ist es Regel, dass der jedesmalige Haupt-Spross zum Stachel wird. Bei

### *Rhamnus cathartica* (L.)

ist dieses Verhalten ein sehr einfaches; jeder Zweig, der im Uebrigen auf ganz normale Art Blätter und Seiten-Zweige erzeugt, endet am Schlusse der Vegetations-Periode in einen Stachel, der keine Abweichungen von der Entstehung der *Crataegus*-Stacheln zeigt, die ja auch bisweilen die Spitzen der Haupt-Triebe bilden, dagegen gestaltet sich die Bildung der Stacheln schon complizirter bei

### *Colletia.*
#### (Fig. 189.)

Hier ist die Differenzirung des Sprosses eine ungleich geringere als bei *Rhamnus.* Es werden nur wenige Blätter gebildet und selbst diese sind sehr unvollkommen. Der Mangel der assimilirenden Blatt-Organe erheischt eine grössere Massenhaftigkeit und reichere Ausgliederung der grünen, assimilirenden Thallome, welche dadurch oft ganz sonderbare Gestalten annehmen, zumal bei *Colletia cruciata.* Jede Ausgliederung dieser Thallome endigt in einen Stachel, der im höheren Maasse als eines der vorhin geschilderten Gebilde den Namen eines Thallom-Stachels verdient. Die Jugend-Zustände (Fig. 189) sind weniger abweichend vom Typus eines normalen Kaulom-Stachels, als man anzunehmen geneigt sein möchte: Wir haben einen ganz normalen dikotylen Vegetations-Punkt, der ganz normal Phyllome (freilich in beschränkter Anzahl) und Wiederholungs-Sprosse treibt, die sich ebenfalls in Stacheln verwandeln.

----

De Candolle giebt an, dass bei einer Anzahl von Pflanzen (*Alyssum spinosum, Mesembryanthemum spinosum*) nach dem Abfallen der Früchte die Blüthen-Stiele stachelig werden, und dass bei *Trifolium subterraneum* zur Zeit der Frucht-Reife die Spitze des ganzen Blüthen-Standes verdornt. Ich erwähne dieses Verhalten hier anhangsweise.

Eigene Untersuchen stehen mir darüber nicht zu Gebote. Ebensowenig konnte ich Stacheln untersuchen, die Wurzeln morphologisch gleichwerthig wären.; nach de Candolle sollen dieselben bei einigen *Palmen* vorkommen.

## Allgemeines.

Wenn wir uns bemühen, allgemeine anatomische, morphologische oder entwicklungsgeschichtliche Merkmale für die Stacheln aufzustellen, so finden wir zu unserer Ueberraschung einen absoluten Mangel an allem Gemeinsamen. Wir haben kein anatomisches Merkmal; es sei denn, dass man die Verdickung der Zellwand, die doch in so vielen anderen Fällen ebenfalls vorkommt, als ein solches aufstellen wollte; — wir haben keine morphologische Gleichwerthigkeit; im Gegentheil sind in dieser Gruppe von Organen Gebilde des verschiedensten morphologischen Werthes zusammengehäuft, und dazu kommen noch Typen, die in keine der morphologischen Kategorien hineinpassen wollen; — wir haben keinen Anhaltspunkt in der Entwicklungs-Geschichte, der auf eine Gemeinsamkeit der hier vereinigten Gebilde hinwiese. Zwischen denselben besteht durchaus keine Homologie, und somit sind wir vom morphologischen Standpunkte aus gar nicht berechtigt, dieselben zusammenzufassen, geschweige denn ohne Weiteres von einer Eintheilung derselben zu sprechen; denn ein Nebeneinanderordnen heterogener Dinge kann nie auf den Namen einer wissenschaftlichen Eintheilung Anspruch machen.

Anders verhält es sich hingegen, wenn wir, anstatt die Homologie als gemeinsames Merkmal anzunehmen, die verschiedenen Organe nach der Analogie gruppiren; wenn wir Gleichheit der Funktion und physiognomische Uebereinstimmung als Kriterium der Zusammengehörigkeit aufstellen. Von diesem Gesichtspunkte aus betrachtet erscheinen diese Gebilde als eine grosse, durch die verschiedensten Merkmale der Analogie zusammengehaltene, zwar nicht starr umgrenzte, doch in sich geschlossene biologisch-physiognomische Gruppe, die man mit demselben Rechte als etwas Zusammengehöriges betrachten kann, als etwa die Organe der Assimilation, der Reproduktion etc.

Diese durch Merkmale der Analogie zusammengehaltene Organ-Gruppe kann man nun nach verschiedenen Gesichtspunkten eintheilen.

Verfasser hat seiner Arbeit die Eintheilung nach dem morphologischen Werthe zu Grunde gelegt, da eine derartige Anordnung ihm am geeignetsten schien, die merkwürdigen Verhältnisse dieser Gruppe, die in mancher Hinsicht neben der normalen Entwicklung hergehen, ohne sich um die gewöhnlichen, man möchte sagen conventionellen Wachsthums-Regeln zu kümmern, ins rechte Licht zu setzen.

Verfasser will nun versuchen, die von ihm aufgestellte Eintheilung im Einzelnen zu rechtfertigen, indem er die leitenden Gedanken zu Grunde legt, und deren Anwendung auf die einzelnen Fälle näher ausführt.

Nach dem heutigen Standpunkte der Pflanzen-Morphologie sind wir nur dann berechtigt, von einer morphologischen Gleichwerthigkeit zweier Organe zu sprechen, wenn die Entwicklungs-Geschichte dieselben als homologe Bildungen, d. h. aus der gleichen Anlage hervorgegangene Gebilde nachgewiesen hat. Alle nachträglich auftretenden Aehnlichkeiten begründen bei ungleich angelegten Organen keine morphologische Gleichwerthigkeit.

Was nun die Eintheilung selbst betrifft, so habe ich als oberstes Eintheilungs-Princip die Dreitheilung in Stamm-Gebilde, Blatt-Gebilde und Haar-Gebilde, — Kaulom, Phyllom, Trichom, — festhalten zu müssen geglaubt. Freilich ist es wahr, die Natur kennt kein Schema, nach dem jede Entwicklung nothwendiger Weise vor sich gehen muss; es giebt nirgends eine starre Grenze zwischen den verschiedenen Bildungen; anstatt umgreuzter Kategorien, innerhalb welcher die verschiedenen Bildungen nur verschiedene Variationen über ein gegebenes Thema sind, ohne Anklänge an andere Gruppen zu zeigen, sehen wir vielmehr in der Natur die freie Entwicklung einer fast unendlichen Formen-Mannigfaltigkeit.

Wenn nun aber auch eine derartige Eintheilung in der Natur selbst nicht vollzogen ist, so ist es doch für den Menschengeist eine Nothwendigkeit, das mannigfache Material, das ihm die Aussenwelt bietet, zu sichten und um bekannte Typen je nach der grössern oder geringern Aehnlichkeit mit diesen zu gruppiren, ehe er dasselbe wissenschaftlich zu verwerthen im Stande ist. Solcher feststehender Typen, die geeignet sind, als Ausgangs-Punkte zu dienen, um von ihnen aus die Mannigfaltigkeit der Formen zu überblicken, finden wir bei den höchstentwickelten Pflanzen besonders drei, welche gleich als solche in die

Augen fallen: Stamm-Gebilde, Blatt-Gebilde und Haar-Gebilde; — Centrale Organe, Anhangs-Gebilde erster Ordnung und Anhangs-Gebilde zweiter Ordnung.

Um einen Anhaltspunkt für die Erkenntniss zweifelhafter Gebilde zu erhalten, sind wir genöthigt, typische Formen dieser Gruppen in ihrer ganzen Entwicklung zu prüfen und zuzusehen, in wiefern zwischen diesen und den zweifelhaften Gebilden eine Homologie stattfindet.

Das den normalen Kaulomen typisch Gemeinsame scheint mir nun das zu sein, dass dieselben (abgesehen von der Fruktifikation) unbegrenzt weiterentwicklungsfähige Gebilde sind, die auf ihrem Scheitel einen meristematischen Vegetations-Punkt tragen, der seitlich in Dauer-Gewebe übergehende Anhangs-Gebilde abgliedert, ohne selbst seine Weiterentwicklungs-Fähigkeit dabei einzubüssen.

Das Typische der normalen Phyllome besteht darin, dass dieselben Ausgliederungen erster Ordnung sind, d. h. dass sie vom Vegetations-Punkte als besondere Erhebungen angelegt werden, oder doch als Theil-Produkte bis dahin noch nicht differenzirter Blasteme entstehen.

Den Trichomen hingegen gehen diese direkten Beziehungen zur Gliederung des indifferenten Vegetations-Punktes ab; sie entstehen vielmehr als nachträgliche Anhangs-Gebilde an bereits fertig differenzirten Organen.

In diese Eintheilung passen nun zwar weitaus nicht alle Bildungen hinein, wie es schon das Beispiel der Stacheln gezeigt hat; es giebt viele Gebilde, welche zwischen diesen Kategorien in der Mitte stehen. Doch ist dieses kein Beweis gegen die Berechtigung dieser Eintheilung, sondern es dient nur dazu, das Unzureichende einer jeden Eintheilung darzulegen.

Was nun zunächst die Trichome anbetrifft, so zerfallen diese naturgemäss in zwei Gruppen: solche, welche aus der Epidermis ihren Ursprung nehmen, und solche, welche dem Periblem entstammen. Diese Eintheilung liegt so nahe, dass sie auch in der That seit dem Bekanntwerden der Periblem-Trichome als wesentlichstes Eintheilungs-Princip aufgestellt worden ist. (Cf. Sachs' Lehrbuch, III. Aufl. pag. 144.)

Die Phyllome kann man füglich in zwei Klassen eintheilen, indem man berücksichtigt, ob die ev. Theil-Produkte der Blatt-Anlage zu einem organischen Ganzen verbunden bleiben (Blätter), oder

ob gewisse Theile eine Selbstständigkeit erlangen, welche sie als besondere Organe erscheinen lässt (Neben-Blätter).

Der morphologische Werth der Kaulome ist meines Erachtens
davon abhängig, welche Rolle sie in der Gliederung der ganzen Pflanze
einnehmen; ob sie Haupt-Sprosse sind, ob sie normale Achsel-Sprosse sind
oder ob sie aus überzähligen Knospen hervorgegangen sind. Nach dieser
Eintheilung, die auf jede Art von Organ-Systemen Anwendung finden
kann, habe ich nun die biologisch-physiognomische Gruppe der
Stacheln eingetheilt.

Pflanzen-Stacheln.

A. Trichom-Stacheln.
  1) Dermatogen-Stacheln.
  2) Periblem-Stacheln.
B. Phyllom-Stacheln.
  1) Nebenblatt-Stacheln.
  2) Blatt-Stacheln.
C. Kaulom-Stacheln.
  1) Kaulom-Stacheln aus überzähligen Knospen.
  2) Kaulom-Stacheln aus normalen Achsel-Knospen.
  3) Terminale Kaulom-Stacheln.

Die hier aufgestellte morphologische Eintheilung ist nun
nach des Verfassers Ansicht durchaus nicht die einzig berechtigte; man
kann bei einer Eintheilung von den verschiedensten Gesichtspunkten
ausgehen, wenn man nur dem vorgesteckten Plane treu bleibt, und
wenn man dazu das gesammte Gebiet des Einzutheilenden umfasst,
nicht zwar so, dass jede Form in die eine oder in die andere Kategorie
fällt, so doch derart, dass alle Grund-Typen berücksichtigt werden, und
dass diejenigen Formen, welche nicht in eine Kategorie hineinfallen,
als Mittelglieder zwischen zwei normale Typen zu stehen kommen.
So kann man z. B. die Pflanzen-Stacheln nach physiognomischen
Merkmalen eintheilen in

  1) Stachel-Borsten: schwache schmächtige Gebilde von bedeutend grösserer Länge als Breite, die dem Trag-Organe mehr oder
minder senkrecht oder gegen seine Fläche geneigt aufsitzen. Sie finden
sich fast nur unter den Trichom-Stacheln und zumal unter den Dermatogen-Stacheln; sie sind einzellig (z. B. *Boragineen*) oder mehrzellig

*(Papaveraceen).* Der einzige mir bekannte Fall von Phyllom-Borsten wird repräsentirt durch die Granne einiger Gräser. (Duval-Jouve).

2) Brenn-Haare: sehr starre, spitze oder mit einem Köpfchen versehene Gebilde, welche einen ätzenden Saft ausscheiden, der sich im Innern des Gebildes sammelt, um beim Abbrechen der Spitze auszutreten. Soviel mir bekannt, nur echte Trichome. Beispiele finden sich bei *Urtica, Wigandia, Loasa, Malpighia* etc.

3) Blattzahn-Stacheln. Sie liegen in der Ebene eines flächenartig entwickelten Blastems derart, dass sie Erweiterungen seines Randes darstellen. Sie kommen vor als Gebilde des verschiedensten morphologischen Werthes: als einzellige Dermatogen-Trichome *(Carex)*, als mehrzellige Dermatogen-Trichome *(Stellaria)*, als Phyllome *(Cirsium)*, selbst als Kaulome *(Ruscus)*.

4) Cacteenartige Stacheln: Stachel-Büschel, welche auf Polstern von sehr zartem saftreichem Gewebe stehen, und welche Pflanzen mit möglichst geringer äusserer Differenzirung der vegetativen Organe zukommen. Auch diese können einen verschiedenen morphologischen Werth haben; bei *Mesembryanthemum* sind es einzellige Trichome, bei den *Euphorbien* Neben-Blätter, bei den *Cacteen* haben wir sie als phylloide Blasteme bezeichnet.

5) Dornen: Vielzellige, stark verholzte Gewebe-Körper, welche mehr oder weniger senkrecht auf ihrem Trag-Organe aufsitzen oder aus unmittelbarer Umgestaltung der Spitze desselben hervorgegangen sind. Sie bilden die weitaus bedeutendste Gruppe der gesammten Stacheln. Sie können den verschiedensten morphologischen Werth, den verschiedensten anatomischen Bau haben. Bei *Rubus* und *Chamaerops* sind dieselben Dermatogen-Trichome; bei *Rosa, Ribes, Gunnera, Smilax* und *Aralia* gefässlose Periblem-Trichome; bei *Datura* und *Aesculus, Acacia horrida* gefässführende Periblem-Trichome; bei *Robinia Pseud-Acacia* Nebenblatt-Stacheln; bei *Seguieria, Xanthium spinosum* und *Berberis* Blatt-Stacheln; bei den *Astragaleen* stachelig gewordene Blatt-Stiele; bei den *Genisteen,* bei *Gleditschia, Crataegus, Pyrus, Mespilus, Prunus, Colletia, Rhamnus* etc. sind es selbstständige Sprosse der verschiedensten Art.

Man sieht hieraus, dass die Eintheilung nach der Analogie und die Eintheilung nach der Homologie sich unbeschadet einander durchkreuzen können und in vielen Fällen sich wirklich durchkreuzen,

dass also physiognomische und funktionelle Gleichwerthigkeit mit morphologischer Gleichwerthigkeit nicht immer Hand in Hand geht. Hieraus geht hervor, dass die Natur auch hier auf verschiedenen Wegen
zu demselben Ziele gelangt, dass sie **funktionell verschiedene
Organe aus gleichen Anlagen hervorgehen lassen kann
und umgekehrt.**

Betrachten wir kurz die verschiedenen Eintheilungen, welche in
den andern in letzter Zeit erschienenen Abhandlungen über dieses Thema
zu Grunde gelegt sind.

Rauter bringt eine Eintheilung der Trichome im Allgemeinen
nach entwicklungsgeschichtlich-morphologischem Gesichtspunkte, welche
nicht nur Stacheln, sondern auch andere physiognomische Trichom-
Typen, als Haare, Köpfchen-Haare, Schuppen und Drüsen umfasst.

Die Uebersicht seiner morphologischen Grundlage ist folgende:

A. Die Anlage des Trichoms geht von einer Zelle der Oberhaut,
der sogenannten Haar-Mutterzelle, aus.

    I. Das fertige Trichom ist nur Produkt dieser Mutter-Zelle
       und besteht:

      1) bloss aus einer einzigen Zelle,

      2) aus einer einfachen oder verzweigten Zell-Reihe,

      3) aus einer Zell-Fläche,

      4) aus einem Zell-Körper, dessen Entwicklung beginnen kann

         a) aus einer Zell-Reihe,

         b) aus einer Zell-Fläche,

         c) die ersten Theilungen der Mutter-Zelle bilden schon
            einen Zell-Körper,

             $\alpha$) durch eine zur Oberfläche des Trag-Organs senk-
                rechte Wand in 2 neben einander liegende Zellen,

             $\beta$) durch kreuzweise gestellte Wände in 4 Quadranten.

    II. Beim Aufbaue der Trichome betheiligen sich auch secundär
       das unter der Oberhaut liegende Stengel- oder Blatt-
       Parenchym, sowie die den Haar-Grund umschliessenden
       Epidermis-Zellen. Die Betheiligung kann sein:

      1) unwesentlich, d. h. bei derselben Pflanze nicht constant
         vorhanden,

      2) wesentlich, d. h. constant vorhanden.

B. Die Entwicklung des Trichoms geht nicht mehr von der Oberhaut, sondern von dem unterliegenden Gewebe aus.

Gegen diese Eintheilung lässt sich füglich vom morphologischen Gesichtspunkte nichts einwenden. Rauter hat sich streng an seinen vorgezeichneten Plan gehalten, und so ist denn das, was er uns giebt, dasjenige, was er zu geben versprach: eine wissenschaftlich begründete, auf der Entwicklungs-Geschichte basirende morphologische Eintheilung der Trichome. Das Einzige, was man allenfalls daran auszusetzen hätte, ist die etwas allzuweit gehende und somit etwas künstliche Eintheilung der letzten Unter-Abtheilungen. So hätte er füglich $\alpha$ und $\beta$ vereinigt lassen können, da sie ja doch zu sehr in einander übergehen, und sub II ist es auch unthunlich, zwischen wesentlicher und unwesentlicher Betheiligung des Periblems zu unterscheiden, da wir bei diesen Formen sämmtlich geradezu nichts als Uebergänge sehen. Was dagegen Suckow's Einwurf betrifft, die Trichome seien in zwei zu ungleiche Hälften eingetheilt, so hat derselbe, wie schon Uhlworm bemerkt hat, gar keine Bedeutung; wir sind nicht mehr in der Zeit Jussieu's, wo die Zahl der Pflanzen-Familien um jeden Preis auf Hundert gebracht werden musste; zudem wächst auch die Zahl der Periblem-Trichome von Tag zu Tag, so dass von dieser Ungleichheit kaum noch die Rede sein kann.

Warming, der es sich zur Haupt-Aufgabe macht, die Uebergänge der verschiedenen morphologischen Typen nachzuweisen, theilt ebenfalls die Trichome ein in solche, welche der Epidermis und solche, die dem Periblem entstammen, welche letztere er als Uebergänge zu den Epiblastemen höheren Ranges annimmt. Die Dermatogen-Trichome nennt er »Haar« (poil), die Periblem-Trichome nennt er (nach Sachs) Emergenz (Emergenser, Émergence).

Wenn ich nun gegen diese Eintheilung nichts einzuwenden habe, so kann ich mich doch mit den Namen gar nicht befreunden. Man ist gewohnt mit dem Namen »Haar« einen physiognomischen Typus zu bezeichnen, und Warming selbst gebraucht das Wort in dieser Bedeutung, indem er bei *Menyanthes trifoliata* von den poils de la barbe de la corolle spricht, wo dieses Wort ja nur in der physiognomischen Bedeutung verstanden sein kann, da diese Gebilde nach Warming in morphologischer Beziehung keine poils, sondern émergences sind. Das Wort »Haar« ist also schon in einer andern Bedeutung in Gebrauch,

und es ist doch recht misslich, dasselbe Wort für zwei Formen-Kreise
zu gebrauchen, die sich nur zum Theil decken. Das Wort Emergenz
hat zwar nicht an dieser Zweideutigkeit zu leiden, doch wird dasselbe
zwecklos, wenn nicht die andere Organgruppe einen entsprechenden
Namen trägt, und im Ganzen genommen ist es überflüssig. Die einfache Bezeichnung als Dermatogen-Trichom und Periblem-Trichom
dient hinlänglich zur Unterscheidung dieser Gebilde.

Wollte man aber die Emergenzen mit Sachs von den Trichomen
trennen und die Dreitheilung in Stamm-Gebilde, Blatt-Gebilde und
Haar-Gebilde durch eine Viertheilung in Stamm-Gebilde, Blatt-Gebilde,
Emergenzen und Haar-Gebilde ersetzen, so sprechen hiergegen viele
Gründe. Zunächst nehmen die Emergenzen in der Gliederung des
Pflanzen-Sprosses keine solche Stellung ein, dass es dadurch gerechtfertigt erschiene, sie als eigenen Haupt-Typus aufzustellen. Wo sie
auftreten, verrathen sie sich stets als Anhangs-Gebilde zweiter Ordnung.
Nie sind sie directe Differenzirungs-Producte des Vegetations-Punktes,
vielmehr entstehen sie stets an bereits fertig differenzirten Organen
zwischen den Dermatogen-Trichomen, ja meist noch später als diese.
Ueberall, wo wir Anklänge an höhere Formen finden, da legitimiren
sich dieselben so zweifellos als blosse Uebergangs-Bildungen, dass von
einem Grund-Typus kaum die Rede sein kann. Und dazu finden
wir ja auch bei reinen Dermatogen-Trichomen Anklänge an höhere
Organe, wie z. B. die Stellung der Stacheln bei *Chamaerops* eine un-
verkennbare Regelmässigkeit zeigt.

Wollte man endlich die Emergenzen von den Trichomen trennen,
in der Hoffnung, dadurch in den letztern eine anatomisch und entwicklungsgeschichtlich scharf umschriebene Organ-Klasse zu erhalten,
so ist dieses nach meiner Ansicht ein erfolgloses Bemühen. Von den
Trichomen im Weiss'schen Sinne zu den Emergenzen giebt es einen
so unmerklichen Uebergang, dass hier nirgends eine scharfe Grenze zu
ziehen ist. Wollte man aber diese Uebergangs-Gebilde zwischen Trichom
und Emergenz sämmtlich von den reinen Trichomen trennen, so würde
von dieser Klasse von Organen nicht eben allzuviel übrig bleiben, und
das aus derselben ausgeschiedene Material, das die überwiegende Mehrzahl der bisherigen Trichome enthält, wäre eine rudis indigestaque
moles, die jeder Klassification spottete. Ich glaube, die Uebersichtlichkeit gewinnt nicht dadurch, dass man eine Organ-Klasse scharf um-

schreibt, sie purificirt, wenn es nicht möglich ist, das aus derselben
ausgeschiedene Material anderswo ohne Schwierigkeit unterzubringen.
Desshalb: keine scharf umschriebenen Organ-Klassen, sondern nur Aufstellung von Grund-Typen, um welche sich die verschiedenen Gebilde
zwanglos je nach ihrer grössern oder geringern Verwandtschaft mit
denselben herum gruppiren.

Diese Erwägungen werden genügen, den Emergenzen ihren Platz
unter den Trichomen anzuweisen, und um nicht in die Nothwendigkeit
zu kommen, einen neuen Namen für die Dermatogen-Trichome zu
bilden, halte ich es für zweckmässiger, auch den Namen Emergenzen
fallen zu lassen und sie einfach unter dem Namen Periblem-Trichome
den erstern an die Seite zu stellen.

Uhlworm bringt folgende Eintheilung der Trichome :

I. Die Anlage des Trichoms geht von einer Zelle der Epidermis aus.

II. Die Anlage des Trichoms geht von mehreren Zellen der
Epidermis aus.

III. Die Anlage des Trichoms geht zunächst von einer Zelle des
Dermatogens aus, secundär betheiligt sich auch das Periblem.

IV. Die Bildung des Trichoms geht von mehreren Zellen der
Epidermis aus, das Periblem betheiligt sich erst secundär.

V. Die Anlage des Trichoms geht nur von einer oder mehreren
Lagen des Periblems aus, und dasselbe führt im ausgebildeten Zustande nie Fibrovasal-Bündel.

VI. Die Anlage des Trichoms geht nur vom Periblem aus; die
ausgewachsenen Formen führen Fibrovasal-Bündel.

Auch diese Eintheilung ist eine rein morphologische und nur eine
weitere Ausführung der Rauter'schen. Die Kategorien I, III, V stimmen ganz genau mit Rauter's A I, A II und B überein. II, IV, VI
sind Bereicherungen, die nur danach angethan sind, die Mannigfaltigkeit
der Entwicklung bei den Trichomen in das rechte Licht zu stellen,
und mit den alten Vorurtheilen von der Anlage eines jeden Trichoms
aus einer Epidermis-Zelle aufzuräumen. Uhlworm hat sich streng
auf dem eingenommenen Gesichtspunkt gehalten, und liefert demgemäss eine vom morphologischen Standpunkte aus berechtigte Eintheil-
lung. Ad II habe ich zu bemerken, dass es mir nicht gelungen ist,
bei *Echium*, das Uhlworm nach Martinet als Beispiel für diesen

Fall citirt, eine hierzu passende Form zu finden; eher gehörten vielleicht die Köpfchen - Haare von *Aesculus Hippocastanum* hierher, wo
das erste deutliche Anfangs - Stadium bereits dreizellig ist. Ob diese
drei Zellen aus einer hervorgehen, ist mir noch zweifelhaft.

Suckow theilt die »Anhangs-Gebilde« der Pflanzen ein wie folgt:

#### Anhangs-Gebilde.

1) Haare: nur aus Zellen der Oberhaut resp. deren fortgesetzten
   Theilungen entsprungene Gebilde.

2) Stachelartige Bildungen: Solche Gebilde, an deren Aufbau sich
   ausser der Oberhaut noch das darunter liegende Parenchym
   betheiligt. Selten metamorphosirte Blatt-Gebilde.

   a) Weich-Stacheln: Biegsame Stacheln mit nicht erhärtender
      Zellhaut *(Solanum ferox, Ribes Grossularia)*.

   b) Hart-Stacheln: Stechende Stacheln mit spröde werdender
      Zellhaut. Eigentliche Stacheln und Köpfchen-Stacheln. *Rosa,
      Rubus, Smilax, Cacteen.*

3) Dornen: Anhangs-Gebilde, die ausserdem mit Gefäss - Bündeln
   versehen sind. Meistens umgebildete Blätter oder Zweige.

Ueber diese Eintheilung seien nur wenige Worte gesagt. Welchen
Begriff kann man mit dem Worte »Anhangs - Gebilde« verbinden, das
Haare, Stacheln und Dornen unter sich vereinigt? Suckow hat hier
morphologische und physiognomische Eintheilung ganz bunt durchein-
andergewürfelt. S.'s Stacheln (Periblem - Stacheln z. Th.) und Dornen
(Phyllom-Stacheln und Kaulom-Stacheln) sind Analoga; Stacheln und
Haare sind Homologa; zwischen Dornen und Haaren besteht weder
die geringste Analogie noch Homologie. Mit welchem Rechte kann
Suckow diese drei Formen zusammenfassen? was haben sie Gemein-
schaftliches? es sei denn, dass sie Anhangs-Gebilde am primären Sprosse
sind. Aber dann gehören auch in diese Kategorie Schuppen, Ranken,
Blätter, Blüthen - Theile, Knospen, Achsel-Sprosse, — kurz Alles, mit
Ausnahme des primären Stammes selbst. Jede Eintheilung unterstellt
stillschweigend, dass das Einzutheilende durch gemeinsame Merkmale
verknüpft sei; Nebeneinanderstellung von Heterogenem ist, wie schon
oben gesagt, keine Eintheilung.

Was die einzelnen Kategorien anbetrifft, so kann mir zunächst
der Unterschied zwischen Weich-Stacheln und Hart-Stacheln nicht ein-

leuchten; wenigstens besitzen die *Stachelbeeren* nicht weniger »stehende Stacheln«, als die *Rosen* und *Brombeeren*. Auch spricht es nicht für seine Eintheilung, dass unter den Stacheln Phyllom-Gebilde figuriren, während wir unter den Dornen Trichomen begegnen. Da S u c k o w selbst das Unzureichende dieser Eintheilung nach dem Vorhandensein oder Fehlen der Gefässe anerkennt, und nur aus Achtung vor dem hergebrachten Sprach-Gebrauch bis auf Weiteres diesen Namen beibehält, so kann ihm hieraus kein Vorwurf erwachsen; seiner Eintheilung jedoch muss man nach dem Gesagten jeden Werth absprechen.

Wenn wir aus der Betrachtung der Pflanzen - Stacheln die allgemeinen morphologischen Resultate eruiren, so können wir dieselben in folgende Sätze zusammenfassen:

1) Im Pflanzen-Reiche kann dieselbe Funktion Organen des verschiedensten morphologischen Werthes zukommen, und umgekehrt können morphologisch gleichwerthige Gebilde ganz verschiedenen Funktionen dienen.

2) Es giebt in der Natur keine scharfe Grenze zwischen Stamm-Gebilden, Blatt-Gebilden und Haar-Gebilden. Diese Begriffe sind nicht der Ausdruck von der Natur gegebener Kategorien, in welche jedes Organ hineinpassen muss, sondern sie sind von uns zum Zwecke der grössern Uebersichtlichkeit in die Natur hineingetragen; hieraus ergiebt sich:

3) Wir kommen dem wahren Sachverhalt viel näher durch Aufstellen gewisser Grund-Typen für die verschiedenen Organ-Gruppen, um welche sich die abweichenden Formen zwanglos anordnen lassen, als dadurch, dass wir uns bemühen, möglichst scharfe Grenzen um die einzelnen Formen-Kreise zu ziehen, die dennoch ausnahmslos von gewissen Formen durchbrochen werden.

Obige Sätze sind zwar nicht neu, vielmehr haben sich dieselben in den letzten Jahren immer mehr Geltung errungen. Da jedoch noch immer gegen dieselben Widerspruch erhoben wird, so mag es nicht zwecklos erscheinen, hier einen neuen Beleg für dieselben beigebracht zu haben.

Was den zweiten Satz anbetrifft, so könnte man dagegen einwenden, wie es schon C a s p a r y Nitschke gegenüber gethan hatte, es sei nicht gestattet, von einzelnen Beobachtungen allgemeine Gesetze abzuleiten. Allein ich muss bemerken, dass es sich hier nicht um

Aufstellung eines neuen Natur-Gesetzes handelt, sondern nur um den Nachweis, dass ein vermeintliches Natur-Gesetz auf unberechtigter Verallgemeinerung von Verhältnissen beruht, die allerdings in den meisten Fällen zutreffen, denen aber das Charakteristische des Natur-Gesetzes, die Nothwendigkeit und die Allgemeinheit, abgehen. Und zu diesem Nachweise genügt eine einzige zweifellos constatirte Thatsache, die mit dem behaupteten Natur-Gesetze in Widerspruch steht.

Ohne weiter darauf eingehen zu können, will ich hier noch eben auf die Rolle hindeuten, welche die Stacheln bei der Beurtheilung der natürlichen Verwandtschaft und der etwaigen Abstammung der Pflanzen spielen könnten. Bei den Dikotylen finden wir kaum einen Fingerzeig, im Gegentheil sind die Formen hier so mannigfach und bei den nächsten Verwandten so abweichend, dass hier eine Zurückführung der einen Form auf die andere unmöglich wird. Im Gegentheil sind gerade die Rosifloren danach angethan, ein Hervorgehen desselben Gebildes von einem Ausgangspunkte aus als unmöglich hinzustellen. Die Stacheln sind hier bald Dermatogen-Trichome, bald Periblem-Trichome, bald Kaulome. Günstiger verhalten sich in dieser Hinsicht die *Monokotylen*. Hier haben wir eine Reihe von Formen, die sich allerdings zu einander verhalten wie Jugend-Zustände zu der vollendeten Form.

Die einfachste Form stellen die *Gramineen* und *Cyperaceen* dar; der Blattrand trägt Stacheln, die durch das Auswachsen einer Epidermis-Zelle entstanden sind, welche eine mehr oder weniger hakenförmige Gestalt annimmt.

Genau den gleichen Typus finden wir wieder bei den *Pandaneen*, nur etwas höher entwickelt. Der junge *Pandanus*-Stachel gleicht dem Gras-Stachel auf's Genaueste; später treten im Periblem unter seinem Grunde Theilungen auf, welche ihn über die Ebene der Epidermis hervorheben, wodurch seine Uebereinstimmung mit dem Gras-Stachel undeutlicher wird.

Ebenfalls vom gleichen Anfangs-Stadium, wie bei den *Gramineen* geht die Entwicklung der kleinen Stacheln von *Agave americana* aus; hier wird die dem Dermatogen entstammende Anlage mehrzellig. Ausser diesen Dermatogen-Stacheln finden sich auch Periblem-Stacheln.

Bei *Aloë* ist der Stachel eine Combination der beiden bei *Agave* nebeneinander vorkommenden Formen.

Bei *Smilax* haben wir reine Periblem-Stacheln.

Ganz ausserhalb dieser Reihe und auch ohne Beziehung zu einander sind die Stacheln der *Bromeliaceen* einerseits und andererseits die der *Palmen*. Ob es hier vermittelnde Gebilde giebt oder nicht, ist einstweilen nicht abzusehen.

Die obigen Verhältnisse erwähne ich, ohne mir eine Erklärung derselben zuzutrauen; ob sie bloss zufällige sind, oder ob sie einen tiefern Grund haben, mag die Zukunft zeigen.

Es erübrigt nun noch die Besprechung der Rolle, welche die Pflanzen-Stacheln in der Oekonomie der Natur spielen, also die teleologische[1]) Seite der Pflanzen-Stacheln.

In manchen Fällen springt der Zweck derselben sofort in die Augen. So sind dieselben bei *Humulus* und *Galium* Kletter-Organe, bei den *Cacteen* sind sie ohne Frage Waffen, bei einer grossen Anzahl von Früchten dienen sie der Verbreitung des Samens. Endlich haben bei einer Anzahl von krautartigen Pflanzen die Stachel-Borsten den Zweck, als feine gegen den Horizont gerichtete Spitzen in Folge ihrer durch die starke Wärme-Strahlung bedingten bedeutenden Abkühlung Nachts möglichst viel athmosphärischen Wasserdampf zu condensiren.

Für die grosse Mehrzahl der Pflanzen-Stacheln jedoch genügt eine derartige Erklärung nicht, und von diesen müssen wir bekennen, dass wir einen direkten Nutzen derselben für die Pflanze nicht einsehen können.

Verfasser hat desshalb in seiner Dissertation den Versuch gemacht, Beziehungen zwischen den Stacheln und den insektenfressenden Vögeln zu finden, ähnlich den von Sprengel und nach ihm von Darwin zwischen den Blüthenpflanzen und den Insekten constatirten[2]). Ohne seinen dort geäusserten Ansichten unanfechtbare Gewissheit vindiciren zu wollen, kann Verfasser dieselben nur aufrecht erhalten, freilich einstweilen nur als eine Hypothese, aber als eine durch so viele That-

---

[1]) Ich kann nicht umhin, hier beiläufig einen Druckfehler in meiner Dissertation zu verbessern, wo ›theologisch‹ statt ›teleologisch‹ gesetzt ist. Selbstverständlich soll es heissen teleologisch.

[2]) Bezüglich der weitern Ausführung dieser Idee, die hier nicht weitläufig erörtert werden konnte, sei auf die erwähnte frühere Arbeit des Verfassers hingewiesen, pag. 37 ff. Beiläufig sei bemerkt, dass ich nachträglich auch bei Mirbel ähnliche Ansichten über den Zweck der Stacheln ausgesprochen fand.

8

sachen gestützte Hypothese, dass er daran festhalten zu dürfen glaubt, bis eine andere bessere Erklärung für den Zweck dieser Gebilde gefunden ist. Denn zwecklos sind sie nicht; eine solche Annahme ist mit keiner wissenschaftlichen Anschauung zu vereinigen. Es ist ebenso unmöglich anzunehmen, dass ein denkender Schöpfer zwecklose Gebilde geschaffen habe, als es unmöglich ist, dass sich im Kampfe ums Dasein Organe vererbt hätten, die, selbst bedeutungslos für die Erhaltung der Art, auf Kosten von Organen gebildet wären, die für die Pflanze vom grössten Nutzen sind; es ist nicht möglich dass eine Missbildung, welche die wesentlichsten Organe funktionsunfähig macht, sich erhalten kann im Kampfe um's Dasein, wenn sie nicht selbst eine Rolle in diesem Kampfe spielt.

## Erklärung der Abbildungen.

### Tafel I.

Fig. 1. Fertiger Dermatogen-Stachel von *Scirpus Duvalii*.
„ 2. „ „ „ „ *Scirpus compressus*.
„ 3. „ „ „ „ *Scirpus silvaticus*.
„ 4. „ „ „ „ *Eriophorum alpinum*.
„ 5. „ „ „ „ *Eriophorum polystachium*.
„ 6. „ „ „ „ *Carex cyperoides*.
„ 7. Junge Dermatogen-Stacheln von *Carex acutiformis*.
„ 8. Fertige „ „ „ „ „
„ 9. „ „ „ „ *Panicum glabrum*.
„ 10. „ „ „ „ *Alopecurus pratensis*.
„ 11. „ „ „ „ *Cynodon Dactylon*.
„ 12. „ „ „ „ *Triticum vulgare*.
„ 13. Junge „ „ „ *Glyceria aquatica*.
„ 14. Fertige „ „ „ „ „
„ 15 und 16. Stachel-Entwicklung von *Galium Aparine*.
„ 17. Fertige Trichom-Stacheln von *Asperula odorata*.
„ 18 und 19. Stachel-Entwicklung von *Cornus mas*.
„ 20—22. „ „ „ *Stellaria Holostea*.
„ 23. Fertiger Stachel von *Cerastium semidecandrum*.
„ 24—29. Stachel-Entwicklung von *Galeopsis Tetrahit*.
„ 30. Wollhaar von *Salvia pratensis*.
„ 31—40. Entwicklung der vielzelligen Dermatogen-Stacheln von *Papaver Rhoeas*.
„ 41—44. Entwicklung der Stacheln von *Chamaerops humilis*.

## Tafel 2.

Fig. 45—48. Entwicklung der Stacheln von *Chamaerops humilis.*
(Fig. 41—44 Entstehung des Haarschopfes; Fig. 45 Borste; Fig. 46 und 47 Basis der abgebrochenen Borste; Fig. 48 halb erwachsener Stachel.)

| | | |
|---|---|---|
| " | 49—53. Entwicklung des vielzelligen Dermatogen-Stachels von | *Rubus fruticosus.* |
| " | 54—58. Stachel-Entwicklung von | *Rubus caesius.* |
| " | 59. Längsschnitt durch den obern Theil des Stachels von | " " |
| " | 60. Längsschnitt durch den untern Theil des Stachels von | " " |
| " | 61. Längsschnitt durch die Ansatz-Stelle des Stachels von | " " |
| " | 62. Fertige Stachel-Borste von | *Lithospermum arvense.* |
| " | 63. " " " " | *Pulmonaria officinalis.* |
| " | 64. " " " " | *Echium vulgare* (Stengel) |
| " | 65. " " " " | *Onosma arenarium.* |
| " | 66. " " " " | *Symphytum officinale.* |
| " | 67. " " " " | *Anchusa arvensis.* |
| " | 68. Stachel-Borste von mit gefässführendem »mamelon«. | " " |
| " | 69. Junger Stachel von | *Solanum robustum.* |

## Tafel 3.

| | | |
|---|---|---|
| Fig. | 70. Aelterer Stachel von | *Solanum robustum.* |
| " | 71—74. Verschiedene Entwicklungs-Stadien des Stachels von | *Erythrina spinosissima.* |
| " | 75—80. Entwicklung des Stachels von | *Rosa.* |
| " | 81 u. 82. Entwicklung des Internodien-Stachels von | *Ribes Grossularia.* |
| " | 83. Junger Wirtel-Stachel von | " " |
| " | 84. Halbfertiger Stachel von | *Smilax aspera.* |
| " | 85 u. 86. Entwicklung des Stachels von (Fig. 85 Längsschnitt, Fig. 86 Oberflächen-Ansicht.) | *Acacia acanthocarpa.* |
| " | 87 u. 88. Entwicklung des Stachels von | *Aralia canescens.* |

Fig. 89 u. 90. Entwicklung des Köpfchen-Haars von *Rubus fruticosus*.

„ 91—94. „ „ „ „ „ *Rubus caesius.*

„ 95—104. „ „ „ „ „ *Rosa.*

(Fig. 95 die Mutter-Zelle des periblematischen Kerns bleibt einfach; Fig. 96 — 99 dieselbe wird gleich anfangs zweigetheilt; Fig. 100 — 103 dieselbe wird gleich anfangs dreigetheilt; Fig. 104 Querschnitt a) durch den Stiel b) durch das Köpfchen.)

## Tafel 4.

Fig. 105—108. Entwicklung des Köpfchen-
Haars von                                   *Ribes rubrum.*

„ 109 u. 110. Entwicklung des Köpfchen-
Haars von                                   *Ribes Grossularia.*

„ 111—114. Entwicklung des Köpfchen-
Haars von                                   *Aesculus Hippocastanum.*

„ 115 u. 116. Querschnitte des Stengels von *Ribes Grossularia*. Erstes
Auftreten der Stacheln an der Blatt-Basis.

„ 117. Vegetations-Spitze von *Acacia horrida*, quergeschnitten; es ist
noch keine Spur von den Stacheln vorhanden.

„ 118. Vegetations-Spitze von *Acacia acanthocarpa*, quergeschnitten;
jede Blatt-Anlage differenzirt sich in Haupt-Blatt und Neben-
Blätter.

„ 119. Auftreten des Stachels am Blatt-
Grunde von                                  *Acacia acanthocarpa.*

„ 120. Fertiger Stachel von                 *Acacia acanthocarpa.*

„ 121. Vegetations-Spitze einer             *Opuntia*, längsgeschnitten.

„ 122. „ „ von                              *Opuntia cylindrica.*

„ 123. „ „ „                                *Opuntia parvula.*

„ 124. „ „ „                                *Cereus flagelliformis.*

„ 125. „ „ „                                *Echinopsis oxygona.*

„ 126. Blatt mit Achsel-Knospe von          *Opuntia cylindrica.*

„ 127 u. 128. Vegetations-Spitzen von       *Mammillaria multiceps.*

„ 129. Schema für die Stellung der
Stacheln bei                                *Opuntia.*

„ 130. Schema für die Stellung der
Stacheln bei                                *Echinopsis.*

Fig. 131 u. 132. Vegetations-Punkt der Achsel-Knospe,
       Stacheln bildend, im Längsschnitt von *Opuntia*.

„  133. Aeltere stachelbildende Knospe von *Opuntia parvula*.

„  134. Kork-Kambium unter den Stacheln von *Echinopsis oxygona*.

„  135. Entstehung der Stipular-Stacheln von *Acacia armata*, Querschnitt
      durch die Vegetations-Spitze.

„  136. Entstehung d. Stipular-Stacheln v.     *Robinia Pseudo-Acacia*.

„  137.  „   „   „   „   „   *Euphorbia splendens*.

„  138.  „   „   „   „   „   *trigona*.

„  139—141. Entstehung des Blattzahn-
      Stachels von            *Pandanus gramineus*.

## Tafel 5.

Fig. 142—146. Entwicklung des Blattzahn-
      Stachels von            *Hohenbergia*.

„  147. Entwicklung des periblematischen
      Blattzahn-Stachels von     *Agave americana*.

„  148—150. Entwicklung des dem Der-
      matogen angehörigen Blattzahn-
      Stachels von            *Agave americana*.

„  151—153. Entwicklung des Blattzahn-
      Stachels von            *Lomatophyllum macrum*.

„  154. Fertiger Blattzahn-Stachel von   *Aloe arborescens*.

„  155—158. Entwicklung des Blattzahn-
      Stachels von            *Castanea vesca*.

„  159 u. 160. Entwicklung des Blattzahn-
      Stachels von            *Ilex aquifolium*.

„  161. Vegetations-Spitze von *Cirsium lanceolatum* quergeschnitten.

„  162.  „   „   „   „   „   längsgeschnitten.

„  163. Junger Stachel von „   „   „

„  164. Vegetations-Spitze von *Berberis asiatica* quergeschnitten.

„  165.  „   „   „   „   „   längsgeschnitten.

„  166. Vegetations-Spitze eines Stachels von *Ononis spinosa*.

„  167 u. 168. „   „   „   „   „   *Citrus vulgaris*.

      In Fig. 167 ist der Stachel nicht in die Länge gestreckt. (vgl. Text.)

## Tafel 6.

Fig. 169 — 173. Verschiedene Entwicklungs-Stufen des Stachels von
      *Crataegus crus galli*, schwach vergrössert.

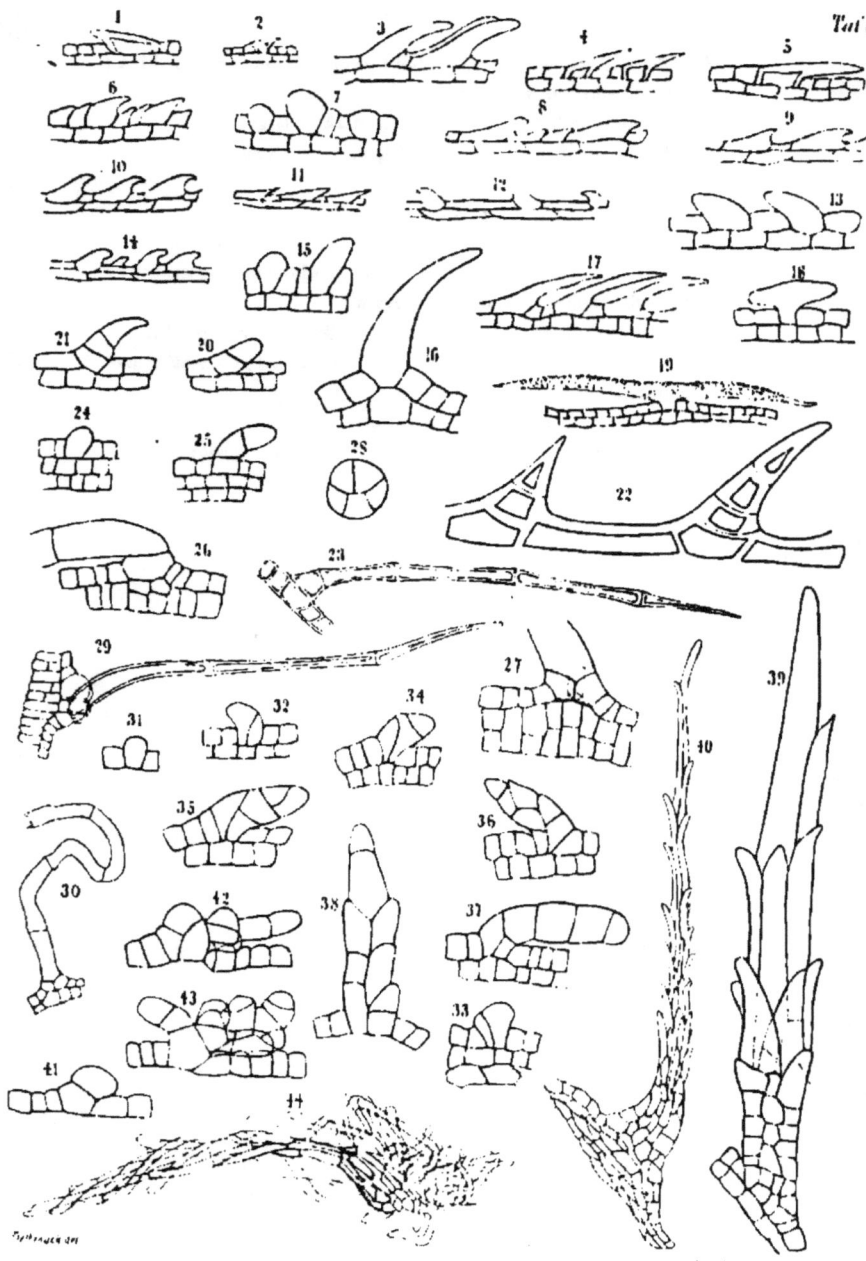

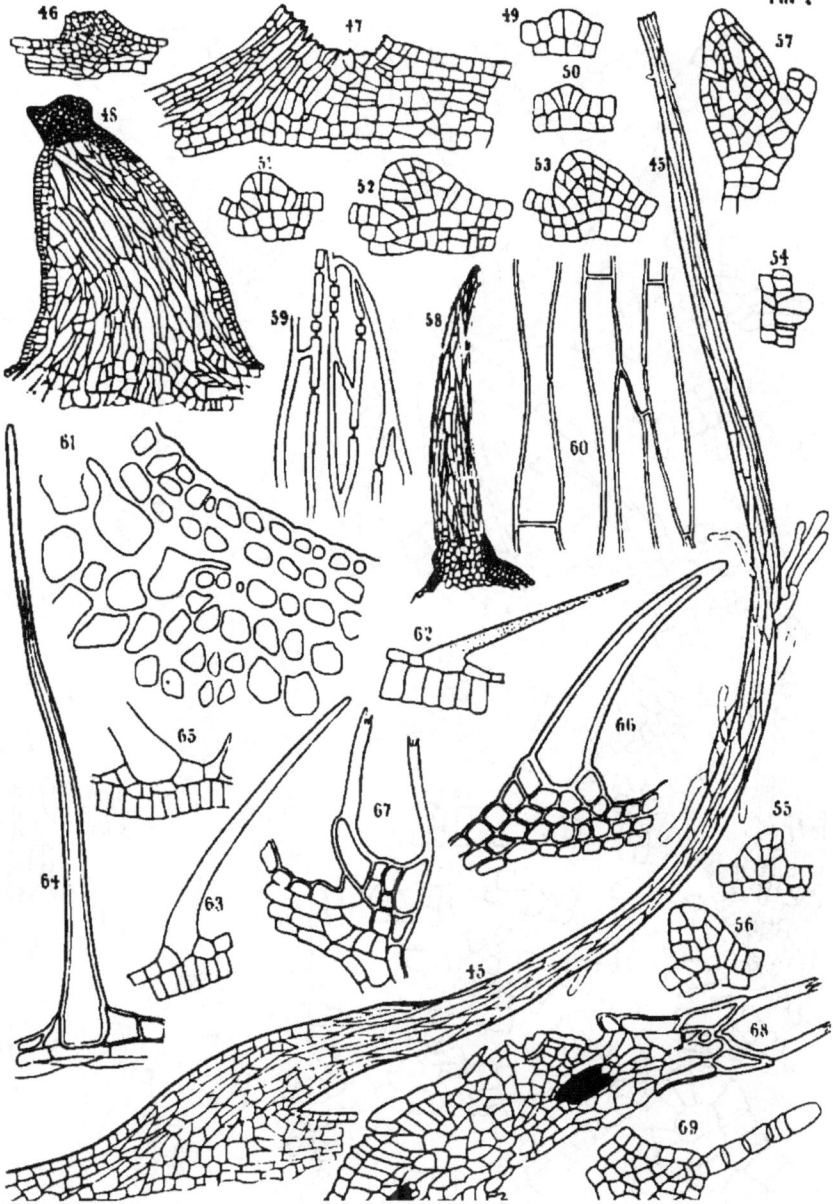

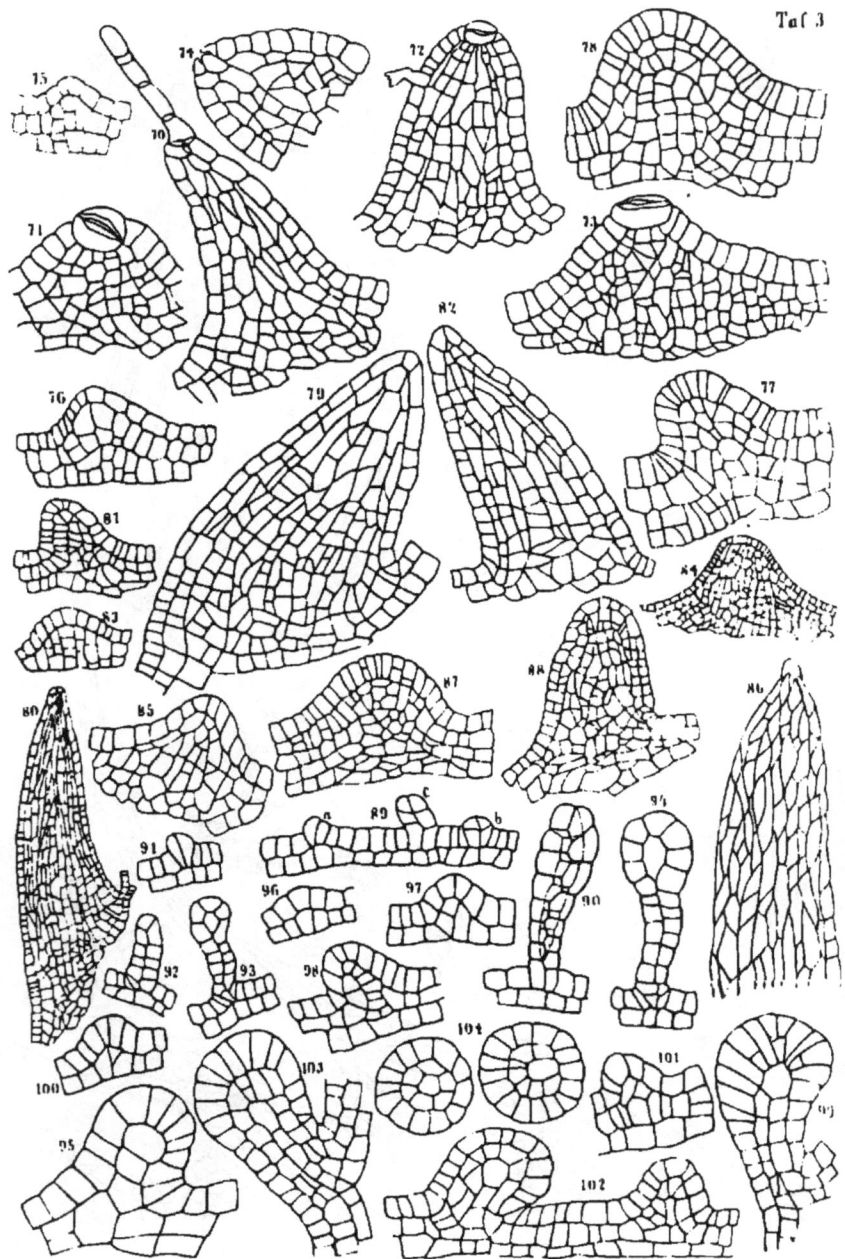

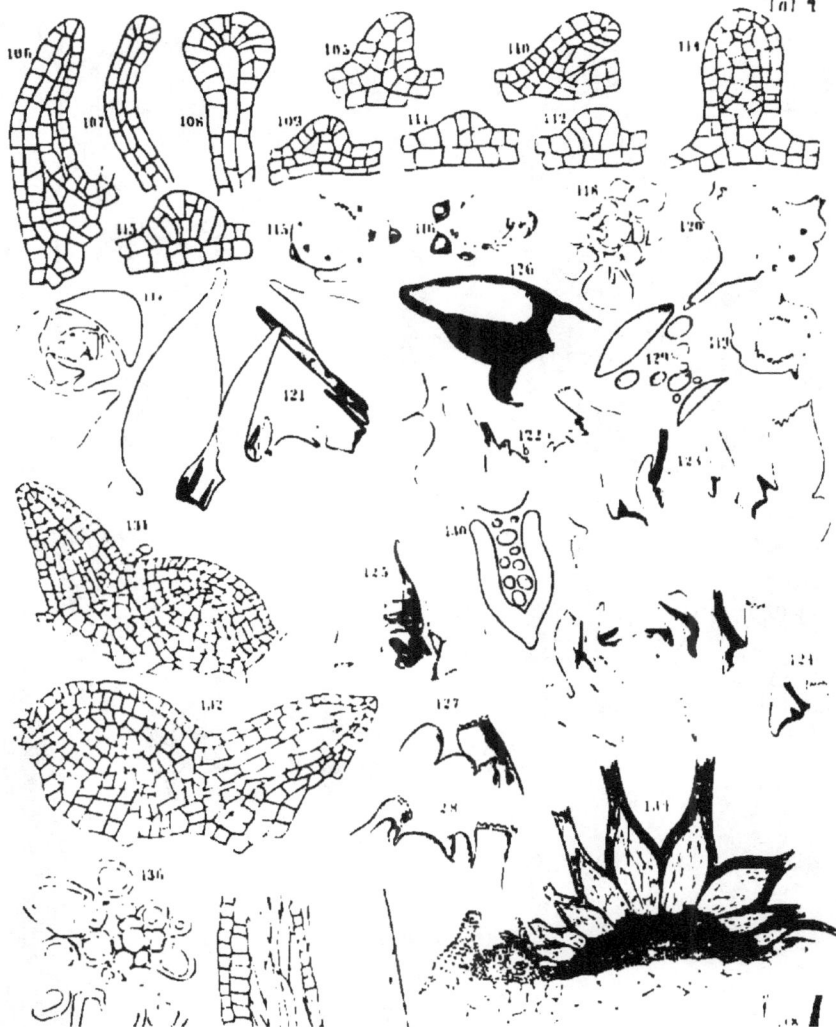

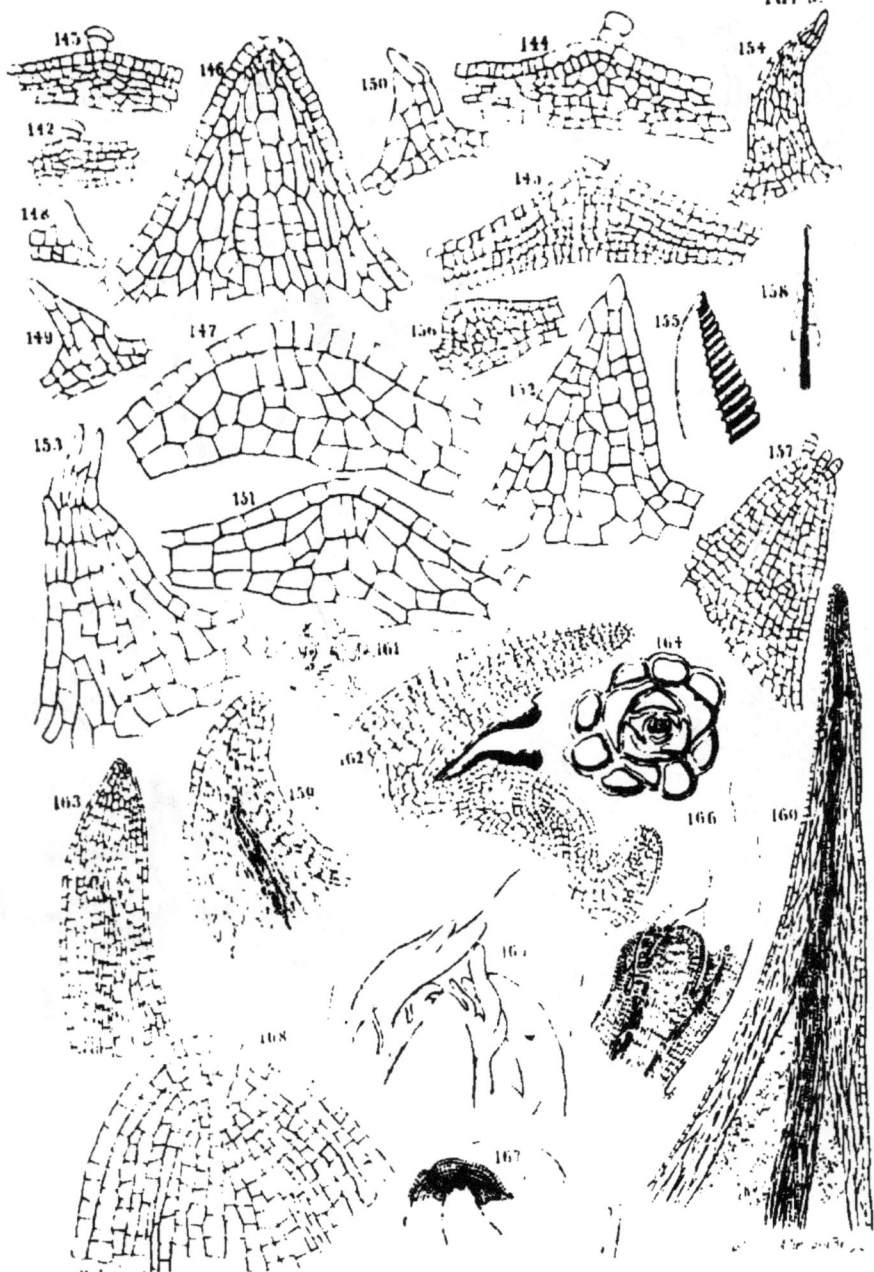

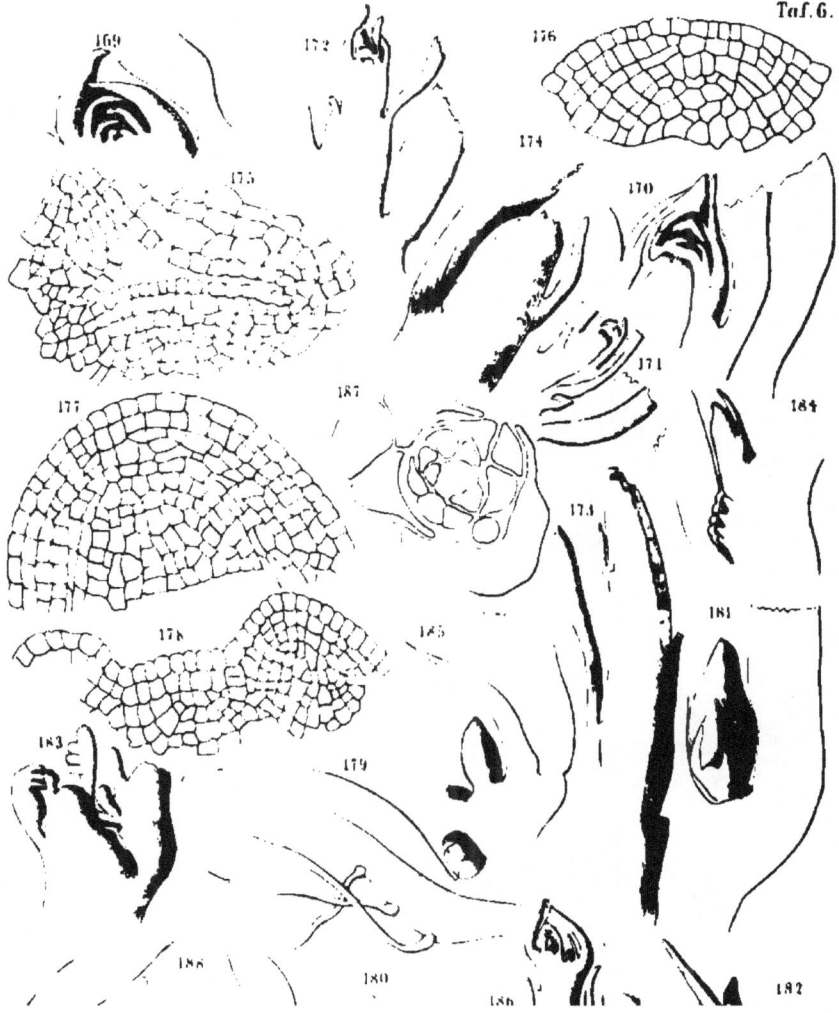

Taf. 6.

www.ingramcontent.com/pod-product-compliance
Lightning Source LLC
Chambersburg PA
CBHW020907210326
41598CB00018B/1794